U0218936

2019 年 CSCO 肿瘤免疫治疗高峰论坛暨 AACR 免疫治疗联合研讨会

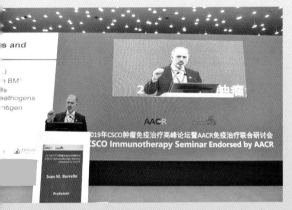

Ivan M.Borrello

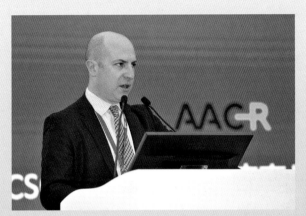

Zev A.Wainberg

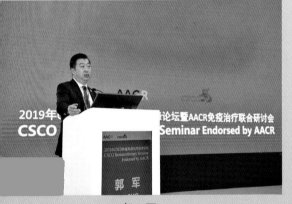

郭 军

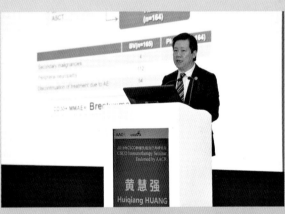

黄慧强

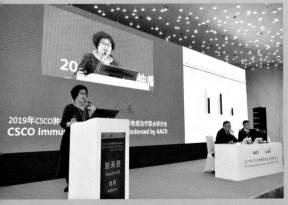

刘天舒

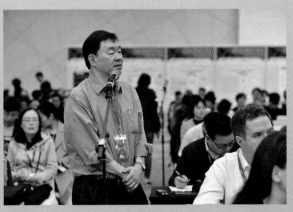

会场提问

2019 年中国临床肿瘤学年度进展研讨会（BOC）暨 Best of ASCO 2019 China

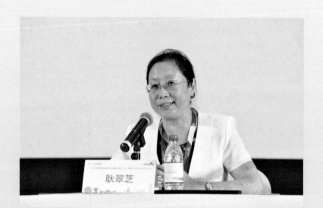

耿翠芝

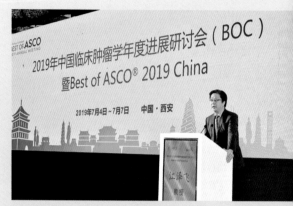

江泽飞

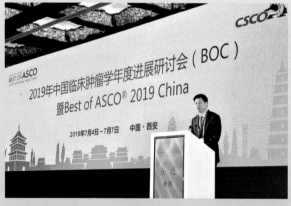

李 进

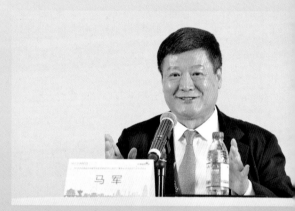

马 军

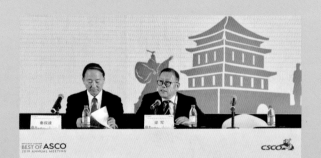

专家

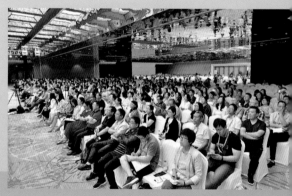

会议现场

2019 CSCO 指南会

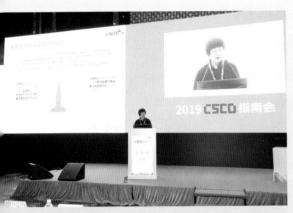

白春梅

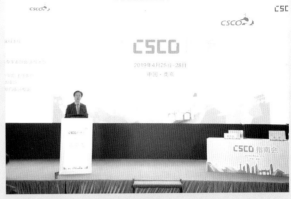

江泽飞

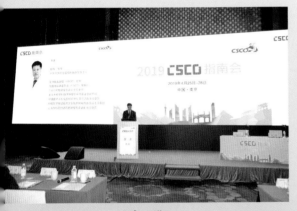

李 进

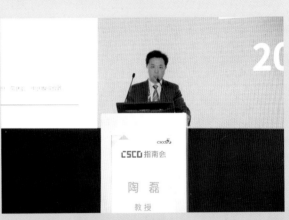

陶 磊

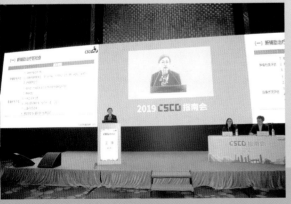

王 殊

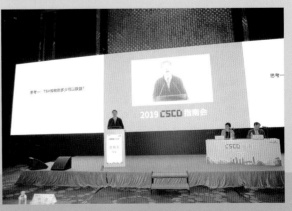

武晓泓

第二十二届全国临床肿瘤学术
大会暨 2019 年 CSCO 学术年会

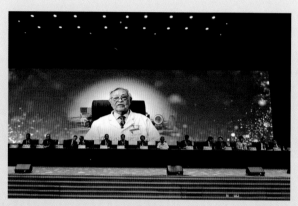

开幕

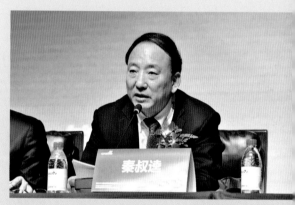

秦叔逵

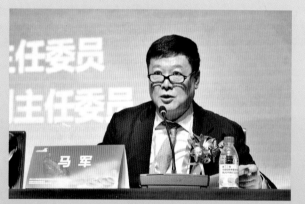

马 军

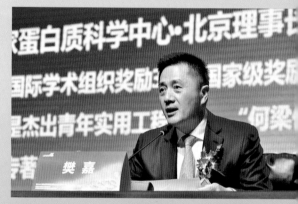

樊 嘉

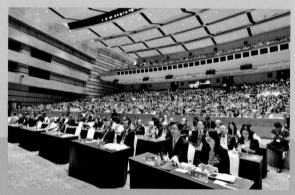

会议现场

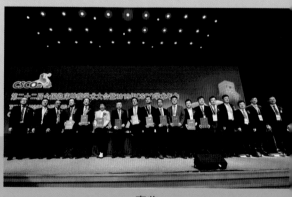

嘉奖

第七届亚洲临床肿瘤学联盟（FACO）学术会议暨 2019 CSCO 东方肿瘤精准医学论坛 / 抗肿瘤药物安全管理论坛

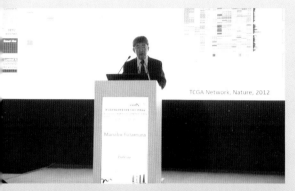

Manabu Futamura

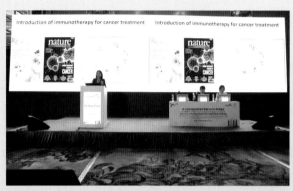

In Hae Park

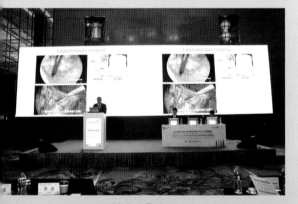

Hideo Baba

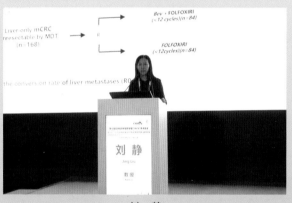

刘　静

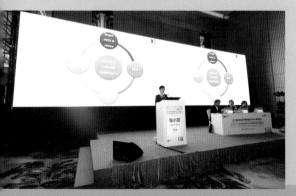

张小田

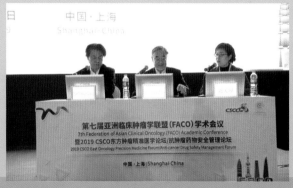

专家

2019 CTCY

中 国 癌 症 基 金 会
《中国肿瘤临床年鉴》编辑委员会 编

中国肿瘤临床年鉴

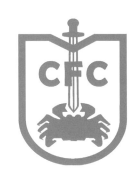

中国协和医科大学出版社
北 京

图书在版编目（CIP）数据

中国肿瘤临床年鉴.2019 / 中国癌症基金会《中国肿瘤临床年鉴》编辑委员会编 . —北京：中国协和医科大学出版社，2021.1

ISBN 978-7-5679-1678-4

Ⅰ.①中… Ⅱ.①中… Ⅲ.①肿瘤－临床医学－中国－2019－年鉴 Ⅳ.①R73-54

中国版本图书馆CIP数据核字（2021）第007313号

2019中国肿瘤临床年鉴

编　　者：中国癌症基金会《中国肿瘤临床年鉴》编辑委员会
责任编辑：杨小杰

出版发行：**中国协和医科大学出版社**
　　　　　（北京市东城区东单三条9号　邮编100730　电话010-65260431）
网　　址：www.pumcp.com
经　　销：新华书店总店北京发行所
印　　刷：北京新华印刷有限公司

开　　本：787×1092　　1/16
印　　张：23.25
彩　　图：7
字　　数：530千字
版　　次：2021年1月第1版
印　　次：2021年1月第1次印刷
定　　价：160.00元

ISBN 978-7-5679-1678-4

本卷《中国肿瘤临床年鉴》作者名录（以文章先后为序）

方文峰　齐长松　陈功　吴令英　卞晓洁　赵培起　赵军　刘晓丽　毕楠　刘毅强　胡颖　陕飞　肖琪严　王杰军　陈万青　刘琳　郑宣　邱林　薛鹏　娄阁　唐碧霞　冯继锋　罗素霞　富诗岚　张英

张力　张小田　陈敏山　丘辉　白玉君　张会来　胡洁　李莉　王绿化　王晓红　韩海勃　贾永宁　徐冬云　黄埔　王殊　秦叔逵　陈波　陈熙勐　唐朝　高雨农　黄伟　徐建明　张沂平　韦梦娜　王学谦

韩宝惠　沈琳　华海清　郝纯毅　魏玉春　陆舜　董晓蓉　Feng-ming Kong　苗儒林　季科召　步德侃　薛侃　徐永茂　杨之洵　王朝斌　刘秀晔　李晔皓　乔友旻　邓园林　张延欣　刘云可　朱鹏军　陈琦　林洪生

刘华　梁寒　马军　斯璐　袁双虎　罗佳伟　明坚　李子禹　李忠武　吴晓江　李浙民　李可寿　郑荣铭　赵全敏　林海书　程蕙波　杨宇燕　江健　孔健　刘巍　曹毛毛　胡尚英

王雅坤　王永胜　朱俊　齐忠慧　秦庆谨　吴凤英　潘莹莹　于金明　季加孚　白健　张连海　王安强　张亚辉　张思维　杨洋　刘成新　李蔚春　卢学剑　张丽丽　毛宝生　李为民　徐慧芳　赵方辉

彭智　江泽飞　吴小华　叶定伟　邢力刚　周彩存　周斐　王大权　杨阳　杨爱蓉　李双喜　王宇宸　于观贞　曾红梅　王思源　韩大力　赵瑛　贺培凤　尹如铁　郭军　宋正波　黄诚　余艳琴　王应天

商子周　陕西省肿瘤医院肿瘤研究所
邵永孚　中国医学科学院肿瘤医院腹部外科
孙世良　重庆市肿瘤医院肿瘤研究所
唐平章　中国医学科学院肿瘤医院头颈外科
王　臻　第四军医大学西京医院骨肿瘤科
王宝成　解放军济南军区总医院肿瘤科
王健民　第二军医大学长海医院全军血液中心
王杰军　第二军医大学长征医院肿瘤科
吴怀申　澳门仁伯爵医院外科
吴令英　中国医学科学院肿瘤医院妇科
徐兵河　中国医学科学院肿瘤医院内科
许光普　中山大学附属肿瘤医院外科
杨尔成　四川省肿瘤医院
杨甲梅　上海东方肝胆外科医院
杨宇飞　中国中医科学院西苑医院肿瘤科
叶玉坤　解放军第八一医院全军肿瘤中心
游伟程　北京大学肿瘤医院
于　丁　湖北省肿瘤医院内科
余传定　浙江省肿瘤医院
于金明　山东省肿瘤医院
曾益新　国家卫生健康委员会
赵　平　中国医学科学院肿瘤医院

本卷特约编委（以姓氏拼音为序）
　　龚守良　胡尚英　李建生　李玉珍　闫　军

《中国肿瘤临床年鉴》编辑部
　　高翠巧　陈　静　马向涛　夏　琰
　　吴　星　凌浪花　渝　苏　马　剑

前　言

　　2020年伊始，突如其来的新型冠状病毒肺炎疫情肆虐全球，彻底改变了健康理念与医疗秩序。面对这场史无前例的疫情，中国以力挽狂澜的气势为世界树立了榜样，成千上万名白衣天使执甲逆行，与社会各界一道书写了众志成城的篇章。

　　党的十九届五中全会通过的《中共中央关于制定国民经济和社会发展第十四个五年规划和二〇三五年远景目标的建议》，提出了"全面推进健康中国建设"的重大任务。这是以习近平同志为核心的党中央从党和国家事业发展全局作出的重大战略部署，充分体现了以人民为中心的发展思想，必将对我国卫生健康事业发展、增进人民健康福祉产生深远的影响。

　　众所周知，癌症是严重威胁人民群众健康的重大公共卫生问题。近年来，我国癌症发病率、死亡率呈逐年上升趋势，给家庭和社会造成重大经济负担，也是当前社会的重大民生"痛点"。党中央、国务院高度重视癌症防治工作，习近平总书记就癌症防治工作作出重要指示和批示要求。反观中国抗疫的成功经验，其中社会各界广泛参与起到了中流砥柱的作用。如果将癌症比作某种无形的瘟疫，那么想要战胜它必须要调动全社会的力量。

　　中国癌症基金会编纂的《中国肿瘤临床年鉴》自1993年出版以来，始终致力于为肿瘤临床与研究领域的专家及学者提供行业最新成果和进展，充分宣传癌症防治工作的重要意义和政策措施，提高群众筛查的意识和防癌的主动性，降低癌症的发生风险并且增强战胜癌症的信心。经过27年的洗礼，《中国肿瘤临床年鉴》已经成为记述我国肿瘤学界发展的史册。

2020年，中国癌症基金会《中国肿瘤临床年鉴》编委员会组织编纂了第27卷《中国肿瘤临床年鉴》。本卷延续了既往著作的收录范围，不仅涵盖了常见肿瘤的预防诊治进展与药物研究创新，还记述了相关重大政策和事件等内容。为了更好地服务读者，本卷对栏目进行了一些调整，划分为会议回顾、年度盘点、年度新药、年度研究、年度指南、年度政策和年度关注几大板块。鉴于篇幅所限，略去研究文献。

《中国肿瘤临床年鉴》得以顺利完成，离不开各位专家学者和编辑出版人员的辛勤努力，以及医学界传媒的大力支持。在此，我谨向他们表示由衷的感谢！

《中国肿瘤临床年鉴》主编

2020年12月

目　录

第一章　2019年度盘点

❖ 胃癌领域 ❖

❖ 乳腺癌领域 ❖

❖ 肝癌领域 ❖

❖ 血液肿瘤领域 ❖

❖ 妇科肿瘤领域 ❖

❖ 黑色素瘤领域 ❖

❖ 肿瘤放疗领域 ❖

❖ 肿瘤流行病学 ❖

❖ 肿瘤中西医领域 ❖

第四章　年　度　指　南

第五章　年　度　政　策

第六章　年　度　关　注

第一章

2019 年度盘点

❖　肺　癌　❖

将至已至，未来可期——2019年肺癌免疫治疗年终盘点

方文峰　张　力

中山大学附属肿瘤医院

【摘要】　免疫治疗的蓬勃发展为驱动基因阴性的患者带来了希望，肺癌的治疗格局正在经历革命性变革。笔者通过梳理2019年肺癌免疫治疗的研究报道，总结为下述6方面。①长生存：驱动基因阴性的非小细胞肺癌患者接受免疫单药二线治疗的5年生存率约为15%，一线治疗的5年生存率为23.2%，其中高表达程序性死亡蛋白配体1（PD-L1）的患者5年生存率可达29.6%；②去化疗：帕博利珠单抗和阿特珠单抗为PD-L1高表达患者带来去化疗的机会，而纳武利尤单抗联合伊匹单抗为PD-L1阳性患者带来了去化疗的机会；③中国人群：KEYNOTE-042研究和KEYNOTE-407研究的中国人群数据证明了中国人群的疗效和安全性与全球数据一致，并且HR数值上优于全球数据；④中国研究：信迪利单抗和卡瑞利珠单抗等中国声音正在逐渐改变着中国肺癌患者的治疗格局；⑤早期拓展：免疫治疗向早期的拓展为更多患者争取治愈的机会；⑥精准化：PD-L1是目前唯一获批的伴随诊断标志物，肿瘤突变负荷的分析仍是"雾里看花"，如何更精准地筛选出优势人群是未来研究的方向。

【关键词】　免疫治疗；长生存；去化疗；中国人群；中国研究；早期拓展；精准化

肺癌是全球死亡率最高的癌症，每年约160万人死于肺癌[1]。在中国，肺癌也是最常见且严重威胁人类健康的恶性肿瘤。据最新数据统计，中国肺癌粗发病率为57.26/10万，死亡率为45.87/10万[2]。过去十年间，随着科学技术的不断进步，肺癌的治疗正在朝着精准化的方向发展。而随着免疫治疗研究的不断深入，以及越来越多的程序性死亡蛋白1（programmed cell death protein 1，PD-1）/程序性死亡蛋白配体1（programmed death-ligand 1，PD-L1）抑制剂在中国获批上市，肺癌的治疗格局正在经历革命性的变革，越来越多的患者看到了长期生存的希望。2019年美国临床肿瘤学会（American Society of Clinical

张力：中山大学附属肿瘤医院内科主任，博士生导师，肺癌首席专家，中国抗癌协会肿瘤康复与姑息治疗专业委员会候任主任委员，中国抗癌协会临床试验专业委员会副主任委员，中国临床肿瘤学会常务理事，中国临床肿瘤学会免疫治疗专家委员会候任主任委员，广东省抗癌协会肿瘤化疗专业委员会主任委员，广东省抗癌协会肺癌专业委员会副主任委员，广东省医学领军人才、"特支计划"杰出人才（南粤百杰），国家重点研发计划"精准医学研究"肺癌的诊疗规范及应用方案的精准化研究项目负责人。

Oncology，ASCO）、世界肺癌大会（World Conference on Lung Cancer，WCLC）、中国临床肿瘤学会（Chinese Society of Clinical Oncology，CSCO）、欧洲临床肿瘤协会（European Society for Medical Oncology，ESMO）肺癌领域的大会相继结束，大会针对肺癌领域均有不同角度的亮点报告，笔者采用长生存、去化疗、中国人群、中国研究、早期拓展、精准化这六个关键词总结了目前免疫治疗呈现的特点，为大家梳理了2019年肺癌免疫治疗的进展。

1. 长生存

肿瘤治疗的目的即延长生存期，提高患者生活质量。因此，长生存一直都是肿瘤科医生致力于追求的目标。CheckMate 017/057是第一项报道PD-1抑制剂在经治晚期非小细胞肺癌（non-small cell lung cancer，NSCLC）中5年总生存（overall survival，OS）的Ⅲ期研究。2019年WCLC报道了CheckMate 017/057研究的联合分析数据[3]，结果显示，纳武利尤单抗较多西他赛5年OS率增加4倍以上（13%∶3%）。纳武利尤单抗未出现新的毒性，耐受性良好。这与2018年美国癌症研究协会（American Association for Cancer Research，AACR）报道的纳武利尤单抗在Ⅰ期研究中的5年OS率数据接近。除Nivolumab带来了5年OS率的数据外，2019年ASCO报道的KEYNOTE-001研究[4]同时分析了帕博利珠单抗对于初/经治局部晚期或转移性NSCLC患者的疗效与安全性。在免疫治疗（immunotherapy，IO）之前，根据美国国立癌症研究所"监测、流行病学和结果数据库"（Surveillance Epidemiology and End Results，SEER）显示，经治NSCLC患者的5年OS率仅为4.9%，而KEYNOTE-001研究显示，经治NSCLC患者经帕博利珠单抗单药治疗后5年OS率达到15.5%，这与2017年AACR报道的CM003研究的5年OS率（16%）接近，可以认为二线接受免疫治疗单药的患者5年OS率为传统化疗方案的3倍。而KEYNOTE-001研究中初治晚期NSCLC患者经免疫治疗后5年OS率达到23.2%，其中PD-L1肿瘤比例评分（tumor proportion score，TPS）≥50%的患者5年OS率达到29.6%，接近1/3的晚期NSCLC PD-L1高表达的患者一线接受免疫治疗后OS可超过5年，这一结果是令人振奋的，且在长期随访中未发现新发的远期毒性，安全性好。

免疫联合化疗虽然没有长达5年的随访时间，但越来越多的Ⅲ期临床研究会进行PFS2的分析来探索crossover对OS的影响和一线治疗对二线治疗的影响。2019 ASCO报道的KEYNOTE-189研究的PFS2结果显示：帕博利珠单抗联合化疗组对比化疗组中位PFS2分别为17个月（95%CI：15.1～19.4）和9个月（95%CI：7.6～10.4），中位PFS延长了8个月，HR为0.49（95%CI：0.40～0.59），降低了50%的进展风险[5]。2019 ESMO报道的KEYNOTE-407研究在报道最终分析的同时也进行了PFS2的分析，结果显示：帕博利珠单抗联合化疗组对比化疗组中位PFS2分别为13.8个月（95%CI：12.2～15.9）和9.1个月（95%CI：8.2～10.2），中位PFS延长了4.7个月，HR为0.59（95%CI：0.49～0.72），降低了40%的进展风险[6]。两项研究结果提示：即使允许crossover，一线使用免疫联合化疗对比化疗仍然能够为患者带来显著获益，且对二线治疗可能具有促进作用。

2. 去化疗

临床医生不仅希望延长患者生存时间，同时还希望提高患者生存质量。免疫治疗给患者提供了"chemo-free"的机会。

2019年欧洲肺癌大会（European Lung Cancer Congress，ELCC）年会上Mork等[7]带来了KEYNOTE-042研究的最终分析，在PD-L1 TPS≥1%的晚期NSCLC患者中，比较了一线帕博利珠单抗单药疗法和化疗的疗效。研究的主要终点为PD-L1 TPS≥50%、≥20%和≥1%患者的OS。截至2018年9月4日，在TPS≥50%患者中，帕博利珠单抗单药组和化疗组患者的OS具有显著差异，中位OS分别为20.0个月和12.2个月（$HR = 0.70$，95%CI：$0.58 \sim 0.86$）；在TPS≥20%患者中，两组OS比较差异仍具有统计学意义，中位OS分别为18.0个月和13.0个月（$HR = 0.77$，95%CI：$0.65 \sim 0.91$）；在TPS≥1%患者中，两组OS比较差异仍具有统计学意义，中位OS分别为16.4个月和12.1个月（$HR = 0.82$，95%CI：$0.71 \sim 0.93$）。在探索性亚组分析中，TPS 1%～49%患者中两组OS相似，帕博利珠单抗单药组和化疗组患者的中位OS分别为13.4个月和12.1个月（$HR = 0.82$，95%CI：$0.77 \sim 1.09$）。

自2016年KEYNOTE-024研究结果公布后，3年间除KEYNOTE系列再无免疫单药研究的阳性结果公布。因此，2019年EMSO报道的IMpower 110研究（LBA78）一经公布即引发热议。IMpower 110研究[8]是一项Ⅲ期、开放标签的随机对照研究，比较阿特珠单抗单药对比铂类（顺铂或卡铂）联合培美曲塞或吉西他滨用于治疗经PD-L1筛选的初治Ⅳ期NSCLC患者，此次报道的是中期OS分析。结果显示：对于高表达的TC3/IC3患者，阿特珠单抗单药一线治疗较标准化疗有显著的OS获益（20.2个月：13.1个月，$HR = 0.82$，95%CI：$0.40 \sim 0.89$）。此次中期分析TC2/3或IC2/3 WT和TC1/2/3或IC1/2/3 WT组的OS未达到统计学预设，后续将对这部分患者进行最终的OS分析。综合而言，阿特珠单抗为PD-L1高表达的NSCLC患者提供了新的一线治疗选择。

除免疫单药的进展外，2019 ESMO公布了双免疫CheckMate227 part1的最终结果[9]，研究达到主要研究终点，PD-L1≥1%的患者，纳武利尤单抗＋伊匹单抗对比化疗的中位OS分别为17.1个月和14.9个月，$HR = 0.79$，$P = 0.007$。次要研究终点：PD-L1<1%的患者，纳武利尤单抗＋伊匹单抗、纳武利尤单抗＋化疗、化疗的中位OS分别为17.2个月、15.2个月、12.2个月。因此，对于PD-L1表达阳性的患者，除已经获批的免疫联合化疗的方案外，患者似乎有了去化疗的可能性。

3. 中国人群

靶向治疗的进展使临床医生意识到人种的差异可能是治疗效果产生差异的原因。对于免疫治疗而言，中国人群的获益是否与全球研究保持一致一直是大家关注的问题。而大型Ⅲ期研究——KEYNOTE-042和KEYNOTE-407研究也先后报道了其中国人群的数据。

KEYNOTE-042研究中国人群数据[10]共纳入262例患者（全球研究92例、中国拓展研究170例），主要是为了评估中国人群的疗效和全球数据的一致性。疗效分析结果汇总见表1。KEYNOTE-042研究中国人群的疗效和安全性结果与全球数据一致，相较含铂化疗方案，帕博利珠单抗一线治疗初治局部晚期或转移性NSCLC，在所有的PD-L1 TPS分组中（PD-L1 TPS≥50%，≥20%和≥1%）均可改善OS。这些结果均支持帕博利珠单抗在PD-L1有表达（TPS≥1%）的局部晚期或转移性中国NSCLC患者中一线单药使用。

表1　KEYNOTE-042研究中国人群OS分析

组别	TPS≥50%	TPS≥20%	TPS≥1%
帕博利珠单抗单药组	20.0个月	20.0个月	20.0个月
化疗组	14.0个月	13.7个月	13.7个月
HR（95%*CI*）	0.62（0.38～1.00）	0.62（0.41～0.95）	0.65（0.45～0.94）

KEYNOTE-407中国扩展研究[11]评价了包括参加全球研究的中国患者（15例）和中国扩展队列（110例）的治疗结果。中国患者的疗效和安全性结局与KEYNOTE-407全球研究的相应结果一致，在未接受治疗的中国晚期鳞状NSCLC患者中，帕博利珠单抗联合化疗相对于单纯化疗改善了OS（17.3个月：12.6个月，*HR* = 0.44），PFS（8.3个月：4.2个月，*HR* = 0.32）和缓解率。研究结果支持将帕博利珠单抗联合卡铂/紫杉醇化疗作为中国未接受治疗的晚期鳞状NSCLC患者的一项新的标准治疗选择。

4. 中国研究

中国不再满足于参与全球研究，越来越多的由中国发起的全球研究来解决临床未被解答的问题，在世界舞台上展示了中国声音。2019年WCLC有2项中国报道的国产PD-1抑制剂的临床研究引人关注。一项是韩宝惠教授报道的信迪利单抗联合安罗替尼一线治疗晚期NSCLC的多队列Ⅰ期研究[12]，主要研究终点是客观反应率（objective response rate，ORR）和安全性。结果显示：22例患者中，ORR为72.7%，疾病控制率（disease control rate，DCR）为100%。6个月PFS率为93.8%，且安全性可。未来期待进一步的大型确证性研究进一步证实该方案的疗效。另一项是周彩存教授报道的卡瑞利珠单抗联合化疗一线治疗人类表皮生长因子受体（human epidermal growth factor receptor，EGFR）和间变性淋巴瘤激酶（anaplastic lymphoma kinase，ALK）阴性晚期非鳞NSCLC患者的随机Ⅲ期研究[13]。研究设计与KEYNOTE-189研究较为相似，化疗方案同样选择了卡铂＋培美曲塞。主要研究终点是：处于盲态的独立影像学委员会（blinded，independent central radiology review，BICR）评估的意向性治疗（intention to treat，ITT）人群和PD-L1阳性人群的PFS。研究达到了重要研究终点，BICR评估的ITT人群的中位PFS分别为11.3个月：8.3个月，*HR* = 0.61（0.46～0.80），*P* = 0.0002。PD-L1阳性人群的中位PFS分别为15.2个月：9.9个月，*HR* = 0.58（0.40～0.85），*P* = 0.0023。次要研究终点OS：NR：20.9个月（*P* = 0.0272），ORR：60.0%：39.1%（*P* < 0.0001）。

虽然信迪利单抗和卡瑞利珠单抗尚未在中国获批肺癌适应证，但是越来越多的中国声音正在逐渐改变着中国肺癌患者的治疗格局。

5. 早期拓展

越来越多的研究数据和临床实践表明，免疫治疗一线使用较二线使用好，体力状态好的患者使用免疫治疗获益更明显。2018年PACIFIC研究将大家的视线从晚期或转移性NSCLC带到了局部晚期患者，而研究的脚步一路向前探索，2019年ASCO、WCLC、ESMO年会先后就新辅助/辅助的几项研究进行了数据更新。

根据汇总的免疫新辅助治疗研究的结果来看，免疫新辅助疗法具有很好的主要病理缓解（major pathologic response，MPR）。虽然MPR不是经验证的终点，但可加速药物批准。MPR率结果表明：免疫治疗＋化疗是最有潜力的治疗方案。免疫新辅助治疗的临床应用仍然有许多未知方面，如免疫治疗时机、新辅助治疗周期、免疫治疗持续时间等，确定个性化新辅助治疗的最佳生物标志物需要更多的研究。

值得期待的是已有4项大型Ⅲ期新辅助免疫治疗的临床研究正在进行中（表2），均为免疫联合化疗方案，我们期待这些数据的发布可以更好地指导临床实践。

表2 新辅助免疫治疗正在进行的Ⅲ期临床研究

研究	NCT	阶段	分期	n	药物	疗程	辅助治疗	主要终点
CheckMate 816	02998528	Ⅲ	ⅠB～ⅢA	350	· Nivo＋platinum doublet · Platinum doublet · Nivo＋Ipi［CLOSED 12/2018］	3	No	MPR&EFS
KEYNOTE-671	03425643	Ⅲ	ⅡB～ⅢA	786	· Pembro＋platinum doublet · Platinum doublet	4	Yes	EFS&OS
IMpower030	03456063	Ⅲ	Ⅱ～ⅢB	374	· Atezo＋platinum doublet · Platinum doublet	4	Yes	MPR&EFS
AEGEAN	03800134	Ⅲ	ⅡA～ⅢB	300	· Durva＋platinum doublet · Platinum doublet	4	Yes	MPR

注：EFS，无事件生存期。

6. 精准化

虽然免疫治疗不断有新的数据、新的药物涌现，但如何更精准地筛选获益人群一直是等待解决的问题，如前面提及的二线治疗15%的5年OS率有什么特征？如何在免疫治疗初期就筛选出这部分患者？如何预测耐药和免疫相关不良反应（immune-related adverse event，irAE）？

PD-L1虽然并非完美的生物标志物，但其是目前唯一获批的伴随诊断标志物。对于PD-L1的分析也更聚焦于不同表达水平的人群：对于PD-L1阴性人群，2019年WCLC报道了KN021G、KN189、KN407的合并分析[15]，结果显示，在PD-L1表达阴性的既往未经治疗的晚期NSCLC患者中，与化疗相比，Pembrolizumab联合化疗在OS（$HR = 0.56$）、PFS（$HR = 0.67$）和ORR方面使患者有更多的临床获益。对PD-L1高表达人群，分析了EGFR-TKIs与PD-1抑制剂在该亚组患者中的疗效：即使在PD-L1高表达人群中，EGFR突变的人群对

PD-1抑制剂的疗效仍有劣于EGFR野生型患者的趋势。在EGFR突变型患者中，PD-L1高表达者可从PD-1抑制剂中获益，而PD-L1低表达者未显示出临床获益。无论PD-L1表达情况，EGFR-TKIs在EGFR突变型患者中疗效并无显著差异。尽管PD-L1≥50%，但仍有相当一部分NSCLC患者无法从免疫检查点抑制剂（immune-checkpoint inhibitor，ICI）治疗中受益。2019年WCLC报道了一项研究，血浆microRNA分级（microRNA signature classifier，MSC）可以预测接受免疫治疗的PD-L1≥50%的NSCLC患者的原发性和继发性耐药[16]，也是目前唯一能够识别出在PD-L1≥50%进展期NSCLC患者中对ICI无反应的生物标志物。

虽然肿瘤突变负荷（tumor mutation burden，TMB）尚未正式获批作为预测免疫疗效的伴随诊断，但是并未停止对于TMB与疗效相关性的探索。KEYNOTE-021、189、407研究的合并分析[1, 17-19]提示，帕博利珠单抗联合含铂化疗一线治疗转移性NSCLC，组织TMB（tissue tumor mutation burden，tTMB）的临床应用价值可能有限。而KEYNOTE-010、042研究的合并分析[21, 7]提示：帕博利珠单抗单药治疗PD-L1阳性晚期NSCLC患者，tTMB可能会对疗效预判有所帮助[6, 21]。当然这些数据均来自临床研究的亚组分析，未来仍需大型前瞻性研究进一步验证这些结论。

免疫治疗能够使部分患者实现长生存，能够使部分患者免受化疗的不良反应，越来越多中国人群的数据和中国自主研发的药物在世界舞台发声，并且不断向早期拓展，向精准化发展，正在逐步改变和重塑NSCLC治疗的新格局。当然仍有一些问题等待进一步解答：如何精准筛选获益人群？能否预测耐药和irAE？如何通过新联合策略来提高疗效？我们期待未来免疫治疗能够解答这些问题，为更多的患者带来生的希望。

参 考 文 献（略）

"盘"根究底，"肺"比寻常——2019年肺癌靶向治疗年度进展盘点

韩宝惠

上海市胸科医院

2019年仍然是肺癌治疗领域丰收的一年。新的治疗药物、治疗策略、治疗手段层出不穷，为晚期非小细胞肺癌（NSCLC）患者的治疗提供了更多的选择。本文就今年晚期NSCLC患者靶向治疗领域进行盘点，以飨读者。

1. 新药物——创新药物助力新选择

1.1 EGFR通路

在EGFR这条通路，奥希替尼是目前唯一获批上市的三代EGFR-TKI类药物，无论是一线治疗还是后线治疗携带T790M突变的患者均获得优先推荐。今年公布的几款新的三代TKI有望打破奥希替尼的垄断。Lazertinib是一款高选择性的三代TKI，与奥希替尼相比，其对突变型EGFR的阻断更加彻底且对野生型EGFR亲和性更小。因此，理论上该药具有更好的安全性和疗效。动物实验同时提示，该药对颅脑转移病灶的治疗更加高效。近期公布的一项 I / II 期临床研究率先对该药进行剂量爬坡，从20mg，每日一次直至320mg，每日一次。研究推荐的后续治疗剂量为240mg，每日一次，总体ORR达到54%，T790M突变阳性患者，其PFS为9.7个月，而阴性患者也获得了5.4个月的PFS时间。在爬坡过程中，未出现剂量限制性不良反应，治疗相关的3级及以上不良反应发生率仅为3%，显示了该药良好的抗肿瘤活性及安全性，是一款极有前景的三代TKI类药物。另一款国产三代TKI类药物——奥美替尼治疗T790M突变阳性患者的疗效及安全性的 II 期临床研究也在今年世界肺癌大会（WCLC）上公布。初步结果显示，奥美替尼的ORR达68.4%，中位治疗持续时间9.5个月。除奥美替尼外，另外一款国产三代EGFR-TKI类药物——艾氟替尼，也在今年ESMO大会上公布了其剂量爬坡和扩展试验的初步数据。在剂量扩展队列的116例患者中，独立评审委员会评估的ORR达到76.7%，在 II b期临床试验中，接受标准剂量（80mg，口服，每日一次）治疗患者的ORR与剂量扩展阶段的ORR高度一致，为77.8%，其能否在数值上超越奥希替尼值得期待。

1.2 ALK及ROS1通路

在ALK这条通路，国产创新药物恩沙替尼有望为患者带来新的治疗选择。前期研究显

韩宝惠：上海市胸科医院呼吸科主任、药品临床试验管理规范（GCP）主任，国务院特殊津贴获得者，CSCO血管靶向专委会主任委员，CSCO非小细胞肺癌专委会副主任委员，中国抗癌协会肿瘤精准治疗专委会副主任委员，亚太生物免疫学会肿瘤分会主任委员，中华肺癌学院执行院长，上海市医师学会呼吸分会副会长。

示，恩沙替尼阻断ALK激酶域的作用超过克唑替尼10倍，且可以阻断F1174和C1156Y等参与二代药物耐药的突变。近期公布的Ⅱ期临床研究探索了恩沙替尼治疗克唑替尼耐药患者的疗效及安全性。数据显示，尽管有62%的患者基线存在脑转移，但恩沙替尼治疗这部分患者的ORR、DCR及PFS分别为52%、93%和9.6个月。在颅脑转移方面，恩沙替尼的表现同样令人期待，其颅内ORR达到70%。针对L1196M、C1156Y、F1174L/V、G1202R或G1269几种不同的点突变，恩沙替尼的ORR分别为25%（3/12）、71%（5/7）、71%（5/7）、33%（2/6）和67%（4/6）。几款经典的二代ALK-TKI同样有新的数据更新。今年ASCO年会公布了Brigatinib在重度治疗的ALK阳性晚期NSCLC患者中的疗效。入组的104例患者中位接受了3种不同的治疗方案，其中包括至少2种ALK-TKIs（其中一种为克唑替尼）治疗。尽管在Brigatinib治疗前，74.5%的患者已经存在中枢神经系统转移，其中8.8%的患者存在癌性脑膜炎，但Brigatinib仍然显示了一定的疗效。其中位治疗持续时间和中位PFS分别为6.7个月（95%CI：0.06～20.7个月）和6.6个月（95%CI：4.8～9.9个月）。在91例可评估的患者中，ORR和DCR分别为50.0%和78.2%。从Brigatinib治疗开始的OS为17.2个月（95%CI：11.0～未达到）。全组患者从诊断开始的OS为75.3个月。面对众多的ALK-TKIs，如何实现最优化的排兵布阵，或许今年WCLC上的一项大样本真实世界研究可以给我们一些线索和启示。这项大型研究共纳入840例接受ALK-TKI治疗的患者，分别有535例和305例患者接受一线克唑替尼和阿来替尼治疗，其中282例接受一线克唑替尼进展的患者后线接受了阿来替尼的治疗。序贯组TTF时间显著优于一线阿来替尼组（34.4个月 vs 27.2个月，$HR = 0.709$，95%CI：0.559～0.899；$P = 0.0044$）。但两组之间的OS无差异（88.4个月 vs 未达到；$HR = 1.048$，95%CI：0.758～1.451；$P = 0.777$）。但就全组人群（包括一线克唑替尼治疗进展后，后线应用其他二/三代药物的患者）来说，克唑替尼组的OS较差（53.6个月 vs 未达到，$HR = 1.821$，95%CI：1.372～2.415；$P < 0.0001$）。这就提示我们，克唑替尼序贯阿来替尼较一线使用阿来替尼有更好的TTF，但两组的OS无差异；但如果克唑替尼序贯其他二代/三代药物，与一线阿来替尼相比，其OS更差。这为ALK-TKIs的合理排兵布阵提供了重要的循证医学依据。由于AKL及ROS1在酪氨酸激酶域的分子结构上存在高度的一致性，部分针对ALK重排的药物同样可以治疗ROS1重排的患者。今年ESMO年会上，我国学者公布了一款针对ALK及ROS1双靶点的药物——WX-0593的Ⅰ期剂量爬坡及扩展阶段的数据。46例ALK＋NSCLC患者的ORR为63.0%，其中21例初治患者的ORR为81.0%，经克唑替尼治疗患者的ORR为40.0%，10例ROS1阳性患者的ORR为30%。劳拉替尼作为唯一一款上市的三代ALK/ROS1-TKI，既往多数研究的数据均集中在ALK这条通路，近期的一项研究公布了这款药物治疗ROS1阳性的晚期NSCLC患者的单臂、Ⅰ～Ⅱ期临床研究。这项研究共纳入69例ROS1阳性患者，21例初治患者的ORR为62%，中位PFS分别为21.0个月，是目前该领域观察到最长的PFS数据，中位反应持续时间为25.3个月，有脑转移和无脑转移患者的ORR分别为45%和80%；40例既往仅接受克唑替尼治疗患者的ORR为35%，中位PFS为8.5个月，中位反应持续时间为13.8个月，有脑转移和无脑转移患者的ORR分别为25%和50%，3度及以上不良反应发生率为49%，其中最常见的不良事件为高甘油三酯血症（19%）和高胆固醇血症（14%）。

1.3　RET通路

RET重排占晚期NSCLC的1%～2%，目前NCCN指南仅推荐卡博替尼和凡德他尼两款治疗药物，两者的中位PFS仅有5个月，且不良反应明显。而Loxo-292的出现为这部分患者的治疗带来了重大突破。LIBRETTO-001研究是一项Ⅰ/Ⅱ期多队列临床试验，经过Ⅰ期剂量爬坡后，Ⅱ期推荐治疗剂量设定为160mg，口服，每日两次。其中，肺癌队列入组253例患者，105例经治患者组成首要分析集（PAS集），无论初治还是经治患者，Loxo-292均显示了非常出色的疗效。初治的34例患者中，ORR达到85%。而105例经治患者，ORR达到68%。需要格外注意的是，这部分患者中，43.8%的患者既往接受过多靶点药物治疗，22.8%为重度治疗患者（指接受至少3种不同治疗）。经过中位9.6个月的随访，33例患者出现进展，中位PFS达到18.4个月，而中位反应持续时间达到20.3个月。更重要的是，Loxo-292安全性良好，严重不良反应发生率不到30%，因不良反应导致停药的患者不到2%。如此一款高效、低毒的新一代RET-TKI，其长期疗效值得期待。今年ASCO年会公布了另外一款针对RET重排的药物——BLU-667的疗效及安全性的数据。这项剂量爬坡及队列扩展试验共入组79例患者（21例为剂量爬坡，58例为剂量扩展），其中30例接受推荐剂量治疗的患者，ORR达到60%，且ORR与既往治疗及融合类型无关，仅有3%的患者因治疗导致的不良反应停药，与Loxo-292一样，BLU-667的前景同样值得期待。除上述两款药物外，对其他针对RET重排这一靶点的TKI类药物的疗效同样进行了探索。乐伐替尼是一款针对VEGFR1-3、FGFR1-4及RET的多靶点药物，在一项纳入25例携带RET重排患者的单臂、开放标签、Ⅱ期研究中，患者总体ORR仅为16%，中位PFS仅有7.3个月。高达92%的患者出现3度及以上不良反应，其中24%的患者因不良反应导致治疗终止，因此这款药物在临床的应用前景尚未可知。

1.4　KRAS通路

KRAS基因是发现较早的驱动突变，但针对这一靶点始终缺乏相应的靶向治疗药物，这一领域的进展也相对较为缓慢。今年ASCO年会上公布了一项多西他赛联合MET抑制剂——曲美替尼治疗这部分患者的疗效及安全性。这项研究共纳入54例（19例G12C，9例G12D，9例G12A）一线/二线治疗进展后的患者，全组的ORR、PFS及OS分别为33.0%、4.1个月及11.1个月，携带G12C突变的患者其ORR、PFS和OS分别为26%、3.3个月及8.8个月；携带非G12C突变的患者分别为37%、4.1个月及16.3个月，但需要注意的是，其中1例患者因治疗相关的不良反应死亡，因此这一治疗策略未来前景如何尚需进一步探索。针对KRAS G12C的新型靶向药物——AMG510的Ⅰ期临床研究今年在WCLC公布，在携带KRAS G12C突变患者的Ⅰ期篮子研究中，有34名携带这一突变的NSCLC患者。基于前期的临床研究，Ⅱ期推荐给药剂量为960mg的每日口服剂量，13名接受目标剂量治疗的NSCLC患者的ORR为54%，DCR更是达到100%，因此该药能否打破KRAS G12C不可成药的观点，令人期待。

1.5　其他通路

MET基因高水平扩增及14号外显子点突变是近年逐渐引起重视的新靶点，目前仅有克唑替尼获得NCCN指南推荐用以治疗这部分患者。今年ASCO公布了一款新型MET抑制剂——Tepotinib在携带MET第14号外显子跳跃突变患者中的疗效。这项单臂、Ⅱ期临床研究计划纳入超过120例患者，首次分析时已经入组85例患者，独立委员会评估的ORR为41.5%，中位治疗持续时间达到12.4个月；另外一款针对MET第14号外显子跳跃突变及高水平扩增的TKI类药物——Capmatinib，同样显示了较好的疗效。在这项多队列研究中，研究者探索了经治和初治的MET14外显子跳跃突变患者的疗效，经治和初治分别入组69例和28例患者。初步结果显示，对于400mg，口服，每日两次治疗剂量的Capmatinib，经治患者的ORR、PFS分别为39.1%和5.4个月，初治患者的ORR和PFS分别为71.4%和9.1个月，显示出了较好的治疗效果。EGFR第20号外显子突变被认为是这条通路治疗的"老大难"问题，该突变对目前已经上市的第一/二/三代TKI类药物均耐药，细胞毒类药物仍然是这部分患者的首选治疗。今年ASCO年会公布的TAK-788研究有可能打破这一尴尬局面。在一项开放标签的Ⅰ/Ⅱ期多中心临床研究中，TAK-788的推荐Ⅱ期治疗剂量为160mg，每日一次，28例接受了标准剂量治疗患者的ORR和DCR分别为54%和89%，10.7%的患者因治疗相关的不良反应导致停药。

1.6　抗体偶合药物

今年ASCO年会公布了一款针对EGFR和MET的双抗体药物——JNJ372治疗携带20外显子插入和三代TKI耐药的患者的疗效，纳入的116例患者总体ORR达到28%。3度以上不良反应发生率为34%。从初步数据来看，这款药物具有一定的应用前景；而另外一项研究则探索了针对HER3的单克隆抗体偶联药物——U3-1402治疗第一/二代TKI耐药的晚期肺癌患者，可供评估的13例患者中，DCR率达到100%，3度及以上不良反应发生率为27%左右，考虑到样本量较小，因此其疗效及安全性需要谨慎对待。

2.　新选择——联合治疗策略提供治疗新选择

2.1　联合血管靶向

今年ESMO年会公布了FLAURA研究最终的OS数据，一线应用奥希替尼为患者带来了38.6个月的OS，优于一代药物的31.8个月。除了将三代药物前移至一线应用外，一代药物为基础的联合应用同样可以给患者带来获益。尽管以一代TKI为基础的联合治疗理念并不新颖，但今年有多项相关的结果发表，为患者接受联合治疗提供了更为充分的循证医学依据和治疗的新选择。前期JO25567研究通过一项Ⅱ期临床研究发现，厄洛替尼基础上联合贝伐单抗可以给患者带来PFS的获益，但2018年ASCO公布的数据发现，两组之间的OS均为47个月，无统计学差异，与之设计相似的NEJ-026研究则在更大的样本量基础上进行了Ⅲ期临床验证。中位随访时间12.4个月后，联合组和单药组的PFS分别为16.9个月和13.3个月，差异有统计学意义（$HR = 0.605$，$95\%CI$：$0.417 \sim 0.877$；$P = 0.016$）。联合治疗组和单药治疗组分别有98例（88%）和53例（46%）例患者出现了3级及以上不良反应，但OS尚不成熟。除了联合贝伐单抗外，另外一款针对VEGFR2的单克隆抗体——雷莫芦单抗联合一代TKI药物的疗效及安全性研究同样令人振奋。这项Ⅲ期研究中，联合雷莫芦单克隆抗体组的PFS达到19.4个月，是目前与血管靶向联合获得的最长数据，而对照组PFS为12.4个月（$HR = 0.59$，$95\%CI$：$0.46 \sim 0.76$，$P < 0.001$），差异具有统计学意义。其中，19del和21L858R突变的患者接受联合治疗的PFS分别为19.6个月19.4个月，均优于单纯靶向治疗组的12.5个月和11.2个月，其他预设的亚组中，联合治疗均显示出了获益或获益趋势。安罗替尼是一款国产多靶点抗血管生成药物，其单药三线治疗填补了这一领域的空白。今年WCLC公布了以安罗替尼为基础的联合治疗的多队列、探索性研究。在联合厄

洛替尼组，初步结果显示，患者的ORR达到88.2%，DCR达到100%，而在驱动基因突变阴性组，安罗替尼与信迪利单抗联合治疗的ORR和DCR分别达到72.7%和100%，6个月的PFS率达到93.8%，显示这一治疗策略良好的短期疗效，目前Ⅱ期临床研究正在进行中（NCT04124731）。

2.2 联合化疗

除联合血管靶向治疗外，联合化疗同样给患者带来了生存获益。近期的一项研究提示，吉非替尼的基础上联合培美曲塞＋卡铂，显示了更好的ORR（75.3% vs 62.5%，$P = 0.01$）和缓解深度（-56.4% vs 43.5%，$P = 0.002$），且PFS在数值上几乎翻倍（16个月 vs 8.0个月，$HR = 0.51$，95%CI: 0.39～0.66，$P < 0.01$），联合组和单药组分别有66例和106例患者出现第二次疾病进展（PFS2），两组PFS2的时间分别为23.0个月和14.0个月（$HR = 0.69$；95%CI: 0.53～0.92；$P < 0.001$），尽管OS数据尚未成熟，但两组的生存曲线呈现显著的分离趋势。近期公布的NEJ009研究则提供了更加详实的数据，结果显示，联合治疗组的PFS为20.9个月，优于单药治疗组11.2个月，差异有统计学意义（$HR = 0.49$；95%CI: 0.39～0.62），中位治疗持续时间同样在联合治疗组更优（22.4个月 vs 11.6个月）。更重要的是，在这项研究中，联合治疗策略将患者的PFS转化为OS的获益，疾病进展后，吉非替尼单药组有77.4%的患者接受了铂类药物为基础的治疗，单药组和联合组分别有23.3%和21.8%的患者在后续治疗过程中接受了奥希替尼治疗。两组中位生存时间分别为50.9个月和38.8个月（$HR = 0.72$，95%CI: 0.55～0.95，$P = 0.021$），这几乎是目前在EGFR这条通路获得的最长OS时间。

2.3 其他联合策略

由于二代药物本身毒性较大，因此联合治疗很难以二代药物为基础。而安全性最好的三代药物一线联合化疗会带来怎样的结果呢？目前，FLAURA2（NCT04035486）研究正在探索这一"超豪华"方案的疗效及安全性，研究已经于今年7月份开始入组。除与化疗、血管靶向等药物的联合外，与其他治疗药物的联合同样有所进展。在一项前瞻性、随机、Ⅱ期临床研究，研究者探索了一代/二代EGFR-TKI联合二甲双胍的疗效及安全性，结果显示，联合二甲双胍不管是在ORR（71.0% vs 54.3%）还是在PFS上（13.1 vs 9.9个月）均有显著改善，联合治疗可将疾病进展风险降低40%（$HR = 0.60$；95%CI: 0.40～0.94；$P = 0.03$），联合治疗组PFS的获益可以进一步转化为OS的获益（31.7个月 vs 17.5个月，$P = 0.02$），探索性分析发现，对联合治疗组而言，LKB1阳性的患者OS更好（未达到 vs 6.7个月，$P = 0.002$）。但这一研究结论与我国学者的研究结果正好相反。这项来自大坪医院的研究设计与前述研究基本相似，但主要研究终点设定为1年的PFS率。研究发现，联合治疗组和单药组1年PFS率分别为41.2%和42.9%，ORR分别为66.0%和66.7%，PFS分别为10.3个月和11.4个月，OS分别为22.0个月和27.5个月，差异均无统计学意义。到底是何原因导致了两项相似的研究得出完全不同的结论目前不得而知。基于这两项完全相反的研究结果，联合二甲双胍能否给患者带来进一步获益需要谨慎对待。理论上来说，联合治疗通过不同机制的抗肿瘤药物累加，实现增效的目的，但并非所有的联合治疗都可以获得预期的结果。今年ASCO公布的阿法替尼联合西妥昔单抗一线治疗携带EGFR敏感突变患者的疗效及安全性研究就遭遇了"滑铁卢"。联合治疗组和单药治疗组中位PFS分别为12.8个月和11.1个月；中位OS分别为未达到和20.8个月，差异均无统计学意义。两组之间治疗相关的不良反应发生率相似，但3度及以上不良反应发生率在联合治疗组更高（50.0% vs 37.3%）。因联合治疗组未能显示出疗效的优势，研究在入组118例患者后被迫关闭。

3. 新靶点——新靶点开拓新可能

多聚腺苷二磷酸核糖聚合酶（PARP）是广泛表达于真核细胞的DNA修复蛋白，PARP抑制剂（PARPi）在妇科肿瘤中占有重要地位。如今，这款药物同样试图在肺癌领域开疆拓土。今年ASCO公布了一项探索PARPi——Talazoparib治疗同源重组修复缺陷（HRRD）基因阳性的转移性肺鳞癌的疗效。遗憾的是，24例首要分析人群的ORR仅为4%，DCR为54%，中位PFS和OS分别为2.4个月和5.2个月。PARPi似乎并不能给这部分患者带来获益。另外一项Ⅱ期篮子试验则评估了Palbociclib在CDKN2A突变的实体瘤的效果。肺癌队列共入组29例患者，均为多线治疗后无标准治疗选择的肺癌人群，患者TPS 0～2分，且携带CDKN2A缺失或突变，但不携带RB基因突变，Palbociclib采用口服，每日一次，连续用药3周停药1周的治疗策略。数据显示，1例患者评估为PR，6例患者评估为SD，中位PFS和OS分别为1.98个月和5.15个月。10例患者出现治疗相关的3度及以上不良反应。NRG1融合突变是NSCLC潜在的驱动突变，这种融合突变可激活HER2/HER3通路导致肿瘤发生。一项小样本研究显示，12例晚期患者接受了阿法替尼的治疗，ORR、DCR和PFS分别为18%、36%和3.5个月。除针对新的靶点进行新药物的研究外，针对新靶点进行联合治疗策略的探索在今年同样有所报告。MM-121是一款针对HER-3 Heregulin区域的人源化单克隆抗体，一项Ⅱ期临床研究探索了该药与多西他赛联合二线治疗晚期NSCLC疗效的安全性。从初步的疗效来看，联合治疗组的ORR、PFS及OS分别为19.7%、3.0个月及7.9个月，与多西他赛单药组的5.6%、4.0个月及8.4个月比较差异均无统计学意义。因此，针对HER3酪氨酸激酶域的单抗类药物二线与化疗联合应用并未能改善患者的预后，后续的研究也被迫中止。

4. 新探索——免疫治疗在驱动基因突变阳性患者中的尝试

2019年5月份，IMpower-150研究公布了其关键亚组的分析结果，这一结果中包括了驱动基因突变阳性的队列。在这一队列中，所有患者均接受过靶向治疗但未接受化疗。在EGFR突变人群中（包括敏感突变及耐药突变），贝伐珠单抗＋紫杉＋卡铂的基础上联合Atezolizumab在数值上有改善患者预后的趋势（$HR = 0.61$，$95\%CI$：$0.29～1.28$），尽管无统计学差异，但两组的生存曲线明显分开，贝伐＋紫杉＋卡铂组的OS为18.7个月，在此基础上联合Atezolizumab的OS尚未达到，且联合Atezolizumab组无论在12个月、18个月和24个月时，OS率均更好；而在携带敏感EGFR突变组，联合Atezolizumab治疗则显示出了统计学的优势（$HR = 0.31$，$95\%CI$：$0.11～0.83$）。但近期，多项研究均发现，携带EGFR基因突变的患者接受免疫治疗效果更差。因此，免疫治疗在驱动基因阳性患者中的治疗地位尚需要进一步探索。

5. 新机制——耐药机制新发现

阐明耐药机制是探索针对性治疗策略的前提。针对EGFR及ALK这两条通路的耐药机制研究目前已经相对较多，尤其是在EGFR这条通路，针对后续耐药机制已经形成了相对较为完善的临床管理策略，而针对少见突变接受TKI耐药后的研究则相对不足。今年ASCO年会上，一项入组74例患者的研究探索了MET14外显子跳跃突变患者接受MET-TKI治疗后的耐药机制。在这项研究中，91%的患者接受了克唑替尼作为一线治疗药物，22%的患者的耐药机制仍然依赖于原有信号通路，包括HGF扩增及MET D1228N等突变；44%的患者出现了不依赖于MET突变的耐药机制，包括KRAS G13V突变、RASA S742突变、MDM2扩增及EGFR扩增等突变类型。而另外一项小样本、探索MET-TKI耐药机制的研究与其形成了数据互补。除发现KRAS等突变外，该研究还发现，HER2扩增及MET D1246N突变同样可以导致MET-TKI的耐药。这些耐药机制为了解MET-TKI治疗失败的原因提供了重要的理论依据。针对奥希替尼这款三代EGFR-TKI类药物，既往已经有部分研究探索了其耐药机制并发现，C797S突变及MET扩增是该药最常见的耐药机制，今年ASCO公布的数据显示，C797S突变占奥希替尼耐药谱的15%，其他耐药机制包括YES基因、ERBB2基因和CD274基因的扩增等。同时酪氨酸激酶域的L718V突变同样参与了奥希替尼的耐药。此外，研究虽然未发现SCLC转化的患者，但与神经内分泌分化有关的基因上调也参与了奥希替尼的耐药。

6. 液体活检技术在精准治疗中的应用

液体活检技术因其实时、微创等特点备受临床关注，特别是基于液体活检可为临床治疗方案的选择及疗效预测等提供重要的信息。今年ASCO年会上，FLAURA研究公布了基于第3/6周液体活检结果来预测疗效的数据。结果显示，奥希替尼组和对照组分别有244例和245例患者有基线及治疗后第3/6周的血液样本，348例检测到EGFR基因突变并纳入分析。EGFR-TKI治疗后，第3/6周血浆EGFR被清除的患者接受TKI治疗效果更佳。基于Ⅲ期ALEX研究的伴随研究同样为阿来替尼和克唑替尼的疗效预测提供了一个潜在的预测手段。这项探索性分析共纳入276例血液样本，以全部患者中位的cfDNA定量——11.5ng/ml作为截断值。研究发现，基线≤11.5ng/ml组的患者，接受阿来替尼和克唑替尼的PFS分别为34.9个月和14.8个月，而基线＞11.5ng/ml组的患者，接受阿来替尼和克唑替尼的PFS分别为14.8个月和8.6个月，这说明基线进行cfDNA检测有可能为疗效预测体供一个有效的手段。

总体来讲，2019年在靶向治疗领域，总体上还是晚期NSCLC丰收的一年，不仅有众多新的药物，尤其是基于民族品牌的新药物的数据公布，同时联合治疗策略有了更多循证医学证据的支持；在少见/罕见突变领域，包括RET、ROS1及MET14号外显子跳跃突变均有望在不久的将来迎来突破性进展。但是，我们也需要冷静地思考几个问题：首先，部分研究的数据是基于Ⅰ/Ⅱ期临床研究的结果，而这一结果能否经受住Ⅲ期临床研究的考验，需要冷静对待，在Ⅰ期甚至Ⅱ期研究过程中得到漂亮的结果但在Ⅲ期临床研究中遭遇重大"滑铁卢"的情况已经屡见不鲜；其次，当前在靶向治疗领域，一代、二代、三代药物单药及相应的联合治疗策略均已经积累了相当丰富的循证医学证据，如何优化现有的治疗决策，如何开辟新的治疗策略以进一步延缓耐药的发生，或许全新治疗策略的诞生将会在一段时间内遭遇一个瓶颈期；最后，针对各种各样的靶向耐药机制，如何将个体化的精准治疗贯穿在患者临床治疗过程中，将会是一个十分值得探讨的问题。但不可否认的是，目前晚期NSCLC患者的生存已经有了大幅度改善，距离将肺癌变成慢性病的目标又向前推进了一大步。

❖ 胃　癌 ❖◆

2019年度胃癌治疗盘点：
且进步且思考且挑战

刘　华　王雅坤　彭　智　齐长松　张小田　沈　琳

　　2019年是胃癌研究收获的一年，既有新辅助治疗十年磨一剑的成果推出，又有免疫治疗乱军奋战中渐行渐清晰，还有合理协同的联合治疗崭露头角，本文将总结2019年胃癌领域可能改写指南改变实践的临床研究，且进步，深思考，再挑战。

1. 胃癌外科及围术期治疗进展

1.1　远端胃癌根治术：腹腔镜手术尘埃落定（CLASS 01）[1]

　　CLASS 01是一项随机多中心非劣性临床研究，纳入1056例临床分期T2-4aN0-3M0胃癌患者，随机1:1分为腹腔镜组或开放手术组，主要终点是3年无病生存率（3yDFS），次要终点是三年总生存（3yOS）和复发模式。结果显示，腹腔镜组对比手术组3yDFS分别为76.5%及77.8%，两组患者的3yOS（83.1%:85.2%）及3y累积复发率（18.8%:16.5%）也无差异，提示在局部进展期胃癌患者中腹腔镜远端胃癌切除不劣于开放手术切除。但随着肿瘤分期越晚，腹腔镜组与开放组生存曲线有分离的趋势；该研究未纳入新辅助化疗或放疗患者。目前针对新辅助化疗后CLASS 03研究正在开展。基于CLASS 01研究，2019版CSCO胃癌指南在进展期胃癌部分推荐腹腔镜远端胃切除（1a类，Ⅱ级推荐），但我国各地医疗资源和水平差别较大，需在有经验的中心开展。

1.2　锦上未能添花：D2根治术后辅助放疗折戟（ARTIST2）[2]

　　继ARTIST研究阴性结果公布之后，韩国研究者发起了第二项胃癌D2根治术后辅助放化疗的ARTIST2临床研究，以mDFS为主要研究终点，预计纳入900例病理Ⅱ～Ⅲ期伴淋巴结阳性的患者，随机分为S-1辅化12个月、SOX辅化6个月或SOXRT辅助放化疗三组。在纳入547例患者后进行中期分析，结果于2019ASCO会议公布，显示三组患者3yDFS分别为64%、78%及73%；SOX/SOXRT较S-1单药DFS更优（$HR = 0.648$），但SOXRT辅助放化疗较SOX/S-1组并未改善DFS（$HR = 0.859$）。ARTIST2研究回答了临床实践中长期

　　沈琳：主任医师，教授，博士生导师，北京大学肿瘤医院副院长、消化肿瘤内科主任，北京市肿瘤防治研究所所长。中国抗癌协会肿瘤精准治疗专业委员会候任主任委员，中国抗癌协会胃癌专业委员会秘书长，中国老年医学学会肿瘤分会会长，中国医师协会外科医师分会MDT专业委员会主任委员，中国研究型医院学会消化道肿瘤专业委员会副主任委员，中国医疗保健国际交流促进会结直肠癌肝转移治疗专业委员会副主任委员，中国女医师协会临床肿瘤学专家委员会副主任委员，中国胃肠道肿瘤临床试验协作组（CGOG）执行主席，人民卫生出版社有限公司《肿瘤综合治疗电子杂志》和《中国医学前沿杂志（电子版）》主编。

存在的难题：胃癌 D2 根治术后是否需要辅助放疗？结合 ARTIST 研究结果，答案为"否"，无论有否淋巴结转移，联合放疗均不能进一步改善生存。但本研究未纳入食管胃结合部癌（EGJ）患者及 T4b 患者，该两类人群可否获益于辅助放疗暂不得知，但针对此两类人群，目前临床研究以新辅助化疗或放化疗为主。

1.3　十年磨一剑：D2 根治术前新辅化完胜术后辅化[3]

2019年 ESMO LBA 会场同时公布韩国的 PRODIGY 研究和中国的 RESOLVE 研究结果，两个国家的围术期治疗模式、手术技术及治疗理念非常相似，两项研究均于 2012～2017 年间完成，以 D2 根治术为核心对比术前与术后化疗，两者纳入人群相似，主要终点均为 3yPFS/3yDFS（定义为随机至明确复发/转移时间），但两者亦存在下述不同：①入组患者分群均以临床分期分别为 $cT_{3\sim4}N+$ 或 $cT_{4a}N+/cT_{4b}N_x$，RESOLVE 研究分期更晚，更可能从新辅助化疗中通过降期获得生存受益；②新辅助化疗方案不同，分别为三药 DOS 方案或两药 SOX 方案；而术后辅助化疗方案分别为 S-1 单药或 XELOX 双药，PRODIGY 研究中 75% 以上为临床 III 期，故 RESOLVE 研究的双药对照组设计更为合理；③RESOLVE 研究增加了一组 SOX 对比 XELOX 的非劣性研究设计。结果显示，尽管存在一定的术前过度分期，两项研究均显示新辅助化疗可提高 3yDFS（受益约 6%），并同时达成降期及提高 R0 切除率。因此在分期相对较晚的局部进展期胃癌中，先行化疗实现肿瘤退缩，再进行 D2 根治术的围术期治疗模式将正式写入指南并进行优先推荐，目前两药 SOX 对比三药 DOS 的 RESOLVE2 研究正在开展。同时，在 RESOLVE 研究中术后 SOX 对比术后 XELOX 的 3yDFS 分别为 60% 和 55%，满足非劣性终点，为胃癌根治术后辅助化疗增添了可写入指南改变实践的新方案。

1.4　MSI：定义辅助化疗受益人群[4]

现有研究中微卫星不稳定（MSI）高状态是可切除胃癌新辅助/辅助化疗的良好预后和潜在的疗效阴性预测因子，但尚缺乏足够证据。2019年11月，一项多中心 META 分析纳入一项新辅助化疗 MAGIC 研究，以及 CLASSIC、ARTIST、ITACA-S 三项辅助化疗研究，探索 MSI 状态与化疗/手术预后的关系。在可获得 MSI 状态的 1556 例患者中有 121 例（7.8%）为 MSI-H，MSI-H 和 MSI-L/MSS 的 5yDFS 分别是 71.8% 和 52.3%，5yOS 分别是 77.5% 和 59.3%，MSI-H 有更长的 DFS（$HR=1.88$）和 OS（$HR=1.78$）。MSI-L/MSS 人群可从化疗＋手术中获益，5yDFS 分别是 57% 和 41%（$HR=0.65$），5yOS 分别是 62% 和 53%（$HR=0.75$），MSI-H 人群没有从术前化疗中获益，5yDFS 分别是 70% 和 77%（$HR=1.27$），5yOS 分别是 75% 和 83%（$HR=1.50$）。即使没有辅助化疗，单纯手术治疗的 MSI-H 患者也具有良好的预后，术前化疗反倒可能有害。基于本研究及两年前公布的 MAGIC 研究和 CLASSIC 研究的 MSI/MMR 状态分析结果，MSI 状态为决定可切除胃癌是否进行新辅助/辅助化疗的必需因素，2019版 CSCO 指南要求所有考虑接受免疫检查点抑制剂治疗的晚期胃癌要检测 MSI 或基因错配修复状态，针对局部进展期胃癌，其检测应更为积极，对于 MSI-H/错配修复缺陷患者应单纯手术或考虑围术期免疫治疗临床研究。

1.5　围术期免疫治疗研究踏上征程

免疫治疗在胃癌围术期的数项 II 期研究显示了初步疗效和安全性，目前正在进行大样本 III 期研究进行验证。KEYNOTE585 中国区研究将于 2020 年开始[5]。2019年

KEYNOTE062一线治疗研究结果公布后，复宏汉霖的PD-1单抗HLX10进行胃癌新辅助治疗的研究在调整方案后正式启动[6]，该研究为随机、双盲、多中心Ⅲ期临床研究，仅纳入PD-L1＋（CPS≥10）的cT3且N阳性的局部进展期胃癌患者，不纳入食管胃结合部腺癌患者，以3年无事件生存率作为主要研究终点，预计纳入642例受试者；在随机进入SOX联合HLX10或安慰剂共3周期治疗后接受D2根治术，术后揭盲、辅助治疗阶段中，前者以HLX10单药治疗最多17个周期，后者完成5周期SOX辅助化疗。该研究设计体现了新辅助治疗阶段的强强联合，以及术后辅助治疗阶段强调肿瘤微环境的免疫保护，相信会给胃癌围术期免疫治疗的时机、人群筛选及联合策略提供证据。

2. 转移性胃癌药物治疗进展

对于转移性胃癌患者，传统化疗疗效不佳，高度的时空异质性导致靶向治疗的研究进展缓慢。近些年，恶性肿瘤的治疗逐渐开启了免疫治疗时代，尤其免疫检查点抑制剂相关研究的广泛开展，为晚期胃癌患者的治疗带来新的希望。但同样存在整体有效率低的问题，急需筛选真正获益的人群。靶向治疗的研究一方面集中在经典靶点HER2上，另一方面对于其他潜在治疗靶点的探索也从未停止。

2.1 HER2阳性胃癌治疗再优化的探索

2.1.1 Trastuzumab＋Pembro＋化疗初有成效（NCT02954536）[7]

2019ASCO GI会议公布了HER2阳性人群免疫联合靶向及化疗的Ⅱ期研究（NCT0295453）。研究纳入37例既往未经治疗的HER2阳性胃癌患者，不论PD-L1状态，均接受Pembro（P）/曲妥珠单抗（T）/XELOX治疗，22例患者化疗前接受了1周期的P＋T诱导化疗。在32例可评估患者中，100%患者出现了肿瘤消退（−20%～−100%），ORR为87%，52%患者在P/T诱导后靶病灶缩小。在此基础上，全球多中心随机Ⅲ期KEYNOTE811研究正在进行中，结果值得期待。由于抗HER2与免疫检查点抑制剂联合存在协同机制，靶向免疫化疗的强强联合是HER2阳性胃癌的重要治疗策略之一，但如何管理化疗强度及周期，有无可能扩大受益人群，将是未来的研究重点。

2.1.2 新型抗HER2抗体刷新生存数据，向一线推进[8]

Margetuximab是一款Fc段优化的免疫增强型抗HER2单克隆抗体，通过抗体依赖性细胞介导的细胞毒性作用（ADCC）提高对肿瘤细胞的杀伤力。2019ESMO会议更新了Margetuximab联合Pembrolizumab的Ⅱ期研究结果，该研究纳入92例HER2阳性且曲妥珠单抗治疗失败患者，结果显示，在HER2（IHC 3＋）和PD-L1均阳性转移性患者中mOS达20.5个月，ORR达48%，较TOGA研究的一线治疗数据甚至更优，此联合方案有望成为HER2及PD-L1双阳性人群的chemo-free方案。目前正在开展的2/3期研究将探索HER2阳性胃癌的一线治疗中，Margetuximab联合化疗，或再联合PD-1单抗，或再联合PD-1-Lag3双抗的疗效与安全性，选择最佳者与曲妥珠单抗联合化疗进行对照，相信一线治疗的药物布局和临床结局将有重大改观。

2.2 胃癌其他潜在治疗靶点探索[9]

尽管在多组学手段的推动下，胃癌实现了从DNA到RNA到蛋白的分子分型，但是众多探索治疗靶点的研究仅停留在实验室阶段，针对胃癌的精准靶向治疗发展仍然比较缓慢。胃癌高度的时空异质性，复杂的生物学行为特征，治疗靶点的高度分散，更是为靶向治疗临床研究的开展增加了难题。只有借助新型临床研究方法才能有力探索胃癌其他潜在治疗靶点。2019年7月，韩国研究者发表了大型伞式研究VICTORY的初步结果。该研究纳入772例晚期胃癌患者接受高通量测序，其中14.7%的患者接受了标志物指导的治疗，包括A1：RAS突变/扩增，A2：MEK标志高/低，B：TP53突变，C：PIK3CA突变/扩增，D：MET扩增，E：MET 3 + IHC，F：全阴性，G：TSC2 null/RICTOR扩增。研究结果显示，MET扩增的发生率为3.5%，沃利替尼单药治疗MET扩增患者的ORR为50%，MET拷贝数高者（组织NGS检测的MET基因拷贝 > 10）疗效更佳。除此之外，该研究也证实了PIK3CA突变患者接受Capivasertib/Paclitaxel后，57.1%有效患者伴有E542k突变，且PIK3CA E542K突变患者的ORR为50%，高于非E542K组（18.8%）。总之，针对特定靶点的精准治疗比传统二线治疗可以改善胃癌患者的OS（9.8个月 vs 6.9个月，$HR = 0.58$）和PFS（5.7个月 vs 3.8个月），通过伞式研究促进特定人群的精准治疗，是胃癌靶向治疗领域未来的研究方向。

3. 免疫治疗：挑战与进步并存

3.1　晚期胃癌一线免疫治疗：乱花渐欲迷人眼[10]

胃癌一线治疗KN062研究在2019年ASCO会议上一经公布就引起巨大轰动和争议，该研究对于胃癌免疫治疗具有里程碑式意义。研究纳入763例HER2-且PD-L1 + 患者，随机分配至Pembro（P）组、Pembro + Chemo（P + C）组或Chemo（C）组；同时进行优效和非劣效研究。结果显示，联合治疗的优效目标不仅未能达成，OS甚至劣于P组。事实上化疗对于机体免疫的影响非常复杂，不同的联合方案、给药剂量、时机均有可能影响最终疗效。目前免疫治疗联合XELOX的Checkmate649研究仍在进行中，改变化疗方案能否改变联合治疗的结局值得期待。

另一方面，P单药虽然总体实现了非劣性目标，并且生存曲线在12个月后因拖尾效应胜出，但在此前存在明显的生存曲线交叉，意味着46.9%患者初期生存受损，即便在CPS ≥ 10人群中P组较化疗组患者OS受益更明显，但仍存在生存曲线交叉现象，相交于随机后8个月时，即P组超过1/3患者初期生存受损。可能的解释原因包括超进展或免疫治疗起效相对慢。总之，CPS ≥ 1不足以筛选免疫治疗的受益人群，CSP ≥ 10可能更优，但仍无法完全避免超进展，亟待发现更精准的疗效预测标志物。

3.2　胃癌MSI-H人群：柳暗花明又一村[10]

2019年ESMO会议上公布的KN062 MSI-H亚组分析很好地回答了上述问题。在50例MSI-H人群中有32例患者CPS ≥ 10。在MSI-H晚期胃癌一线治疗的人群中，无论CPS大于1分还是10分，P组较C组患者均具有更加明显的OS受益，尽管样本量较少（14例 vs 19例），OS的HR分别是0.29和0.21，在此人群中，几乎没有生存曲线的交叉现象，充分证明了MSI-H人群是胃癌免疫治疗的优势人群。而在单纯化疗组，MSI人群的OS为8.5个月，明显短于总人群的11.1个月。因此在免疫治疗占优势的MSI-H人群中，单纯化疗带来的生存受益有待商榷。

总之，MSI状态较PD-L1 CPS在预测免疫治疗疗效时，前者权重更高；MSI-H人群中

Pembro单药的生存优势、肿瘤退缩均优于单纯化疗；在MSI-H人群中，单纯化疗受益非常有限；无论总人群或MSI-H人群，P＋C均能实现最大的肿瘤退缩。因此，在新辅助化疗及转化治疗中，联合治疗的策略仍为不可或缺的重要手段。

3.3　PD-L1抑制剂Avelumab维持治疗败北

JAVELIN 100是一系列PD-L1抑制剂Avelumab维持治疗的Ⅲ期研究，其中JAVELIN Gastric 100（NCT02625610）是一项多中心随机对照开放标签研究，纳入805例既往未接受化疗、任何PD-L1表达状态、HER-2阴性的进展期（无法手术切除，局部晚期或转移性）胃或食管胃结合部（GEJ）腺癌患者，在接受FOLFOX或XELOX共12周的诱导化疗后，499例未发生疾病进展患者随机分配至接受Avelumab维持治疗组，或继续原方案至疾病进展，主要研究终点为ITT人群及PD-L1阳性（≥1%）人群的总生存。结果显示，尽管在ITT人群中可看到Avelumab在维持治疗的临床获益（$HR = 0.91$），但没有达到统计学差异，甚至在54例PD-L1阳性人群中接受Avelumab维持治疗效果反而不如继续接受化疗（$HR = 1.13$）。近期有Meta分析显示，PD-1单抗疗效总体优于PD-L1单抗，但本研究的失败更多是因为胃癌的异质性、未筛选人群、PD-L1表达可能在治疗后发生变化、化疗对免疫治疗的影响等各方面因素，免疫治疗筛选人群不仅需要从肿瘤的基因改变及肿瘤微环境入手，还需要关注机体自身免疫功能。

3.4　神奇的REGONIVO能否延续[11]

2019年ASCO会议上另一项轰动性研究为多靶点TKI瑞戈非尼联合Nivolumab的REGONIVO研究。该Ⅰb期研究中，纳入末线治疗的转移性胃癌和肠癌患者各25例，其中仅1例肠癌为MSI-H型，其余均为MSS型肿瘤。在剂量爬坡阶段固定Nivolumab 3mg/kg每2周，最终确定瑞戈非尼剂量为80mg/d；最终GC患者的ORR为44%（11/25），CRC患者的ORR为36%（9/25），MSS CRC患者的ORR为33%（8/24），甚至既往PD-1单抗治疗失败的7例GC患者有3例获得部分缓解。GC患者的mPFS为5.8个月，结直肠癌患者的mPFS是6.3个月。REGONIVO研究在末线的MSS胃肠癌患者中取得如此优异的成绩，可能与瑞戈非尼作用靶点（包括CSF1R）能够调控肿瘤相关巨噬细胞功能有关，也可能与小样本研究高度筛选患者有关，疗效与PD-L1表达无关，但有效患者可观察到TIL中Treg下降。目前Ⅲ期研究正在开展，期待进一步验证如此神奇的疗效；同时抗PD-1/PD-L1联合呋喹替尼、阿帕替尼以及安罗替尼等的临床研究均有开展，目前尚无明显倾向孰能胜出。

4.　化疗方案的优化管理

4.1　老年体弱患者的剂量调整有据可依

临床实践中对于老年或体弱患者如何化疗往往由医生根据经验与患者家属商议，由于缺乏证据支持，临床策略的制定受主观影响较大。Ⅲ期研究GO2在英国61个中心中开展，基于综合老年评估量表（CGA）纳入514例未经治疗且不能耐受三药化疗的老年及体弱晚期胃或食管胃结合部腺癌患者，随机分入足剂量、80%剂量以及60%剂量三组进行化疗，结果显示，三组患者的mOS分别为7.5个月、6.7个月及7.6个月，减低剂量的两组患者PFS非劣于足剂量组，且60%剂量组患者的生活质量、至症状恶化时间更长。GO2研究为老年体弱患者进行主动性的剂量调整提供了范围和依据，相信可以在药物治疗指南更新中得以体现。但除CGA量表9纬度评估之外，抗肿瘤治疗还需要考虑肿瘤生物学行为、肿瘤负荷、病理分型、MSI或HER2等生物标志物表达等因素。

4.2 Lauren分型指导铂类药物选择

胃癌是高度异质性的肿瘤，Lauren分型代表不同的发病部位、生物学行为、转移复发模式等，弥漫型胃癌往往伴有DPD酶高表达，小样本Ⅱ期研究提示奥沙利铂较顺铂疗效及耐受性均有改善。在SOX-DCGA随机开放Ⅲ期研究中，纳入558例弥漫性或混合型胃/胃食管交界腺癌一线治疗患者，对比SOX与SP两组患者的mOS，结果显示，SOX较SP获得OS改善（13.0个月 vs 11.8个月），PFS及肿瘤治疗失败时间也略有改善，分别为5.7个月、4.9个月及5.2个月、4.7个月，除神经毒性外，其他不良反应发生率更低。尽管该研究显示非肠型胃癌中奥沙利铂较顺铂更具优势，但Lauren分型仍相对粗略，混合型的诊断可能随治疗变化，胃癌的精准药物管理仍需要更明确的分子标志物进行指导。

2019年胃癌领域向精准治疗的方向进一步发展。首先实现精准诊断，从精准分期到精准分型，规范D2根治术的不同术式及精细化管理，建立并验证了新辅助化疗的模式，为后续研究奠定了基础。在精准治疗中，筛选MSI-H人群和HER2阳性人群单独管理，合理联合优化疗效，对于其他人群及靶点的探索永不止步；未来尚需关注精准评效与精准监测复发。

参 考 文 献（略）

胃癌外科及围术期治疗进展

梁 寒

1. 早期胃癌内镜下切除适应证新证据

《日本胃癌治疗指南》中（第5版），早期胃癌内镜下治疗的标准适应证为：直径＜2cm、非溃疡、分化型cT1a。扩大适应证包括：①直径＞2cm、非溃疡、分化型cT1a；②直径＜3cm、溃疡、分化型cT1a；③直径＜2cm、非溃疡、未分化cT1a。2019年3月第九十一届日本胃癌学会年会期间报告了JCOG0607研究结果，这是一项在日本开展的回顾性研究，共收集了470例符合扩大适应证①、②，并采取了内镜治疗的早期胃癌随访资料。患者的5年总生存和无复发生存分别是97.0%和96.9%。另一项类似的研究（JCOG1009/1010）同样采取非随机回顾性研究收集了来自日本51个医疗机构，符合扩大适应证③的325例接受内镜治疗的早期胃癌病例，其随访结果在2019年ASCO年会上发布。因此，预计在未来的第6版日本胃癌治疗指南中，扩大适应证①、②、③将被调整为标准适应证。2019年4月出版的"韩国胃癌治疗指南2018版"中将扩大适应证仅作为弱推荐。由于我国开展早期胃癌内镜下治疗的时间较短且水平参差不齐，因此未来需要我国自己的数据验证扩大适应证的合理性。

2. 食管胃结合部腺癌手术入路和淋巴结清扫范围

由于居民脂肪类食物摄入量的持续增加，国内食管胃结合部腺癌（EGJ）的发病率呈直线上升趋势，有关EGJ腺癌的手术入路及合理的淋巴结清扫范围一直存在争议。

2019年3月第九十一届日本胃癌学会年会期间大阪大学Nashimoto教授报告了由日本胃癌学会和食管癌学会共同开展的一项前瞻性多中心研究结果。可评估的病例358例，涉及食管胃结合部的No19、No20、No110、No112组淋巴结转移率分别是5.4%、4.8%、9.3%和3.4%。研究结果提示，当EGJ肿瘤侵犯食管＞4cm（含食管鳞癌），应该采取经右胸手术入路，清扫No1、No2、No3a、No7、No8a、No9、No11p、No19、No20、No106rec、No107、No108、No109、No110、No111和No112组淋巴结。如果EGJ腺癌侵犯食管≤2cm，应该采取经腹食管裂孔手术入路。同时清扫上腹部淋巴结，包括No1、No2、No3a、No7、No8a、No9、No11p、No19、No20组淋巴结。该研究结果进一步验证了JCOG9502研究的结论，该

梁寒：教授，主任医师，天津医科大学肿瘤医院胃部肿瘤科主任，中国抗癌协会理事，天津抗癌协会理事，世界华人肿瘤医师协会胃癌专业委员会主任委员，中国医师协会肿瘤外科专业委员会候任主任委员，中国抗癌协会胃癌专业委员会候任主任委员，中国临床肿瘤学会胃癌专家委员会副主任委员，中国抗癌协会胃肠间质瘤专业委员会副主任委员，中国医疗保健国际交流促进会消化道肿瘤MDT分会副主任委员，中国研究型医院学会加速康复外科专委会胃肠学组组长。

研究选取侵犯食管下端＜3cm的EGJ腺癌病例，随机分成经腹手术入路和经胸腹联合手术入路组。经腹手术入路组患者接受了D2＋腹主动脉旁淋巴结，经胸腹联合入路组患者还清扫了下纵隔淋巴结。随访10年结果显示，经腹和经胸腹联合手术入路患者的10年总生存率分别是37%和24%。Siewert Ⅱ型EGJ腺癌，侵犯食管下端＜3cm的患者并未从胸腹联合手术入路带来生存获益。基于上述结论，国内胸外科与腹部外科医师联合出版了《食管胃结合部腺癌外科治疗中国专家共识》（2018版）。

3. 腹腔镜手术适应证证据更新

韩国KLASS-01研究的5年随访结果证实Ⅰ期远端胃癌，腹腔镜可以达到与开放相同的总生存率，可以作为开放手术以外的一种选择，但是亚组分析显示，BMI＜20的病例，腹腔镜手术有生存优势，但BMI＞25的病例开放手术有生存优势，因此作者特别提醒针对高BMI和N＋的病例，采取腹腔镜手术时应该慎重。结合国内情况，近年来高BMI的人群比例在快速增加，特别是低年均手术量的医疗机构应该严格腹腔镜手术的适应证，有序开展。

有关胃上部Ⅰ期胃癌腹腔镜近端vs全胃的JCOG1401研究和腹腔镜全胃切除的KLASS-03研究。前者于2018年ASCO公布随访结果并于2019年初发表于 Gastric Cancer 杂志，后者也于近年发表在 Gastric Cancer 杂志。但是迄今腹腔镜全胃切除/近端切除仍未被推荐为胃上部Ⅰ期胃癌的适应证。两项研究均显示出可行性和安全性，但在手术方式和手术安全方面略有不同，KLASS-03研究结果有望确保在韩国开展腹腔镜全胃切除的预后安全，而JCOG1401研究结果有望成为日本胃上部Ⅰ期胃癌的腹腔镜手术适应证。

有关Ⅱ/Ⅲ期胃癌腹腔镜远端胃切除的研究包括了日本的JCOG0901、韩国的KLASS-02和中国的CLASS-01研究。JLSSG0901研究尚未公布，KLASS-02研究结果即将公布，而CLASS研究已于2018年ASCO期间公布，并于今年发表于 JAMA 杂志。CLASS-01与JLSSG0901比较，前者患者平均年龄更年轻（56.5岁 vs 63岁）、Ⅱ/Ⅲ期病例比例更高（68.6% vs 52.4%）、手术时间更短（217min vs 296min），但是失血量多（105ml vs 30ml）。CLASS-01研究随访结果显示，腹腔镜组和开放组患者3年无复发生存率分别是76.5%和77.8%，总生存分别是83.1%和85.2%，$P = 0.28$。该研究主要入组Ⅱ/Ⅲ期病例，分别占55.9%和42.5%，亚组分析显示，病理Ⅲ期患者的3年无复发生存率分别是58%和63.8%，对于pT4aN0患者而言，患者3年无复发生存率分别是81.4%和87.6%；pT4aN＋病例而言，3年无复发生存率分别是55.1%和61.8%。上述亚组分析虽然没有统计学差异，但3年无复发生存率差别在5.8%～6.7%之间。韩国延世大学Noh教授认为，对于局部进展期胃癌，特别是临床Ⅲ期胃癌，腹腔镜等微创手术的适应证应该慎重，应该在高年均手术量的医学中心有序开展。CLASS-01研究是我国胃癌微创领域的里程碑，为局部进展期胃癌的临床应用提供了中国经验。但是我国临床收治的胃癌中70%为Ⅲ期，这部分患者是否适合腹腔镜手术仍需要更多高级别循证医学证据。

4. 围手术治疗进展

FLOT4研究是近年来胃癌围术期治疗的最重要的进展之一。针对临床可切除的胃或胃食管结合部Siewert Ⅰ～Ⅲ型腺癌，采取以紫杉醇为基础的三药（双周方案），对比ECF/ECX

方案（三周方案）。与传统方案比较，接受FLOT方案治疗患者的3年总生存率获得显著提高（57% vs 48%，$P = 0.012$）。CROSS研究（食管癌和部分EGJ癌）也取得了令人瞩目的结果，无论是食管鳞癌还是Siewert Ⅰ、Ⅱ型腺癌，新辅助放化疗均可以显著延长患者的总生存（$P = 0.008$，$P = 0.038$）。该研究被认为是食管癌新辅助放化疗优于单纯手术的里程碑式研究。来自日本的JACCRO GC-07研究的三年随访结果在2018年ASCO会议上公布并于近期发表于JCO：针对已经接受D2手术的病理Ⅲ期胃癌病例，随机分成S-1单药8个疗程和S-1＋DOC 6个疗程，随后S-1单药4个疗程。随访结果显示，双药组患者3年DFS明显优于单药组（65.9% vs 49.5%，$P = 0.0007$）。因此，针对病理Ⅲ期的病例，S-1单药术后辅助化疗的力度不足，双药（XELOX或S-1＋DOC）可以进一步提高患者的远期生存。

2019年度胃癌围手术治疗的重头大戏是刚刚在ESMO发布的RESOLVE研究3年随访结果。该研究是迄今设计最复杂的围术期化疗的随机对照多中心临床研究，既有欧洲围术期治疗模式，又兼顾了东亚中日韩模式（CLASSIC研究）。主要研究者是北京大学肿瘤医院季加孚教授和沈琳教授。2012年8月至2017年2月共有来自27个中心的1094位患者入组，天津医科大学肿瘤医院入组182例。具体分成A、B、C三组：A组D2＋术后XELOX；B组D2＋术后SOX辅助化疗；C组SOX＋手术＋SOX模式。三组患者3年无复发生存率分别是54.78%、60.29%和62.02%。A组与C在间有统计学差异，$P = 0.045$。多因素分析显示，围术期SOX方案患者的生存获益更明显。

就胃癌围手术期治疗模式而言，欧洲、东亚和北美是不同的模式：欧洲新辅助化疗＋手术＋术后辅助化疗；东亚D2＋术后辅助化疗；北美手术＋术后放化疗。长期以来我国缺乏自己的治疗模式，胃癌临床实践"东张西望"：手术采取日韩标准，围手术治疗采用欧美标准。但三个地区胃癌发病情况及临床治疗水平有很大差异：欧美发病率低，外科医师手术经验少，D2手术比例低。日本早期胃癌比例高，微创腹腔镜手术占病例的绝大多数，D2手术质量高。我国胃癌发病率高，局部晚期占临床收治患者的70%。D2手术质量参差不齐。因此，应该探索适合中国胃癌患者的治疗模式。围术期治疗可以在一定程度上弥补手术质量的不足。SOX＋手术＋SOX可以作为局部进展期胃癌治疗的一种选择，有可能成为中国胃癌治疗的新模式。

❖ 乳腺癌 ❖

乳腺癌外科治疗研究进展

王永胜

外科治疗是乳腺癌综合治疗的重要手段，也是乳腺癌全程管理的关键步骤。随着乳腺癌外科治疗相关研究的开展，在乳腺癌保乳手术、前哨淋巴结活检和乳房重建等方面均有许多重要研究进展，本文针对2019年乳腺癌外科治疗的研究进展进行了相关汇总。

1. 乳腺癌保乳手术

随着乳腺癌患者对生活质量的要求不断增加，乳腺癌保乳手术的比例在不断增长，乳腺癌保乳手术切缘的检查方法一直是乳腺外科临床研究的重点，2019年8月19日，*Annals of Surgery Oncology* 发表了中山大学孙逸仙纪念医院宋尔卫院士开展的一项随机对照研究，探讨了乳腺癌保乳手术残腔环形切对术中切缘阳性率的影响，结果显示，残腔环形切除并未显著减少保乳术中切缘阳性率，其获益取决于环形切除组织的体积和乳房体积。

乳腺癌保乳术后局部复发是否适合二次保乳手术也是乳腺外科医生普遍关注的问题，2019年11月21日，*JAMA Oncology* RTOG 1014临床研究的结果，针对早期乳腺癌保乳手术＋全乳放疗后超过1年同侧乳房单灶复发小于3cm并且再次行保乳手术切缘阴性的患者，再次行保乳手术＋术后部分乳房放疗的局部控制比例接近90%，再次发生乳腺癌风险低，支持将该治疗方法作为低风险患者乳房全切手术的有效替代方法。

乳腺癌新辅助化疗后的手术方式抉择一直困扰着许多乳腺外科医生，尤其是新辅助治疗后进行肿瘤整形保乳手术是否是安全的，2019年4月29日 *Annals of Surgery Oncology* 发表了得克萨斯大学MD安德森癌症中心回顾性研究新辅助化疗与肿瘤整形保乳手术并发症的结果，结果显示，新辅助化疗后进行肿瘤整形保乳手术是安全的，并不会增加并发症或推迟辅助放疗的风险。

2. 乳腺癌前哨淋巴结活检

乳腺癌前哨淋巴结活检技术的不断进步，已由腋窝前哨淋巴结活检开始逐渐向内乳区前哨淋巴结活检发展，内乳区前哨淋巴结是内乳区淋巴结的微创分期技术，能够为乳

王永胜：山东省肿瘤医院乳腺病中心主任，中国抗癌协会乳腺癌专业委员会副主任委员，中国临床肿瘤学会乳腺癌专家委员会常委，中华医学会肿瘤学分会乳腺癌学组委员，中国医师协会乳腺外科医师委员会常委，国家卫生计生委乳腺癌诊疗规范专家组成员，GBCC国际指导专家委员会成员，山东省有突出贡献的中青年专家，山东省优秀创新团队核心成员，山东省医药卫生重点学科（乳腺肿瘤学）、临床重点专科（普外科）、医药卫生肿瘤外科重点实验室、乳腺病防治中心、乳腺病诊断治疗技术研究推广中心学科带头人。

腺癌患者提供更准确的淋巴结分期和个体化的治疗方案。2019年4月19日,《中华肿瘤杂志》发表了山东省肿瘤医院开展内乳前哨淋巴结活检的相关研究结果,在临床腋窝淋巴结阳性患者中,乳腺癌内乳前哨淋巴结活检能够提供更准确的淋巴分期,为患者提供个体化的放疗策略,这进一步优化了内乳前哨淋巴结活检的适应证。另外,《中国癌症杂志》发表了该中心关于新辅助化疗后内乳前哨淋巴结活检的回顾性分析结果,新辅助化疗后内乳区前哨淋巴结有显像的患者,尤其是临床淋巴结阳性患者,应进行内乳区前哨淋巴结活检,以期获得完整的淋巴结分期,并能够进一步完善淋巴结病理完全缓解的定义,指导内乳区放疗。*Annals of Surgery Oncology* 进一步发表了关于临床腋窝淋巴结阳性患者内乳区前哨淋巴结活检的相关研究结果,研究结论推荐临床腋窝淋巴结阳性患者应该常规进行内乳前哨淋巴结活检,从而获得更精准的淋巴结分期和更完美的病理完全缓解诊断,通过内乳前哨淋巴结活检确定内乳淋巴结转移,可能对治疗策略产生重大影响。

乳腺癌新辅助治疗患者前哨淋巴结活检的时机选择一直是乳腺外科医生关注的临床问题。2019年1月21日 *Breast Cancer* 发表了山东省肿瘤医院关于新辅助化疗后临床腋窝淋巴结阴性不同分子分型乳腺癌患者进行腋窝前哨淋巴结活检时机选择的研究结果,针对HR＋/HER2－分型推荐新辅助化疗前进行前哨淋巴结活检,针对三阴型和HER-2阳性分型推荐新辅助化疗后行前哨淋巴结活检并可能有望豁免腋窝淋巴结清扫。乳腺癌前哨淋巴结示踪剂是定位前哨淋巴结的关键,也是前哨淋巴结活检成功的关键。随着前哨淋巴结新型示踪技术研究的广泛开展,一些前哨淋巴结示踪的新方法和新技术也得到了验证。*Cancer Biology & Medicine* 发表了陆军军医大学西南医院应用蓝染料联合吲哚菁绿或放射性核素进行前哨淋巴结活检的前瞻性单中心随机对照研究结果,结果证实吲哚菁绿可以作为联合法(蓝染料＋放射性核素)中放射性核素示踪剂的替代示踪剂。

2019年7月11日,*Annals of Surgery Oncology* 发表了加利福尼亚大学旧金山分校等多中心开展的关于前哨淋巴结超顺磁示踪剂的临床研究结果,超顺磁示踪剂与标准示踪剂术(核素法＋染料法)相比,前哨淋巴结检出率和准确性相似。因此,该示踪剂技术在前哨淋巴结活检方面不劣于目前的标准示踪剂术,可以作为前哨淋巴结活检示踪剂术的替代方法。

2019年11月27日 *European Radiology* 发表了四川省肿瘤医院通过三维超声微泡显像技术定位前哨淋巴结的初步研究结果,该示踪技术能够显示前哨淋巴结引流淋巴管的引流方向并准确定位前哨淋巴结,但仍需要进一步的临床验证研究提供更多的循证医学证据才能进行广泛的临床推广和应用。

3. 乳腺癌重建手术

近年来,乳腺癌患者对身心健康和生活质量的关注度不断提高,促进了乳腺癌术后乳房重建手术技术的飞速发展,中国大部分三甲医院均开展了乳房重建手术,2019年9月5日 *European Journal of Surgical Oncology* 发表了复旦大学附属肿瘤医院牵头的中国乳腺癌患者应用补片进行假体植入乳房重建的横断面研究结果,结果显示,假体植入乳房重建是最常见的重建方式(86.36%),进一步分析显示补片辅助技术的引入彻底改变了我国乳房重建的临床实践。

新辅助化疗将会导致血管脆性增加，这是否会影响腹壁下动脉穿支皮瓣即刻乳房重建的皮瓣存活，2019年4月27日 *Breast Cancer Research and Treatment* 发表了荷兰马斯特里赫特大学关于乳腺癌新辅助化疗对乳房切除术即刻腹壁下动脉穿支皮瓣重建乳房手术并发症影响的研究报告，结果显示，术前接受与不接受新辅助化疗患者乳房切除即刻腹壁下动脉穿支皮瓣重建乳房手术并发症的发生率相似。因此，新辅助化疗后乳腺癌患者接受该方式的重建手术是安全的。

在乳腺外科治疗方面，2019年仍有许多重要的研究进展值得大家关注，圣安东尼奥乳腺癌会议的召开也将呈现更多的乳腺外科研究结果。随着这些结果的公布，乳腺癌患者将会获得更多、更好的外科治疗决策。

参 考 文 献（略）

2019年HER2阳性晚期乳腺癌的研究进展

江泽飞

　　2019年HER2阳性晚期乳腺癌的治疗进展颇丰，通过一年临床研究和实践的发展，抗HER2治疗的产品更加丰富，HER2阳性晚期乳腺癌的治疗选择也越来越多，患者有更大的可能走向治愈。

　　第一，得益于曲妥珠单抗和帕妥珠单抗的上市和医保准入，让更多患者实现可及，曲妥珠单抗和帕妥珠单抗双靶一线治疗将给患者带来更多的缓解和生存获益。2019年ASCO会议报道了CLEOPATRA研究的最新随访结果，中位随访99个月发现，帕妥珠单抗＋曲妥珠单抗＋多西他赛（PHD）组一线治疗HER2阳性晚期乳腺癌显著改善患者生存，双靶一线治疗较对照组中位OS显著改善（57.1个月 vs 40.8个月），PHD组8年OS达到37%，对照组仅为23%。

　　我国设计了CLEOPATRA的mimic研究——PUFFIN研究，并同步于2019年ASCO发布，该研究共纳入243例患者，随机分配至PHD组（$n=122$）或安慰剂＋HD组（$n=121$），结果显示，PHD组患者中位PFS为14.5个月，安慰剂组为12.4个月，PHD组和HD组ORR分别为79.0%和69.1%，大大降低了死亡风险31%。再次说明曲妥珠单抗联合帕妥珠单抗在中国晚期乳腺癌患者中同样具有良好的获益，奠定了双靶联合治疗HER2阳性晚期乳腺癌的地位。

　　第二，随着以吡咯替尼、奈拉替尼等更多TKI的出现，使得经曲妥珠单抗治疗的患者，未来有机会选择TKI单药、联合化疗或其他药物的新疗法，已有临床研究证实可以取得很好的获益。2019年ASCO会议报道了NALA研究的结果，提示奈拉替尼联合卡培他滨对比拉帕替尼联合卡培他滨治疗既往经2种以上抗HER2靶向治疗方案的HER2阳性晚期乳腺癌具有一定的PFS获益。该研究共纳入621例患者，随机分配至奈拉替尼＋卡培他滨组或拉帕替尼＋卡培他滨组，奈拉替尼组和拉帕替尼组的6个月PFS率分别为47.2%和37.8%，12个月PFS率为28.8%和14.8%，18个月PFS率分别为16%和为7%，奈拉替尼联合卡培他滨为HER2阳性晚期乳腺癌三线治疗提供了新的选择。

　　第三，ADC药物T-DM1即将在国内上市，而新的ADC药物DS-8201也崭露头角，被FDA批准治疗无法切除或转移性HER2阳性乳腺癌患者。2019 SABCS公布了DS-8201最新研究进展——DESTINY-Breast01研究。该研究探索了T-DM1耐药或难治性的HER2阳性晚期乳腺癌患者使用DS-8201的初步疗效和安全性。对中位治疗线数6线且均接受过曲妥珠单抗和T-DM1治疗的184例患者给予DS-8201，显示112例（60.9%）患者达到客观缓解，中

江泽飞：军事医学科学院附属医院（中国人民解放军第三○七医院）乳癌科主任，中国抗癌协会肿瘤临床化疗专业委员会常务委员，中国抗癌协会临床肿瘤学协作中心常务委员，中国食品药品监督管理局新药审评专家。

位PFS为16.4个月，中位OS尚未达到，疗效理想。安全性显示间质性肺病是其重要的不良反应，致死性（5级）间质性肺病的发生率为2.2%。期待未来将有更多Ⅲ期研究来进一步验证DS-8201的疗效，并探索其安全性管理的有效方法。

由此可见，新药领域的探索越来越丰富，有结构改变的、有双抗的、有ADC的，无论是国外还国内，都在如火如荼地开展相关临床研究。所以，对于抗HER2的治疗，从20年前几乎无药可用，10年前从新辅助到晚期基本只有曲妥珠单抗，5年前我们有了帕妥珠单抗、拉帕替尼，今天吡咯替尼、T-DM1也相继上市，未来HER2阳性晚期乳腺癌的治疗将有更丰富多样的选择。

2020年1月4日，我们完成了CSCO-BC指南的更新。指南的更新将充分体现最新的学术进展和产品的可及性，对未用过曲妥珠单抗的患者可以首选曲妥珠单抗帕妥珠单抗双靶联合紫杉类；对于用过曲妥珠单抗且无耐药的患者，依然可以考虑曲妥珠单抗的再使用，可以考虑联合帕妥珠单抗、紫杉类或其他化疗药物；根据患者既往治疗情况，对曲妥珠单抗治疗中进展的患者，应尽早改用TKI联合卡培他滨等化疗药物。此外，我们也期待DS-8201尽早在国内上市，从而使曲妥珠单抗治疗失败的患者获得治疗的改善。

需要注意的是，乳腺癌早期抗HER2治疗对晚期是有影响的：早期新辅助有效的，复发转移可以继续采用原有抗HER2方案；辅助治疗停药后间隔较长的，复发转移仍可以使用原方案；原有抗HER2治疗有效，因为非医保等经济原因或其他原因停药的，也可以恢复使用；但对于足量足疗程抗HER2治疗的患者，在治疗过程中或停药不久进展的，则应考虑更换药物，避免选择作用在同一个信号通路中的药物。所以在多元化的产品选择中，我们更应该考虑到持续抑制HER2的全程管理过程中的合理用药，灵活切换，保障疗效。

随着真实世界研究的丰富、大数据的积累和更多的精准检测，我们将找到更多更合适的通路。回望整个2019年，全球在这个领域的发展非常好，给了我们更多的选择，让患者可以得到更长的生存，进一步走向治愈。

❖ 结直肠癌 ❖

2019年结直肠癌治疗进展盘点

陈　功

1. 早期疾病篇：Ⅰ～Ⅲ期结直肠癌治疗的进展

1.1 手术相关进展

1.1.1 TaTME手术惹争议

TaTME（Trans-anal total mesorectal excision）手术一经问世即争议不断。作为一种新型的手术方式，近些年在创新乏力的现代结直肠外科手术领域受到了热捧，但该种新型手术方式的争议也有很多，其中一个就是早期打开肿瘤所在肠腔带来的肿瘤学不可预测的负性影响。2019年挪威在全国层面暂停TaTME手术而一石激起千层浪，更是将这种争议推到高潮。

2019年11月12日，《英国外科杂志》在线报道了挪威的一个全国性登记研究资料[1]，引起轩然大波。该研究记录所有接受TaTME患者的数据，并与挪威结直肠癌注册中心（NCCR）和挪威胃肠外科注册中心（NoRGast）的国家队列进行比较。研究显示，2014年10月～2018年10月，有157例直肠癌患者接受了TaTME手术。局部复发率为12/157例（7.6%）；8例局部复发为多灶性或广泛性。预计TaTME的局部复发率在2.4年时为11.6%（95%CI：6.6～19.9），而在NCCR为2.4%（95%CI：1.4～4.3）（$P < 0.001$）。调整后的危险比为6.71，远远高于常规TME手术。TaTME队列的吻合口漏（8.4%）和永久造口率（24.8%）也高于常规手术。鉴于该技术推广的困难性（七家医院中有三家在进行了总计五次手术后放弃了TaTME）以及目前已经显示出来的显著的肿瘤局部复发趋势，挪威在全国范围内暂停了TaTME。

比较重要的是挪威的这项研究分析了既往业界公认的可能会影响疗效的常见因素：学习曲线、环周切缘（CRM）阳性率、术前新辅助化疗。该研究发现，尽管TaTME的CRM

陈功：中山大学肿瘤医院结直肠科副主任，主任医师。中国临床肿瘤学会（CSCO）常务理事、副秘书长、青年专家委员会前任主任委员，CSCO结直肠癌专家委员会常委，CSCO结直肠癌指南专家组秘书、执笔人，亚洲临床肿瘤学联盟（FACO）副秘书长，2015～2017年美国临床肿瘤学会（ASCO）学术委员会委员。第三届"国之名医·优秀风范"获奖者。CSCO肿瘤微创外科专家委员会副主任委员，中国医师协会结直肠外科医师分会常务委员，中国研究型医院学会肿瘤MDT专委会副主任委员，国际肝胆胰协会转移性肝癌专委会副主任委员，中国医师协会结直肠肿瘤专委会肝转移分会副主任委员，美国临床肿瘤学（ASCO）会员。第四届广东省抗癌协会大肠癌专业委员会主任委员。《中华胃肠外科杂志》编委，《肿瘤综合治疗电子杂志》编委，《癌症》杂志特约审稿专家，《肿瘤研究与临床》杂志特约审稿专家，Annals of Oncology 杂志结直肠癌中文版编委，The Oncologist 杂志中文版编委。擅长结直肠癌常规微创手术、复发性/难治性病例联合脏器切除术等外科治疗，对局部进展期直肠癌、肝转移为代表的转移性结直肠癌的综合诊疗具有比较科学和先进的策略思想，得到国内同行的普遍认可。近十余年来一直致力于在国内推广美国NCCN指南和欧洲ESMO结直肠癌指南，团队翻译的上述指南是国内同行最喜欢的参考书之一。是首批受聘为ASCO学术委员会国际委员的中国胃肠肿瘤医生。

阳性率（12.7%）高于其他研究，但仍有2/3的局部复发是发生在CRM阴性的R0切除之后，提示除了CRM以外，其他机制可能也导致了肿瘤的高局部复发率。学习曲线也存在类似现象，肿瘤的局部复发在TaTME手术量大的各中心之间发生均衡分布，且在治疗系列中更晚的时间发生，均表明学习曲线的重要性不如某些人预期那样。文章认为，必须缩短用于治疗肿瘤新术式的学习曲线，而且学习曲线不能再作为新手术疗效不佳的合理借口。

文章推测，可能的增加肿瘤复发的额外机制是TaTME手术在直肠腔内荷包线闭合之前的肿瘤暴露问题，以及缝合线必须绝对密封直肠以防止气体或被肿瘤细胞污染的液体泄漏的问题。有意思的是，在挪威TaTME研究中术前新辅助治疗的比例显著低于常规TME队列（21%：45%～70%），而12例肿瘤复发的患者中，仅1例接受了新辅助治疗，文章认为新辅助治疗可防止肿瘤细胞种植，从而降低复发风险。

总之，挪威的这项研究认为，即使是经验丰富的大肠外科医生，也都开展过TaTME手术，但结果均不成功。问题的真正所在似乎不是学习曲线现象，而可能是手术方式（而不是培训）本身。

TaTME目前在国内外科界也是很热门的话题，尽管笔者本人及所在中心尚未开展，但我相信该式对部分困难骨盆的低位直肠癌患者，应该还是有优势的。至少在主观意愿来说，笔者本人是肯定要去学习和掌握这门技术的。挪威研究给我更大震撼的是人家如何在国家层面对一种新技术的开展进行监管、稽查，勇于直面引进和实施新手术技术的一些基本挑战[2]，确保一项技术真的能造福患者，而不是单纯地为技术而技术、为创新而创新，这方面，我们差得实在太远了。

1.1.2　老话题新争议：直肠癌侧方淋巴结清扫

直肠癌侧方淋巴结一般指髂总血管、髂外血管、髂内血管及闭孔区的淋巴结，在AJCC/UICC的TNM分期系统里，除髂内血管旁淋巴结属于区域淋巴结（N）外，其他的侧方淋巴结均属于远处转移（M）范畴。当然，日本的大肠癌规约则认为侧方淋巴结均不属于远处转移。而在ESMO的直肠癌诊疗指南中，直肠癌的局部复发危险度分级中，侧方淋巴结转移则被归为危险度最高的"极差组"。

直肠癌侧方淋巴结清扫的问题，一直是外科领域颇有争议的话题，尽管在2019年该领域并没有什么有影响的研究问世，但鉴于国内几乎每一个大型的学术会议都在讨论这个问题，还是把这个话题列为2019年的年度进展。

目前，国内业界存在的争议话题主要是两个：第一，中低位进展期（Ⅱ/Ⅲ期）直肠癌应不应该做预防性清扫，也就是没有明确的影像学转移征象时的清扫手术。第二，发生侧方淋巴结转移时，如何布局放化疗与手术清扫的关系和顺序。此外，国内业界还普遍存在一个误解，那就是日本指南推荐清扫而不推荐放化疗（CRT），而欧美指南不推荐清扫。而事实上从2019版日本大肠癌协会的指南可以看出，在日本确实推荐对肿瘤下缘位于腹膜返折以下的中低位Ⅱ/Ⅲ期直肠癌进行常规侧方淋巴结清扫，但同时也推荐对这部分患者进行术前同步放化疗。遗憾的是，日本指南里没有对放化疗和侧方淋巴结清扫的顺序交代清楚，从字面意思理解，"术前新辅助放疗"那应该是在所有手术治疗前开始的治疗。可见，在日本，外科医生对指南的遵守也是选择性的。

那么，欧美指南真的就不推荐侧方清扫了吗？事实并非完全如此。确实，不管是美国国家癌症综合网络（NCCN）还是ESMO的直肠癌指南，均不推荐对影像学阴性的直肠癌进行常规侧方淋巴结清扫，也即不行预防性清扫，这是与日本指南唯一的区别。而2017版的ESMO直肠癌指南[3]是如此描述该问题的，"在欧洲，很少实施侧方淋巴结清扫术，除非放化疗后影像学检查怀疑仍存在受累，表现为侧方淋巴结增大持续存在"，也就是说，ESMO指南不推荐常规预防性清扫，而一旦存在侧方淋巴结转移时，应先行术前CRT治疗，然后对仍然存在的侧方淋巴结进行清扫。NCCN指南也一直在其"手术原则"中强调"任何怀疑或肯定的转移淋巴结都必须被清除才能称为根治性手术"。可见，欧美主流指南对于侧方淋巴结转移也是推荐要清扫的，只是均推荐先行放化疗再清扫，对于预防性清扫则不推荐。

2019年10月，中国专家专门针对此问题发布共识[4]，其核心内容与欧美指南类似，主要内容包括：对影像学侧方无可见淋巴结或淋巴结未达临床疑诊标准的患者，不推荐常规行预防性清扫；对符合临床疑诊标准的中低位直肠癌患者，推荐采用新辅助放化疗联合侧方淋巴结清扫的策略。推荐对新辅助放化疗后淋巴结消失或缩小显著的患者，施行侧方清扫或采用严密观察随访的策略。对符合临床诊断标准的侧方淋巴结转移患者，应常规采用新辅助放化疗联合侧方清扫的策略。这也代表了目前国内结直肠外科界的主流观点。

1.2　新辅助治疗相关进展

1.2.1　局部进展期直肠癌术前同步放化疗模式优化

口服卡培他滨或持续静脉输注小剂量5-FU是目前CRT模式中的标准化疗类型。为了提高疗效，业界尝试很多新型化疗模式，在CRT中加入第二个药物来提高疗效，其中研究得最多的是奥沙利铂和伊立替康。在2018年的年终盘点中，笔者已经详细解读了基于FOWARC研究和中山大学肿瘤医院临床实践数据得出的关于奥沙利铂同步CRT的一些观点：如果治疗的目标是争取最大限度肿瘤退缩（也即追求pCR或TRG）以达到保全括约肌功能，则值得重新审视奥沙利铂的价值，此时应该把奥沙利铂当作标准全身化疗模式而不是放疗增敏剂的模式（每周一次，每次 $50 \sim 60 mg/m^2$）来使用。

2019年报道的CinClare研究[5]再次看到在标准CRT中加入第二个药物伊立替康的价值：对比卡培他滨单药的CRT，每周 $65 mg^2$ 或 $80 mg^2$ 的伊立替康加入后将pCR从17.5%提高到33.8%（ $P = 0.001$ ）。和其他类似研究相比较，CinClare研究中伊立替康采用的剂量较高，这可能也是得出pCR阳性结果的一个主要原因。

总之，在CRT中加入第二个药物的问题，尽管国际上目前不主张使用，但笔者的观点是不能一概否定其价值。纵观今年奥沙利铂和伊立替康的研究数据可以发现，只有将全身治疗有效的化疗药物/方案和放疗联合，才能提高疗效。不管是5-FU、卡培他滨还是伊立替康，单药治疗也是有效的。因此，上述药物均能和放疗联合产生协同效应；而奥沙利铂单药治疗，即使是每周一次 $50 \sim 60 mg^2$ 奥沙利铂的用法也难以提高疗效，而换为标准的全身化疗模式mFOLFOX6或CAPOX，就产生了很好的协同效应。这对于那些需要通过显著肿瘤退缩来改变手术方式或者达到cCR后采取W&W策略的低位/极低位直肠癌患者来说无疑是极其重要的。

1.2.2　局部进展期结肠癌的新辅助化疗

和局部进展期直肠癌不同，局部进展期结肠癌的新辅助治疗研究开展较少，2019年公布结果的欧洲FOxTROT是迄今为止最大型的针对局部进展期结肠癌新辅助化疗的国际多中心随机对照研究[6]。纳入CT判断为可手术、非梗阻性结肠癌、$cT_{3\sim4}N_{0\sim2}M_0$患者，术前给予6周的新辅助化疗（CAPOX 2疗程或FOLFOX 3疗程），疗效的主要研究终点为2年肿瘤复发率，结果显示，新辅助治疗组减少了肿瘤复发（17.2%减少到13.6%），但未达统计学显著性差异，$HR=0.75$，$95\%CI$：$0.55\sim1.04$，$P=0.08$。但新辅助化疗确实提高了R0切除率（95.2%：88.9%，$P=0.001$）。

可见，对于绝大多数可切除局部进展期结肠癌，目前新辅助治疗仍然属于研究范畴，标准的临床实践依然还是直接手术，因为新辅助治疗最大的问题还是术前分期的准确性以及由此而带来的过度治疗问题。但FOxTROT研究中确实看到新辅助治疗能增加外科的R0切除率，因此，在临床实践中加入基于术前基线CT检查判断、外科对R0切除有担忧的情况下，可以采用术前新辅助化疗来提高R0切除率，尤其在一些无法扩大手术切缘的特殊/困难部位，如胰腺、十二指肠、髂血管等处。

FOxTROT研究提供的另外一个重要信息就是dMMR/MSI-H亚组分析的结果，新辅助治疗后dMMR组尽管和pMMR组获得了类似的pCR率，但大多数肿瘤（73.6%）均无病理退缩。2年肿瘤学疗效分析显示pMMR组新辅助治疗获益的HR为0.69（$95\%CI$：$0.47\sim1.00$），而dMMR组无生存获益。这些信息将为未来MSI-H的Ⅱ/Ⅲ期结肠癌围术期化疗提供重要的参考信息。

1.3 高危Ⅱ期的术后辅助化疗疗程

高危Ⅱ期结肠癌的辅助化疗，一般按照Ⅲ期结肠癌来进行。MOSAIC研究是IDEA研究之前唯一一个辅助化疗研究中前瞻性设计了高危Ⅱ期亚组，并发现高危Ⅱ期患者经奥沙利铂辅助化疗的5年DFS获益和Ⅲ期患者一样，达到了7.7%。从此国内外各大指南，包括NCCN、ESMO及CSCO不但推荐高危Ⅱ期要接受辅助化疗，而且均推荐含奥沙利铂的方案化疗。2017年IDEA研究公布Ⅲ期疾病的结果后，使得该群体患者的辅助化疗策略逐渐明朗，即根据危险度和方案决定采取3个月或6个月的奥沙利铂辅助化疗疗程。但未披露的高危Ⅱ期的结果，给临床治疗带来了一定的困扰。

2019年公布的IDEA研究[7]高危Ⅱ期结肠癌数据给该领域提供了新的证据。3723例高危Ⅱ期的ITT人群主要终点3年DFS为阴性结果（80.7%：84.0%，$HR=1.17$，$80\%CI$：$1.05\sim1.31$，非劣效性检验$P=0.3851$），提示6个月化疗优于3个月。和Ⅲ期IDEA结果一样，方案的选择与疗效有关。CAPOX方案3年DFS分别为81.7%：82.0%，$HR=1.018$，FOLFOX方案则为79.2%：86.5%，$HR=1.408$；方案间交互作用检验$P=0.07$，说明方案选择与疗效存在明显关系。除此以外，不同的高危因素也有不同：对T1～T3的高危Ⅱ期结肠癌，6个月化疗优于3个月。

本次结果的公布，对临床实践帮助很大，简而言之，还是可以按照Ⅲ期疾病来治疗高危Ⅱ期患者：方案与疗效相关，选择CAPOX方案时，3个月疗程与6个月非劣效，而选择FOLFOX方案时，3个月劣效于6个月。但在2019年ESMO年会特别专场——"Ⅱ期结肠癌的辅助化疗时程"，与会专家达成共识，对于高危Ⅱ期结肠癌的辅助化疗，只推荐3个月的CAPOX或6个月的单药氟化嘧啶[8]。

在高危Ⅱ期的辅助化疗决策中，还有一个充满争议的话题，那就是当患者肿瘤是MSI-H/dMMR并同时存在高危因素时，如何取舍？众所周知，MSI-H是Ⅱ期患者的低危因素，一般不化疗，仅单纯观察。那么当MSI-H与"高危因素"同时存在时，哪一个权重更多？对于非T4的高危因素与MSI-H并存患者，NCCN、ESMO及CSCO指南一致认为应以MSI-H为重，将其列为低危患者，不再辅助化疗，仅观察。但当T4合并MSI-H时，就有争议了。2019年ESMO会议共识以及2019版CSCO指南（2020版也会维持原样）均认为T4的权重大于MSI-H，推荐含奥沙利铂的方案辅助化疗3个月，而NCCN指南则认为MSI-H的权重大于T4，只要是MSI-H，均为低危Ⅱ期，不再辅助化疗，仅单纯观察。笔者支持NCCN的观点，主要理由是相信MSI-H的患者从奥沙利铂的化疗中可能获益甚微，FOxTROT新辅助化疗的亚组数据更加让笔者坚定了这个观点。但这确实是一个没有充分证据来回答的争议性话题。

1.4 液体活检ctDNA的临床应用

ctDNA液体活检是精准医学应用于早期结直肠癌临床实践的典范：即甄别术后高复发风险患者，更早、更有效检测肿瘤复发与转移，并能开始治疗。术后ctDNA持续阳性的患者，肯定是高复发风险，那么对此进行个性化强化治疗也许是进一步提高疗效的方法。

1.4.1 早期复发的监测

2019ESMO年会报道了一项西班牙的研究[9]，使用NGS基因检测，配对检测肿瘤组织的基因突变情况，并在后续的ctDNA检测中追踪原发灶出现的肿瘤性突变以监测早期复发转移。结果提示，29个基因套餐的术前ctDNA阳性率为63.8%，且与分期有关，Ⅱ/Ⅲ期患者的阳性率显著高于Ⅰ期，但无预后预测价值，而术后ctDNA阳性率为20.3%，具有强烈预后预测价值，ctDNA阳性者DFS明显缩短（$HR = 6.96$，$P = 0.0001$），复发率为57.1%，而阴性组仅为10.1%。通过连续采血检测ctDNA进行突变追踪，显著提高了复发风险的预测，并能预测辅助化疗后的早期复发，较常规的影像学检查提前了11.8个月。

1.4.2 个性化术后辅助化疗的决策价值

2019ESMO年会报道了法国IDEA研究[10]对ctDNA技术的预后价值及对于不同化疗时长的疗效预测价值的探索，ctDNA的检测采用ddPCR技术，仅检测2个甲基化的标志物（WIF1和NPY）。结果发现基线ctDNA（术后、化疗前）阳性率为13.54%，具有强烈的预测预后价值，阳性组与阴性组患者的2年DFS分别为64.12%和82.39%（$HR = 1.85$；$95\%CI$：$1.31 \sim 2.61$，$P < 0.001$）。不管化疗时长是3个月还是6个月，ctDNA阴性组患者的预后均明显优于阳性者（$P < 0.0001$），高危组尤甚。而那些ctDNA阳性但接受了6个月化疗的患者，其预后接近ctDNA阴性且化疗3个月者。即便在低危组，ctDNA阳性而又仅接受3个月辅助化疗组的患者预后最差。

随着技术日臻完善，相信ctDNA检测将会成为早期结肠癌术后复发转移监测的重要手段，这一点大概是无人会怀疑了，但仍然存在如下问题：第一个问题，应该检测什么样的ctDNA？使用多大的panel是适合的？当然首先要考虑敏感性、特异性，基于肿瘤原发灶突变基因的ctDNA突变追踪无疑是很有前途的一个方向。其次，当然就是要考虑花费及代价。第二个问题，ctDNA甄别出来的高复发风险患者，应该强化治疗吗？法国IDEA研究能给我们的临床实践带来很多有益的思考。基于越来越多的证据，临床实践中可以考虑在传统标准里没有化疗适应证或证据很弱的群体，比如部分Ⅰ期患者、无高危因素的大部分Ⅱ期患者，如术后ctDNA阳性、患者治疗意愿强烈、身体条件允许，可以考虑进行辅助化疗以期改善预后。而对于Ⅲ期患者，法国IDEA的结果能很好地指导个体化辅助化疗方案的时长。对于那些即便是低危（T3N1），但术后ctDNA阳性，尤其是在化疗3个月后还持续阳性的患者，应该延长治疗至6个月；非常期待这些结果在IDEA子研究SCOT、日本ACHIEVE研究中得到进一步验证，因为这些研究中更多患者比例使用了CAPOX方案辅助化疗，而IDEA研究总体结果发现CAPOX方案基本能达到非劣效，尤其是对低危患者。因此，如果ctDNA仍然具有类似的功效，那就应该在ctDNA阳性患者中使用6个月化疗，即便是CAPOX方案。结合这些信息，笔者将来的临床实践应该会做出一些改变，来帮助开展更加个体化的辅助化疗临床决策，基于ctDNA的结果来做"加减法"，主要针对化疗/不化疗、单药/联合、3/6个月疗程等具体问题，ctDNA阳性者倾向于"加法"，而阴性者则反之，倾向于"减法"。第三个问题，治疗结束后的随访过程中，当ctDNA提示可能复发但常规影像学又没有证据时，如何处理？西班牙研究显示提前了将近1年时间，但仅凭ctDNA能治疗吗？如何选择治疗方案以及治疗时长？这些都是存在的问题，而且目前实践中没有答案，只能通过加强临床检查来发现这些ctDNA阳性患者到底可能的复发转移在哪里，但还不能对此进行治疗。

2. 晚期疾病篇：Ⅳ期结直肠癌（mCRC）的治疗进展

与早期疾病篇相比较，晚期疾病mCRC领域的进展反而不多，主要有以下几个点。

2.1 mCRC一线姑息治疗新策略：强化治疗能带来更多的生存获益

越来越多的研究证据表明，在mCRC一线姑息治疗中，强烈治疗可以带来更多的生存获益，不但体现在抗VEGF靶向治疗的策略中，也体现在抗EGFR靶向治疗中。

抗VEGF治疗领域探索了最强方案FOLFOXIRI＋贝伐珠单抗对比标准治疗模式。

西班牙的VISNU-1研究[11]探索了对于基线时血液CTC≥3个的mCRC患者，在标准一线治疗FOLFOX＋Bev中加入伊立替康，能否进一步带来生存获益。主要研究终点PFS从9.3个月延长到12.4个月（$HR=0.64,95\%CI: 0.49\sim0.82, P=0.0006$），达到了研究终点。ITT人群的ORR分别为52%和59%，OR为0.74（$95\%CI: 0.49\sim1.14; P=0.1685$）；可评价人群的ORR则为57%和69%，OR为0.61（$95\%CI: 0.38\sim0.97; P=0.0381$）。OS延长了4.7个月，分别是17.6个月和22.3个月，但差异无统计学意义（$HR=0.84,95\%CI: 0.66\sim1.06, P=0.1407$）。

意大利的TRIBE-2研究设计则更为大胆、新颖、独树一帜[12]，该研究在右半或RAS/BRAF任一突变的mCRC群体中采用一线三药FOLFOXIRI＋Bev，进展后二线再次引入三药FOLFOXIRI＋Bev，来对比目前的标准临床实践策略：一线两药化疗＋Bev，进展后更换为另外一个两药化疗＋Bev。这种设计正是出于目前临床上对三药方案耐受性的担心，以及后续治疗选择的顾虑，而且，在目前标准临床一二线治疗策略（也即计划的一二线双药序贯策略）下，二线治疗结束时，也能够接受所有三个细胞毒药物的治疗，三药方案的优势和必要性受到质疑。TRIBE-2结果显示，一二线三药化疗＋Bev序贯的新模式全面提升了疗效：一线治疗中，ORR从50%提高到62%，OR为1.61（$95\%CI: 1.19\sim2.18; P=0.002$）；PFS从9.8个月提高到12.0个月（$HR=0.75, 95\%CI: 0.63\sim0.88, P<0.001$）；最后，主要研究终点PFS2（随机到第二次PD的时间）从17.5个月延长到19.1个月（$HR=0.74, 95\%CI: 0.62\sim0.88, P<0.001$）；OS从22.6个月延长到27.6个月（$HR=0.81, 95\%CI: 0.67\sim0.98, P=0.033$）。一线三药化疗＋Bev后进展的患者仅为4%，而高达86%的患者

接受了二线治疗。和经典的两药方案＋Bev—二线序贯治疗策略对比，TRIBE-2研究提出的一线FOLFOXIRI＋Bev进展后二线再次引入的模式，能显著延长患者PFS和OS，尽管整组患者群体的预后不良特征较多，但总生存仍然达到27.6个月。因此，研究认为对于右半、RAS/BRAF突变的患者，如果身体适合，FOLFOXIRI＋Bev应该是最好的一线治疗方案。

这种初始强烈治疗模式也在抗EGFR治疗领域得到初步尝试。德国的VOLFI研究[13]探索了RAS野生型mCRC患者中FOLFOXIRI＋帕尼单抗对比单纯FOLFOXIRI，主要终点ORR显著提高，从60.6%提高到87.3%（$OR = 4.47$，$95\%CI$: $1.614 \sim 12.376$，$P = 0.0041$）；转化成功的手术切除率从12.1%提高到33.3%（$OR = 3.63$，$95\%CI$: $1.13 \sim 11.67$，$P = 0.029$）。最后OS从29.8个月延长到35.7个月（$HR = 0.67$；$95\%CI$: $0.41 \sim 1.11$，$P = 0.12$）。

2019年涌现的这些新数据均提示一种新的治疗理念：mCRC姑息治疗中，对适合的患者给予强烈初始治疗能带来更大的生存获益。这里指的强烈治疗就是三药化疗FOLFOXIRI联合靶向治疗。尽管目前临床上对三药方案的使用开始增多，但仍备受争议，很多肿瘤内科医生仍在观望，这种情况在我国尤甚。除了对耐受性/毒性的担忧之外，还面临其他问题：一线治疗里一次性就将几乎所有能用的药物全部用完，疾病进展后如何选择后续治疗？如果一线治疗选择两药化疗＋Bev，按目前标准策略，二线更换化疗并跨线继续使用Bev，那么患者就会在二线治疗结束后使用到了所有的三个细胞毒化疗药，这样还有必要使用如此强烈的FOLFOXIRI方案吗？

基于上述三个研究的数据，可以得到如下几个结论：①和标准两药方案＋靶向比较，一线三药＋靶向方案均能获益；②预后越差的群体，越需要强烈治疗，并获益越大；③一线使用三药FOLFOXIRI＋靶向进展后的治疗选择是多样化的，对于应答者，要合理布局"诱导"与"维持"，为强烈方案"再引入"创造条件；经一线最强烈治疗仍然进展的患者为快速进展群体，预后极差，应该进入新药临床试验或停止治疗，转而保证生活质量。事实上，这些患者在如此强烈的方案治疗下也无法控制病情，如在一线接受传统的两药＋靶向治疗，只会加速疾病的进展，或者说，会有更多的患者进展。因此，从这个角度看，那些进展风险更高的患者，更应该在身体情况允许的前提下接受最强烈的治疗来减少进展的风险。

由此可见，这种初始强烈治疗的理念及策略会越来越多地应用于临床，为那些总体预后不良或以转化为目的的体力状况良好mCRC患者带来更大的获益。所有的临床医生都应去积极践行这种新理念。

2.2　末线治疗的精准策略

2.2.1　BRAF突变mCRC

由于BEACCON研究的横空出世，BRAF突变型mCRC的"三靶点联合阻断治疗"应该算2019年结直肠癌领域精准医学实践最重要的典范。

MAPK信号通路（RAS-RAF-MEK-ERK）是EGFR信号传导通路上最重要的一条通路，跨膜受体EGFR的信号传导进入细胞膜后，主要通过MAPK通路进行传导，RAS位于上游，而BRAF、MEK依次位于下游，是通路调控中的关键蛋白激酶，这些激酶均可以通过不同的分子信号激活，再依次通过磷酸化将上游信号传递至下游应答分子，最终将细胞外的刺激信号传导至细胞及核内，从而引起细胞发生增殖、分化、转化及凋亡等生物学反应。阻断BRAF后，由于存在负反馈调节，信号会通过旁路，如CRAF绕过BRAF后继续向下游传导，从而使BRAF阻断失去效应。因此，需要同时阻断下游的MEK位点。同时，由于RAS未突变，上游的EGFR信号还会继续下传。因此，也需要在源头上给予EGFR阻断。这就为BRAF突变型mCRC患者的三靶向治疗（抗EGFR、抗BRAF、抗MEK）提供了理论依据。前期的基础研究也验证了这一点：双靶点（抗EGFR和抗BRAF）或三靶点（增加抗MEK）阻断均可明显提高抑瘤活性，既往的临床研究SWOG1406也证实双靶点治疗是成功的。

2019 ESMO年会公布的BEACON研究[14]正是基于该理论基础来设计的，是第一个也是唯一一个旨在探索BRAF V600E突变型mCRC患者中使用BRAF/MEK抑制剂联合靶向治疗的Ⅲ期试验，对比三靶向治疗（BRAF抑制剂Encorafenib/MEK抑制剂Binimetinib/西妥昔单抗），双靶向治疗（Encorafenib/西妥昔单抗），或由研究者选择的对照组标准治疗——伊立替康或FOLFIRI联合西妥昔单抗。

主要终点三靶向组对比对照组的ITT人群OS分别为9.0个月和5.4个月（$HR = 0.52$，95%CI：$0.39 \sim 0.70$，$P < 0.0001$）；入组头331例患者的ORR则分别为26%和2%（$P < 0.0001$）；两者均为阳性结果。而三靶向对比双靶向的OS分别是9.0个月和8.4个月，ORR分别是26%和20%，均显著高于对照组的2%。

BEACON研究发现不论三靶向（抗EGFR＋抗BRAF＋抗MEK）还是双靶向（抗EGFR＋抗BRAF）治疗，对比标准治疗伊立替康或FOLFIRI＋抗EGFR治疗，均能显著改善BRAF突变型经治mCRC患者的总生存，并显著提高ORR，毒性虽然有所增加（尤其是BRAF相关的一些副作用），但都是可以处理的[15]。这为该群体患者确立了一种全新的治疗模式。未来研究的重点会聚焦于三靶向和双靶向两种方案的细化分析，包括生存获益、治疗毒性乃至花费。

为何说BEACON研究开创了一个新时代呢？笔者认为最关键的是基于基础研究的发现与构思，它颠覆了传统的抗EGFR治疗单一靶点阻断治疗理念，提供了一种全新思路与全新理论。本质上来说，BEACON模式的治疗，还是属于抗EGFR的治疗，BEACON最大的价值在于认识到不但要在源头上抗EGFR，而且还要阻断下游整个MAPK通路上任何一个突变位点，也就是"EGFR通路全阻断"理念，来保证整个EGFR通路的完整性，为抗EGFR发挥疗效扫清障碍。BEACON研究最终不但取得了成功，也为癌症治疗的其他联合治疗模式提供了范例。

那么，BRAF突变型mCRC治疗的现状和未来的方向是什么呢？

首先是三靶向还是双靶向的问题，临床实践中除了疗效，还要考虑安全性、耐受性及费用。综合来看，可以预见得到，未来相当长一段时间，双靶向组合也许会是临床使用的主流。各种BRAF、MEK抑制剂中，应该选择哪一种？刚刚更新的2020 V1版NCCN指南就在这个领域删除了VIC（维罗非尼＋伊立替康＋西妥昔单抗）方案，据指南专家组组长Venook教授说，删除VIC方案的主要原因是维罗非尼毒性大。

其次，就是治疗的时机问题，何时可以用到一线？BRAF突变型mCRC目前最佳的一线治疗模式应该是含贝伐单抗的强烈治疗，根据患者身体情况选择联合单药、两药或三药化疗。身体允许者，三药FOLFOXIRI＋贝伐单抗是目前的标准，EGFRi＋BRAFi＋/-MEKi这种精准多靶向治疗模式何时能用于一线治疗，目前尚不清楚，这会是最近几年的热点话题。

最后，特别需要注意的是BRAF突变mCRC中，MSI-H的比率要高于整体的mCRC群体，而且对免疫治疗应答好。鉴于免疫治疗在该人群中的特殊疗效，如果是合并MSI-H的BRAF突变mCRC患者，应该首先考虑PD-1单抗免疫治疗，未来不管是一线还是末线治疗，也许抗EGFR/BRAF/MEK的靶向治疗均要让位于PD-1单抗免疫治疗。

总之，尽管走得有点慢，但结直肠癌精准治疗的时代已经开启，而BRAF突变型mCRC的治疗变迁正是这个精准医学时代的缩影，让这个本来预后最差的mCRC群体，迎来了新的希望。

2.2.2　HER2扩增mCRC

HER2是和EGFR相同的激酶受体信号传导通路家族成员，在乳腺癌中被成功用在晚期和辅助治疗中的靶点。随后，抗HER2的治疗也被成功应用于晚期胃癌。HER2在结直肠癌中的表达是很罕见的（总体大约为3%），但在RAS/BRAF野生型肿瘤中的过表达率要更高（据报道为5%～14%）。没有证据表明HER2过表达具有预后价值。然而，初步的研究结果提示HER2过表达可能是EGFR靶向药物耐药的疗效预测标志物。HERACLES和MyPathway两个研究已经探索了抗HER2治疗在HER2过表达mCRC中的治疗价值[16-17]。

2019年ESMO大会一共公布了关于抗HER2治疗的三项重要研究。这三项研究的目标人群均是类似的：RAS野生型的HER2过表达mCRC患者，给予不同模式的双抗HER2治疗，均取得了令人鼓舞的疗效，为陷入绝境中的晚期患者带来了新的希望，是精准医学推动临床实践、"异病同治"理念的典范，也改写了指南，2019 V2版NCCN指南最早做出反应，标准治疗失败的mCRC患者如果HER2扩增阳性推荐抗HER2治疗（曲妥珠单抗联合拉帕替尼或帕妥珠单抗）。

近期探索的热点将会是HER2扩增的mCRC患者，左半RAS/BRAF野生型患者的一线治疗，还应该使用EGFR单抗如西妥昔单抗吗？那些伴有HER2扩增的患者，也不太可能从单纯抗EGFR治疗中获益，但具体的HER2拷贝数截断值是多少、联合抗EGFR和抗HER2会否增加疗效，仍然是未知数。

不管怎样，基于NGS检测靶点突变的精准医学实践，已经在mCRC治疗领域开始开花结果，针对MSI-H人群的检查点抑制剂免疫治疗、针对BRAF突变的多靶向治疗模式已经开启，接下来，也许该是抗HER2的治疗时代了。

2.3　MSS型mCRC的免疫治疗

自2015年开启结直肠癌免疫治疗的MSI时代以来，免疫治疗MSS型mCRC的各种努力和探索相继折戟沉沙，直到2019年，才在如下三个方面取得了些许突破。

2.3.1　TMB可能有助于甄别潜在获益者

加拿大的CCTG CO.26研究[18]使用CTLA-4单抗Tremelimumab联合PD-L1单抗Durvalumab用于难治性MSS型mCRC的末线治疗，对比安慰剂，OS从4.1个月延长到6.6个月，未调整的 $HR = 0.70$（$0.53 \sim 0.92$），$P = 0.03$，达成主要研究终点。进一步的分析发现，仅有TMB（总突变负荷）>28的患者能从免疫治疗获益（$HR = 0.34, 90\%CI: 0.18 \sim 0.63$）。同时也发现，TMB>28也是预后不良的因素。该研究提示TMB也许是一个有用的标志物，来帮助筛选潜在的获益人群。

2.3.2　放疗联合PD-1/CTLA-4单抗

放疗可以通过放射线照射杀死肿瘤细胞，并使后者崩解释放出肿瘤相关抗原，刺激机体免疫细胞，从而增强免疫杀伤效应。临床前期模型显示，辐射诱导的细胞损伤可能通过"远端效应"增强免疫治疗的反应性，并且有证据提示放疗和双重免疫检查点阻断之间存在协同作用。

来自美国麻省总院癌症中心的一项Ⅱ期研究[19]探索了放疗联合PD-1单抗及CTLA-4单抗治疗MSS型mCRC的价值。40例MSS型mCRC患者于标准治疗失败后先接受1个周期的Nivolumab和Ipiliumab治疗，然后选取转移灶中的一个给予局部放疗，8Gy×3，同期给予同前的免疫双抗治疗，RT结束后继续免疫双抗治疗直至疾病进展。结果显示，接受了RT治疗的27例患者中共有4例（15%）达到疾病的客观缓解，取得CR/PR/SD患者的中位OS达到15.8个月，而PD患者的OS仅有8.9个月。放疗助攻逆转MSS型mCRC免疫治疗耐受的效果仍需进一步深入探讨。

2.3.3　REGONIVO模式：小分子TKIs联合PD-1单抗

来自日本的这项研究[20]探索了小分子TKI瑞戈非尼联合PD-1单抗Nivolumab在MSS型mCRC中的治疗价值。瑞戈非尼采用剂量递增模式，大多数患者的耐受剂量为80～120mg，最终结果显示24例MSS型mCRC患者中，一共有8例（33%）取得客观缓解，而且，这8例患者全为男性（胃癌队列取得ORR的11例患者也全部为男性）、均有肺转移，多数（＞70%）合并淋巴结转移，但仅有1例同时合并肝转移。

REGONIVO无疑是2019年度结直肠癌免疫治疗领域最令人惊艳的研究。

人体免疫相关抑制细胞如调节性T细胞（Tregs）、肿瘤相关巨噬细胞（TAM）或有助于改善免疫检查点抑制剂的治疗效果。而靶向药物瑞戈非尼是已被证实有效的抗血管生成小分子多激酶抑制剂，除阻断VEGFR靶点外，还可通过CSF1R和Tie-2减少肿瘤模型中的TAMs，尤其是M2型巨噬细胞。并且在肿瘤小鼠模型中，瑞戈非尼联合PD-1单抗治疗可观察到更明显的肿瘤生长抑制作用。对比治疗前和治疗后，出现肿瘤客观反应的患者中可观察到FoxP3hiCD45RA-Tregs的减少。大家所熟知的世界著名免疫治疗先驱、华人科学家陈列平教授最近开发的新型免疫治疗制剂Siglec15，针对的靶点主要就是肿瘤微环境中的M2型巨噬细胞。从这些机制层面分析，REGONIVO模式的成功有一定的道理。当然，还有很多问题无法解释，如研究中全部治疗有效的患者均为男性，这是巧合还是背后隐藏了必然的科学线索，仍须进一步探讨。

不管怎样，REGONIVO研究是2019年度肠癌免疫治疗最大的明星，我们期待施贵宝和拜耳公司携手合作的全球Ⅲ期研究尽快完成，来最终验证该模式是否真的能突破MSS型肠癌的免疫耐受问题，为大多数患者带来生命的希望。

总而言之，2019年结直肠癌治疗领域的进展不多，尤其是晚期转移性疾病领域，还是原有药物、方案和治疗策略的优化、精准化。这暗示着该领域的基础研究未有实质性进展、重大新药创制遇到瓶颈，道阻且长。但上面所梳理的进展，都是能够给临床实践带来一定改变的，期待能让更多患者获益。

参 考 文 献（略）

❖ 肝 癌 ❖

2019年原发性肝癌治疗进展盘点

陈敏山

原发性肝癌（以下简称"肝癌"）目前仍是全球范围内最常见的恶性肿瘤之一，每年的新发病例及死亡病例均超过80万例，中国患者占一半以上。多学科综合治疗仍是延长肝癌患者生存时间、提高肝癌患者生存质量的有效治疗策略。2019年，针对肝癌治疗的临床研究取得了令人惊喜的成果，肝癌的治疗模式发生了巨大的改变。早期肝癌仍以切除和射频消融等根治性治疗为主，中晚期肝癌则采取局部治疗联合系统治疗的方式，以有效延长肝癌患者的生存期，部分肿瘤经联合治疗后甚至可达到转化切除的目的，最终获得长期生存。本文针对不同类型的治疗方式，对2019年肝癌治疗新进展综述如下。

1. 局部治疗

1.1 手术切除/局部消融治疗

手术切除和局部消融治疗目前仍是最常用的肝癌根治性治疗手段。既往多项随机对照试验（randomized controlled trial，RCT）研究结果表明，对小肝癌而言，手术切除和局部消融治疗的长期效果相当。尽管局部消融治疗的局部复发率高于手术切除，但在密切随访下，补充消融或挽救性手术切除可有效延长患者的总体生存。今年的一项RCT研究结果显示，对于符合米兰标准的复发性肝癌，接受再次手术与接受射频消融患者的长期生存无明显差异。但对于复发肿瘤直径＞3cm或者甲胎蛋白（alpha-fetoprotein，AFP）水平＞200ng/ml的患者，接受射频消融的总体生存和无复发生存均显著低于接受再次手术切除者[1]。但再次手术切除的并发症发生率亦显著高于接受射频消融者[1]。对于手术切除风险较高的小肝癌患者，射频消融仍是一个有效的选择。

而对于大肝癌患者，直接手术切除后残余肝脏体积不足者，联合肝脏离断和门静脉结扎二步肝切除术（associating liver partition and portal vein ligation for staged hepatectomy，ALPPS）是一种可供选择的手术方案。ALPPS通过促进残余肝脏代偿性增大降低术后肝功能低下的风险。但其手术安全性及促进残余肝脏增生能力仍须进一步验证。在近期的一项

陈敏山：教授，主任医师，博士生导师。中山大学肿瘤防治中心肝脏外科主任，中山大学肝癌研究所所长。兼任中国抗癌协会肝癌专业委员会候任主任委员，中国医师协会肝癌专业委员会副主任委员，广东省医学会肝癌分会主任委员，广东省抗癌协会肝癌专业委员会名誉主任委员，香港中文大学求佳外科客座教授。从事肝癌的临床和研究工作30年，临床上以外科为主，熟悉和掌握肝癌多种治疗手段，并积极推广肝癌的多学科综合治疗。共发表肝癌研究论文162篇，连续6年名列Elsevier中国高被引学者榜单；共有6篇临床研究论文被美国NCCN指南"肝癌"部分所引用。主持的研究"肝癌的多学科治疗策略与优化与应用"获得2016年广东省科学技术一等奖。2014年被评为首届"中山大学名医"，2017年被评为首届十大"广东好医生"。

研究中，Chan等[2]对比了46例ALPPS和102例PVE促进肝脏再生的效果，结果显示，接受ALPPS患者的手术切除率显著高于接受门静脉栓塞（portal vein embolization，PVE）患者（97.8%∶67.7%，$P < 0.001$）。第6天时ALPPS使残余肝脏体积增加约48.8%，肝脏总体积增加约12.8%。尽管该研究显示，接受ALPPS的患者5年生存率为46.8%，而接受PVE的患者5年生存率为64.1%，两者比较无统计学意义（$P = 0.234$），但对于ALPPS的采用仍应谨慎，需严格把握适应证。

1.2　放射治疗

放疗技术的发展使放疗在肝癌治疗方面拥有更广阔的应用空间，但其适用范围仍值得进一步探讨。2018年，*Journal of Clinical Oncology*发表的一篇回顾性的研究指出，对于未接受手术切除的Ⅰ/Ⅱ期肝癌患者，接受射频消融治疗（radiofrequency ablation，RFA）者其5年生存率优于接受立体定向放疗（stereotactic body radiotherapy，SBRT）者（29.8%∶19.3%，$P < 0.001$）[3]。而2019年的另外一篇报道得出了不同的结论，该研究回顾性地1∶1匹配了106例接受射频消融、106例接受放疗的小肝癌患者（肿瘤数目≤3个，肿瘤最大径≤3cm），发现两组患者的3年生存率无明显差异（69.1%∶70.4%，$P = 0.86$）[4]。上述两个研究均是回顾性研究，病例选择偏移的局限性不可避免。可见，需要通过严格设计的RCT研究对两者进行对比才可得出令人信服的结论。而在目前的临床实践中，放疗仍是不适宜手术切除及射频消融治疗小肝癌患者的一种有效治疗方案。

在中晚期肝癌中，放射治疗在控制肿瘤，特别是控制门静脉癌栓方面亦有一定的优势。对于可完整切除的合并门静脉癌栓的肝癌，术前行新辅助放疗有望提高患者的总体预后。东方肝胆外科医院程树群教授团队的一项研究显示，接受术前新辅助放疗的患者中，约20%达到了部分缓解（partial response，PR），1年生存率为75.2%，2年生存率为27.4%，而直接进行手术切除的患者，1年、2年生存率分别为43.1%和9.4%（$P = 0.001$）。该研究还提出，放疗前的白介素-6（interleukin-6，IL-6）水平可以在一定程度上预测放疗效果[5]。

1.3　肝动脉栓塞与灌注化疗

肝动脉栓塞化疗（transcatheter arterial chemoembolization，TACE）是不能手术的中晚期肝癌最常用的治疗手段之一，但其在改善患者预后方面尚不能令人满意。日本学者Kudo等[6]进行的一项RCT研究发现，对于尚未出现血管侵犯和远处转移的肝癌，TACE联用索拉非尼比单用TACE治疗在延长患者无进展生存期（PFS）方面具有显著优势（25.2个月 vs 13.5个月，$P = 0.006$）。但该研究未比较两组患者的总生存（OS）期，联合治疗对于延长OS的作用尚有待确认。另一项研究中，中山大学肿瘤防治中心石明课题组探讨了肝动脉灌注化疗（hepatic arterial infusion chemotherapy，HAIC）在中晚期肝癌中的应用，与传统的HAIC不同，动脉注入药物为以奥沙利铂为主的FOLFOX方案。结果显示，与索拉非尼单药治疗相比，索拉非尼联合HAIC治疗可显著延长患者的生存时间（13.37个月 vs 7.13个月，$P < 0.001$），且联合治疗组中有16例患者后续接受了根治性手术切除，其中3例患者肿瘤完全坏死[7]。该联合方案在肿瘤的控制及转化切除方面展现出了令人满意的效果，但其单用效果以及与其他治疗方式的联合效果仍有待进一步证实。

2. 系统治疗

2.1 靶向治疗

近几年，靶向药物治疗肝癌获得了突破性的进展。肝癌靶向治疗药物不再是索拉非尼一枝独秀。一方面，瑞戈非尼奠定了索拉非尼治疗进展后的二线治疗地位，另一方面REFLECT研究确定了仑伐替尼在肝癌一线治疗中的地位，成为继索拉非尼后第2个肝癌有效药物，自此肝癌的靶向治疗有了更多选择。但靶向药物治疗在控制肿瘤方面的效果欠佳，需联合其他治疗方法和药物才能够取得令人满意的疗效。索拉非尼联合HAIC治疗的研究以及最近靶向药物治疗联合免疫检查点抑制剂（immune checkpoint inhibitor，ICI）研究所取得的重大突破说明靶向药物治疗需联合局部治疗或其他系统治疗才能更好地提高中晚期肝癌的疗效。

2.2 免疫治疗

近年来，免疫检查点抑制剂（ICI）掀起了肿瘤治疗领域的一场革命，从单药治疗到联合治疗，从一线治疗到二线治疗，ICI不断刷新人们的认知，为肿瘤患者带来福音。

过去一年来，ICI治疗肝癌的相关研究层出不穷。单药治疗方面，继CheckMate040和KEYNOTE224研究奠定了纳武利尤单抗（Nivolumab）和帕博利珠单抗（Pembrolizumab）在肝癌二线治疗的地位后，帕博利珠单抗进一步的Ⅲ期临床试验（KEYNOTE240）随之展开。针对治疗后进展的肝癌患者，研究者对比了帕博利珠单抗单药和安慰剂的治疗效果，并设置了OS和PFS两个共同终点。两组患者的中位OS分别为13.9个月和10.6个月，中位PFS分别为3.0个月和2.8个月，由于研究设计导致的P值损耗，主要研究终点差异未达到预期[9]。虽然未达预期，但并不代表KEYNOTE240研究是失败的。一方面，帕博利珠单抗带来的生存获益是确定且显著的，另一方面KEYNOTE240研究也为肝癌后续的药物临床试验敲响警钟——如何客观地预估药物疗效及合理地设计研究终点是每个研究者学习的重点。纳武利尤单抗向肝癌一线治疗的地位发起冲击，CheckMate459研究结果表明，纳武利尤单抗单药治疗晚期肝癌患者的OS达到16.4个月，虽然对比索拉非尼（中位OS 14.7个月）无统计学意义，但其客观反应率和完全缓解率均优于索拉非尼[10]。值得注意的是，CheckMate459研究中纳武利尤单抗治疗的中位OS惊人地达到了16.4个月，为晚期肝癌Ⅲ期临床研究之最，侧面反映出了纳武利尤单抗的治疗效果和肝癌综合治疗水平逐步提高。

虽然ICI在单药治疗方面的研究受挫，但在联合治疗领域则是捷报频传。正如前述，仑伐替尼作为肝癌的一线治疗药物，在肝癌治疗领域有着举足轻重的地位；而帕博利珠单抗单药治疗也显示出确切的生存获益，二者的联合治疗显得水到渠成。仑伐替尼联合帕博利珠单抗治疗不可切除肝癌患者的Ⅰb期研究（KEYNOTE 524）初步结果显示，联合治疗组的中位OS为20.4个月，中位PFS为9.7个月，mRECIST标准下的客观反应率高达44.8%，两者的联合显示出良好的疗效和耐受性[11]，该治疗方案也被美国FDA评为"突破性疗法"。在此基础上的Ⅲ期临床试验（LEAP 002）正在进行中，结果值得期待。另一项免疫治疗联合抗血管生成治疗的方案则有可能掀起肝癌治疗领域的又一场风暴。自从索拉非尼于2008年获批作为肝癌一线治疗以来，还未有过任何一种药物治疗方案在晚期肝癌的治疗中可以超越索拉非尼，但11月底在新加坡ESMO ASIA上公布的IMbrave150结果史无前例地做到了这一点。该研究纳入了501例无法切除的肝癌患者，随机接受阿特珠单抗（Atezolizumab）联合贝伐珠单抗（Bevacizumab）治疗或者索拉非尼单药治疗。最终结果显示，索拉非尼组患者的中位OS为13.2个月，而联合用药组患者的中位OS尚未达到（$P = 0.0006$）；另外，索拉非尼组患者的PFS为4.3个月，而联合用药组患者为6.8个月（$P < 0.0001$），两组患者OS、PFS比较均达到显著差异，获得阳性结果。在客观缓解率（ORR）方面，索拉非尼组患者为13%，而联合用药组的ORR为33%（$P < 0.0001$，mRECIST标准）；获益同样显著；联合用药组的患者主观生活质量亦优于索拉非尼组。亚组分析方面，亚洲人群、肝炎背景、伴有微血管侵犯（microvascular invasion，mVI）的患者均可明显从联合治疗中受益。美中不足的是，联合治疗组有57%的患者出现3～4级不良反应（包括血压升高、蛋白尿、食欲下降、腹泻等），而索拉非尼组有55%的患者出现3～4级不良反应[12]。如何在保证疗效的基础上降低不良反应发生率和严重程度是该联合方案下一步亟待解决的问题。瑕不掩瑜，阿特珠单抗联合贝伐珠单抗的治疗方式打破了晚期肝癌一线治疗的僵局，有望成为肝癌新的标准治疗手段。仑伐替尼联合帕博利珠单抗治疗展现了抗血管药物与免疫疗法联用的广阔前景，也预示着免疫治疗即将进入精准、联合、多样化的时代。

　　过去对于ICI的关注重点更多在于晚期肝癌的治疗，而近年来的研究逐步将ICI推向了更高点——ICI可以贯穿于肝癌治疗的整个过程，即将ICI运用于术前新辅助治疗、根治术后的辅助治疗、联合介入治疗以及晚期肝癌的治疗。对于可手术切除的肝癌患者，术前使用ICI可以带来怎样的效果？一项Ⅱ期临床试验探讨了围术期应用纳武利尤单抗联合伊匹单抗（Ipilimumab）对肝癌手术切除患者预后的影响，初期分析20例患者中有5例患者达到了病理完全缓解，显示出ICI优异的治疗效果[13]。目前研究还处在入组阶段，倘若最终可以取得阳性结果，那将极大改变目前肝癌手术的治疗模式。同时，众多关于根治或者消融术后高危复发肝癌辅助治疗的研究也在如火如荼地进行中。

　　过去的一年是免疫治疗在肝癌治疗领域取得突破的一年，晚期肝癌的免疫治疗前景愈加明朗，中晚期肝癌免疫联合介入等治疗手段初现成效，新辅助、辅助免疫治疗的探索方兴未艾。可以预见的是，免疫检查点抑制剂将在肝癌综合治疗的各个阶段发挥潜在优势。

　　2019年肝癌治疗领域各种新的进展如雨后春笋般涌现，从早期肝癌的根治性治疗到中期肝癌的联合治疗再到晚期肝癌的靶向和免疫治疗，越来越多的治疗手段和药物可以延长患者生存时间、改善患者预后。工欲善其事，必先利其器，在肝癌治疗"利器"愈发丰富的背景之下，决策者的素质更加重要，肝癌的多学科综合治疗就显得尤为关键。如何合理运用各种治疗手段，如何根据患者的病情变化调整治疗方案，如何进行药物不良反应的管理，这一系列问题仍需临床医务工作者运用多学科综合治疗思维，建立多学科综合治疗体系，才能跟上时代的步伐，真正造福肝癌患者。

参　考　文　献（略）

肝癌内科治疗进展

华海清

1. PD-1单抗在肝细胞癌（HCC）一、二线治疗中折戟沉沙

1.1　纳武单抗（Nivolumab，NIVO）一线治疗HCC出师不利

纳武单抗是PD-1免疫检查点抑制剂，一项 Ⅰ / Ⅱ 期的临床研究（CheckMate 040）结果表明，对于一线索拉非尼治疗进展或不能耐受的患者，应用纳武单抗无论是近期和远期效果均高于目前的分子靶向药物[1]。因此，美国FDA于2017年9月23日迅速批准了该药可以作为索拉非尼失败的HCC二线治疗药物，开创了肝癌免疫治疗的新时代。然而在2019年9月ESMO的年会上，一项对比纳武单抗与索拉非尼（SOR）一线治疗晚期HCC患者的随机、多中心、Ⅲ临床研究（CheckMate 459）却未能达到预期目标。研究结果表明，NIVO的中位OS为16.4月，而SOR为14.7个月（$HR = 0.85$；$95\%CI$: $0.72 \sim 1.02$；$P = 0.0752$），两者主要终点OS未达到预先设定的统计显著性阈值（$HR = 0.84$，$P = 0.0419$）。NIVO组12个月OS为59.7%，SOR组为55.1%；24个月的OS分别为36.8%和33.1%。两组PFS相似，分别为3.7个月和3.8个月；客观缓解率（ORR）分别为15%（其中CR 4%）和7%（其中CR 1%）；NIVO组比SOR组有更好的生活质量。在PD-L1 ≥ 1%的患者中，NIVO组和SOR组的中位OS分别为16.1个月和8.6个月，而在PD-L1 < 1%的患者中，中位OS分别为16.7个月和15.2个月，表明NIVO疗效与PD-L1表达有一定的相关性。亚组分析显示，NIVO在有肝炎病史、血管侵犯和/或肝外扩散以及亚洲患者有更好的临床获益。在安全性方面，NIVO组有更好的安全性，治疗相关的3/4级不良事件（TRAEs）发生率分别为22%和49%，且NIVO导致药物中断率更低[2]。这一结果虽然有些出乎人们的意料，但仔细分析，我们根本无须困惑，毕竟NIVO的OS还是好于SOR，在预定的亚组中也观察到了临床获益，客观缓解率、生活质量也高于SOR，且安全性更高。

1.2　帕博利珠单抗（Pembrolizumab）二线治疗HCC也未达到预期目标

帕博利珠单抗是另一种PD-1免疫检查点抑制剂，一项 Ⅱ 期临床研究（KEYNOTE-224）表明，对于SOR治疗失败的HCC患者，该药的ORR为17%，中位PFS为4.9个月，OS为12.9个月，疗效与NIVO相似[3]。基于这一结果，美国FDA于2018年11月9日，加速批准

华海清：解放军东部战区总医院（原八一医院）、全军肿瘤中心肿瘤内三科主任，主任医师，教授，医学博士后，博士生导师，中国临床肿瘤学会（CSCO）中西医结合专家委员会主任委员，CSCO肝癌专家委员会、胰腺癌专家委员会常委，世界中医药联合会肿瘤姑息治疗研究分会副会长，中国医促会肿瘤姑息与人文关怀分会副主任委员，中国中药协会肿瘤药物研究专业委员会副主任委员，中国生物医学工程学会分子靶向治疗专业委员会常委，中国抗癌协会传统医学专业委员会常委，中华医学会肿瘤分会姑息学组委员、肝癌学组委员，江苏省抗癌协会癌症康复与姑息治疗专业委员会主任委员，江苏省中西医结合学会肿瘤分会副主任委员，《临床肿瘤学杂志》《肿瘤防治研究》等杂志编委。

了帕博利珠单抗用于治疗曾接受索拉非尼治疗的HCC患者，晚期肝癌的治疗又增添了一种新的药物。然而在2019年的ASCO年会上，一项帕博利珠单抗对比最佳支持治疗用于晚期肝细胞癌二线治疗的Ⅲ期研究（KEYNOTE-240）结果公布，帕博利珠单抗与安慰剂相比，中位OS分别为13.9个月 vs 10.6个月；PFS为3.0个月 vs 2.8个月，ORR为18.3% vs 4.4%；帕博利珠单抗反应持久（DOR 13.8个月），但试验并未达到预设的OS和PFS统计学要求[4]。这一结果引起学术界极大的震动和关注，争议不少，多数认为试验未能达到预期与临床设计以及安慰剂组后续接受了更多的免疫治疗有关。实际上帕博利珠单抗13.9个月的中位生存期，是目前HCC二线治疗效果最好的数据。

2. 联合治疗提高了HCC的疗效，成绩斐然

尽管靶向和免疫治疗在肝癌领域里取得了不俗的成绩，但无论是靶向还是免疫药物，单用临床疗效均十分有限，联合治疗是未来的发展方向。研究表明，各种不同机制的药物的联合有可能达到$1+1>2$的效果。2019年在肝癌的联合治疗上，亮点不断，出现一些疗效好而令人鼓舞的组合。

2.1 免疫＋靶向药物

仑伐替尼（Lenvatinib）是一种口服型多靶点酪氨酸激酶受体抑制剂，主要靶点为VEGFR-1、VEGFR-2、VEGFR-3、FGFR1-4、PDGFR、cKit、Ret等，可以起到抑制肿瘤血管生成而控制肿瘤生长的作用。仑伐替尼可减少免疫抑制的巨噬细胞，诱导活化的细胞毒性T细胞，协同促进PD-1抑制剂的抗肿瘤效果。在2019年4月初举行的美国癌症研究协会（AACR）年会上公布了仑伐替尼联合帕博利珠单抗一线治疗手术无法切除的HCC的Ⅰb期研究的结果，研究分为2个部分，共入组30例患者接受仑伐替尼联合帕博利珠单抗治疗（第1部分6例；第2部分24例），采用mRECIST标准评价，结果联合后的完全缓解（CR）率分别为3.3%和10.0%，部分缓解（PR）率分别为40.0%和50.0%，疾病控制率（DCR）分别为96.7%和93.3%，6个月生存率和12个月生存率分别为83.3%和59.8%。基于此，仑伐替尼＋帕博利珠单抗组合于2019年7月23日获FDA授予的突破性药物资格（BTD）。在2019年的ESMO年会上，这一结果又得到了更新[5]。在入组的67例患者中（DLT评估部分，$n=6$；扩展部分，$n=61$），独立影像评估中心根据mRECIST评估，ORR为44.8%，DCR 83.6%，中位DOR为18.7个月；中位PFS为9.7个月（95%CI: 5.3 ～ 13.8）；中位OS为20.4个月（95%CI: 11.0 ～ NE）。严重不良事件发生率为62.7%。目前一项评估仑伐替尼联合帕博利珠单抗对比仑伐替尼在晚期肝细胞癌受试者中作为一线治疗的安全性和有效性的Ⅲ期、多中心、随机、双盲、阳性对照临床研究正在进行中，其结果十分值得期待。

2.2 免疫＋抗血管生成药物

许多HCC血管丰富且VEGF和PD-L1过表达，抑制VEGF有助于逆转VEGF介导的免疫抑制，增强抗肿瘤免疫。阿特珠单抗（Atezolizumab）是PD-L1检查点抑制剂，贝伐单抗（Bevacizumab）是VEGF的单克隆抗体，两者联合，可以双重阻断PD-L1和VEGF，发挥更好的治疗作用。一项Ⅰb期临床研究结果显示，晚期HCC患者，给予阿特珠单抗1200mg＋贝伐珠单抗15mg/kg，每3周1次的治疗，ORR为61%，DCR达到83%；安全

性方面，3/4级的不良反应发生率为28%，耐受性良好[6]。这一组合于2018年7月被美国FDA授予"突破性疗法"。在2019年的ESMO大会上又公布了更新的结果，阿特珠单抗＋贝伐单抗（A组）ORR为36%；两者联合与阿特珠单抗单药（F组：1∶1随机）相比，PFS为5.6个月 vs 3.4个月，联合组PFS更具有优越性（$HR=0.55$，$80\%CI$，$0.40\sim0.74$，$P=0.0108$），且联合组耐受性良好，毒性可控[7]。在2019年10月召开的第五届ESMO亚洲大会上更传出激动人心的消息，阿特珠单抗联合贝伐珠单抗治疗既往未接受过系统治疗的不可切除的HCC患者的Ⅲ期临床研究（IMbrave150）达到了预设的OS和PFS双终点指标[8]。联合组与SOR相比，OS尚未达到，SOR为13.2个月（$HR=0.58$；$95\%CI$：$0.42\sim0.79$；$P=0.0006$）；PFS分别为6.8个月 vs 4.3个月（$HR=0.59$；$95\%CI$：$0.47\sim0.76$；$P<0.0001$）；根据mRECIST评估，ORR分别为33% vs 13%；DCR分别为72% vs 55%；中位DOR联合组未达到，SOR为6.3个月；联合组患者报告的生活质量恶化明显延迟，且与SOR比较具有临床意义。安全性特征与此前单独用药的已知安全性特征一致，未发现任何新的安全性信号。这是十多年来首个一线超越索拉非尼疗效的治疗方案，必将改变晚期HCC一线治疗的临床实践。

2.3 免疫＋免疫药物

伊匹木单抗（Ipilimumab，IPI）是一种CTL-4免疫检查点抑制剂，与NIVO联用能利用各自独特但互补的机制促进协同抗肿瘤免疫反应，该方案在其他癌种如肾细胞癌、非小细胞肺癌、黑色素瘤、MSI-H/dMMR结直肠癌中已观察到持续的效应。在2019年的ASCO年会上，CheckMate 040研究中的一项NIVO联合IPI治疗经SOR治疗后进展或不能耐受的晚期HCC患者的数据公布[9]。在这项列队研究中，共148例患者按1∶1∶1随机分配到3个不同的治疗组（A组、B组、C组），A组剂量为NIVO 1mg/kg＋IPI 3mg/kg，Q3W×4后NIVO 240mg iv Q2W；B组剂量为NIVO3mg/kg＋IPI 1mg/kg，Q3W×4后NIVO 240mg iv Q2W；C组NIVO3mg/kg q2w＋IPI 1mg/kg q6w，均治疗至产生不可耐受的毒性或疾病进展为止。结果发现，三组总体ORR为31%（其中有7例CR），中位DOR为17个月，DCR为49%，24个月OS率为40%。A组患者的中位OS为22.8个月，而B组和C组中位OS分别为12.5个月和12.7个月。总体而言，在SOR治疗失败的患者中，NIVO＋IPI具有强有力和持久的反应，与NIVO单药治疗的ORR（14%）相比，联合后ORR明显提高。NIVO＋IPI的安全性与NIVO单药的安全性一致，在任何治疗组中加入IPI均未发现新的安全性信号。A、B和C组任何级别的TRAEs的发生率分别为94%、71%和79%，虽然A组的TRAEs发生率高于B和C组，但所有治疗组的TRAEs类型都相似，各治疗组最常见的免疫介导不良事件（IMAEs）是皮疹、肝炎和肾上腺功能不全。与B组和C组相比，A组的IMAEs发生率更高，但绝大多数（90%）患者能缓解。在A组10例患者中发生肝脏的IMAEs，7例患者接受了高剂量糖皮质激素治疗（每天≥40mg泼尼松或等效值），治疗平均时间为2周（范围：$0.4\sim147.6$）。

2.4 免疫＋化疗药物

化疗仍是中国晚期肝癌患者不可或缺的一种治疗方法。FOLFOX方案（奥沙利铂＋5-FU）是晚期肝癌的标准治疗方案，早已被写入国家《原发性肝癌诊疗规范》之中；GEMOX方案（奥沙利铂＋吉西他滨）是治疗胆管细胞癌（BTC）最常用的化疗方案。两个方案中均含有奥沙利铂。奥沙利铂除具有化疗药物的细胞毒外，现代研究发现该药还具有免疫抗原效应，联合PD-1抑制剂可能会发挥更好的抗肿瘤作用。卡瑞丽珠单抗（Camrelizumab）是我国自主研发的一种PD-1抑制剂，在2019年的ASCO年会上，我们团队秦叔逵教授公布了该药联合FOLFOX4或GEMOX全身化疗作为进展期肝细胞癌或胆系肿瘤的一线治疗的Ⅱ期多中心临床研究数据[10]，引起与会者关注。在这项研究中共纳入未接受过系统性治疗的晚期HCC患者34例，BTC患者47例，前者采用FOLFOX4方案＋卡瑞丽珠单抗治疗；后者采用GEMOX方案＋卡瑞丽珠单抗治疗。结果，34例可评估的HCC患者中，确定的ORR 26.5%，DCR为79.4%，中位起效时间（TTR）为2个月；43例可评估BTC患者中，确定的ORR7 %，DCR67.4 %，中位TTR为1.9个月。3级及以上TRAEs发生率在HCC和BTC患者中分别为85.3%和57.4%，患者耐受性良好。由于该研究目前入组的例数还不多，确切的疗效还需要更大样本量的积累来进一步证实。

2019年肝癌内科治疗领域的内容可谓是精彩纷呈，特别是阿特珠单抗联合贝伐珠单抗的研究疗效首次超过了分子靶向药物索拉非尼，结束了索拉非尼十余年的王者地位，必将改变今后晚期HCC一线治疗的临床实践。在2019年中，PD-1免疫检查点抑制剂单药用于肝癌患者的一二线治疗，虽然遇到了一些挫折，但这并不会撼动免疫治疗在肝癌中的价值和地位。联合治疗是今后肝癌研究的一个重要方向，不同机制药物的联合会带来更好的临床疗效。相信随着研究的进一步深入，新的研究探索必将会越来越多，为肝癌治疗带来新的希望。

❖ **血液肿瘤** ❖

2019年淋巴瘤和白血病进展

马　军

一、淋巴瘤

1. 美国食品药品监督管理局（FDA）批准泽布替尼，用于治疗既往接受过至少一项疗法的成年套细胞淋巴瘤（MCL）患者。

2. 新一代BTK抑制剂奥布替尼有两项Ⅱ期研究结果亮相ASH，2019年11月，中国国家药品监督管理局（NMPA）已受理奥布替尼（ICP-022）用于治疗复发或难治性CLL/SLL患者的新药上市申请（NDA）。

3. BTK抑制剂联合治疗CLL均获得了持久的缓解及深度的MRD阴性，有望实现BTK抑制剂有时限性治疗。

4. 基于AUGMENT研究，美国FDA批准来那度胺（Lenalidomide）与利妥昔单抗（Rituximab）联用，治疗经治滤泡性淋巴瘤（FL）或边缘区淋巴瘤（MZL）患者。这是第一款治疗这类惰性非霍奇金淋巴瘤（NHL）患者的非化疗组合疗法。NHL首个无化疗方案！

5. RELEVANCE研究是首个应用chemo-free方案治疗初治FL的研究，研究结果表明，中位随访37.9个月时，R2方案与利妥昔单抗联合化疗方案的疗效相近。

6. PD-1单抗卡瑞利珠单抗获批上市，用于复发/难治性霍奇金淋巴瘤（R/R-cHL），三线治疗。联合地西他滨治疗PD-1抑制剂耐药的HL，ORR在80%以上。

7. PD-1单抗替雷利珠单抗获批用于复发/难治性经典霍奇金淋巴瘤。

8. 首个国产生物类似药利妥昔单抗获批上市，治疗非霍奇金淋巴瘤。

9. 艾贝司他（Abexinostat）单药治疗四线滤泡性淋巴瘤，获FDA快速通道认定。是一种新型组蛋白去乙酰化酶（HDAC）抑制剂。

10. 维布妥昔单抗（Brentuximab vedotin）一个新的适应证，联合化疗方案AVD（多柔比星＋长春新碱＋达卡巴嗪）用于既往未接受治疗（初治）的CD30阳性Ⅳ期霍奇金淋巴瘤（HL）成人患者的一线治疗。

11. 第六十一届美国血液学会（ASH）年会上，公布了EZH2抑制剂Tazemetostat治疗复发难治性滤泡性淋巴瘤的最新疗效和安全性数据。

马军：教授，主任医师，博士生导师，哈尔滨血液病肿瘤研究所所长，中国临床肿瘤学会（CSCO）监事会监事长，亚洲临床肿瘤学会副主任委员，CSCO抗白血病联盟主席，中华医学会血液学分会前任副主任委员，中国医师协会血液科医师分会副会长，中国医师协会肿瘤分会副会长，CSCO抗淋巴瘤联盟前任主席。

12．特异性靶向 PI3K 亚型，淋巴瘤疗法获 FDA 突破性疗法认定。Umbralisib（TGR-1202）得到了 FDA 颁发的突破性疗法认定，将用于治疗之前至少接受过一次抗 CD20 抗体疗法的边缘区淋巴瘤（MZL）患者，可口服的 Umbralisib，是一款新一代磷脂酰肌醇3-激酶（PI3K）δ 亚型的高效特异性抑制剂，能在纳摩尔水平选择性抑制 PI3K-δ。PI3K-δ 被认为在 B 淋巴细胞的增殖和存活中起重要作用。本次突破性疗法认定的颁发是基于名为 UNITY-NHL 的 Ⅱ b 期临床试验的中期结果。

13．口服 PI3Kδ 抑制剂 Umbralisib，在关键性 Ⅱ b 期临床试验的滤泡性淋巴瘤（follicular lymphoma，FL）患者队列中，达到试验的主要终点。独立审查委员会（IRC）判断，这些患者的总缓解率（ORR）达到预先设定的40% ～ 50%标准。重要的是，Umbralisib 单药疗法具有良好的耐受性和安全性。

14．*Lancet* 杂志上发表了 GALEN Ⅱ期研究的研究结果，为复发/难治性滤泡性淋巴瘤患者提供了二线治疗新选择，研究结果表明，来那度胺联合奥妥珠单抗（Obinutuzumab）诱导治疗后 Obinutuzumab 维持对许多复发/难治性滤泡性淋巴瘤患者（包括早期复发的患者）是有效的，且安全性可控，可作为复发/难治性滤泡性淋巴瘤的二线治疗选择。

15．ROBUST 研究未达到主要研究终点。但来那度胺、伊布替尼和利妥昔单抗在复发难治及初治的 DLBCL 获得了非常好的疗效，在 SMART 研究中，ORR 为100%，CR 率高达96%，1年 PFS 及 OS 分别为92.5%和96.5%。

二、白血病

1．急性髓细胞白血病（AML）

1.1　FDA 扩大了 IVosidenib 的适应证，批准用于携带 IDH1 突变的年龄≥75岁或因为其他合并症无法使用强化化疗的新诊断 AML 成人患者。

1.2　美国食品药品监督管理局（FDA）批准 MB-102（CD123 CAR-T）治疗急性髓系白血病（AML）孤儿药指定。FDA 先前还授予 MB-102（CD123 CAR-T）孤儿药称号，用于治疗母细胞性浆细胞样树突状细胞瘤（BPDCN）。

1.3　FLT3 抑制剂 Xospata（Gilteritinib）欧盟获批治疗 FLT3 突变复发/难治急性髓系白血病。

1.4　老药新用—ERBB2 抑制剂有望用于治疗急性髓性白血病。

1.5　急性髓系白血病新疗法：IVO ＋ AZA，ORR 达78%。

1.6　ASH 会议上报道了 VITAL 研究数据，在此研究中研究者在新诊断的 AML 患者中评估了阿糖胞苷（iAC）与 Vos（"7 ＋ V"）联合治疗的疗效。

1.7　GIMEMA AML1310 研究：对初治急性髓系白血病的年轻患者进行适应风险、以 MRD 为导向的分层治疗。

1.8　Venetoclax ＋低甲基化药物，CR/CRi 率达50%。

1.9　索拉非尼联合强化化疗可延长新诊断的 FLT3-ITD 突变阳性急性髓系白血病患者的总生存期。

1.10　ECOG-ACRIN（EA）E2906 研究在急性髓系白血病成年患者中评估了强化治疗

后地西他滨维持治疗的疗效，其最新研究数据ASH大会上公布。

2.　急性淋巴细胞白血病（ALL）

2.1　陆佩华团队254例接受CD19靶向CAR-T细胞治疗复发/难治性急性B淋巴细胞白血病（B-ALL）患者治疗反应预测因素分析与CD19/CD22双靶点CAR-T细胞治疗复发/难治急性B淋巴细胞白血病两项研究获得Highlights of ASH。

2.2　FDA授予AUTO3孤儿药物名称。AUTO3用于反转录病毒载体遗传修饰的自体富集T细胞以靶向CD19和CD22两种嵌合抗原受体，用于治疗急性淋巴细胞白血病（ALL）。

2.3　美国FDA已授予CD19 CAR-T产品（AUTO1）孤儿药称号，用于治疗急性淋巴细胞白血病（ALL）患者。

2.4　美国FDA批准倍林妥莫双抗用于治疗复发性、难治性（R/R）前体B细胞急性淋巴细胞白血病（ALL），这是FDA批准的首款通过人体T细胞来毁灭白血病细胞的药物。倍林妥莫双抗上市申请获得CDE优先审评公示，有望快速获批上市。

2.5　GIMEMA研究组还报道了Blinatumomab联合TKI药物一线治疗Ph＋ALL患者的初步结果：该方案除在预治疗期间使用了七天激素类药物，随后仅使用二代TKI达沙替尼和Blinatumomab，此过程中未合并使用其他化疗方案。尽管入组患者人数不多，但这种Chemo-free的方案设计是一次极具意义的尝试。

2.6　第六十一届美国血液学会（ASH）年会上，公布了SWOG 1312研究的1期结果，评估了抗CD22免疫偶联物inotuzumabozogamicin（IO）联合CVP化疗方案（环磷酰胺［C］、长春新碱［V］、泼尼松［P］）的安全性，并确定了治疗复发难治性（R/R）CD22＋急性白血病患者时该联合治疗方案中IO的最大耐受剂量（MTD）。

❖ 妇 科 ❖

2019年宫颈癌研究进展盘点

朱 俊   吴小华

2018年全球宫颈癌新发病例约57万例，死亡超过31万例。由于疫苗的接种和筛查的普及，在过去30年间发达国家宫颈癌的发病率和死亡率减少了一半以上，发展中国家有所增加或趋于稳定。2012年发达国家宫颈癌发病率居女性恶性肿瘤第11位（9.9/10万），死亡率居第9位（3.3/10万），而发展中国家宫颈癌发病率居第2位（15.7/10万），死亡率居第3位（8.3/10万）[1]。由于涉及根治性手术与放化疗，宫颈癌的治疗疗效取决于临床分期和所在地的医疗资源。随着治疗技术与药物的不断进步，宫颈癌的治疗疗效也在不断改善，更多可能有效的治疗方式显示出可期的临床前景。现将2019年出现的一些重要的有关宫颈癌的临床研究盘点如下。

1. 多中心研究比较开腹与微创根治性子宫切除术治疗宫颈癌的复发率

LACC研究[2]为早期宫颈癌手术治疗带来了颠覆性的影响。作为一项大型Ⅲ期随机对照试验，LACC研究比较了早期宫颈癌（ⅠA1期LVSI阳性、ⅠA2和ⅠB1期）微创手术与开腹手术的疗效，631例患者接受随机分组，主要终点是4.5年PFS，但该研究提前终止，与开腹手术相比，微创手术复发率较高（$HR = 4.26$，$95\%CI$：$1.44 \sim 12.6$，$P = 0.009$），总生存率差（$HR = 6.0$，$95\%CI$：$1.77 \sim 20.3$，$P = 0.004$）。

基于LACC研究结果，全球开展了多项临床研究比较开腹与微创根治性子宫切除术治疗宫颈癌的安全性。目前的研究显示，早期宫颈癌腹腔镜手术治疗患者的复发率与死亡率均高于开腹手术。2019 ASCO大会报道了一项多中心的大样本回顾性分析[3]，比较开腹手术与微创根治性子宫切除术治疗宫颈癌的复发率。该研究回顾性地纳入了2010年1月1日至2017年12月31日在多个中心接受根治性子宫切除术的ⅠA1、ⅠA2、ⅠB1期的宫颈鳞癌、腺癌、腺鳞癌患者共计704例。结果发现，185例（26.3%）患者接受开腹手术，519例（73.7%）患者接受微创手术（MIS）。与接受MIS的患者相比，接受开腹手术的患者年龄更大，术前评估的肿瘤体积更大，同时中位随访时间更长（44个月 vs 30.3个月，$P < 0.001$）。两组患者的基本人口地理学情况类似。但是，接受开腹手术的患者复发率为13/185（7%）、死亡率为10/185（5.4%），而接受MIS的患者复发率为42/519（8.1%）、死亡率为26/519（5%）。

吴小华：主任医师，教授，博士生导师，复旦大学附属肿瘤医院妇瘤科主任，妇科肿瘤多学科综合诊治团队首席专家，上海市抗癌协会妇科肿瘤专委会主任委员，中国抗癌协会妇科肿瘤专委会候任主任委员，中华医学会妇科肿瘤专委会常委，中国临床肿瘤学会（CSCO）理事，IGCS国际委员会委员、亚太理事提名人，SGO教育委员会委员、执行委员，西北大学Feinberg医学院妇产科系客座教授，*NCCN Framework for Resource Stratification of NCCN Guidelines* 国际审阅专家，*Int.J.Gynecol Cancer*、*Cancer Medicine*、*J.Gynecol Cancer*、《中华妇产科学》《中国临床解剖学》等杂志编委。

通过进一步的多因素分析发现，在消除了种族、合并症、术前肿瘤体积、组织学及吸烟情况等混杂因素后，MIS 组的复发率更高（$OR = 2.24$，$95\%CI$：$1.04 \sim 4.87$，$P = 0.04$）。而在第二个多因素模型中，除上述提到的因素外，还增加了淋巴脉管间隙受侵（LVSI）、接受辅助化疗及宫颈残端情况等混杂因素，接受 MIS 者仍然表现出更高的复发率（$OR = 2.37$，$95\%CI$：$1.1 \sim 5.1$，$P = 0.031$）。通过亚组分析发现，术前肿瘤评估小于 2cm 的患者，开腹手术的复发率为 5/121（4.1%），MIS 的复发率为 25/415（6%），两者比较差异无统计学差异。但 MIS 组在多因素分析中并没有显示出更高的复发率。

早期宫颈癌腹腔镜手术治疗患者的复发率与死亡率均高于开腹手术。因此，应当更加谨慎地考虑对患者有益的治疗策略，包括严格无瘤技术与操作、CO_2 气腹对肿瘤细胞增殖的影响、举宫器的改进或无举宫器操作、减少气腹气压的波动变化、环扎阴道后切除子宫或从阴道环切并取出子宫、严格保留神经手术的适应证等。期待更多全球多中心的前瞻性临床试验为早期宫颈癌手术治疗提供证据。

正是基于上述原因，2019 年 3 月 29 日 NCCN 宫颈癌临床实践指南第 4 版（2019 V4）特别更新，在手术评估原则（principles of evaluation and surgery staging）中指出，标准的和传统的宫颈癌根治子宫切除术应该采取开腹路径手术，而不像以前版本所提及的宫颈癌手术可以采用开腹或者微创（腹腔镜和机器人）路径。

2. JCOG：宫颈癌改良根治性子宫切除术探索性研究

来自日本临床肿瘤学组（JCOG1101）的一项临床试验探索性分析 FIGO Ⅰ B1 期宫颈癌患者术前评估直径 ≤ 2cm 的改良根治性子宫切除术（MRH）后肿瘤转移和不良事件发生情况。研究主要纳入肿瘤直径 ≤ 2cm、FIGO Ⅰ B1 期的鳞癌、腺癌及腺鳞癌[4]。

JGOG 重新定义的改良根治性子宫切除术包括：①仅进行开腹手术（不允许进行腹腔镜和机器人手术）；②术中需切除膀胱子宫韧带的前层组织；③切除宫旁组织需 > 1.5cm；④需切除阴道残端和阴道旁组织 1.5 ~ 2cm；⑤需进行盆腔局部淋巴结清扫（范围包括髂总、髂外、髂内、闭孔、韧带和主韧带淋巴结）。

在纳入了 223 例患者后分析发现，肿瘤最大径的中位数为 1.5cm（0 ~ 4.5cm），其中 183 例（82.1%）患者病理证实肿瘤最大直径 ≤ 2cm。所有患者中，3 例（1.3%）患者出现宫旁侵犯，16 例（7.2%）患者发生盆腔局部淋巴结转移。常见的术后并发症包括感染和出血，但没有发生与治疗有关的死亡事件。

尽管 Ⅰ B1 期宫颈癌临床诊断最大肿瘤直径并不总是与病理学最大肿瘤直径相吻合，但宫旁受累和淋巴结转移的低发生率表明，临床诊断最大肿瘤直径可作为术前诊断。此外，改良的根治性子宫切除术发生不良事件的风险较传统的宫颈癌根治术低。然而，改良根治性子宫切除术在总体生存中的获益仍需等待进一步研究的完成来证实。

3. NACT vs CCRT，何种治疗模式更优？

对 FIGO 分期为 Ⅰ B2 ~ Ⅱ B 期的宫颈癌患者，新辅助化疗后手术（NACT）相较于同步放化疗（CCRT），何种治疗模式更优？今年 ASCO 会议上报道了 EORTC（European Organization for Research and Treatment of Cancer）开展的一项大型的多中心、随机对照、开放Ⅲ期临床研究（EORTC 55994，NCT00039338）[5]。该研究于2002年至2014年间共入组了620例宫颈癌患者，1∶1随机接受NACT或CCRT治疗。该研究的初步结果显示，NACT组和CCRT组的5年生存率分别是72%和76%，未见明显统计学差异。NACT组的短期严重不良反应（SAE，≥3级）发生率较CCRT组更高（35%∶21%，$P<0.001$）。患者的中位随访时间为8.2年，共191例（31%）患者死亡，治疗方案完成率为74%（71% for NACT；82% for CCRT）。NACT组76%患者接受了手术治疗，没有遵循方案完成手术的原因主要有毒性反应（25/74，34%）、疾病进展（18/74，24%）、对NACT反应不足（12/74，16%）；NACT组有113例（36.5%）患者在手术后接受了放疗；CCRT组有9例（2.9%）患者在同步放化疗后接受了手术治疗。该研究初步结果显示，两组患者的5年总生存率无统计学差异，主要差异表现在患者的生活质量与长期不良反应上，这应该作为临床选择治疗方案的一个依据，但仍需等待最终的研究数据以客观分析两者的治疗差异。

4. PD-1抑制剂被推荐用于晚期宫颈癌患者

KEYNOTE-158是一项多中心、非随机对照、单盲、多队列的临床试验[6]，共纳入了98例正在接受化疗或化疗后出现疾病进展的复发或转移性宫颈癌患者，所有患者均接受每3周一次的帕博利珠单抗（Keytruda，200mg）治疗，并每9周进行一次疗效评估。所有入组患者平均年龄45岁，其中，92%为宫颈鳞状细胞癌，77例（79%）患者肿瘤/血标本PD-L1（综合阳性评分≥1）表达呈阳性。平均随访了11.7个月后，总体缓解率为14.3%（95%CI：7.4%～24.1%），完全缓解率为2.6%，部分缓解率11.7%。在肿瘤PD-L1表达量低的患者中显示无效。而在治疗有效的患者中，91%患者缓解时间超过半年，但尚未达到中位缓解时间。基于此项研究结果，2019 NCCN宫颈癌指南中，推荐将帕博利珠单抗用于化疗中或化疗后疾病进展、PD-L1表达（综合阳性评分≥1）阳性的复发或转移性宫颈癌的二线治疗。

5. PD-1/PD-L1抑制剂联合CTLA-4抑制剂在复发转移宫颈癌初现疗效

2019 ESMO大会报道了CheckMate-358研究的结果，该研究目的在于探讨NIVOlumab（NIVO）＋Ipilimumab（IPI）方案治疗复发转移宫颈癌患者的疗效与安全性[7]。该试验共入组91例患者，1∶1随机分配到NIVO3＋IPI1组和NIVO1＋IPI3组。研究结果显示，NIVO3＋IPI1组中，既往未接受过系统治疗的患者ORR为31.6%，而既往接受过系统治疗的患者ORR为23.1%；而在NIVO1＋IPI3组，既往未接受过系统治疗的患者ORR为45.8%，既往接受过系统治疗的患者ORR为36.4%；生存时间方面，NIVO3＋IPI1组，既往未接受系统治疗的患者中位PFS为13.8个月，既往接受系统治疗的患者中位PFS仅为3.6个月；而在NIVO1＋IPI3组中，既往未接受系统治疗的患者中位PFS为8.5个月，而既往接受过系统治疗的患者中位PFS为5.8个月；不良反应方面，与NIVO3＋IPI1组相比，NIVO1＋IPI3组患者中治疗相关胃肠道事件发生率较高，其他常见的药物不良反应包括血液学、泌尿系统及部分内分泌功能异常等。

复发难治性宫颈癌的治疗方法极其有限，影响宫颈癌整体的生存预后。该项研究结果显示了PD-1/PD-L1抑制剂联合CTLA-4抑制剂两种方案治疗复发难治性宫颈癌的临床获益。亚组分析进一步提示，无论肿瘤组织是否表达PD-L1，均可见相应的疗效。无论哪种治疗方案，既往未接受系统治疗的患者所表现的疗效均优于既往接受系统治疗者。试验中所设计的两种治疗方案具有可管理的安全性。NIVOlumab＋Ipilimumab联合治疗方案对复发难治性宫颈癌具有较好的临床疗效，但仍需要期待更大样本量的研究进一步验证（CheckMate358）。

6. 肿瘤浸润淋巴细胞疗法的前景

2019年6月美国临床肿瘤学会（ASCO）年会上，Iovance公司公布了一项基于肿瘤浸润淋巴细胞（TIL）技术的肿瘤免疫治疗晚期/复发宫颈癌的临床试验——innovaTIL-04研究[8]。该研究纳入了27例复发、转移或持续性宫颈癌患者，所有患者既往平均接受过2.4种包括化疗在内的治疗方案。通过对入组患者的疗效与安全性数据分析后显示，ORR为44%（包括3例完全缓解和9例部分缓解），疾病控制率（DCR）为85%。截至研究报告时间，所有患者的中位随访时间为7.4个月，10例患者维持肿瘤缓解（CR/PR）状态。该研究未见严重的不良反应发生。基于该研究的数据，美国FDA已授予候选疗法LN-145为突破性治疗方案，特别是用于治疗在化疗期间或化疗后病情恶化的复发或转移性宫颈癌，为此类宫颈癌患者提供新的治疗途径。

综上，根治性手术治疗已成为早期宫颈癌患者的标准治疗，而手术方式的选择与患者生存获益的最大化仍需经治医生谨慎思考。得益于放疗技术的进步，同步放化疗使得局部晚期宫颈癌患者治疗相关不良反应大大减少，同时患者的生存结局也得到了明显改善。免疫疗法治疗复发和转移性宫颈癌具有可观的临床应用前景。期待未来在宫颈癌的疫苗接种、手术治疗、辅助治疗及姑息治疗等方面进行更多的临床探索，以逐步改善全球患者的治疗结局。

铂敏感复发卵巢癌患者能否实现去化疗？

吴令英

卵巢癌是女性常见的恶性肿瘤，致死率较高，严重危害女性生命健康。近年来，PARP抑制剂（PARPi）的出现改变了卵巢癌的治疗格局。对于铂敏感复发卵巢癌患者，标准治疗方案是含铂化疗后使用PARPi维持治疗，但患者对化疗药物使用的依从性欠佳，那么这类患者能否去化疗，单纯使用PARPi来治疗呢？

在第二十二届全国临床肿瘤学大会暨2019年中国临床肿瘤学会（CSCO）学术年会上，来自国家癌症中心、中国医药科学院肿瘤医院的吴令英教授通过几个研究讲解了PARPi在卵巢癌中的研究进展以及铂敏感复发卵巢癌去化疗的可行性。

1. PARPi在卵巢癌治疗中的地位已明确

吴令英教授表示，对于铂敏感复发卵巢癌，目前的治疗方案是优先考虑手术切除，手术后首选铂类为基础的联合化疗 ± 贝伐珠单抗。NCCN指南提到，标准治疗后如果患者达到完全缓解（CR）或部分缓解（PR），可以选择PARPi维持治疗。

在SOLO1全球研究中，纳入含铂药物化疗后，达到CR或PR的BRCA1/2突变的卵巢癌患者，随机分为奥拉帕利维持治疗组和安慰剂组。结果显示，奥拉帕利能够显著改善患者的无进展生存期（PFS），降低疾病进展或死亡风险达70%，中位随访40.7个月后，奥拉帕利组依然没有达到中位PFS，而安慰剂组的中位PFS为13.8个月。

由吴令英教授牵头的SOLO1中国研究中，共入组64位化疗后达到CR或PR的BRCA1/2突变的卵巢癌患者，奥拉帕利维持治疗组44例，安慰剂对照组20例，中位随访时间30个月，安慰剂组的PFS是9.3个月，奥拉帕利组的中位PFS数据均未成熟，但两组差异显著，疗效数据与全球数据一致，证实了PARPi在中国人群中的疗效。

PRIMA研究是尼拉帕利一线维持治疗的全球临床Ⅲ期研究，入组患者在接受含铂药物化疗达到CR或PR后，使用尼拉帕利作为一线治疗方案，通过PFS评估尼拉帕利作为维持治疗的有效性。结果显示，无论患者的生物标志物状态如何，尼拉帕利治疗均可明显改善患者PFS，且尼拉帕利的安全性和耐受性与之前的临床试验一致。该研究说明了BRCA未突变患者也能从PARPi一线维持治疗中获益。

吴令英：教授，主任医师，博士研究生导师，中国医学科学院肿瘤医院妇瘤科主任及大外科副主任，北京协和医学院妇产科学系副主任，中国临床肿瘤学会（CSCO）常务理事，CSCO妇科肿瘤专家委员会主任委员，中华医学会妇科肿瘤专业委员会常委，中国妇幼保健协会妇幼微创专业主任委员，中国抗癌协会妇科肿瘤专业常委。

2. PARPi能否取代化疗?

2019年6月的ASCO大会上报道AVANOVA2研究时,提出了"去化疗"的概念,既往的研究都是以化疗为基础,而这一研究方案免去了化疗,是一个巨大的创新和挑战。

2.1 AVANOVA系列研究

对于铂敏感复发卵巢癌患者,尼拉帕利+贝伐珠单抗的效果如何? AVANOVA1研究的结果初步证实,尼拉帕利+贝伐珠单抗的治疗方案对于铂敏感复发的卵巢癌患者是有效的,客观缓解率(ORR)达到50%。

在AVANOVA2研究入组了铂敏感复发上皮性卵巢癌、输卵管癌和原发性腹膜癌患者,按照1∶1随机分到尼拉帕利组和尼拉帕利+贝伐珠单抗组,研究终点为PFS。结果显示,相比于尼拉帕利单药,尼拉帕利+贝伐珠单抗更能延长患者的PFS(11.9个月 vs 5.5个月)。

根据患者的无化疗间期进行分组分析显示,对于6 ～ 12个月复发的卵巢癌患者,尼拉帕利+贝伐珠单抗可显著改善患者PFS(11.3个月 vs 2.2个月)。说明对于一年内复发的患者,采用联合治疗比单药PARPi获益更高。而对于12个月以上复发患者,研究结果也显示了联合治疗的获益,联合组的PFS为13.1个月,单药组的PFS为6.1个月,获益较6 ～ 12个月复发患者较低。

进一步亚组分析发现,无论患者的同源重组缺陷(HRD)状态如何,联合方案的PFS都要优于单药治疗。此外,根据患者的BRCA状态分组分析显示,BRCA野生型患者从联合治疗中获益更明显。

次要终点研究显示,尼拉帕利联合贝伐珠单抗治疗组的总缓解率和疾病控制率均高于尼拉帕利单药治疗组。联合治疗的毒副反应也是可以接受的。

AVANOVA2是第一个将两种用于复发卵巢癌维持治疗的靶向药物进行无化疗联合治疗以评价其疗效的对照试验。该研究证明了联合治疗对铂敏感复发卵巢癌患者的获益,同时,无论患者的HRD状态以及无化疗间期如何,患者均可获益。BRCA野生型患者从联合治疗中获益更为明显。

2.2 SOLO3研究

SOLO3研究对比了PARPi奥拉帕利和无铂单药化疗治疗铂敏感复发BRCA突变的卵巢癌患者的效果。研究共入组266例患者,按照2∶1随机分组后分别给予奥拉帕利和化疗。结果显示,奥拉帕利组相对无铂化疗单药组ORR从51%提高到72%,PFS由9.2个月提高到13.4个月,提示对于3线及以上BRCA突变铂敏感复发卵巢癌患者使用奥拉帕利疗效优于单药化疗。

吴令英教授表示,SOLO3研究给卵巢癌患者带来了更多选择,未来卵巢癌患者不仅仅可以选择铂类药物,PARPi也可能成为新的选择。不过就目前国内的现状而言,实现PARPi的首选还有一段路要走。

但是,SOLO3研究的设计存在一些缺陷。例如,在铂敏感的患者中使用无铂类化疗,没有和铂类化疗进行对照。此外,相比于单纯化疗,单用奥拉帕利的副作用更重,其副作用发生率是65%,这一点需要关注。

3. 小结

当前，含铂化疗＋PARPi维持治疗仍是铂敏感复发卵巢癌的标准治疗方案。在针对铂敏感复发卵巢癌患者的AVANOVA2研究中，尼拉帕利联合贝伐珠单抗较尼拉帕利单药显著延长患者PFS，BRCA野生型患者从联合治疗中获益更明显。但该研究为Ⅱ期临床研究，样本量有限，没有与含铂化疗进行对照。

SOLO3研究显示了奥拉帕利单药治疗BRCA突变铂敏感复发性卵巢癌患者有效性：PARPi单药治疗优于无铂单药化疗。但是研究以无铂单药作为对照，尚不能说明奥拉帕利单药治疗是否优于含铂联合化疗。

虽然AVANOVA2研究和SOLO3研究都显示了PARPi在铂敏感复发卵巢癌中取代化疗的可能性，但研究存在一些缺陷。我们仍需要更多研究来验证这一设想，同时，还需要在分子标志物、治疗模式等方面进行更深入的探索，实现对患者的个体化精准治疗。

❖ **胰腺癌** ❖

2019胰腺癌药物治疗进展

丘　辉　郝纯毅

胰腺癌是消化系统常见的恶性肿瘤，近年来其发病率及病死率呈现出逐渐升高的趋势，预计至21世纪30年代末，其病死率或将跃居成为肿瘤相关死亡第2位。既往观点认为"单纯外科手术"是唯一可能治愈胰腺癌的治疗方式，但由于肿瘤起病隐匿以及复杂的解剖学毗邻，导致胰腺癌总体手术切除率低、术后复发或转移发生率高，患者的远期预后其实并不理想，总体的5年生存率仅为5%。

为改善这种情况，同时得益于化疗、放疗、免疫治疗等多种治疗方法的发展，近10年来，一种新的多学科团队联合下的"综合诊疗"模式逐渐动摇并取代了以往的"单纯手术"模式。新模式下的胰腺癌治疗，提倡以疗效为导向，以循证医学为基础，采取多学科、多模式、多手段联合的方式，为患者早期制订个体化、规范化、连续性的综合治疗方案，最大限度地使患者生存获益。在各种治疗方法中，药物治疗的进展最为显著，本文将从以下几方面对2019年胰腺癌治疗领域中药物治疗相关进展进行总结。

1.　可切除胰腺癌（RPC）新辅助治疗

进展1：JSAP-05研究（ASCO，2019）共纳入362例RPC患者，随机分为新辅助治疗组（吉西他滨＋替吉奥，GS）和直接手术组。主要研究终点为总生存时间（OS），两组分别为36.7个月和26.6个月（$P = 0.015$）。新辅助化疗组在围术期安全性方面与直接手术组相当，两组在手术时间、术中失血、术后并发症发生率以及围术期死亡率上均无显著性差异。与直接手术组相比，新辅助化疗组原发肿瘤中活肿瘤细胞显著减少（$P < 0.01$），病理性淋巴结转移明显减少（59.6% vs 81.5%；$P < 0.01$），随访期中肝转移发生率明显降低（30% vs 47.5%；$P < 0.01$）。

点评：考虑到术后较高的局部复发率和远处转移率，同时借鉴了其他恶性肿瘤治疗成功的经验，NCCN指南已经明确推荐针对具有高危因素RPC患者开展新辅助化疗。但针对整体RPC患者是否需要行新辅助化疗尚无定论。本研究是一项前瞻性、多中心、随机对照Ⅲ期临床研究，其结果显示，GS新辅助化疗方案可显著延长RPC患者的生存率，且并不增加手术难度及术后并发症发生率。GS方案在晚期胰腺癌中并不常用，而奥沙利铂＋伊利替

郝纯毅：主任医师，教授，博士生导师，北京大学肿瘤医院大外科常务副主任、软组织和腹膜后肿瘤中心主任、肝胆胰外二病区主任、国际合作部主任。国际外科和胃肠病医生协会（IASGO）副秘书长，中国临床肿瘤学会胰腺癌专家委员会主任委员，中国临床肿瘤学会胃肠神经内分泌瘤专家委员会副主任委员，中国医促会软组织肿瘤专家委员会主任委员，中国医促会肝癌专家委员会秘书长，中国肿瘤微创治疗技术创新战略联盟副主任委员。

康＋氟尿嘧啶（FOFLRINOX）和白蛋白结合型紫杉醇＋吉西他滨（AG）方案显示出更好的疗效，因此理论上后两种方案在RPC新辅助治疗中的作用可能更大，值得开展更进一步的研究。

进展2：NEONAX研究（ASCO，2019）计划入组166例RPC患者，随机分为AG新辅助化疗组和直接手术组，主要研究终点为18个月的无病生存（DFS），次要研究终点是3年OS和DFS，新辅助治疗期间的进展，R0/R1切除率和生活质量。中期结果显示，已入组48例患者，AG新辅助化疗组中有2例患者术中发现术前影像学不可见的肝转移，而直接手术组中未发现肝转移。AG新辅助化疗组术后胰瘘和腹腔感染的发生率为15%，在数值上略高于直接手术组的9.5%。两组患者的术后腹腔感染率和术后60天死亡率相当。

点评：在NEONAX研究仍在进行中，AG方案作为RPC新辅助治疗的有效性尚不明确。虽然中期结果显示，有8%的接受AG新辅助化疗方案的患者由于术中意外发现肝脏转移灶而未能进行切除手术，但目前并不能得出AG新辅助治疗会降低RPC患者手术切除率的结论。相反，该现象提示，通过适当延长新辅助治疗时间有可能筛选出部分存在肝脏微转移患者，从而避免不必要的探查手术。此外，AG新辅助化疗方案虽然有可能会提高术后胰瘘的发生率，但并不增加围术期死亡风险。

2. 临界可切除胰腺癌（BRPC）/局部进展期胰腺癌（LAPC）新辅助治疗

进展1：2019年ASCO上报道了一项回顾性研究结果，旨在初步探讨FOLFIRINOX方案在BRPC/LAPC新辅助治疗中的作用。总共纳入163例BRPC/LAPC患者，52例患者接受平均3.5个周期FOLFIRINOX方案新辅助化疗，另一组患者只接受术后吉西他滨单药辅助治疗。结果显示两组患者的中位DFS为18.6个月 vs 12个月（$P = 0.022$），中位OS为35.4个月 vs 21.8个月（$P = 0.005$），3年DFS率为17% vs 11%（$P = 0.02$），3年OS为46% vs 22%（$P = 0.001$）。两组患者在R0切除率上虽无统计学差异（$P = 0.2$），但在数值上，FOLFIRINOX新辅助化疗组较单纯术后辅助治疗组高出约10%（51.9% vs 40.4%）。此外，FOLFIRINOX组中肿瘤T分期、淋巴结转移率以及周围神经受侵率均低于对照组。

点评：在转移或辅助化疗的胰腺癌患者中FOLFIRINOX已经证明与吉西他滨比较能显著提高OS，但在BRPC/LAPC新辅助治疗中的作用尚不清楚。本研究结果显示，mFOLFIRINOX新辅助化疗比术后辅助吉西他滨化疗可以提高R0切除率，并明显改善患者预后。更高水平的临床研究有待进一步开展。

进展2：NEOLAP研究（ESMO，2019）共纳入168例LAPC患者，随机分为AG新辅助治疗组和AG序贯FOLFIRINOX治疗组。结果显示，两种方案的有效性和安全性相当，手术转化率、围术期死亡率、中位无进展生存（PFS）以及中位OS分别为30.6%、0、7.9个月、17.2个月 vs 45.0%、4.8%、9.7个月、22.5个月。两种诱导化疗方案均可耐受，且与已知安全性特征一致。此外，无论任何方案，能够转化成功并顺利进行R0/R1切除的患者，其中位OS显著高于未切除的患者（27.4个月 vs 14.2个月；$P < 0.0035$）。

点评：NCCN指南推荐对BRPC/LAPC采用FOLFIRINOX或AG方案进行新辅助化

疗，旨在提高R0切除率，降低局部复发率和远处转移率。两种方案的优劣性尚无定论。NEOLAP是一项Ⅱ期、前瞻性、多中心、开放性、随机试验，也是第一个对比AG和AG序贯FOLFIRINOX作为LAPC诱导化疗的前瞻性随机试验。其结果显示，两种方案能够使至少30%的LAPC患者重新获得R0/R1切除的机会，改善预后。虽然两种方案在主要及次要研究终点均未显示出统计学差异，但AG序贯FOLFIRINOX组在转化率和中位OS的数值上仍体现出较大优势，有待扩大样本量后进一步分析。该研究结果为具体新辅助治疗方案的选择提供了循证医学证据。

3. 胰腺癌切除术后辅助治疗

进展：基于2016年MPACT研究结果，在转移性胰腺癌中AG方案与吉西他滨单药相比，总生存时间（OS）显著延长（中位OS，8.7个月 vs 6.6个月；$P < 0.001$）。2019年ASCO上报道了AG方案与单药用于RPC患者术后辅助化疗的疗效和安全性结果。结果显示，共纳入866例胰腺癌根治术后患者，中位随访时间为38.5个月，主要研究终点为独立评价的DFS，两组无统计学差异（19.4个月 vs 18.8个月；$P = 0.1824$）。次要研究终点包括研究者评估的DFS和中位OS，数据显示，联合治疗组较单药治疗组均有统计学差异（DFS：16.6个月 vs 13.7个月，$P = 0.0168$；OS：40.5个月 vs 36.2个月，$P = 0.045$）。在随后的ESMO上报道了亚组分析的结果，在具有预后不良特征的患者中，AG组患者的中位OS在数字意义上长于吉西他滨单药组患者，2年生存率为：R1切除亚组65% vs 55%，淋巴结阳性亚组65% vs 58%，R1切除＋淋巴结阳性亚组58% vs 50%。其中淋巴结阳性亚组中两种治疗方案的中位OS分别为33.8个月 vs 28.9个月（$P = 0.025$）。

点评：APACT是首个使用独立评估的DFS作为主要终点的胰腺导管腺癌辅助治疗试验，由于没有独立评估的DFS数据，APACT试验设计时利用既往试验中研究人员评估的DFS数据为吉西他滨单药疗法的独立评估DFS统计假设提供信息。独立评估的一个限制是，独立审查人员不会获得所有研究人员可以获得的数据。因此，独立审查人员在确定临床进展时，没有同样的机会来判断患者的整体临床状况。独立评估的DFS或不可作为胰腺癌患者OS的良好替代终点。AG方案能否作为可切除胰腺术后辅助治疗方案尚待进一步研究，但对于存在高危因素的患者，尤其是淋巴结阳性的患者，仍不失为一种有效选择。

4. 转移性胰腺癌（MPC）的治疗

进展：POLO研究（ASCO，2019）共入组154例种系BRCA突变（gBRCAm）且接受过一线铂类化疗无进展的MPC患者，按3∶2随机接受奥拉帕利（Olaparib）或安慰剂治疗。结果显示，治疗组主要研究终点PFS为7.4个月，显著高于对照组的3.8个月（疾病进展或死亡的$HR = 0.53$，$95\%CI: 0.35 \sim 0.82$；$P = 0.004$）。但两组中期OS（46%成熟度）无显著性差异，对照组18.1个月，治疗组18.9个月（死亡的$HR = 0.91$；$95\%CI: 0.56 \sim 1.46$；$P = 0.68$）。接受奥拉帕利的患者中有40%出现严重的副作用，安慰剂组中为23%，奥拉帕利组和安慰剂组中分别有5.5%和1.7%的患者因毒性而停止治疗，两组患者的生活质量无差异。进一步分析显示（ESMO，2019），接受奥拉帕利维持治疗的时间明显长于接受安慰剂的患者。与安慰剂组相比，奥拉帕利组患者开始第一次和第二次后续治疗的时间都有显著增加。奥拉帕利维持疗法能够有效地延长转移性胰腺癌对于二线治疗的需要，且这种效果可以维持至三线治疗。

点评：POLO研究是第一个PARP抑制剂奥拉帕利在种系BRCA突变转移性胰腺癌中阳性的Ⅲ期试验，也是第一个在胰腺癌中验证生物标志物驱动治疗的Ⅲ期临床试验，更是首个成功的MPC维持治疗研究。该研究结果显示，奥拉帕利维持治疗显著延迟了种系BRCA基因突变转移性胰腺癌患者的疾病进展，PFS提高至近2倍，将疾病进展风险降低了47%。但POLO研究也存在不足，首先仅4%～7%未选择的胰腺癌患者中能够检测到BRCA突变，进行维持治疗的患者占比未知。其次试验组与安慰剂组中期OS无显著性差异，其生存获益尚需长时间随访验证。再者POLO研究设计是与安慰剂进行对照，尚缺乏PARP抑制剂维持和接受持续化疗患者的疗效对比研究。但无论如何，鉴于转移性胰腺癌治疗目前的中位生存期不到1年，POLO研究仍是胰腺癌治疗领域的一项重大进展。

2019年在胰腺癌领域公布了多项治疗相关的重要研究结果，涵盖胰腺癌多个疾病阶段。其中化疗目前仍是胰腺癌治疗的基石，新辅助化疗方案尚待优化，而以FOFLRINOX以及AG为基础的化疗方案，更是给胰腺癌的治疗带来了一线曙光。PARP抑制剂治疗效果的显现，提示胰腺癌基因检测和治疗的时代已真正到来。

❖ 黑色素瘤 ❖

黑色素瘤的治疗

斯　璐　齐忠慧

近年来，黑色素瘤在免疫和靶向治疗方面取得数次突破性进展，诊疗模式日新月异。2019年黑色素瘤领域虽然没有大的创新性突破，但随着免疫和靶向治疗在临床中的广泛应用，其真实世界的有效性、安全性数据逐渐成熟，结合临床实践中的重点、难点，临床研究做了更贴近实践的探讨，为临床诊疗提供了很多新的思考和探索。本文对2019年黑色素瘤治疗的重要研究进行回顾和解读。

1. 免疫辅助治疗更新长期生存数据

高剂量干扰素统治黑色素瘤辅助治疗20年，直到2015年Ipi获批，随着2017年CM-238研究公布了NIVO对比Ipi用于辅助治疗的阳性结果，Ipi因其严重不良反应和有限的疗效很快被PD-1单抗取代。PD-1单抗已经成为Ⅲ期皮肤黑色素瘤术后辅助治疗的标准推荐，但PD-1单抗获批辅助治疗适应证时仅有1年的RFS数据，2019年更新了3年生存随访数据，并探讨了PD-1单抗辅助治疗失败后的复发转移模式。

2. PD-1单抗辅助治疗3年生存数据更新

2019年ESMO会议上公布了CM-238研究3年生存随访数据，结果表明，NIVO用于高危复发黑色素瘤患者（Ⅲ B/C、Ⅳ期）的辅助治疗疗效仍优于Ipi。除M1c期患者，按BRAF基因状态、PD-L1表达水平分层后，均看到了NIVO组的生存获益。

笔者认为，基于CM-238研究3年的生存数据，Ⅲ期皮肤黑色素瘤术后辅助患者推荐PD-1单抗。目前还有3个待解决问题。①PD-1单抗辅助治疗能否正真正转化为OS获益：CM-238研究3年的RFS是否已达到平台期，以及患者的OS数据，还需要更长时间的随访数据来回答；②缺少PD-1单抗与IFN头对头研究：E1609研究是截至目前唯一的免疫辅助治疗和IFN头对头比较的研究，结果表明，Ipi 3mg/kg在辅助治疗中OS略优于IFN，现在还没有PD-1单抗与干扰素头对头比较的研究数据，PD-1单抗与干扰素的临床选择需要更多新的研究数据去证实；③如何筛选免疫辅助优势人群：CM-238研究发现IFN-γ特异性高表达、TMB高、

斯璐：主任医师，硕士生导师，副教授，北京大学肿瘤医院。《CSCO黑色素瘤诊治指南》《CSCO免疫检查点抑制剂相关毒性管理指南》执笔人，CSCO黑色素瘤专家委员会副主任委员，CSCO神经系统肿瘤专委会副主任委员，北京医学奖励基金会脑转移瘤专委会副主任委员，CSCO罕见肿瘤专委会常委，CSCO青年专家委员会常委，CSCO患者教育专家委员会常委，CSCO免疫治疗专委会委员，《肿瘤学杂志》青年编委副主编，*Clinical Cancer Research* 审稿专家。主要从事黑色素瘤和泌尿肿瘤的临床和转化医学研究。发表论文40余篇，以第一或通信作者发表SCI论文18篇，总影响因子近150分，单篇最高他引次数372次，在国际黑色素瘤会议上以大会报告及壁报的形式发表会议论文10余篇。参编著作3部。主持国家级和省部级基金6项。获得省部级科技进步奖4项。国家癌症中心研究论文特等奖1项。

CD8细胞浸润高与RFS改善相关，但上述指标的敏感性、特异性和临床可及性还有待商榷。

3. PD-1单抗辅助治疗失败后的真实世界干预模式

免疫辅助治疗失败后的黑色素瘤患者后续如何选择治疗，复发模式和最佳的治疗策略是目前亟待解决的问题之一。2019年ASCO会议上的一项研究首次回顾性分析了真实世界中PD-1单抗辅助治疗失败后的复发转移及治疗模式，发现中位复发时间为4.6个月，以远处转移为主，PD-1单抗辅助治疗失败后以Ipi为基础的联合治疗或BRAFi/MEKi治疗可能是有效的方式。

基于该研究结果，笔者认为：①PD-1单抗辅助治疗失败后局部治疗的疗效有限，应尽快联合全身治疗；②PD-1单抗辅助治疗中复发者，不建议继续PD-1单抗单药再治疗，建议改变治疗方案，Ipi为基础的治疗可能更优；③PD-1单抗辅助治疗结束后进展的患者，可考虑继续PD-1单抗单药再治疗，有可能再次获益；④BRAF突变的患者，免疫辅助治疗失败后选择靶向药物更优。

4. 黑色素瘤脑转移三大研究数据更新

黑色素瘤脑转移患者的中位OS仅有4～5个月，随着免疫和靶向治疗的应用，脑转移患者的预后得到改善，但目前还有很多棘手的问题待解决，如：有症状的脑转移患者治疗选择、放疗时机及方式等。2019年ASCO、ESMO大会共入选了3项关于黑色素瘤脑转移的重要研究，为脑转移临床实践提供了更多、更高级别的研究证据。

5. 脑转移局部治疗后辅助全脑放疗无获益

对于脑转移患者，放疗是非常重要的治疗手段，立体定向放疗（SRS）被推荐为一线或辅助治疗，有效率可达90%以上。但全脑放疗（WBRT）因前期研究结果存在差异，且缺乏大型的Ⅲ期多中心随机对照研究证据支持，在脑转移中的应用价值存在争议。2019年ASCO大会上口头汇报了一项黑色素瘤局限性脑转移局部治疗后辅助WBRT或观察的国际多中心Ⅲ期临床研究结果，证实了WBRT并不能改善局限性脑转移（1～3个脑转移灶）黑色素瘤患者的预后。

该研究历时9年，纳入了来自31个中心的207名患者，随机分为WBRT和观察两组。结果显示，1年内两组的颅内进展率分别为42%和50%（$P=0.222$），两组的局部复发率、OS、整体生活质量影响和出现认知障碍均无统计学差异。

这是全球首个最大宗的关于黑色素瘤局限性脑转移辅助WBRT的Ⅲ期多中心随机研究。该研究表明，WBRT并未给患者带来获益，将改变目前的治疗模式。基于这一结果，笔者不推荐对局限性脑转移患者行WBRT辅助治疗，这也有利于避免WBRT治疗后认知障碍发生。手术和SRS是颅内寡转移灶的局部治疗首选，在脑膜转移或者弥漫性脑转移的患者中，或许可以酌情考虑WBRT。

6. 有症状脑转移双免联合疗效差强人意

有症状的黑色素瘤脑转移患者其治疗举步维艰，目前的研究表明，Ipi或NIVO单药有效率仅5%～6%，D＋T的有效率59%，DOR 4.5个月，但只针对BRAF突变患者。多项临床研究证实了双免联合在无症状脑转移患者中的疗效，双免联合能否改善有症状脑转移患者的预后一直是未知的。2019年，CM-204和ABC两大研究结果显示，双免联合在有症状的脑转移患者中疗效大打折扣。

研究发现，NIVO＋Ipi在无症状脑转移患者中显示出了持久的颅内有效率，提示双免联合疗效稳定，可作为黑色素瘤脑转移患者的一线推荐。另外，研究更多地关注了有症状脑转移患者的疗效，结果提示双免联合较PD-1单抗单药有优势，部分患者可以从联合治疗中更多获益，但整体有效率不及20%，可能与研究纳入的患者均未接受局部治疗有关。笔者认为，针对这一疑难人群，局部治疗仍是直接有效、不可或缺的治疗，NIVO＋Ipi联合局部治疗的个体化方案可能更佳，后续仍需要大样本前瞻性研究数据的支持。

7. 晚期靶向、免疫治疗数据更新

晚期靶向治疗起效快、有效率高，但存在暴发耐药，免疫治疗起效慢但可长期获益。目前有学者认为免疫治疗优于靶向治疗，但笔者认为不能一概而论，两种治疗的纳入人群有选择偏移，目前还没有头对头的研究数据。从机制到临床，联合方案才是未来主流方向，联合治疗的机制、组合、序贯顺序都是研究的难点、重点，2019年各大会议也进行了相关探讨。

8. D＋T 5年生存数据更新

2019年ASCO大会上口头报告了COMBI-d/v研究的5年随访数据，该研究是迄今为止D＋T联合一线治疗晚期BRAF突变黑色素瘤的最大样本量和最长随访时间的临床研究，结果提示，靶向联合治疗可改善患者长期生存获益。

靶向治疗因其暴发性耐药常被诟病，而COMBI-d/v研究中有30%以上的患者可获得5年的长期生存，CR可以预测长期获益。笔者认为，靶向治疗获得CR的患者可考虑持续接受靶向治疗，其他患者是否应停药序贯免疫治疗，何时序贯，如何序贯，期待后续DREAMseq、SECOMBIT一系列新研究能给我们答案。

9. 双免联合5年生存数据更新

双免联合治疗始于黑色素瘤，黑色素瘤双免治疗始于CM-067研究。CM-067研究是第一个被FDA批准的联合治疗的依据，是双免联合治疗随访时间最长的Ⅲ期研究。2019年ESMO年会公布的5年随访结果，再次确定了联合治疗更高的ORR和PFS，并发现BRAF突变患者或许更有可能在免疫联合治疗中获益。笔者认为，即使免疫联合较单药有效率高，但晚期一线选择单药还是双免联合，应结合患者毒性耐受、肿瘤负荷情况综合考量。BRAF突变患者优选靶向还是免疫联合，目前还没有定论，相关研究正在开展。

10. 考比替尼联合阿特珠单抗公布阴性结果

靶向和免疫治疗各有利弊，联合治疗也许可以互补增效。前期转化基础研究发现，MEKi可上调肿瘤细胞MHC-Ⅰ类分子，募集T淋巴细胞，上调微环境PD-L1表达的作用，和PD-L1单抗可能有协同作用。基于此，罗氏开展了一项MEKi联合PD-L1单抗对

照Pembro单药一线治疗晚期BRAF野生型黑色素瘤的Ⅲ期对照研究。结果显示，联合组、Pembro组的ORR分别为26%和32%，PFS分别为5.5个月和5.7个月。

考比替尼联合阿特珠单抗虽然未能取得阳性结果，但仍是晚期黑色素瘤领域中的一项重要研究成果。取得阴性结果的原因可能和MEKi抑制了正常淋巴细胞的增殖分化有关。免疫联合治疗的机制尚不清楚，临床试验也都处于摸索阶段，优化联合方案，筛选优势人群，基础研究转化为临床应用，都是未来需要长期探讨和总结的问题。

11. 肢端型/黏膜型黑色素瘤治疗创新

黑色素瘤具有明显的种族差异，黄种人主要以肢端/黏膜型黑色素瘤发病为主，免疫治疗效果不及高加索人，可能与其CDK4/6通路突变、热点突变少、突变负荷低、染色体结构变异多有关。发病模式的差异意味着我们不能照搬高加索人的诊治模式，应致力于探索适用于亚洲黑色素瘤患者（肢端型、黏膜型）的诊治模式。

在此背景下，北京大学肿瘤医院黑色素瘤团队开创性地提出了黏膜黑色素瘤接受PD-1单抗联合阿昔替尼治疗的方案，其ORR和PFS显著提高至48.3%和7.5个月。该方案是迄今为止国内外已报道的晚期黏膜黑色素瘤中有效率最高的治疗方案，开创了黏膜黑色素瘤的治疗新纪元。目前全球的Ⅱ期临床研究正在入组中，PD-1单抗联合阿昔替尼有望成为国际黏膜黑色素瘤一线治疗的新标准。

近年来，北京大学肿瘤医院黑色素瘤团队在基础研究和临床试验领域不断创新，建立了肢端型和黏膜型黑色素瘤的诊治规范，为国际特殊类型黑色素瘤诊治提供了最主要的研究数据支持。

12. 黑色素瘤未来治疗突破

黑色素瘤的治疗日新月异，在免疫和靶向治疗的基础上，新型治疗手段不断涌现，以下3种药物有望今年获批用于黑色素瘤治疗。①免疫联合治疗：NIVO＋NKTR 214的免疫联合用于晚期黑色素瘤一线治疗的早期研究显示，ORR为64%，DCR达91%，PD-1单抗和其他免疫治疗药物的联合是未来重要的方向之一；②免疫联合靶向治疗：2019年罗氏宣布Tecentriq三联疗法一线治疗BRAF突变黑色素瘤Ⅲ期试验达到PFS主要终点，研究表明，阿特珠单抗＋考比替尼＋维莫非尼对照安慰剂＋考比替尼＋维莫非尼，明显改善PFS，意味着BRAF突变的黑色素瘤患者在不久的将来可以有更优的治疗选择；③细胞因子治疗：新型TIL细胞用于免疫或靶向治疗后进展的黑色素瘤患者，ORR达38%，DCR达80%，3%的患者获得CR。值得一提的是，研究纳入的66例患者均为PD-1耐药患者，TIL细胞疗法有望获批成为PD-1单抗耐药后的治疗选择。

目前黑色素瘤领域机遇和挑战并存，黑色素瘤免疫、靶向的治疗策略趋于优化，联合治疗的疗效和安全性数据还相对匮乏，合并肝转移、脑转移以及高LDH、肿瘤负荷重的黑色素瘤患者的治疗仍然是没有突破的瓶颈。对于我们来说，与时俱进地开展针对黏膜/肢端型黑色素瘤的临床研究尤为关键，通过临床研究指导临床实践，通过临床实践优化临床研究。

❖ 前列腺癌 ❖

晚期前列腺癌内科治疗进展盘点

叶定伟　卞晓洁

近年来我国男性前列腺癌的发病率不断上升，晚期前列腺癌发生转移或者去势抵抗是目前前列腺癌治疗的难点。随着分子生物学的迅速发展，精准医学的不断推进，大量新药正在不断被研发并进入临床，晚期前列腺癌患者的生存预后不断改善。本文就2019年度晚期前列腺癌治疗领域的一些重要研究进展进行盘点。

1. 雄激素受体（androgen receptor，AR）靶向治疗

1.1 LATITUDE研究

LATITUDE是评价阿比特龙加泼尼松和雄激素剥夺治疗（androgen deprivation therapy，ADT）的长期生存结果和安全性的Ⅲ期临床试验。终期结果显示，阿比特龙联合泼尼松＋ADT对比ADT治疗在转移性去势敏感前列腺癌（metastatic castration-sensitive prostate cancer，mCSPC）人群能显著生存获益。

中位随访51.8个月（47.2 ～ 57.0月），随访中共观察到618例死亡事件（阿比特龙＋泼尼松组 vs 泼尼松组：275例 vs 343例）。与泼尼松组相比，阿比特龙＋泼尼松组的总生存（OS）明显更长（中位53.3个月，95%CI：48.2 ～ 未达到）（$HR = 0.66$，95%CI：$0.56 ～ 0.78$，$P < 0.0001$）。

最常见的3 ～ 4级不良事件是高血压［阿比特龙＋泼尼松组为125例（21%），而对照组为60例（10%），对照组转为阿比特龙＋泼尼松治疗的72例患者中有3例（4%）］和低血钾症［70（12%）vs 10（2%）vs 2（3%）］[1]。

点评：既往对于mCSPC患者的治疗主要是采用ADT联合多西他赛化疗等方案，但这一治疗方案会伴随较明显的血液学不良反应，部分患者的耐受性较差。在LATITUDE研究的分析中，ADT治疗的基础上加入阿比特龙＋泼尼松可显著改善mCSPC患者OS和影像学无进展生存（rPFS），阿比特龙＋泼尼松组在推迟化疗开始时间及后续其他药物治疗时间上都具有显著意义，并且安全性可控。这些结果支持高危mCSPC患者使用阿比特龙＋泼尼松作为初始标准治疗方案。

叶定伟：教授，泌尿肿瘤MDT首席专家，复旦大学前列腺肿瘤研究所所长，中国抗癌协会泌尿肿瘤专业委员会主任委员，中国临床肿瘤学会前列腺癌专家委员会主任委员，中国临床肿瘤学会尿路上皮癌专家委员会副主任委员，中国临床肿瘤学会肾癌专家委员会副主任委员和免疫治疗专家委员会副主任委员，中国临床肿瘤学会常务理事，中国抗癌协会家族遗传性肿瘤协作组副主任委员，NCCN肾癌诊治指南中国版编写组副组长，NCCN前列腺癌和膀胱癌亚洲诊治共识专家委员会委员，上海市医师协会泌尿外科医师分会副会长，国科金终审专家，亚太前列腺癌学会（APPS）执行委员，亚太冷冻外科学会副会长。

此外，亚组分析的结果显示，阿比特龙＋泼尼松＋ADT治疗对于高肿瘤负荷mCSPC患者OS获益显著，但对于低肿瘤负荷mCSPC患者对比ADT治疗没有显著获益，这也提示临床医生需要根据患者的具体情况制定合适的治疗方案。

1.2 AR阻断治疗

1.2.1 PROSPER研究

PROSPER试验是评估恩杂鲁胺在无转移去势抵抗前列腺癌（castration resistant prostate cancer，CRPC）患者中疗效和安全性的Ⅲ期临床试验。前期研究表明，接受恩杂鲁胺治疗可以使无转移CRPC患者生存获益。2019年 *Lancet oncology* 更新了其次要研究终点疼痛进展时间和与健康相关的生活质量评估的结果，研究结果显示，恩杂鲁胺不仅可以延长患者生存时间，同时还能够延长患者疼痛进展时间及生活质量可视化量表时间。

通过BPI-SF疼痛严重程度评估具有临床意义的疼痛进展时间结果显示，恩杂鲁胺组患者无疼痛进展时间比安慰剂更长（中位36.83个月，95%CI：34.69～未达到）（$HR=0.75$，95%CI：$0.57～0.97$，$P=0.028$）。

进一步的分析结果显示，恩杂鲁胺组患者的生活质量可视化量表时间相对于对照组也显著延长（恩杂鲁胺组vs安慰剂组，22.11个月vs.14.75个月，$HR=0.75$，95%CI：$0.63～0.90$，$P=0.0013$）[2]。

1.2.2 SPARTAN研究

SPARTAN Ⅲ期研究结果显示，接受新一代雄激素受体抑制剂阿帕鲁胺治疗后无转移CRPC患者发生远处转移或死亡的风险降低了72%（$HR=0.28$，$P<0.0001$）。2019年ASCO公布了延长随访后的数据，并对PFS和安全性进行了重新评价以评估治疗的整体利弊。

受试者接受阿帕鲁胺治疗的中位时间为25.7个月，安慰剂组中位治疗时间为11.5个月。与安慰剂组相比，阿帕鲁胺治疗组在PFS2方面继续保持优势（$HR=0.5$，95%CI：$0.39～0.63$，$P<0.0001$），但阿帕鲁胺组PFS2尚未达到观察终点。

在中位随访32个月时，阿帕鲁胺组中由于疾病进展和不良事件导致的停药率分别为27.3%和12.7%，在安慰剂组中为73.4%和8.4%；更新随访1年后阿帕鲁胺组中治疗相关紧急不良反应的发生率未发生显著变化[3]。

1.2.3 TITAN研究

阿帕鲁胺用于治疗mCSPC的Ⅲ期临床试验TITAN也于2019年发布了令人振奋的结果，2019年9月阿帕鲁胺获FDA批准用于转移性去势敏感性前列腺癌的治疗。TITAN试验中，CSPC患者被随机分配至接受阿帕鲁胺（240mg/d）或安慰剂治疗。共有525例患者接受阿帕鲁胺加ADT的治疗，527例接受安慰剂加ADT的治疗。入组患者中位年龄为68岁，16.4%的患者接受了前列腺切除术或放疗；10.7%的患者曾接受过多西他赛治疗；62.7%受试者为高肿瘤负荷，37.3%受试者为低肿瘤负荷。

第一次中期分析平均随访时间为22.7个月，阿帕鲁胺组和安慰剂组在24个月无影像学进展生存的患者百分比分别为68.2%和47.5%（无影像学进展或死亡$HR=0.48$，95%CI：$0.39～0.60$，$P<0.001$）。阿帕鲁胺组的24个月OS率也高于安慰剂组（阿帕鲁胺组vs安慰剂组：82.4%vs.73.5%，$HR=0.67$，95%CI：$0.51～0.89$，$P=0.005$）。

阿帕鲁胺组3级或4级不良事件的发生率为42.2%，安慰剂组为40.8%，皮疹较常见于阿帕鲁胺组，但两者之间的副作用无明显差异[4]。

1.2.4　ARAMIS研究

2019年7月FDA批准达洛鲁胺用于治疗非转移性CRPC患者，这主要是基于ARAMIS的Ⅲ期临床试验结果。ARAMIS试验共计纳入1509名非转移性CRPC患者，在达首次观察终点的分析中达洛鲁胺组无转移进展时间为40.4个月，安慰剂组为18.4个月（$HR = 0.41$，$95\%CI$：$0.34 \sim 0.50$，$P < 0.001$），进一步分析显示达洛鲁胺组患者疼痛进展时间、细胞毒性化学疗法时间及有症状骨骼事件的时间均延长。

两组在治疗期间发生频率大于5%或3级以上的不良事件的发生率相似，除疲劳以外的事件发生率均低于10%，提示达洛鲁胺有着较好的安全性[5]。

点评：AR在促进前列腺癌细胞的增长、抑制前列腺癌细胞的凋亡起着重要的作用，即使前列腺癌患者对去势治疗出现耐受性，AR亦能发挥作用，AR信号转导通路仍然是进展期前列腺癌的研究热点。

恩杂鲁胺作为最早获批上市的AR阻断药物，其疗效和安全性已获时间检验，目前很多针对恩杂鲁胺的头对头试验或者联合用药治疗晚期前列腺癌的临床试验正在进行中，期待能为患者带来更多福音。

AR阻断治疗新的突破主要是阿帕鲁胺和达洛鲁胺两个药物，分别用于mCSPC患者的治疗以及非转移性CRPC患者的治疗，为临床医生根据患者的个体情况选择合适的用药提供了更多选择，使患者得到生存获益或控制病情的机会。前期试验提示，达洛鲁胺对血脑屏障的渗透性较低，对A型γ-氨基丁酸的亲和力也较低，达洛鲁胺与阿帕鲁胺和恩杂鲁胺相比，潜在的毒性作用更小，期待能够有更多的患者能够从治疗中获益。

此外，国产AR阻断药物HC-1119治疗mCRPC的Ⅲ期临床试验也正在招募中，让我们拭目以待。

2.　免疫检查点抑制剂

2.1　CheckMate 650研究

纳武利尤单抗是针对程序性死亡受体（PD-1）的人类单克隆抗体，可阻止PD-L1与活化T细胞上的PD-1结合，从而使免疫系统攻击癌细胞。

今年公布的纳武利尤单抗联合Ipilimumab治疗多西他赛未化疗前/化疗后进展的mCRPC的Ⅱ期CheckMate 650临床试验随访6个月后的分析结果提示，未使用化疗直接使用该组合的患者与使用化疗后再用该组合的患者客观缓解率（ORR）分别为26%和10%。PD-L1 ≥ 1%、DNA损伤修复（DDR）、同源重组缺陷或中位肿瘤突变负担的患者的ORR较高。治疗组和对照组中3 ~ 4级治疗相关的不良事件发生率分别为39%和51%，5级事件各1例[6]。

2.2　KEYNOTE-199研究

2019年公布的KEYNOTE-199中期观察结果显示帕博利珠单抗具有一定的抗肿瘤活性和疾病控制率，安全性也比较理想，有希望观察到患者OS获益。KEYNOTE-199研究纳入的mCRPC患者被分为3组：C1入组133例有符合RECIST标准可测量病灶、PD-L1阳性的患者，C2入组66例有可测量病灶、PD-L1阴性的患者，C3入组了59例具有不可测的骨病灶的患者。

截至2018年8月21日，三组中位随访时间分别为C1组9.5个月、C2组7.9个月和C3组14.1个月。ORR（95%CI）C1组为5%（2～11）、C2为3%（1～11）。根据RECIST v1.1标准，疾病控制率在C1中为10%、C2为9%、C3为22%。缓解持续时间在C1组中未达到中值（19～21.8[+]月），在C2组为10.6个月（4.4～16.8月）；KM评估两组缓解持续时间≥12个月的比例分别为71%和50%。3～5级药物相关不良事件在C1组15%、C2组14%、C3组为17%，2例与药物有关的死亡[7]。

点评：免疫检查点是免疫系统中的刺激性或抑制性分子，免疫检查点能够阻止宿主免疫系统对癌细胞作出反应。抑制性检查点分子的阻滞能够激活免疫系统查杀肿瘤细胞，已成为癌症免疫疗法的新靶点。

在FDA批准PD-1抑制剂帕博利珠单抗用于存在错配修复（mismatch repair，MMR）缺失的任何组织学肿瘤后，帕博利珠单抗被用于治疗MMR缺乏和/或高微卫星不稳定性（microsatellite instability，MSI）的mCRPC患者。

KEYNOTE-199的前期试验结果初步提示，帕博利珠单抗在mCRPC患者中可能使患者生存获益，并且安全可控。前期的临床试验显示免疫检查点抑制剂单一疗法在前列腺癌患者中的临床获益有限，这可能是由于免疫学上"冷"肿瘤微环境所致，免疫检查点抑制剂与其他药物联合应用治疗晚期前列腺癌的临床试验也正在进行中。

纳武利尤单抗联合Ipilimumab治疗多西他赛未化疗前/化疗后进展的mCRPC Ⅱ期临床试验提示，在特定亚群中ORR较高，也给临床医生提示，需要根据患者的特定基因表达趋组患者，采取更精细化的治疗手段，使患者能够从治疗中获益。

3. 多聚腺苷二磷酸核糖聚合酶（poly adenosine diphosphate-ribose polymerase，PARP）抑制剂

3.1 PROFOUND研究

PROFOUND试验是对比奥拉帕利与恩杂鲁胺/阿比特龙治疗同源重组修复（homologous recombination repair，HRR）基因缺陷mCRPC的Ⅲ期研究，2019年ESMO会议公布了其最新研究结果。研究共入组了387例mCRPC患者，这些患者的HRR基因发生突变、且在接受激素制剂治疗后病情进展。将研究对象按照基因突变情况分为两个队列（A队列为BRCA1/2、ATM突变患者；B队列为其他基因突变患者），每个队列的患者随机分为2组，试验组接受奥拉帕利（300mg，bid）或对照组接受阿比特龙或恩杂鲁胺联合泼尼松治疗。

分析结果提示，队列A 2组患者的中位rPFS为7.39个月 vs 3.55个月，达到6个月rPFS的患者比例为59.76% vs 22.63%，达到12个月rPFS的患者比例为28.11% vs 9.4%。2组患者进行整体分析显示试验组和对照组中位rPFS分别为5.82个月和3.52个月。在A队列中，两组患者分别为的ORR为33.3%和2.3%，疼痛进展时间为未达到和9.92个月，中位OS分别为18.5个月和15.11个月。奥拉帕利组最常见的3级及以上不良反应有：贫血（21.5%）、疲劳/乏力（2.7%）、呕吐（2.3%）、呼吸困难（2.3%）、尿路感染（1.6%）、恶心（1.2%）、食

欲下降（1.2%）、腹泻（0.8%）、背痛（0.8%）、关节痛（0.4%）[8]。

3.2　KEYNOTE-365研究

KEYNOTE-365是评估mCRPC患者接受帕博利珠单抗联合奥拉帕利治疗的安全性和疗效的Ⅰb/Ⅱ期临床试验。该试验所纳入受试者在近6个月内评估符合前列腺特异性抗原（PSA）进展或骨骼或软组织的影像学进展。

中位随访时间为11个月，41例接受治疗的患者中位年龄为69岁，PD-L1阳性率为27%，内脏转移比例为42%，存在RECIST可测量病灶的比例为68%，无患者存在同源重组。39名（95%）受试者出现与治疗相关的不良事件发生，最常见的不良事件（≥30%）为贫血（37%）、疲劳（34%）和恶心（34%）。21名（51%）受试者出现3～5级治疗相关的不良事件。有2例死亡，有1例与治疗有关（原因未知）[9]。

点评：PARP是一种与DNA损伤修复相关的核内蛋白质，通过对DNA单链或双链损伤的识别结合完成对DNA损伤信号通路的介导，参与基因扩增、转录调节、细胞增殖、维持染色体稳定等过程。奥拉帕利为口服PARP抑制剂，能增加PARP-DNA复合物的形成，从而阻滞PARP介导的DNA损伤修复，破坏细胞稳态，导致细胞死亡。

目前奥拉帕利已获批用于BRCA1/2基因突变的晚期卵巢癌和乳腺癌的治疗。相比于接受恩杂鲁胺或阿比特龙治疗，存在BRCA1/2和/或ATM突变及有任何HRR相关基因改变的mCRPC患者接受奥拉帕利治疗后显著提高rPFS、ORR及至疼痛进展时间，提示这类特殊患者亚群有可能从治疗中获益，且患者总体耐受性良好，其在前列腺癌中的安全性与其他癌症的安全性基本一致。

奥拉帕利联合帕博利珠单抗、阿比特龙等治疗mCRPC的临床试验也正在进行中，对比单药奥拉帕利治疗，联合用药的不良反应需关注，在保障安全性和有效性的前提下，缓解用药不良反应能够提高患者用药的依从性，从而影响预后。

4.　总结

在过去的几年中已有数种新药通过快速审批用于晚期前列腺癌的治疗，给晚期前列腺癌患者不断带来希望。随着治疗选择的增加，迫切需要对治疗选择进行优化，目前很多头对头的临床试验正在进行中，能够指导临床医生选择更优的用药方案及顺序。精准医学的发展也能够帮助临床医生根据患者个体基因型的特点选择合适的治疗方案，改善晚期前列腺癌患者的临床预后。

参　考　文　献（略）

❖ 肿瘤放疗 ❖

2019 年非小细胞肺癌放疗进展盘点

白玉君 魏玉春 袁双虎

随着放疗技术的进步与其他肺癌治疗技术的发展，2019 年放射治疗在不同分期非小细胞肺癌（NSCLC）治疗中的应用模式发生了一定程度的改变。对于不能手术的早期 NSCLC 首选立体定向放疗（SBRT），但应注意 SBRT 毒性的管理；同步放化疗是局部晚期 NSCLC 安全有效的治疗方法，局部晚期 NSCLC 行术后辅助放疗可能使患者获益；晚期 NSCLC 寡转移或寡复发均可行局部治疗；放疗联合免疫治疗 NSCLC 正在悄然地改变着肺癌的治疗模式。

肺癌的发病率居全球恶性肿瘤首位，也是我国发病率、死亡率第一位的恶性肿瘤，80% ～ 85% 肺癌患者是非小细胞肺癌（non-small cell lung cancer，NSCLC）。放射治疗（radiation therapy，RT）是肺癌的主要治疗方式之一，随着放疗技术的进步与其他肺癌治疗技术的发展，2019 年非小细胞肺癌放疗又出现了新的亮点和热点，现综述如下。

1. 早期 NSCLC 放疗

对于不能手术的早期 NSCLC 患者，立体定向放射治疗（stereotactic body radiation therapy，SBRT）为首选方案，但应加强其毒性管理。随着影像、功能分子影像等检查手段的进步，早期肺癌（$T_{1\sim2}N_0$）检出率较前增加[1]，对于可预见的手术死亡风险＜1.5% 的 I 期 NSCLC 患者，优先推荐手术治疗。然而，许多患者由于合并其他疾病不能耐受手术，而接受常规分割的放射治疗有较高的局部失败率和治疗相关的毒性反应[2-5]，对于这部分患者 SBRT 可作为首选方案。中央型早期 NSCLC 患者接受 SBRT 的毒性风险较高，尤其是≥2 级叶支气管狭窄（LBS2＋）的发生率很高，可达 27%，且与其接受的平均剂量正相关；叶支气管放疗剂量的限制为＜35.4Gy，其两年的 LBS2＋实际发生率＜19%[6]。RTOG 0813 是一项 I / II 期研究，研究确定五分式早期中央型 NSCLC 行 SBRT 的最大耐受剂量（MTD）为 12.0 Gy/fx，其结果与剂量限制毒性（dose-limiting toxicity，DLT）和高肿瘤控制率相关，DLT 的概率为 7.2%[7]。

袁双虎：肿瘤学博士，主任医师，博士生导师，山东省肿瘤医院放疗八科主任。国家"万人计划"科技创新领军人才，科技部中青年科技创新领军人才，中国肿瘤青年科学家奖获得者，国务院特殊津贴专家，泰山学者。华人肿瘤放射治疗协作组（CRTOG）执委会主任委员，中国临床肿瘤学会非小细胞肺癌专家委员会常务委员，中国抗癌协会肺癌专家委员会常务委员，中华医学会放射肿瘤学会青年委员会副主任委员，山东省临床肿瘤学会副理事长 / 秘书长，《肿瘤综合治疗电子杂志》编委。主要研究方向为胸部肿瘤精准放疗，成果多次入选 NCCN 和 EORTC 等欧美临床实践指南和国际放射肿瘤学教材，主持国家和省部级课题 10 余项，荣获国家科技进步奖、中华医学科技奖、省科技进步奖及国际科学奖等 10 余次。

SBRT治疗不能手术的早期NSCLC较标准放疗疗效好。35例早期NSCLC患者新辅助SBRT后接受了手术，病理完全缓解（pCR）率达到了60%[8]。一项3期随机对照试验结果显示，101例早期NSCLC患者中有20例出现局部进展，9例来自SBRT组（$n=66$），11例来自标准放射治疗组（$n=35$），对比标准放疗，SBRT可获得更好的局部控制（$P=0.0077$）[9]。随着SBRT使用范围不断扩大，应加强对早期NSCLC患者SBRT后复发的管理。研究发现，充分挽救的孤立性局部复发患者的生存率与未复发的原发性SBRT患者相似，而充分挽救的孤立性区域复发患者（无论复发位置及淋巴结受侵与否）的生存率与新发现的III期患者相似，建议在SBRT后的抢救治疗后进行定期、有组织的随访[10]。

2. 局部晚期NSCLC的放疗

2.1　局部晚期NSCLC行术后辅助放疗（PORT）是否可使患者获益存在争议

复旦大学附属肿瘤医院对62例行根治性切除、EGFR（＋）的 III /N2期NSCLC患者进行了回顾性研究，PORT与无复发生存（RFS）无显著相关性（$P=0.877$），但在Ki-67 ≥ 45%和切除修复交叉互补基因1（ERCC1）阳性的复发患者中（$n=22$），PORT显著延长RFS（$P=0.043$）[11]。另一项III期临床试验自2009年1月至2017年12月纳入364例p III A-N2患者，随机进入术后放疗（PORT）组（3D-CRT/IMRT，50Gy/25f）184例，观察组180例，两组患者的DFS、OS、DMFS比较无统计学意义[12]。

2.2　III期NSCLC患者行脑预防照射（PCI）或有获益

一项Meta分析研究脑预防性照射（PCI）对根治后 III 期NSCLC患者OS/无进展生存（PFS）/无脑转移生存（BMFS）的影响。研究发现，PCI显著提高了患者PFS（$HR=0.78$，$95\%CI$：$0.65 \sim 0.92$，$P=0.004$）和BMFS（$HR=0.38$，$95\%CI$：$0.27 \sim 0.53$，$P<0.001$），但对OS无获益（$HR=0.90$，$95\%CI$：$0.76 \sim 1.07$，$P=0.228$）[13]。

2.3　同步放化疗治疗局部晚期NSCLC，累及野照射和常规分割放疗方式可获得更长的生存和更低毒性

一项对比NSCLC同步放化疗（CCRT）和序贯放化疗（SCRT）疗效和毒性的Meta分析共纳入8项研究、1233例患者，结果发现，两组患者OS无显著差异（$HR=0.92$，$95\%CI$：$0.81 \sim 1.04$，$P=0.18$），但同步放化疗较序贯放化疗延长无进展生存期（$HR=0.83$，$95\%CI$：$0.73 \sim 0.95$，$P=0.007$）[14]。日本报告了最新 I 期/ II 期研究中局部晚期NSCLC患者（$n=58$）卡铂联合紫杉醇方案同步放疗（60Gy）的生存数据，中位随访时间为26.0个月，2年OS率为66.1%，中位PFS为11.8个月，2年PFS率为35.9%。长期随访没有发现新的毒性反应，在研究期间也没有发生与治疗相关的死亡，对局部晚期NSCLC患者有长期生存获益[15]。胸部放射治疗（TRT）剂量为60 ～ 74Gy时，与累及野照射（IFRT）相比，选择性淋巴结照射（ENI）并未发生更多的3级不良事件（AEs）（$P=0.1545$），但其与4级不良反应（adverse events，AEs）的发生显著相关（$P=0.0258$）。对比TRT剂量，大于60Gy的剂量更容易导致3级、4级及5级AEs。说明CCRT使用IFRT和60Gy（常规分割）与使用ENI或更高剂量的放疗相比，具有更低的毒性[16]。

对70岁及以上伴有共病的NSCLC患者，单纯RT似乎更安全可靠。Kim等[17]研究了70岁及以上伴有共病的III期NSCLC患者同步放化疗的可行性。CCRT（$n=54$）对比单纯

RT（$n=28$），结果发现CCRT与单纯RT患者的OS、LRR、DM差异无统计学意义。然而，同步组患者的耐受性较差，急性食管炎的发生率高于单纯RT组。

3. 晚期NSCLC放疗

3.1 晚期NSCLC寡转移或寡复发均可行局部治疗

晚期NSCLC寡转移患者局部行SBRT治疗安全有效。一项前瞻性研究入组47例NSCLC寡转移、接受全身治疗（化疗和/或靶向治疗）后疾病未进展患者，对肺部病变（包括原发灶和转移灶）行SBRT（30～60Gy/2～8f）治疗安全可耐受，研究发现SBRT可增加局部控制率并延长无进展生存期（progression free survival，PFS）[5.4个月，95%CI（2.4～8.9）个月][18]。

晚期寡复发NSCLC患者积极接受局部治疗可行、有效。一项对43例NSCLC患者切除术后远处复发的研究发现寡复发（12例）的复发期比多复发（31例）的复发期延长12.5个月（中位数：23.5个月：11.0个月），局部治疗后5年总生存率为81.5%[19]。12例患者中7例经局部治疗（包括手术、SBRT和RT）后再次复发；9例患者在局部治疗后OS可达30.4～110.0个月，而5例脑转移患者中3例OS为24.9～71.8个月。另一项肺癌切除或放疗后肺寡复发的回顾性研究发现，60.0%（21/35）患者行手术切除，40.0%（14/35）患者接受SBRT，3年OS率和PFS率分别为60.3%和49.6%。既往治疗和寡复发局部治疗之间的无进展生存期为29个月，并认为既往治疗与寡复发局部治疗之间的无进展间隔时间是总生存的独立危险因素（$HR=0.97$，95%CI：0.95～1.00；$P=0.039$）[20]。

SBRT显示出对NSCLC转移灶的显著局部控制，宿主的免疫状态与疗效相关[21]。Liu等[22]对66例接受SBRT的NSCLC肺转移患者进行研究，发现SBRT后1个月肺转移瘤的肿瘤反应与周围记忆CD4+T、记忆CD8+T、幼稚CD4+T、CD4+幼稚/记忆比值独立相关。他们的另一项研究证实，CD8+和CD28+T细胞计数可以预测NSCLC肺转移患者对SBRT的早期肿瘤反应[23]，但还需要更大的、独立的前瞻性分析。

3.2 EGFR-酪氨酸激酶抑制剂（TKI）联合放疗对EGFR（＋）的晚期肺癌原发灶及转移灶均有显著疗效

既往研究证明，EGFR-TKI联合放疗可有效控制EGFR（＋）晚期肺癌的局部转移灶[24]。一项[9-10]小样本单臂Ⅱ期临床试验探索一线EGFR-TKI联合TRT治疗EGFR（＋）Ⅳ期NSCLC的疗效和安全性。结果显示，10例患者1年PFS发生率为57.1%，中位PFS为13个月，放射损伤进展中位时间为20.5个月，客观缓解率（ORR）为50%，疾病控制率（DCR）为100%。该联合治疗的1年PFS率和中位PFS均高于厄洛替尼单药治疗，研究发现EGFR-TKI联合TRT作为Ⅳ期非小细胞肺癌EGFR活性突变的一线治疗，可长期控制肺原发病变，但研究还有待大样本继续观察[25]。

3.3 脑转移（BM）患者的放疗

全脑放射治疗（WBRT）可使EGFR突变型NSCLC患者生存获益。一项研究入组141例EGFR突变的NSCLC脑转移患者，结果显示，TKI＋WBRT组的1年OS比单独TKI组更长（81.9%：59.6%，$P=0.002$）[26]。另一项研究入组195例EGFR突变肺腺癌合并多发性BM患者，结果显示，疾病特异性分级预后评估（DS-GPA）分数不同的患者预后差异有统计学意义（$P < 0.0001$），在EGFR-TKI联合WBRT和先行EGFR-TKI的两组中，DS-GPA为2～3.5分的患者的OS明显长于0～1.5分的患者（$P = 0.023$），EGFR-TKI联合WBRT的患者OS明显长于先行EGFR-TKI的患者（$P = 0.023$）。WBRT组和先行EGFR-TKI组在0～1.5分OS水平上无差异（$P = 0.141$）。结果说明，对于EGFR突变型肺腺癌伴多发脑转移患者，先行WBRT可使DS-GPA高分组获得更长OS[27]。

WBRT 30Gy较20Gy组患者可能获得更长的生存期，但可能是因为KPS评分较好的患者更能耐受高剂量的放疗[28]。

WBRT＋序贯加量调强（SEB）较WBRT＋同步加量调强（SIB）可能获得更好的生存结局。一项研究比较了WBRT联合SEB或SIB治疗NSCLC脑转移（BM≤10）患者的生存结局和神经认知功能障碍。SEB与SIB组1年、2年和3年的累计生存率分别为60.0%、47.8%、41.1%、19.1%和27.4%（$P = 0.046$）。SEB组和SIB组的中位生存时间分别为15个月和10个月。亚组分析显示，SEB组1年、2年、3年生存率和中位生存时间明显优于SIB组，尤其对于1～2个脑转移灶的男性患者（年龄<60岁）（$P < 0.05$）。SEB组放疗后3个月微精神状态检查（MMSE）评分高于SIB组（$P < 0.05$）。该研究认为，WBRT＋SEB较WBRT＋SIB有更好的生存结局，尤其对于年龄大于60岁、1～2个脑转移灶的男性患者更有优势，且WBRT＋SEB对神经认知功能的损害较WBRT＋SIB更小[29]。

放疗可改变NSCLC脑转移亚克隆构成，放疗期间检测基因突变状态可为驱动基因阳性NSCLC脑转移患者提供最佳放疗和靶向治疗组合。收集8例非小细胞肺癌脑转移患者在放疗前、中、后3个节点的22份脑脊液样本，并进行二代基因测序（NGS），结果5例患者在放疗后基因突变数明显减少，其中2例患者检测到新的突变，1例患者原突变的变异丰度略有增加[30]。

4. 免疫治疗联合放疗治疗NSCLC前景可期

4.1　早期NSCLC的新辅助免疫治疗

2019年WCLC报道新辅助免疫检查点抑制剂（ICI）联合SBRT治疗早期NSCLC耐受性良好。一项 I 期临床研究选择T1～3N0M0不能或拒绝手术的NSCLC患者接受2个周期的Atezolizumab新辅助治疗，第3周期开始同步SBRT（50Gy/4～5f）。12例可用于DLT评估，1例3级皮疹停止治疗，11例患者完成方案治疗，其他3级毒性反应为4例患者白细胞减少，2级毒性为2例肺炎，2例甲状腺功能减退，2例甲状腺功能亢进，但此研究样本量少，正在进行队列扩大[31]。另一项 II 期临床研究将入组的可切除NSCLC患者（$n = 34$）随机分为Durvalumab（q3w×2周期）单药组对比SBRT＋Durvalumab（q3w×2周期）联合组，末次免疫治疗结束后1～2周手术。在这个随机试验中，Durvalumab无论是否伴有SBRT，耐受性都很好，SBRT＋Durvalumab治疗后的MPR（显著病理反应）率可观，提示SBRT有增强局部免疫反应的潜能[32]。

4.2　局部晚期NSCLC患者的免疫治疗

Durvalumab正在改变Ⅲ期不可切除（或可切除）NSCLC的治疗模式。根据PACIFIC实验结果，Ⅲ期NSCLC患者放化疗基础上加用Durvalumab巩固治疗显著延长OS。一项欧洲电子调查评估了Durvalumab对Ⅲ期疾病的分期和治疗策略的影响。74.8%医师认为应该在PD-L1＞1%时给予Durvalumab巩固治疗；13.1%医师认为无论PD-L1表达多少均应给予Durvalumab巩固治疗；28.6%医师认为对于PD-L1＜1%患者放化疗后应行二次活检；大约53.8%医师在放化疗后6周内开始使用Durvalumab；48.5%医师在序贯放化疗后开始使用Durvalumab。虽然没有安全性或有效性数据，几乎一半的临床医生在序贯放化疗后使用Durvalumab巩固治疗[33]。回顾性研究证实，在临床实践中，大约70%的不可切除期NSCLC患者符合条件接受Durvalumab巩固治疗[34]。

4.3　晚期NSCLC患者的免疫治疗

4.3.1　SBRT联合ICI安全且可耐受

威廉等[35]对92例晚期NSCLC患者进行的Ⅱ期临床研究显示，单个肿瘤部位SBRT放疗后联合Pembrolizumab（$n=36$）对比Pembrolizumab单药（$n=40$），客观缓解率（ORR）提高1倍（$P=0.07$）。中位PFS为1.9个月 vs 6.6个月（$P=0.19$），中位OS为7.6个月 vs 15.9个月（$P=0.16$）。研究认为Pembrolizumab之前行SBRT耐受良好，且亚组分析显示，PD-1阴性肿瘤患者接受放疗获益最大。2019年WCLC报道的另一项回顾性研究显示，接受肺SBRT和/或ICI患者（$n=110$）中，SBRT＋ICI组（$n=47$）与单独SBRT组（$n=63$）相比，仅有三级肺炎的风险增高（8.2% vs 0，$P=0.03$），表明SBRT＋ICI安全且可耐受[36]。

4.3.2　ICI联合TRT安全高效

临床前和临床试验数据分析表明，在NSCLC患者中，早期放疗可获得更好的PFS和OS。对转移性非小细胞肺癌患者进行Atezolizumab治疗联合低分割图像引导的放射治疗（HRT），其ORR为25%，疾病控制率（DCR）为50%，3级免疫相关不良事件的发生率与单独使用Atezolizumab相似[37]。RT和免疫治疗（IT）联合是一种安全、耐受性好、高效的晚期NSCLC多模式治疗方法，即使使用姑息性RT剂量，也可能对晚期NSCLC局部和全身治疗产生协同作用。179例接受RT与IT（包括NIVOlumab/Pembrolizumab或Atezolizumab）联合治疗的晚期NSCLC患者纳入研究，平均随访24.1个月（3～142个月），63/179例患者存活。1年、3年总生存率分别为60.3%、3.8%。无Ⅳ级及严重不良反应发生[38]。有研究认为，放疗可以触发肿瘤免疫反应，这种免疫反应可以通过免疫来增强，以达到持久的疾病控制[39]。另一项研究结果则显示，ICI治疗前后3个月内接受姑息性放疗并不增加放疗或ICI相关2级以上不良事件的发生，证明了ICI联合RT的安全性[40]。

随着放疗技术的进步和新型抗癌药物及检测技术的应用，非小细胞肺癌的治疗模式在各个期别中都发生了一定程度的变化，目前基于精确放射治疗的综合治疗模式多样、有效，有望为非小细胞肺癌患者带来更多的治疗选择和更好的治疗效果。

参　考　文　献（略）

2019年食管癌放疗进展盘点

秦庆谨　邢力刚

放射治疗在食管癌综合治疗中发挥着重要作用。随着放射治疗技术的进步和新型抗癌药物的应用，放射治疗在食管癌中的应用模式发生了一定程度的变化。现就2019年食管癌放疗新进展做一简要综述。

1. 早期食管癌

1.1 内镜切除术（ER）的有效性得到证实

UMIN000000553为第1个内镜切除术联合术后同步放化疗的前瞻性研究。研究基于内镜切除术后的病理结果确定选择性放化疗的具体方案，并评估治疗方案的有效性和安全性。176例 I 期胸段食管癌患者接受了内镜切除术。根据术后病理结果，所有患者被分为3组。A组：切缘阴性且无淋巴结浸润的pT_{1a}患者无须进一步治疗；B组：切缘阴性的pT_{1b}患者或pT_{1a}伴淋巴结浸润患者，给予区域淋巴结41.4Gy照射联合化疗；C组：切缘阳性的患者给予放化疗联合治疗，放疗剂量50.4Gy，原发灶局部加量9Gy。化疗方案为氟尿嘧啶和顺铂联合。研究结果显示，B组患者的3年总生存率为90.7%（$90\%CI$：84.0%～94.7%），标准手术治疗组（对照组）患者3年总生存率为92.6%（$90\%CI$：88.5%～95.2%）。未观察到严重不良反应发生（4或5级）。术后同步放化疗未增加食管狭窄发生率。此项研究证实了T1b食管癌内镜切除术后联合选择性放化疗的有效性，且其疗效与外科手术相当。内镜切除术联合选择性放化疗应被视为有效的微创治疗方案[1]。

1.2 新辅助治疗方案的选择仍需进一步证实

一项Meta分析比较了早期胃食管交界处腺癌患者新辅助化疗联合放疗与单纯化疗的疗效。截至2018年6月30日，共对22项研究、18 260例患者进行了最终分析。汇总结果表明，联合放化疗与单独化疗相比并未显著降低患者死亡风险（$HR=0.95$，$95\%CI$：0.84～1.07；$P=0.41$），但却降低了复发风险（$HR=0.85$，$95\%CI$：0.75～0.97；$P=0.01$）。联合放化疗使患者完全缓解率（pCR）提高了2.8%（$95\%CI$：2.27～3.47；$P<0.001$），并降低了局部复发的风险（$OR=0.6$，$95\%CI$：0.39～0.91；$P=0.01$），但没有降低远处转移的风险（$OR=0.81$，$95\%CI$：0.59～1.11；$P=0.19$）。因此，与单纯化疗相比，新辅助放化疗治疗早期食管胃交界处腺癌虽然使患者获得了较高的完全缓解率，降低了局部复发风险，但两

邢力刚：主任医师，博士研究生导师，山东省肿瘤医院院长助理、科研部部长，中华医学会放射肿瘤学分会委员，中华医学会放射肿瘤治疗学分会放射生物学组委员，中华医学会放射肿瘤分会立体定向放射治疗学组委员，中国临床肿瘤学会肿瘤放疗专家委员会副主任委员，中国抗癌协会肿瘤放射治疗专业委员会委员，中国抗癌协会癌症康复与姑息治疗专业委员会委员兼放疗学组组长。

者中位总生存期并无显著差异[2]。早期食管癌术前新辅助放化疗或单纯化疗的选择仍待大型随机试验证实。

2. 局部晚期食管癌

2.1 顺铂联合氟尿嘧啶仍为标准的化疗方案

不可切除的局部晚期食管癌以放化疗综合治疗为主，局部晚期食管鳞癌标准化疗方案为顺铂联合氟尿嘧啶，其他化疗方案的有效性及安全性也得到了进一步探索。发表在 JCO 上的一篇题为《紫杉醇联合氟尿嘧啶与顺铂联合氟尿嘧啶在局部晚期食管鳞癌放化疗中疗效、安全性的比较》的文章是一项前瞻性、随机、多中心、Ⅲ期临床研究。该研究评估了在局部晚期食管鳞状细胞癌同步放化疗中应用紫杉醇联合氟尿嘧啶方案对比顺铂联合氟尿嘧啶方案的疗效和安全性。研究共入组了 6 个中心的 436 例局部晚期食管鳞癌患者。入组患者被随机分为紫杉醇联合氟尿嘧啶组和顺铂联合氟尿嘧啶组，所有患者均接受同步放射治疗，放疗剂量为 61.2Gy/34 F。紫杉醇联合氟尿嘧啶组患者的 3 年总生存率为 55.4%，顺铂联合氟尿嘧啶组患者的 3 年总生存率为 51.8%（$OR = 0.905$，95%CI：$0.698 \sim 1.172$，$P = 0.448$）。两组患者的 3 年无进展生存率无显著差异（43.7%：45.5%；$OR = 0.973$，95%CI：$0.762 \sim 1.243$，$P = 0.828$）。与顺铂联合氟尿嘧啶组相比，紫杉醇联合氟尿嘧啶组患者的急性 3 级及以上的贫血、血小板减少症、厌食症、恶心、呕吐及疲劳等的发生率显著降低（$P < 0.05$），但其急性 3 级及以上的白细胞减少症、放射性皮炎、放射性肺炎的发生率较高（$P < 0.05$）。因此，在局部晚期食管鳞癌患者中，与标准顺铂联合氟尿嘧啶方案相比，紫杉醇联合氟尿嘧啶方案并未显著延长患者总生存期[3]。

2.2 局部加量照射获得较好预后

不可切除的局部晚期食管癌标准放化疗后局部复发率仍然很高，对原发肿瘤及转移淋巴结局部加量照射的研究结果显示出较好的耐受性和局部控制率。NCT01102088 为一项 Ⅰ/Ⅱ 期单臂临床试验，入组 46 例患者，放疗剂量亚临床区域设定为 50.4Gy，原发肿瘤和受累淋巴结设定为 63.0Gy，分为 28 次照射，同时使用多西他赛和卡培他滨或氟尿嘧啶同步化疗。研究结果显示，所有患者均未出现 4 或 5 级毒性反应；6 个月、1 年、2 年的局部复发率分别为 22%（95%CI：$11\% \sim 35\%$）、30%（95%CI：$18\% \sim 44\%$）及 33%（95%CI：$20\% \sim 46\%$）。15 例患者（33%）出现局部进展，中位总生存时间为 21.5 个月。与 97 例接受标准放疗剂量的患者相比，局部加量队列显示了较好的局部控制率（$OR = 0.49$，95%CI：$0.26 \sim 0.92$；$P = 0.03$）和总生存率（$OR = 0.66$，95%CI：$0.47 \sim 0.94$；$P = 0.02$）。这表明，局部晚期食管癌对局部加量放疗联合化疗的耐受性良好，可获得较好的局部控制[4]。

3. 食管癌的同步加量放疗的探索性研究

3.1 老年性食管癌联合单药化疗初显疗效

单纯放疗在老年性食管及食管胃交界性癌患者中已取得确切疗效。3JECROG P-01 是一项双臂、开放、随机的多中心临床试验，比较了老年食管癌患者接受同步加量（SIB）放疗联合 S-1 与单纯放疗的疗效。共入组 100 例 70 岁以上的 ⅡA ～ ⅣB 期（2002 分期，Ⅳ期可为仅锁骨上或腹腔干淋巴结转移）食管或食管胃交界癌患者，1∶1随机分配到SIB臂的患者接受同步加量放疗（95%PTV/PGTV 50.4Gy/59.92Gy/28f），随机分配到SIB＋S-1臂的患者接受SIB放射治疗并给予S-1同步化疗。Ⅱ期试验结果显示，老年、身体较弱的不适合双药静脉化疗的患者，可采用较缓和的同步放化疗方案，如联合S-1单药、尼妥珠单抗等；提高了老年患者的生存率并显示了良好的耐受性。Ⅲ期试验的主要终点是1年总生存期，次要目标包括无进展生存期、无复发生存期（局部区域复发和远处转移）、疾病失败模式、毒性情况以及生活质量。目前研究结果尚未公布[5]。

3.2　瘤区最大放疗剂量探索

NCT02429622试验为Ⅰ/Ⅱ期临床试验，研究了无法切除的食管癌患者选择性淋巴结同步加量放疗联合双药同步化疗的安全性和耐受性。方法：在Ⅰ期临床试验中，PTV的剂量为50.40Gy/1.80Gy/28f而剂量加强区域则计划3个剂量水平，第一个剂量水平为60.76Gy/2.17Gy/28f，第二、第三剂量水平较前一剂量水平依次递增2Gy。将选择性淋巴结纳入CTV，并同时给予患者紫杉醇和奈达铂化疗至少5周期。在Ⅱ期临床试验中，对入组患者按照Ⅰ期临床试验中获得的最大耐受剂量（MTD）治疗，并评估患者依从率、存活结果和不良反应发生情况。研究结果显示，同步加量（SIB）放疗在不可切除的食管癌患者中，最大耐受剂量（95%PGTV/PTV 59.92/50.40Gy/28f）联合选择性淋巴结照射、双药化疗是可行且安全的[6]。

3.3　标准放化疗后再程局部加量放疗探索

Cheng等[7]的Ⅰ期临床试验结果显示，晚期胸/颈段食管鳞癌标准剂量放化疗后再程图像引导调强超分割放疗联合化疗治疗中，再程放疗的最大耐受剂量为36Gy，采用该最大耐受剂量治疗的10例患者未出现剂量限制性毒性。本研究结果显示：晚期胸/颈段食管鳞癌患者可耐受的最大累积剂量为86Gy。最常见的急性3级及以上毒性反应是放射性食管炎（26%）和中性粒细胞减少症（19%），总体缓解率为84%（95%CI：42%～93%），接受累积剂量达最大耐受剂量或更高剂量者的1年局部控制率为100%。相关的Ⅱ期临床试验将进一步评估该研究结果。

4.　食管癌免疫治疗研究初显疗效

KEYNOTE-059研究纳入了259例既往接受过治疗的胃食管交界处癌（51%）或胃癌（49%）患者，每次接受200mg派姆单抗治疗，每3周1次，直至病情进展。中位随访5.8个月后，客观缓解率为11.6%（95%CI：8%～16%），6例患者获得完全缓解（2.3%）[8]。

KEYNOTE-180试验是一项开放的Ⅱ期临床研究，评估了三线治疗方案Pembrolizumab单药治疗晚期食管腺癌患者的疗效。本试验中患者接受200mg Pembrolizumab治疗，每3周1次，共2年。中位随访5.8个月后，客观缓解率为10%（95%CI：5%～17%），其中12例患者获得部分缓解。在PD-L1阳性肿瘤患者中，客观缓解率为14%（95%CI：6%～25%），而在PD-L1阴性肿瘤患者中，客观缓解率为6%（95%CI：2%～16%）[9]。

KEYNOTE-590是一项随机、双盲、安慰剂对照的Ⅲ期临床研究，旨在评晚期食管癌或食管胃连接处癌患者的一线治疗方案Pembrolizumab联合化疗与安慰剂联合化疗相比的有效性和安全性。此研究将招募约700例既往未接受治疗的局部晚期、不可切除或转移性食管腺癌或晚期食管胃连接处癌或转移性Siewert 1型腺癌的患者。符合条件的患者将被随机分配接受Pembrolizumab或安慰剂联合化疗（顺铂加氟尿嘧啶）。主要终点是所有患者以及PD-L1阳性综合评分≥10的患者无进展生存期和总体生存期。希望KEYNOTE-590试验的结果将有助于确定免疫疗法在食管癌患者中的作用[10]。

ONO-4538-12，ATTRACTION-2试验是由Kato等[11]在日本人群中进行的一项随机、双盲、安慰剂对照的Ⅲ期临床研究。该试验入组的为接受过至少2种化疗方案难以控制或不耐受的晚期胃或食管胃连接癌患者。研究结果显示，与安慰剂相比，NIVOlumab组患者的中位OS更长（5.4个月 vs 3.6个月）。与安慰剂组相比，NIVOlumab组的死亡风险更低（$HR = 0.58$，$95\%CI$：$0.42 \sim 0.78$；$P = 0.0002$）。在NIVOlumab组和安慰剂组严重不良事件的发生率分别为23%（35/152）和25%（18/72）。可以得出，在日本人群中，接受NIVOlumab治疗的患者OS更长，并且安全性可控。

总之，目前食管癌的治疗方案多样，放射治疗在食管癌的综合治疗中仍发挥着重要作用。对于可手术的食管癌患者，新辅助放化疗后手术治疗仍是标准治疗方案；对于不可手术的食管癌患者，根治性放化疗是唯一根治性方案；术后辅助放疗对于经过选择的病例可提高局部控制率和生存率。制定精准的治疗方案仍要以多学科团队（MDT）的规范诊疗为基础。

参　考　文　献（略）

❖ 淋巴瘤 ❖

2019淋巴瘤进展年度盘点

赵培起　　张会来

1. 套细胞淋巴瘤（MCL）中以BTK抑制剂为核心的新方案组合正在冲击传统的治疗模式

R时代MCL治疗的基石是免疫化疗，大剂量的阿糖胞苷和自体造血干细胞移植，尽管相较R前时代MCL患者的生存明显延长，但是很多患者终将复发。而且由于MCL的中位年龄超过60岁，所以很多患者无法耐受上述治疗方案，预后欠佳。

BTK抑制剂等新药在复发难治MCL中取得突出疗效，目前获FDA批准的BTK抑制剂包括Ibrutinib、Acalabrutinib、Zanubrutinib。2019年ASH会议上朱军及宋玉琴教授团队报道了Orelabrutinib的结果[1]，客观缓解率（ORR）为82.5%，完全缓解（CR）为24.7%。由于上述药物参与的均为Ⅱ期研究，纳入人群不同，疗效判定标准不一，因此到目前为止无法判定哪种药物疗效更优。

BTK抑制剂后复发进展的患者预后更差，中位OS仅有5.8个月。今年*Haematologica*上发表了一篇文章[2]，回顾性分析了20例BTK抑制剂后复发进展的患者应用BCL-2抑制剂Venetoclax的效果，结果显示ORR为53%，CR率为18%。

来自美国MD Anderson癌症中心的王鲁华教授也报道了ZUMA2的研究结果[3]，该研究旨在评估CD19 CAR-T细胞治疗KTE-X19在既往接受过1～5线治疗（包括BTK抑制剂）的复发/难治MCL的作用。28例患者接受了KTE-X19并随访超过1年，研究者评估的ORR为86%，CR率为57%。3/4级细胞因子释放综合征（CRS）发生率为18%，3/4级神经事件（NE）发生率为46%，无5级CRS或NE发生。

而以BTK抑制剂为基础的方案在MCL一线治疗中的疗效同样值得期待。王鲁华教授领衔的Window-1研究[4]：即IR联合短疗程R-Hyper CVAD/MTX治疗年轻初治的MCL，今年Lugano会议上汇报了随访3年的结果，3年PFS率和OS率分别为89%和100%，流式评估的骨髓MRD阴性率高达91%。

今年Lugano会同样由来自美国MD Anderson癌症中心的P.Jain汇报了IR治疗老年（＞65岁）初治MCL的Ⅱ期试验[5]，共入组了42例患者，中位随访24个月，最佳ORR

张会来：教授，肿瘤学博士、主任医师、博士研究生导师。天津医科大学肿瘤医院淋巴瘤内科主任。主要研究方向：恶性淋巴瘤的分子诊断和个体化治疗。中国抗癌协会（CACA）淋巴瘤专业委员会副主任委员，中国临床肿瘤学会（CSCO）抗淋巴瘤联盟常委，中国医疗保健国际交流促进会肿瘤内科分会副主任委员，中国老年保健协会淋巴瘤专业委员会副主任委员，中华医学会肿瘤分会淋巴瘤学组委员，天津市抗癌协会淋巴瘤专业委员会主任委员，天津市血液病质控中心副主任委员，天津市医师协会血液医师分会副会长。

93%，最佳CR率为64%，中位PFS及OS均未达到。而这些研究是否能够颠覆目前的免疫化疗±自体造血干细胞移植的治疗模式仍待进一步的随访及观察。

2. 以滤泡性淋巴瘤（FL）为代表的惰性淋巴瘤逐渐进入Chemo-free时代

FL是一种常见的非霍奇金淋巴瘤，中位年龄大于60岁。此外，FL属于惰性淋巴瘤，有着不可治愈、反复复发的特点，因此探索一种有效、安全的一线治疗方案显得尤为重要。

RELEVANCE研究[6]虽没有证实R2方案优于标准免疫化疗，但安全性更好，这个研究的重要意义在于FL已经进入了Chemo-free时代。2019年ASH会议公布了以二代CD20单抗Obinutuzumab＋Lenalidomide的方案在既往未经治疗的高肿瘤负荷FL患者中的疗效[7]，共入组90例患者，ORR为96%（86/90），CR率为94%（85/90）。中位随访25个月，2年PFS率为96%。

2019年JCO也发表了Ⅲ期临床试验AUGMENT的随访结果[8]。结果显示，R2组的中位PFS为39.4个月，而利妥昔单抗组的中位PFS只有14.1个月。该联合治疗使疾病进展或死亡风险降低了54%。此外，R2组的ORR及CR率分别为78%和34%，而利妥昔单抗组的ORR及CR率分别为53%和18%；两组中位缓解持续时间（DOR）分别为36.6个月和21.7个月。

PI3K抑制剂在FL中的疗效同样值得肯定，到目前为止FDA已经批准Copanlisib以及Idelalisib用于治疗复发难治的FL。今年JCO也发表了DYNAMO研究结果[9]，该研究评估了PI3K抑制剂Duvelisib（IPI-145）在难治惰性非霍奇金淋巴瘤中的疗效，共入组了129例患者，ORR为47.3%［小淋巴细胞淋巴瘤（SLL）：67.9%；FL：42.2%；边缘区淋巴瘤（MZL）：38.9%］，预估的中位缓解持续时间为10个月。

3. 霍奇金淋巴瘤（HL）：疗效与毒副作用如何平衡？

HL是治愈率最高的肿瘤之一，如何在远期疗效及远期毒副作用之间保持平衡显得至关重要。目前晚期HL的一线治疗方案包括ABVD（多柔比星＋博莱霉素＋长春碱＋达卡巴嗪）及BEACOPP（博来霉素＋依托泊苷＋多柔比星＋环磷酰胺＋长春新碱＋丙卡巴肼＋泼尼松）。如何选择，仍存争议。

2019年Blood公布了SWOG S0816研究5年的随访结果[10]，该研究纳入的是初诊进展期HL，患者先接受2周期ABVD治疗，PET2 CR者再接受4周期ABVD治疗，未CR者转换为BEACOPP escalated治疗6周期。PET2阴性者82%，阳性者18%。所有患者预估5年PFS率为74%，PET2阴性和阳性患者的5年PFS率分别为76%和66%；所有患者预估5年OS率为94%，PET2阴性和阳性患者的5年OS率分别为96%和86%。尽管S0816研究中所有患者的5年OS率很高，但PET2阴性患者近1/4复发，证明根据PET2结果调整治疗和ABVD作为标准一线治疗具有局限性。

2019年The Lancet Oncology公布了AHL2011研究结果[11]，该研究旨在明确对于早期治疗反应良好的HL患者，治疗过程中根据PET结果将BEACOPP escalated方案减剂量换为ABVD方案是否会影响治疗反应。中位随访时间50.4个月，标准治疗组5年PFS率为86.2%，PET驱动治疗组为85.7%。AHL2011研究结果表明，对于早期治疗反应良好的患者，治疗过程中可根据PET结果将BEACOPP escalated方案减剂量为ABVD方案，减轻了不良反应，而不影响治疗效果。

对于进展期HL，到底是先做"加法"还是"减法"？到目前为止，还没有指标能够指导前期治疗方案的选择。尽管SWOG S0816研究中ABVD后做加法的策略比AHL2011研究中BEACOPP escalated方案后做减法的预后要差，而且S0816研究中1/4 PET2阴性患者复发，但我们也知道两个研究的交叉比较非常危险。

另外在HL一线治疗探索中，如BV（Brentuximab Vedotin）或PD-1单抗与化疗的联合，乃至BV和PD-1单抗两者无化疗方案的初步数据都令人鼓舞。

如ECHELON-1研究[12]已经证明在改善患者的PFS方面，A＋AVD（BV联合AVD）优于ABVD。2019年EHA会议公布了ECHELON-1研究的3年随访结果，A＋AVD组的3年PFS率为83.1%，ABVD组为76.0%；两组中PET2-且年龄＜60岁的患者的3年PFS率分别为87.2%和81.0%。A＋AVD治疗组中年龄＜60岁且PET2＋患者3年PFS率为69.2%，而ABVD组仅为54.7%。

当然我们还需要更长时间进行疗效及安全性的随访。此外，本身HL经常规化疗的治愈率较高，一线应用BV或PD-1单抗的适用人群还有待进一步探讨。

4. 外周T细胞淋巴瘤（PTCL）：重大突破

PTCL是一种侵袭性的T细胞非霍奇金淋巴瘤，其最常见的一线治疗方案是以蒽环类为主的CHOP（环磷酰胺＋多柔比星＋长春新碱＋泼尼松）或CHOP类的方案，这一方案几十年来没有变化，患者的需求远未满足。

2019年Lancet公布了ECHELON-2的研究结果[13]，该研究是一项评估BV联合CHP治疗初治CD30阳性PTCL的国际多中心、随机、双盲的Ⅲ期研究。CHOP组与A＋CHP组的ORR分别为72% vs 83%（P＝0.003）、CR率分别为56% vs 68%（P＝0.007）。中位随访35.2个月，CHOP与A＋CHP组的中位PFS分别是20.8个月 vs 48.2个月（P＝0.011），两组的不良事件发生率和严重程度相似。ECHELON-2试验的结果表明，BV联合CHP方案实现了CD30阳性PTCL治疗的重大突破。这一方案已经获得FDA批准成为治疗CD30阳性的PTCL患者的一线疗法。

NK/T细胞淋巴瘤在我国的发病率明显高于西方国家，晚期患者生存较差。目前含门冬酰胺酶的化疗方案成为治疗NK/T细胞淋巴瘤的主流方案。NCCN指南推荐的一线治疗方案包括SMILE、AspaMetDex以及中国的P-GemOx方案。相较于前两者，P-GemOx不仅疗效高，且毒副作用轻微，患者耐受性好。

2019年ASH年会张明智教授团队报道了DDGP在晚期结外NK/T细胞淋巴瘤中的研究结果[14]，DDGP组3年PFS率和5年OS率高于SMILE组（3年PFS率为56.6% vs 41.8%，P＝0.004；5年OS率为74.3% vs 51.7%，P＝0.02）。DDGP组ORR高于SMILE组（90.0% vs 60.0%，P＝0.002），但CR率两组间没有差异。DDGP方案的耐受性和安全性更好。

复发/难治性结外NK/T细胞淋巴瘤预后差，缺乏有效治疗手段。今年ASH会上黄慧强教授团队展示了PD-L1单抗CS1001单药治疗复发难治结外NK/T细胞淋巴瘤疗效及安全性的Ⅱ期临床研究[15]，ORR为44%（11/25），CR率为36%（9/25），但由于病例数较少，随访时间较短，值得进一步探索及观察。

5. 免疫检验点抑制剂不断探索前行，联合成为趋势

以PD-1/PD-L1单抗为代表的免疫检验点抑制剂无疑引领了肿瘤免疫治疗时代的开启。到目前为止，PD-1单抗纳武利尤单抗、帕博利珠单抗、信迪利单抗、卡瑞利珠单抗相继获批复发难治的HL。PD-1单抗在复发难治HL中有效率虽较高，ORR为60%～80%，但CR率普遍较低。2019年 *JCO* 发表了韩为东教授团队运用卡瑞利珠单抗联合地西他滨治疗复发难治性经典型霍奇金淋巴瘤（cHL）的CR率为71%，即使对于PD-1抗体单药治疗进展的患者，卡瑞利珠单抗联合地西他滨治疗的ORR为52%，CR率为28%[16]。

基于KEYNOTE-170研究[17]，2018年6月18日FDA批准帕博利珠单抗治疗复发难治的原发纵隔大B细胞淋巴瘤。该研究入组了53例复发难治的原发纵隔大B细胞淋巴瘤，ORR为45%，CR率仅为11%。此外，2019年 *JCO* 报道了CheckMate 436研究[18]，纳入了30例复发难治的原发纵隔大B细胞淋巴瘤，BV联合纳武利尤单抗，ORR为73%，CR率为37%，ORR及CR率明显提高。

而其他的免疫检查点抑制剂，如抗CD47单抗、LAG-3通路抑制剂等在淋巴瘤和白血病等血液肿瘤中也显示出较好的疗效，值得期待。

参　考　文　献（略）

第二章

年度新药

2019年，53款新药获国家药品监督管理局批准，抗肿瘤药物占比最高

　　过去一年，国家药品监督管理局（NMPA）共批准53款新药在中国上市。与2018年批准的48款药物相比，数量小幅增长。多一种新药，多一种选择，也多一分希望。对广大患者来说，这些新药可以算是2020年最好的新年礼物。按治疗疾病种类来划分，53款新药集中在肿瘤、皮肤病、糖尿病、疫苗、抗感染、呼吸系统疾病、类风湿关节炎、消化系统疾病、肝病、儿童用药等领域。

　　这53款获批新药中，抗肿瘤药物13款，所占比例最高，接近1/4，主要针对非小细胞肺癌、前列腺癌、黑色素瘤、霍奇金淋巴瘤、骨巨细胞瘤、多发性骨髓瘤、乳腺癌、卵巢癌、白血病等，具体见表1。

表1　2019年新获批的抗肿瘤药物

序号	药品名称	商品名	公司	类型	批准日期	适应证
1	达可替尼片	多泽润	辉瑞	化药	2019/5/15	单药一线治疗EGFR19号外显子缺失突变或21号外显子L858R置换突变的局部晚期或转移性非小细胞肺癌（NSCLC）患者
2	度伐利尤单抗注射液	英飞凡	阿斯利康	生物药	2019/12/9	用于在接受铂类药物为基础的化疗同步放疗后未出现疾病进展的不可切除、Ⅲ期非小细胞肺癌（NSCLC）患者的治疗
3	阿帕他胺片	安森珂	强生	化药	2019/9/6	治疗有高危转移风险的非转移性去势抵抗性前列腺癌（NM-CRPC）成年患者
4	恩扎卢胺软胶囊	安可坦	安斯泰来	化药	2019/11/20	用于治疗雄激素剥夺治疗（ADT）失败后无症状或有轻微症状且未接受化疗的转移性去势抵抗性前列腺癌（CRPC）成年患者
5	甲磺酸达拉非尼胶囊	泰菲乐	诺华	化药	2019/12/18	联合曲美替尼用于治疗BRAF V600突变阳性的不可切除或转移性黑色素瘤
6	曲美替尼片	迈吉宁	诺华	化药	2019/12/18	联合达拉非尼用于治疗BRAF V600突变阳性的不可切除或转移性黑色素瘤
7	注射用卡瑞利珠单抗	艾立妥	恒瑞医药	生物药	2019/5/30	用于至少经过二线系统化疗的复发或难治性经典型霍奇金淋巴瘤患者
8	替雷利珠单抗注射液	百泽安	百济神州	生物药	2019/12/27	用于治疗至少经过二线系统化疗的复发或难治性经典型霍奇金淋巴瘤患者
9	地舒单抗注射液	安加维	安进	生物药	2019/5/22	用于骨巨细胞瘤不可手术切除或者手术切除可能导致严重功能障碍的成人和骨骼发育成熟的青少年患者治疗

（续　表）

序号	药品名称	商品名	公司	类型	批准日期	适应证
10	达雷妥尤单抗注射液	兆珂	杨森	生物药	2019/7/5	单药治疗复发和难治性多发性骨髓瘤成年患者，包括既往接受过一种蛋白酶体抑制剂和一种免疫调节剂且最后一次治疗时出现疾病进展的患者
11	甲磺酸艾立布林注射液	海乐卫	卫材	化药	2019/7/12	治疗既往接受过至少两种化疗方案（包括蒽环类和紫杉类）治疗的局部复发或转移性乳腺癌患者
12	甲苯磺酸尼拉帕利胶囊	则乐	再鼎医药	化药	2019/12/27	作为对含铂化疗完全或部分缓解的复发性上皮性卵巢癌、输卵管癌或原发性腹膜癌成人患者维持治疗
13	甲磺酸氟马替尼片	豪森昕福	豪森药业	化药	2019/11/26	治疗费城染色体阳性的慢性髓性白血病（Ph＋CML）慢性期成人患者

肿瘤领域新药临床医生熟知度

PD-1抑制剂最被熟知。

在肿瘤科2017～2018部分新药中，2018年的2个"大热"新药PD-1抑制剂纳武利尤单抗注射液（欧狄沃）和帕博利珠单抗注射液（可瑞达）的医生了解度和处方比例最高。

纳武利尤单抗注射液（欧狄沃）和帕博利珠单抗注射液（可瑞达）是我国首批上市的PD-1抑制剂。其中纳武利尤单抗注射液获批用于EGFR/ALK阴性、既往接受过含铂方案化疗后疾病进展或不可耐受的局部晚期或转移性非小细胞肺癌（NSCLC）成人患者；帕博利珠单抗注射液获批用于经一线治疗失败的不可切除或转移性黑色素瘤的治疗。目前PD-1抑制剂的更多新药及新适应证正在陆续研究和申报之中。

格拉司琼透皮贴片（善可舒）是全球首个5-HT3受体拮抗剂的透皮贴片产品，用于预防中度和/或高度致吐性化疗引起的恶心和呕吐。

奥拉帕利片（利普卓）是我国上市的首款PARP抑制剂，获批用于铂敏感复发卵巢癌。

甲磺酸仑伐替尼胶囊（乐卫玛）是一种酪氨酸激酶抑制剂，可用于既往未接受过全身系统治疗的不可切除的肝细胞癌患者。这是10年来第一个在中国被批准作为肝细胞癌一线系统治疗的新治疗方案。

盐酸阿来替尼胶囊（安圣莎）和塞瑞替尼胶囊（赞可达）是二代ALK抑制剂，均可用于治疗ALK阳性的局部晚期或转移性NSCLC。

哌柏西利胶囊（爱博新）是我国上市的首款CDK4/6抑制剂，可用于HR阳性、HER2阴性的局部晚期或转移性乳腺癌，与芳香化酶抑制剂联合使用作为绝经后女性患者的初始内分泌治疗。

第三章

年度研究

EGFR和ERBB2种系突变有望成为肺癌患者新的治疗靶点

陆　舜

（上海交通大学附属胸科医院肿瘤科）

在中国，吸烟和空气污染被认为是引发肺癌的最重要的危险因素。目前，对于肺癌发生的遗传决定因素的认识相对较少。国外研究显示，EGFR突变的肺癌患者中存在1%～4%的T790M种系突变，这可能与肺癌的遗传风险相关；而有关中国人群中EGFR和ERBB2种系突变的频率及其在肺癌遗传易感性中的作用，则尚未被报道。

上海交通大学附属胸科医院陆舜研究组对12 833例国内的肺癌患者进行回顾性分析，结果显示，14例患者被鉴定出8种EGFR杂合种系突变，1例患者被鉴定出ERBB2种系突变；5例患者有癌症家族史，尤其是携带EGFR-T790M种系突变的患者，其家族中多位成员患有肺癌，继而表明EGFR-T790M种系突变可能与肺癌的遗传患病风险相关。同时，陆舜研究组在体外就EGFR种系突变对EGFR酪氨酸激酶抑制剂（tyrosine kinase inhibitors，TKI）的敏感性进行研究，结果发现，EGFR-K757R和L844V可对EGFR TKI产生响应。该研究成果以"EGFR and ERBB2 germline mutations in Chinese lung cancer patients and their roles in genetic susceptibilityto cancer"为题于2019年1月在线发表于国际著名学术期刊*J Thorac Oncol*。陆舜教授是论文的第一作者兼通信作者，虞永峰医师是论文的共同第一作者。上海交通大学附属胸科医院是论文的通信单位。

本研究共入组肺癌患者12 833例，其中，肺腺癌患者占比87.9%、肺鳞癌患者占比8.4%、腺鳞混合癌患者占比1.2%、大细胞肺癌患者占比0.25%、小细胞肺癌患者占比2.25%；男性患者占比56.6%，稍多于女性患者；有44.2%的患者为EGFR体细胞敏感突变。研究中共有14例患者被鉴定出8种EGFR杂合种系突变，1例患者被鉴定出ERBB2-V1128I种系突变，且上述突变均位于EGFR/ERBB2的激酶结构域内或邻近区域。在本研究队列中，K757R（$n=5$）是最常见的EGFR种系突变，其他分别是R831H（$n=2$）、D1014N（$n=2$）、

陆舜：上海交通大学附属胸科医院肿瘤科主任，科技部重点专项首席专家，国务院特殊津贴获得者。2008年于中国人民解放军海军军医大学（原第二军医大学）获肿瘤学博士学位。曾赴美国、以色列等国进修学习。现任中国抗癌协会肺癌专业委员会主任委员。主要从事肺癌多学科综合治疗的基础与临床研究，特别着眼于肺癌的精准治疗，贯彻肺癌的单病种多学科管理和个体化治疗措施，对肺癌的早期诊断、综合治疗及转化性研究均有较高造诣。以第一作者或通信作者在*JCO*、*PNAS*、*JTO*、*CCR*等国际知名期刊发表SCI论文80余篇。曾获上海市领军人才、上海市医学领军人才、上海市优秀学术带头人、上海市优秀医苑新星等多项荣誉称号。

G724S（$n=1$）、V786M（$n=1$）、T790M（$n=1$）、L792F（$n=1$）、L844V（$n=1$）　　以及ERBB2-V1128I（$n=1$）突变。本研究发现，EGFR种系突变在中国人与白种人间存在差异，中国人群的T790M突变率远低于已报道的高加索人群且突变位点更加多样，表明中国人群可能具有独特的EGFR种系突变特征。在15例EGFR/ERBB2种系突变患者中，有10例（66.7%）患者被检测到EGFR体细胞突变，表明携带EGFR/ERBB2种系突变的患者可能有更高的概率获得EGFR体细胞突变，最终驱动肿瘤的发生。

作为致癌体细胞突变，本研究发现的较多种系突变已在既往研究中有相关报道。为研究这些EGFR种系突变的功能，研究者构建了能稳定表达EGFR-K757R、L844V和Exon19del＋K757R突变的BaF3细胞系，虽然有报道称EGFR-L844V不足以导致细胞IL-3非依赖性生长，但本研究中的上述3种突变均能转化BaF3细胞并实现IL-3非依赖性增殖。

本研究在0.12%（15/12 833）的肺癌患者中鉴定出EGFR/ERBB2种系突变，包括EGFR-K757R、R831H、D1014N、G724S、V786M、T790M、L792F、L844V及ERBB2-V1128I。与既往报道的EGFR-T790M种系突变为主要突变有所不同，在中国的肺癌患者中EGFR/ERBB2种系突变具有更加丰富的多样性，且EGFR-K757R作为一种新的EGFR种系突变，是本研究中最为常见的EGFR种系突变，表明中国肺癌患者可能携带有独特的种系突变模式。同时，本研究还证实，仅携带EGFR种系突变且无其他EGFR驱动突变的患者也可能从EGFR TKI中获益。这项研究全面揭示了中国人群EGFR/ERBB2种系突变的情况，既为中国人肺癌遗传易感性研究提供了重要思路，也为遗传性肺癌的预防和诊断提供了启示作用，同时还为EGFR种系突变患者的TKI治疗提供了相关指导。

［原载于：上海交通大学学报（医学版），2019，39（3）：221-223］

EGFR不同类型敏感突变NSCLC的 PD-1/PD-L1表达及预后分析

罗佳伟　　吴凤英　　周彩存

（同济大学附属上海市肺科医院肿瘤内科/上海市肺癌免疫研究室）

【摘要】　目的　明确表皮生长因子受体（epidermal growth factor receptor，EGFR）敏感突变早期肺癌中PD-1/PD-L1的表达情况，以及其与术后无病生存期（disease-free survival，DFS）的关系。方法　收集2015年1月至2017年12月复旦大学附属华东医院收治的早期非小细胞肺癌（nonsmall-cell lung cancer，NSCLC）患者（ⅠA～ⅢA期）的术后组织样本共82例，检测所有样本的EGFR突变类型，使用免疫组织化学技术（immunohistochemistry，IHC）检测PD-1/PD-L1的表达。收集这些患者的临床和病理资料，随访DFS，分析PD-1/PD-L1在不同EGFR突变类型中的表达及其与DFS的关系。结果　82例患者中，L858R突变49例，19-del患者33例。L858R突变组中PD-L1阳性率为42.9%，19-del组中PD-L1阳性率为51.5%，两种突变类型的PD-L1的表达无统计学差异（$P=0.441$）；在L858R突变组PD-1阳性率为40.8%，19-del组中PD-1阳性率为51.5%，无统计学差异（$P=0.340$）。此外，19-del缺失突变组的总体DFS优于L858R突变组，其中在PD-1阴性组中，两组没有统计学差异，而在PD-1阳性的亚组分析中，19-del缺失突变组的DFS长于L858R突变组（$P=0.041$）。结论　EGFR L858R突变与19-del缺失突变的NSCLC患者，PD-L1与PD-1的表达无明显差异，在PD-1阳性的亚组中，19-del缺失突变患者DFS优于L858R突变患者。

【关键词】　非小细胞肺癌；EGFR敏感突变；PD-1；PD-L1

肺癌是世界上发病率和死亡率最高的恶性肿瘤，每年约有160万初诊患者和138万人死亡，其中非小细胞肺癌（non-small cell lung cancer，NSCLC）占所有肺部恶性肿瘤的80%～85%[1-2]，其中大部分患者在病理确诊时已是晚期，且NSCLC患者的总体5年生存率仅为15%～20%[3-4]。靶向治疗和化疗是晚期NSCLC病人的主要诊疗手段，然而EGFR突变患者靶向治疗比化疗表现出更好的无进展生存期（progression-free survival，PFS）和反应率[5-6]。临床研究表明，晚期NSCLC可对分子靶向药物，特别是酪氨酸激酶抑制剂（tyrosine kinaseinhibitors，TKI）有较好的临床获益[7]。EGFR突变是NSCLC患者中最常见的突变类型[8-9]，而在EGFR突变中最普遍的亚突变是19号外显子缺失突变（19-del），约占46%，其次是L858R点突变（38%）和20外显子插入突变（9%）[10]。然而，19-del缺失和L858R突变的突变比例及对EGFR-TKI的治疗反应都有很大不同[11]。免疫治疗给肺癌患者的治疗带来革命，但仍存在很多问题，包括EGFR敏感突变不能从免疫治疗中取得生存获益，EGFR突变患者对PD-1/PD-L1抑制剂的反应较EGFR野生型患者差[12-13]，其具体原因未明，考虑可能EGFR突变肿瘤的免疫微环境存在差异，而癌基因状态可能是免疫微环境的决定因素之一，因此本研究分析了不同EGFR突变亚型肺癌中PD-1、PD-L1的表达情况及其与无病生存期（disease-free survival，DFS）的关系。

1.　资料与方法

1.1　临床资料

本研究收集了2015年1月至2017年12月期间，于复旦大学附属华东医院胸外科住院治疗，经手术切除后获得的初治EGFR突变NSCLC患者的组织标本82例，其中49例为L858R突变，33例为19-del缺失突变。术后病理学检测结果均明确为NSCLC。所有入组患者的随访时间截至2018年10月10日。男32例，女50例；患者最小年龄41岁，最大年龄84岁，中位年龄68岁；从未吸烟者72例，吸烟或既往吸烟者10例；Ⅰ期46例，Ⅱ期26例，ⅢA期10例。所有入组患者的临床病理资料已归纳总结于表1。该研究已得到复旦大学附属华东医院科学评审和伦理委员会批准，所有患者在参加本研究前均已签署知情同意书。

1.2　方法

运用免疫组织化学技术（IHC），将所有患者的术后组织标本制作成石蜡切片，进行PD-1、PD-L1的免疫组织化学染色。PD-1一抗（clone E1L3N）1∶150稀释，PD-L1一抗（购自Abcam公司，货号ab140950）1∶200稀释。免疫组化染色的判读方法总结如下：观察并记录呈现膜表达PD-L1的肿瘤细胞占肿瘤细胞总数的百分比，观察并记录胞质PD-1表达阳性的肿瘤浸润淋巴细胞（tumor-infiltrating lymphocytes，TILs）面积总和占肿瘤区域总面积的百分比（显微镜下肿瘤细胞膜呈现棕色圆圈状者判定为阳性细胞，无论染色程度如何，无论位于肿瘤中心还是肿瘤边缘区域）。

1.3　统计学方法

使用SPSS 20.0软件进行统计学分析，分类变量的比较采用卡方检验或Fisher精确检验，连续变量的比较采用非参数t检验，生存曲线通过Kaplan-Meier法绘制，DFS的比较采用log-rank检验，$P < 0.05$被认为具有统计学差异。用GraphPad Prism 6.0软件绘制统计分析的图片。

2.　结果

2.1　患者的基线临床病理特征

本研究共入组82例EGFR突变的初治NSCLC患者（Ⅰ～ⅢA期），其中男性32例，女性50例；患者最小年龄41岁，最大年龄84岁，中位年龄68岁；从未吸烟者72例，吸烟或既往吸烟者10例；Ⅰ期患者46例，Ⅱ期患者26例，ⅢA期患者10例。所有患者的基线临床病理特征归纳见表1。对比L858R突变与19-del突变患者在年龄、性别、吸烟情况、肿瘤分期及手术方式等临床病理特征，两组之间没有统计学差异。

表1　患者的临床病理基线特征

分类	年龄（岁）	性别［例（%）］		吸烟情况［例（%）］		肿瘤分期［例（%）］		
		男	女	不吸烟	吸烟	I	II	III
L858R突变（n=49）	68（41～84）	20（40.8%）	29（59.2%）	41（83.7%）	8（16.3%）	30（61.2%）	12（24.5%）	7（14.3%）
19-del突变（n=33）	68（46～82）	12（36.4%）	21（63.6%）	31（93.9%）	2（6.1%）	16（48.5%）	14（42.4%）	3（9.1%）
P	0.749	0.685		0.164		0.222		

分类	T分期［例（%）］			N分期［例（%）］		
	T_1	T_2	T_3	N_0	N_1	N_2
L858R突变（n=49）	24（48.9%）	23（46.9%）	2（4.2%）	37（75.5%）	9（18.4%）	3（6.1%）
19-del突变（n=33）	16（48.5%）	16（48.5）	1（3.0%）	22（66.7%）	8（24.2%）	3（9.1%）
P	0.965			0.677		

分类	脉管浸润［例（%）］		胸膜浸润［例（%）］		手术方式［例（%）］	
	阳性	阴性	阳性	阴性	叶形＋楔形切	全切II
L858R突变（n=49）	11（22.4%）	38（77.6%）	27（55.1%）	22（44.9%）	42（85.7%）	7（14.3%）
19-del突变（n=33）	6（23.5%）	27（76.5%）	21（49.4%）	12（50.6%）	30（89.4%）	3（10.6%）
P	0.64		0.442		0.733	

2.2　PD-1与PD-L1表达和临床病理特征之间的关系

本研究分析了PD-1与PD-L1的表达与临床病理因素之间存在的关系，发现PD-1表达与性别存在相关性，PD-1在女性中阳性表达高于男性（$P=0.037$）；与年龄、吸烟史、肿瘤分期、突变类型等差异无统计学意义（$P>0.05$）（表2）。

表2　PD-1与PD-L1表达和临床病理特征之间的关系

分类		年龄（岁）		性别（例）		吸烟史（例）		病理分期（例）			脉管浸润（例）		胸膜浸润（例）		突变类型（例）	
		≥68	<68	男	女	无	有	I期	II期	III期	阳性	阴性	阳性	阴性	L858R	19-del
PD-L1染色	阳性	21	17	16	22	34	4	22	13	3	9	29	20	18	21	17
	阴性	23	21	16	28	38	6	24	13	7	8	36	28	16	28	16
	P	0.787		0.595		0.668		0.534			0.54		0.313		0.441	
PD-1染色	阳性	19	18	9	28	33	4	20	11	6	9	28	24	13	20	17
	阴性	24	21	21	24	39	6	26	15	4	8	37	24	21	29	16
	P	0.858		0.037		0.728		0.598			0.467		0.292		0.34	

2.3　EGFR L858R 突变与 19-del 缺失突变 NSCLC 患者中 PD-1/PD-L1 的表达情况

采用光学显微镜观察经免疫组织化学染色后的组织标本中 PD-1/PD-L1 的表达情况，结果如表3所示。L858R 突变组中，PD-L1 表达阳性 21 例，PD-L1 表达阴性 28 例，PD-L1 阳性率为 42.9%（21/49）；19-del 组中，PD-L1 表达阳性 17 例，PD-L1 表达阴性 16 例，PD-L1 阳性率为 51.5%（17/33），无统计学差异（$P=0.441$）。L858R 突变组中，PD-1 表达阳性 20 例，PD-1 表达阴性 29 例，PD-1 的阳性率为 40.8%（20/49）；而 19-del 组中，PD-1 表达阳性 17 例，PD-1 表达阴性 16 例，PD-1 的阳性率为 51.5%（17/33），无统计学差异（$P=0.340$）。

表 3　EGFR 19-del 缺失突变与 L858R 突变患者 PD-1/PD-L1 染色

PD-1/PD-L1 表达情况		L858R（例）	19-del（例）
PD-L1 染色	阳性	21	17
	阴性	28	16
P		0.441	
PD-1 染色	阳性	20	17
	阴性	29	16
P		0.34	

2.4　EGFR 19-del 突变与 L8558R 突变患者术后 DFS 比较

EGFR 19-del 突变患者的术后 DFS 显著长于 L868R 突变患者（$P=0.039$），生存曲线如书后彩插图 1 所示。进一步对 PD-1/PD-L1 表达情况不同的患者进行亚组分析发现，在 PD-1 阳性组的患者中，19-del 突变的患者 DFS 显著优于 L858R 突变患者（$P=0.041$）（见书后彩插图 2A），而在 PD-L1（＋）、PD-1（－）及 PD-L1（－）的患者中，两种突变患者的 DFS 均无统计学差异（$P=0.908$，$P=0.671$，$P=0.444$）（见书后彩插图 2B、图 2C、图 2D）。

2.5　与 DFS 相关的临床病理因素的单因素和多因素分析

对影响 DFS 的临床病理因素进行单因素和多因素分析，结果显示，在 19-DEL 突变的患者人群中，年龄与肿瘤均是与 DFS 相关的独立预后不良因素（表4）。

3.　讨论

肺癌作为全球范围内发病率和死亡率极高的恶性肿瘤，引起了广泛关注。其中 NSCLC 占所有肺部恶性肿瘤的 80%～85%，且 NSCLC 患者的总体 5 年生存率仅为 15%～20%。EGFR 突变是 NSCLC，特别是肺腺癌中最常见的肿瘤驱动基因突变类型。肺癌驱动基因的发现推动了肺癌个性化靶向治疗的发展，EGFR-TKIs 对 EGFR 突变阳性的患者有很好的生存获益，在肺腺癌患者中的反应率高达 80%，PFS 为 10～14 个月[14-15]。因此，美国临床肿瘤学会（American Society of Clinical Oncology，ASCO）、欧洲肿瘤内科学会（European Society for Medical Oncology，ESMO）和美国国立综合癌症网络（National Comprehensive Cancer Network，NCCN）指南均建议将 EGFR-TKI 作为 EGFR 突变患者的一线治疗方案。EGFR 突变中最常见的激活突变是 19 号外显子的框内缺失（19-del）和 21 号外显子的点突

表4　DFS相关临床病理因素的单因素和多因素分析

临床特征	L858R 单因素分析			多因素分析			19-del 单因素分析			单因素分析		
	HR	95%CI	P	HR	95%CI	P	HR	95%CI	P	HR	95%CI	P
年龄（岁）：≥68 : <68	1.514	0.514~4.525	0.455				0.136	0.098~0.653	0.041	1.215	1.024~1.443	0.026
性别：男 : 女	1.227	0.417~3.670	0.707				0.516	0.130~2.22	0.401			
吸烟情况：不吸烟 : 吸烟	1.217	0.259~4.963	0.795				1.002	0.224~4.471	0.671			
T分期：T_1 : $T_{2,3}$	0.261	0.094~0.831	0.025	0.095	0.005~1.859	0.121	0.945	0.236~3.772	0.935			
N分期：N_1 : $N_{2,3}$	0.428	0.089~1.290	0.119				3.046	0.528~10.760	0.266			
肿瘤分期：Ⅰ : Ⅱ、Ⅲ	0.242	0.068~0.0663	0.009	0.461	0.082~1.589	0.178	0.945	0.236~3.772	0.006	0.984	0.261~2.089	0.012
脉管浸润：阳性 : 阴性	1.362	0.346~5.849	0.631				1.746	0.299~13.110	0.843			
胸膜浸润：阳性 : 阴性	2.791	0.859~7.621	0.097	3.546	0.176~71.480	0.409	1.857	0.427~7.404	0.435			
手术方式：叶形+楔形切 : 全切	0.231	0.097~0.731	0.042	1.112	0.362~5.583	0.976	0.377	0.026~2.137	0.207			
PD-L1：阳性 : 阴性	1.061	0.345~3.280	0.011	0.629	0.166~2.383	0.495	1.537	0.385~6.172	0.547			
PD-1：阳性 : 阴性	1.376	0.459~4.296	0.558				1.455	0.361~6.118	0.586			

变（L858R），它们占据了已知的活化EGFR突变的80%以上[9]。然而，两种突变患者本身的突变比例、临床病理特征及生存获益都有着很大的差异。Jackman等[16]的临床试验发现，EGFR 19-del突变的NSCLC患者相对L858R突变患者具有更长的无进展生存期和总生存期。本研究对EGFR 19-del缺失突变与L858R两种突变形式的临床病理特征、PD-1/PD-L1表达的差异及对预后的影响做了更进一步的探索。

结果显示，EGFR 19-del缺失突变与L858R突变患者在年龄、性别、吸烟情况、肿瘤分期、脉管浸润、胸膜浸润及手术方式等临床病理特征中的分布差异均没有统计学差异，这与之前的研究结果类似[17]。研究显示，EGFR突变的患者PD-L1的表达也较低，且似乎不能从PD-1/PD-L1抑制剂的免疫治疗中获得OS和PFS的改善，然而两种突变患者在PD-1/PD-L1的表达上无统计学差异。研究还对两种突变的术后DFS进行分析，结果显示，EGFR19-del缺失突变患者的总体DFS优于L858R突变患者，且在PD-1阳性的亚组中，19-del缺失突变患者DFS优于L858R突变患者。研究显示，L858R合并共存突变的比例显著高于19-del，并且合并共存突变的患者，其ORR、中位PFS和中位OS均差于无共存突变的患者[18]。另外还有研究指出，19-del的突变比例（56.1%）高于L858R（34.1%）[10]。因此，基于以上两点，笔者推测，19-del的突变比例高于L858R，而共存突变比例低于L858R可能是造成PD-1阳性患者人群中，19-del突变患者DFS较长的原因。

综上所述，EGFR 19-del突变与L858R突变患者在临床病理特征中的分布差异均没有统计学差异；EGFR 19-del突变患者的总体DFS优于L858R突变患者，且在PD-1阳性的亚组中，19-del突变患者DFS优于L858R突变患者。由于本研究样本量较小，且统计分析方法不一致，该研究结果还有待进行进一步的大样本量研究验证，并更深入地探索两种突变患者无病生存期存在差异的原因。

［原载于：肿瘤综合治疗电子杂志，2019，5（2）：1-5］

参 考 文 献（略）

阿来替尼一线治疗中国ALK
阳性晚期或转移性非小细胞肺癌的
成本效果研究

张 力[1] 周彩存[2] 赵 军[3] 胡 洁[4] 董晓蓉[5] 明 坚[6]

[1.中山大学附属肿瘤医院；2.上海市肺科医院；3.北京大学肿瘤医院；
4.复旦大学附属中山医院；5.华中科技大学附属协和医院；
6.艾昆纬企业管理咨询（上海）有限公司]

【摘要】 **目的** 从全社会角度评估阿来替尼相比于克唑替尼，一线治疗中国ALK阳性晚期或转移性非小细胞肺癌的长期成本效果。**方法** 采用三种健康状态（无进展、进展、死亡）构建分区生存模型。临床数据、健康效用值来源于头对头的ALEX等相关临床试验、文献等。费用数据包括直接医疗费用和间接费用。**结果** 在30年研究时限下，阿来替尼组患者获得的质量调整生命年（QALY）为2.96 QALY，克唑替尼组为2.08 QALY，阿来替尼相比于克唑替尼的增量成本效果比为169 848元/QALY。阿来替尼组患者脑转移相关费用和进展状态相关费用显著低于克唑替尼组。**结论** 阿来替尼相比于克唑替尼，可大幅延长生命年并带来显著的QALY获益，有效节约脑转移和进展状态相关费用，同时其无进展状态的治疗时间延长也使得总体成本有所上涨。参考中国2018年人均GDP的3倍（193 932元）标准，阿来替尼可以被认为具有成本效果优势。

【关键词】 阿来替尼；ALK阳性；非小细胞肺癌；成本效果

1. 研究背景

我国是原发性肺癌高发国家，发病率和死亡率均处世界较高水平[1]，对社会造成极大的经济负担。国家癌症中心数据显示，肺癌连年居恶性肿瘤发病和死亡人数首位，2015年新发病例约73.3万，死亡病例约61.0万[2]。非小细胞肺癌（NSCLC）是最常见的肺癌组织学类型，占肺癌总体的85%[3]，其中间变性淋巴瘤激酶阳性（ALK＋）肺癌是非小细胞肺癌的独特分子亚型，占NSCLC发病的3%～7%[4]。

国内外指南均推荐ALK抑制剂靶向药物一线治疗ALK＋NSCLC[5-8]。全球多中心、随机、头对头的临床Ⅲ期ALEX研究显示[9]，阿来替尼治疗ALK＋NSCLC患者中位无进展生存（PFS）达到34.8个月，相比克唑替尼的10.9个月延长达2年，同时可更加有效地延缓脑转移的发生和进展。美国国家综合癌症网络（NCCN）指南（2019年版）和中国临床肿瘤学会（CSCO）原发性肺癌诊疗指南（2019年版）均推荐阿来替尼作为ALK＋NSCLC一线治疗的"优选方案"[6-7]。

关于阿来替尼对比克唑替尼的药物经济学研究目前已有两项。Carlson 2018[10]从美国医保支付方视角分析了其成本效果，结果显示，阿来替尼相比于克唑替尼增加0.9个质量调整生命年（QALY），其增量成本效果比（ICER）值为$39 312/QALY，低于美国的可接受支付意愿范围。Guan 2019[11]从中国医疗保障系统视角评估了其成本效果，结果显示，阿来替尼一线治疗ALK＋NSCLC，相比于克唑替尼多获得1.04QALY，ICER为$52 869/QALY，超出了参考的国家3倍人均GDP支付意愿阈值。这两项研究得出不同结论，与模型结构、参数来源和各国卫生服务体系差异有关。

已有研究仅考虑直接医疗费用，未包含间接费用相关数据，而以往研究显示，ALK＋NSCLC患者由于较高的脑转移发生率及进展后较低的生命质量等，其间接费用与社会负担较为显著[12-13]。因此，考虑间接费用将更能够综合全面评估ALK＋NSCLC治疗方案的经济价值。另一方面，随着阿来替尼有了更多临床证据、治疗模式不断更新变化，药物经济学证据也需要重新考虑，尤其需要基于不同模型设定和参数来源探讨结果的稳定性。本研究旨在从全社会角度出发，基于ALEX头对头临床研究效果数据，收集中国本土费用信息，评估阿来替尼相比于克唑替尼，治疗中国ALK＋NSCLC患者的长期成本效果，为国家医保目录动态调整和专利药谈判提供新的证据参考。

2. 研究方法

2.1 研究设计与模型构建

本研究基于全社会视角构建了分区生存模型，模型循环周期设为1周，模型结构包括无进展、进展及死亡三种状态。考虑到患者平均年龄（ALEX研究中为55岁）及生存时间，另外参考英国NICE关于阿来替尼的HTA评估报告[14]，本研究采用30年的研究时限。两组方案的治疗路径参照了2019年美国NCCN指南和2018版中国原发性肺癌诊疗指南的建议，具体见图1。

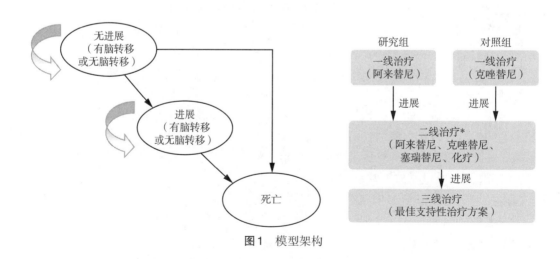

图1　模型架构

2.2　临床数据

阿来替尼和克唑替尼一线治疗临床疗效数据来源于ALEX研究[9]，长期的临床转归生存函数来源于对K-M曲线的拟合和外推，考虑的分布函数包括Exponential、Weibull、Log-normal、Gamma、log-logistic、Gompertz、KM with Exponential tail等，最终选取的拟合分布函数，根据拟合优度（贝叶斯信息准则，BIC）、以往发表的研究及临床专家的反馈进行确定。PFS生存曲线和总生存期（OS）生存曲线外推函数分别确定为KM with Exponential tail[14]和Exponential[10]，脑转移进展曲线外推函数为log-normal[10]。模型中无进展状态到死亡的概率假设为自然死亡率。患者二线、三线治疗方案的临床数据（生存或进展时间、治疗时长等）来源于一系列相关临床研究。阿来替尼二线治疗临床数据来源于ALUR Ⅲ期临床研究[15]；克唑替尼二线治疗临床数据来源于PROFILE1007 Ⅲ期临床研究[16]；塞瑞替尼二线治疗临床数据来源于ASCEND-5 Ⅲ期临床研究[17]。需说明的是，ASCEND-5研究中使用每日750mg的剂量，而本研究中塞瑞替尼费用的计算是基于其中国说明书的每日450mg，这是基于塞瑞替尼剂量优化研究（ASCEND-8）的结果[18]；ASCEND-8研究证实了塞瑞替尼450mg随餐与塞瑞替尼750mg空腹具有相似的安全性和有效性。参照临床指南推荐及专家意见，本研究中的二线化疗方案，采用培美曲塞联合顺铂治疗方案（AP方案），其临床数据来源于ALUR Ⅲ期临床研究。以上三项关于ALK＋NSCLC二线治疗方案的临床研究，均显示二线治疗采用ALK抑制剂或化疗方案（AP方案），对于患者PFS有显著差异，而对于患者OS均无显著差异。Ⅲ线最佳支持治疗方案的临床数据，来源于Ou 2014[19]。

2.3　成本数据及健康效用值直接医疗成本包括ALK抑制剂

药品、化疗方案药品、ALK检测、支持性治疗、严重不良反应治疗、脑转移治疗相关费用；间接成本包括患者失工和照顾者失工成本。对于经药品数据库分析、文献检索等仍无法获取的成本参数，本研究开展了5位临床专家的咨询讨论进行补充，专家及相关数据来自国内在肺癌领域有丰富诊疗经验的5家三甲医院。具体费用参数见表1。

表1　成本和健康效用参数的模型输入

参　　数	基本情景值	来　　源
直接成本（单位：元）		
阿来替尼价格（150mg×224粒/盒）	49 980	市场价
克唑替尼价格（250mg×60粒/盒）	15 600	2018国家谈判价
塞瑞替尼价格（150mg/粒）	198	2018国家谈判价
培美曲塞（加权平均价格，每毫克）	9.82	艾昆纬药品销售数据库
顺铂（加权平均，每毫克）	0.26	艾昆纬药品销售数据库
ALK检测成本（每次）	394	加权平均价格
支持性治疗（每周）		
ALK抑制剂治疗方案	37	临床专家咨询
二线AP化疗方案治疗	532	临床专家咨询
三线最佳支持治疗	546	临床专家咨询

（续　表）

参　　数	基本情景值	来　　源
严重不良反应治疗（每周）		
阿来替尼治疗	184	ALEX研究，临床专家咨询
克唑替尼治疗	6.24	ALEX研究，临床专家咨询
塞瑞替尼治疗	11.07	ASCEND-4，临床专家咨询
AP化疗方案治疗	6.65	ASCEND-4，临床专家咨询
发生脑转移新增治疗费用		
局部治疗（加权平均）	25 093	临床专家咨询
其他（检查/对症治疗等，每周）	218	临床专家咨询
间接成本		
未脑转移进展可工作比例	81%	临床专家咨询
未脑转移进展需专职照顾比例	3%	临床专家咨询
脑转移进展后可工作比例	13%	临床专家咨询
脑转移进展后需专职照顾比例	50%	临床专家咨询
平均工资（每日，元）	192.46	国家统计局（2017）
健康效用值		
一线无进展生存状态	0.814	ALEX研究
二线-ALK抑制剂治疗	0.629	ALEX研究
二线-化疗治疗	0.621	PROFILE 1007
三线-最佳支持治疗	0.321	Nafees 2017
其他		
贴现率	5%	中国药物经济学指南（2015）
体表面积	1.73	ALEX研究

　　本研究考虑药品慈善援助方案。对于阿来替尼，患者自费满5盒后（每盒150mg×224粒），最多可获得8盒援助药品，此后每次全额自费满4盒后，均可再获得最多9盒援助药品。塞瑞替尼在2018年被纳入医保目录后仍然提供相应慈善援助方案，患者连续服药满5盒后（每盒150mg×150粒），可获得持续援助药品直至疾病进展。

　　ALK检查的费用根据PCR、FISH和IHC三种检查手段的单价和使用比例计算得到，单价来自上海市医疗服务价格（2017版）[20]，使用比例通过临床专家咨询获得。不良反应费用考虑了至少某个治疗手段发生率在3%以上的10种不良反应，发生率来源于相关临床研究，单次不良反应治疗费用来自临床专家咨询。脑转移治疗费用根据中国肺癌脑转移诊治专家共识（2017年版）[21]及调研医院的实际治疗情况和费用进行估算，其中局部治疗方法包括手术治疗、立体定向放射治疗（SRT）、全脑放疗（WBRT）以及SRT联合WBRT，其他费用包括检查检测及对症治疗等相关费用。间接成本主要包括患者本人误工费用及照顾者相关费用，主要考虑患者发生脑转移前后的差异。这是因为基于中华医学会肺癌临床诊疗指南（2018版）、临床专家咨询意见，对于ALK＋NSCLC患者而言，脑转移对生命质量、劳动能力、家属照顾有非常关键的影响，其影响高于疾病进展的影响。健康效用值参数来源于ALEX研究及相关文献。本研究对健康效用及成本均采用5%的贴现率。

基于ALEX研究中患者二线治疗方案随访跟踪结果，并根据临床专家咨询的调整意见，在本研究中，阿来替尼组患者在一线PFS进展后，二线治疗接受塞瑞替尼、克唑替尼、化疗方案治疗的比例分别为10%、3%和88%；而克唑替尼组患者在一线PFS进展后，二线治疗接受塞瑞替尼、阿来替尼、化疗方案治疗的比例分别为18%、44%和38%。

2.4　敏感性分析

单因素敏感性分析的参数变化范围主要来源于相关研究结果、95%可信区间或±20%变化。其中对于靶向药物药品价格，由于克唑替尼和塞瑞替尼均于2018年10月以较大的降价幅度进入医保，短期内价格变幅可能较小，因此对于靶向药物的价格变动范围设置为−10%。

此外，考虑到阿来替尼和克唑替尼一线治疗进展后，二线治疗模式中各类治疗方式占比可能带来的不确定性，本研究增加以下两种情景分析。情景一：参考国际上已经发表的研究Carlson 2018，二线治疗模式中各类治疗比例均为基于ALEX研究中患者二线治疗方案随访跟踪结果。情景二：参考已发表的研究Guan 2019，阿来替尼组二线治疗均采用化疗方案（当前尚且无阿来替尼进展后使用其他ALK-TKI的研究），而克唑替尼组二线治疗模式中各治疗方案的比例参考临床专家咨询数据。

研究还采用了蒙特卡洛模拟的概率性敏感性分析。发生率参数主要采用Beta分布，成本及医疗资源利用参数主要采用Gamma分布，健康效用值参数主要采用multivariatenormal分布。概率性敏感性分析进行重复抽样1 000次，计算两种不同治疗方案基于每次抽样的增量成本效用比值（ICER）。

3.　研究结果

3.1　基本情景结果

基本情景结果见表2。阿来替尼组患者累计获得2.96QALY，克唑替尼组患者累计获得2.08QALY，阿来替尼组多获得0.88QALY，其中在无进展生存状态多获得1.02QALY。阿来替尼组总费用比克唑替尼组高出148 671元。在各项费用中，阿来替尼组一线PFS费用高于克唑替尼，而进展后治疗费用及脑转移相关费用（直接费用和间接费用）低于克唑替尼，分别降低57%和26%。阿来替尼一线治疗中国ALK＋NSCLC，相比于克唑替尼的增量成本效果比（ICER）为169 848元/QALY。参考WHO推荐的三倍人均GDP为支付意愿阈值，阿来替尼在当前价格及慈善赠药方案下，ICER值低于2018年中国三倍人均GDP阈值（193 932元），可以被认为具有成本效果优势。

表2　基本情景结果

治疗组	一线PFS治疗费用	进展后治疗费用	脑转移相关费用		总费用	生命年	QALY
			直接费用	间接费用			
阿来替尼组	660 601	110 031	51 506	198 918	1 021 055	5.14	2.96
克唑替尼组	277 753	256 786	64 759	273 087	872 385	4.29	2.08
差值	382 847	−146 755	−13 253	−74 169	148 671	0.85	0.88
ICER							169 848

3.2　敏感性分析结果

单因素敏感性分析结果见图2。其中阿来替尼及克唑替尼药品价格、单日平均工资及非脑转移患者可工作的比例等是ICER的主要影响因素，但在绝大多数参数变化下，ICER仍低于2018年中国三倍人均GDP阈值。情景分析显示，在情景一时ICER为192 895元/QALY；在情景二时ICER为154 791元/QALY。

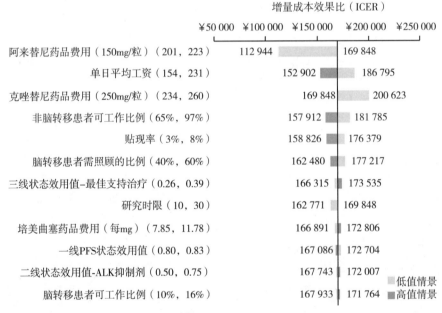

图2　单因素敏感分析飓风图

概率性敏感性分析结果见书后彩插图3。以中国人均GDP的3倍（193 932元）作为支付意愿阈值时，在大多数情境下，阿来替尼具有成本效果优势。在3倍全国人均GDP的支付意愿阈值情景下，阿来替尼具有成本效果优势的概率为61%；如果以北京市人均GDP的3倍（420 633元）作为支付意愿阈值，阿来替尼具有成本效果优势的概率为98%。随着社会平均支付意愿的提高，阿来替尼具有成本效果优势的概率也会相应提高。

4. 讨论

本研究基于现有多项临床研究（包括头对头的临床 ALEX Ⅲ 期研究）的最新数据，分析了阿来替尼相比克唑替尼，一线治疗晚期或转移性 ALK ＋ NSCLC 的成本效果。研究设计遵循中国药物经济学指南要求，具有良好的规范性及科学性。在临床结果方面，阿来替尼组患者生命年及 QALY 的增加，主要源于阿来替尼给患者带来的一线 PFS 显著延长及生命质量改善。在生命质量方面，ALEX 研究结果显示，ALK ＋ NSCLC 患者在一线治疗状态下的生命质量较优，而患者进展后的生命质量则显著下降，阿来替尼通过延长一线 PFS 显著提升了患者 QALY 值。在费用方面，阿来替尼组增加了一线 PFS 状态的治疗费用，但同时一定程度上节约了进展后治疗费用，而且由于阿来替尼更有效延缓脑转移的发生和进展，其脑转移相关直接医疗费用及间接费用得到显著节约。敏感性分析显示，在绝大多数情景下，阿来替尼均具有成本效果优势。

当前已发表的 ALK 抑制剂药物经济学研究中，有研究显示，克唑替尼在存在慈善援助方案的情景下，在中国相比标准化疗方案（培美曲塞＋顺铂）具有成本效果优势[27-28]。在直接对比阿来替尼与克唑替尼的研究中，Carlson 2018[10] 的模型架构与临床数据来源与本研究一致，因而结论也有相似之处。Guan 2019[11] 与本研究均是在中国地缘环境下的研究，但两者在研究视角、模型结构、PFS 曲线外推方式选择等方面存在差异，因而其费用分析结果与本研究存在些许差异，然而两者的效果分析结果较为一致，均显示阿来替尼给 ALK ＋ NSCLC 带来非常显著的生存年延长及新增 QALY。以上研究从不同方面评估了阿来替尼等 ALK 抑制剂的成本效果，为决策者提供更全面的证据参考。

本研究的优势之一是作为首篇研究对 ALK ＋ NSCLC 患者脑转移相关费用的估算，包括直接医疗费用和间接费用。ALK ＋ NSCLC 患者诊断时约 30% 具有脑转移[12]，治疗过程中脑转移发生率 60% ～ 90%[12, 29]，ALK ＋ 患者脑转移发生率为 26.5%，明显高于 ALK- 患者的 16.5%[30]。肺癌脑转移确诊后，患者各类症状负荷明显增加[31]，其社会、心理和生理功能显著降低，其生活质量 EQ-5D 得分仅约 0.52，显著低于其他部位转移患者（如骨转移、对侧肺转移、肝脏转移等）[13]。可见，相比于其他类型的 NSCLC，ALK ＋ NSCLC 患者的脑转移发生率更高，预后更差，医疗花费也相应更多。关于 ALK ＋ NSCLC 患者脑转移相关费用，美国一项研究回顾性地分析了医保数据[32]，发现相比于未发生脑转移患者，平均每位发生脑转移的患者每月新增费用为 $6029。然而在我国，尚未发现有研究针对肺癌患者脑转移的相关费用进行报道。本研究分析发现，我国脑转移肺癌患者相比于未发生脑转移，每年需增加直接医疗费用约 33 621 元，增加患者失工及照顾者等间接经济负担约 80 842 元（退休前）或 33 040 元（退休后）。关于脑转移费用的估算，不仅强化了成本效果分析结果的完整性和可靠性，同时为肺癌脑转移患者的经济负担研究做出了良好补充。

由于从更加广泛的角度考虑了疾病及脑转移带来的相关费用和社会负担，本研究结果对于 ALK ＋ NSCLC 治疗领域的医保决策具有新的重要参考意义。随着价格谈判成为国家医保目录更新的重要机制之一，药物经济学证据作为价值考量的重要性不断加强，受到医保决策者及业界的重视。另外，由于晚期肿瘤药治疗对象是处于生命终末期的患者，因此在医保准入决策应用中，对于支付意愿阈值的探讨有特殊意义。以英国为例，其针对一般药品的支付意愿阈值为2万～3万英镑，但针对生命终末期治疗药物就采取了特殊的管理，支付意愿阈值可达4万～5万英镑。如果我国社会对于生命终末期治疗药物有更高的支付意愿，则关于经济性价值的探讨则需要相应调整。科学合理的经济学评估及其证据应用是实现循证决策的重要一环，然而肿瘤患者可及性的不断提高，还需要科学地评判药品效益、设定合理的支付阈值，同时确保医保基金可承受。

本研究也存在一些局限性。第一，ALEX研究中阿来替尼组和克唑替尼组的OS数据，由于随访时间尚短，尚未成熟（后续会继续随访并更新OS数据）。因此，我们基于拟合优度和专家建议，选择了相应的外推方式，对OS数据进行拟合和外推。第二，由于缺乏阿来替尼一线进展人群后续治疗中使用塞瑞替尼、克唑替尼和化疗的临床数据，本研究中使用的数据分别来源于ASCEND-5、Profile 1007和ALUR研究。由于此三项临床研究中纳入的人群在一线接受的是克唑替尼或含铂化疗，因此使用此数据也可能存在一定的不确定性。第三，本研究基于的国际多中心ALEX临床研究纳入的患者不单纯是中国患者。不过阿来替尼对于中国及亚洲患者人群的生存获益在后续的ALESIA研究[33]中得到了证实。第四，由于数据可获得性不足，本研究中部分模型参数来源于临床专家咨询，对此，我们运用了敏感性分析以评估不同情景下的成本效果分析结果。总体而言，仍需要进一步的相关研究及真实世界证据来验证本研究结果，为临床和医疗保险决策提供更加全面的证据。

5. 结论

本研究从全社会角度，评估了阿来替尼相比于克唑替尼，一线治疗中国ALK＋NSCLC患者的成本效果。阿来替尼给患者带来突出的临床获益（显著延长无进展生存、有效延缓脑转移发生和进展），可有效延长中国患者生存期并提高生命质量。基于阿来替尼上市价格及慈善援助方案，阿来替尼相比克唑替尼的增量成本效果比为169 848元/QALY，参考WHO提及和学界广泛参考的3倍人均GDP支付意愿标准，阿来替尼可以被认为具有成本效果优势。阿来替尼通过国家医保谈判被纳入医保目录之后，有了进一步的价格调整，这将进一步加强阿来替尼的成本效果优势。另一方面，国际社会对于肿瘤治疗药物等特药通常有比普药更高的支付意愿，而我国如何设定合理的支付阈值，仍需更多的本土探索和国际经验借鉴。

［原载于：医药经济，2019，27（12）：56-62］

参　考　文　献（略）

罕见驱动基因阳性非小细胞肺癌的治疗进展盘点

罗佳伟 吴凤英 周彩存

（同济大学附属上海市肺科医院肿瘤内科 / 上海市肺癌免疫研究室）

【摘要】 针对驱动基因的靶向治疗给晚期肺癌的治疗带来革命性的变化，除EGFR、ALK外，越来越多新的驱动基因靶点被发现，包括ROS1融合、RET基因融合、Met点突变、HER2突变、BRAF突变、NTRK融合等，相应的靶向药物部分取得了明显的疗效，部分仍在临床试验中。本文针对目前非小细胞肺癌中少见驱动基因及其相应的靶向药物进行综述。

【关键词】 非小细胞肺癌；罕见驱动基因；靶向治疗

肺癌是当今世界上发病率和死亡率最高的恶性肿瘤，每年有约160万新诊断病例，约138万患者死于肺癌。非小细胞肺癌（non-small cell lung cancer，NSCLC）占所有肺部恶性肿瘤的80%～85%，包括表皮生长因子受体（epidermal growth factor receptor，EGFR）、间变性淋巴瘤激酶（anaplastic lymphoma kinase，ALK）在内的驱动突变及其相应靶向药物的出现给晚期NSCLC的治疗和预后带来革命性变化。除此以外，随着检测技术的改善，其他少见的驱动基因的靶点逐渐被发现，如ROS1、HER2、RET、MET、NTRK、BRAF等，相应的靶向药物也有大量的临床研究进行，部分已经获批于临床，部分虽然仍在研究阶段，但已取得了明显的疗效。因此，本综述对近几年针对这些少见突变如ROS1融合、RET基因融合、Met点突变、HER2突变、BRAF突变、NTRK融合等的诊疗现状进行总结和回顾。

1. ROS1基因融合

ROS1属于Ⅱ类受体酪氨酸激酶的胰岛素受体基因，定位于第6号染色体q22区，可激活多条下游信号转导通路。ROS1突变的形式为融合，最早发生于神经胶质瘤，后在肺癌中发现，作为肺癌的一种新亚型，其在NSCLC中发生率低，为1%～2%[1]。多见于年轻女性及不吸烟或少吸烟的肺腺癌人群，且ROS1很少与NSCLC中的EGFR、KRAS、ALK或其他驱动基因重叠[2]。ROS1可激活与细胞分化、增殖、生长及存活相关的信号通路，包括PI3K-AKT-mTOR通路。ROS1可通过调节下游通路蛋白的磷酸化来激活下游信

周彩存：教授，主任医师，博士研究生导师。同济大学肿瘤学系主任，肿瘤研究所所长，同济大学附属上海市肺科医院肿瘤科主任。国务院特殊津贴获得者，上海市"重中之重"临床重点学科带头人、领军人才，"五一劳动奖章"获得者。国际肺癌研究协会（IASLC）教育委员会委员，中国临床肿瘤协会（CSCO）非小细胞肺癌专委会主任委员，中国东西部肺癌研究协作组（E-WEST）组长，上海市抗癌协会分子靶向与免疫治疗委员会主任委员，中国医疗保健国际交流促进会胸部肿瘤分会主任委员。

号通路，如PTEN（PI3K-mTOR通路的激活因子）、AKT1、MAPK1及STAT3转录因子等。ROS1基因的检测方法包括荧光原位杂交（fluorescence in situ hybridization，FISH）、反转录–聚合酶链式反应（reverse transcription-polymerase chain reaction，RT-PCR）和二代测序（next generation sequencing，NGS）等。共发现了22种ROS1基因的融合形式，包括CD74、SDC4、SLC34A2等[3]，其中CD74是最常见的融合形式。针对ROS1重排的抑制剂包括克唑替尼、卡博替尼、色瑞替尼和劳拉替尼，目前还没有专门只针对ROS1融合基因突变的靶向药物。

PROFILE1001 ROS1队列研究和OO12-01研究是目前最重要的两项前瞻性临床试验。PROFILE1001 ROS1队列研究入组了50余例ROS1突变阳性的病例，其中80%以上为二线治疗以后的患者，客观缓解率（objective response rate，ORR）可达72%，中位无进展生存期（PFS）为19.2个月，比克唑替尼用于晚期ALK阳性NSCLC患者一线治疗的数据更可观[4]。因此2016年NCCN批准克唑替尼作为一线治疗标准。2018年，由吴一龙教授牵头的Ⅱ期OO12-01研究的前瞻性研究结果公布，这是克唑替尼针对东亚ROS1阳性人群的一个大型Ⅱ期临床试验，是迄今为止样本含量最大的研究，共入组127例ROS1阳性的NSCLC患者，其中81%为后线治疗。结果显示，克唑替尼组的ORR达到71.7%，中位PFS为15.9个月[5]，与既往基于高加索人群的研究数据相似。

此外，另一项研究探索了克唑替尼对不同类型ROS1融合患者的影响[6]。研究发现，在克唑替尼治疗之前，在CD74-ROS1融合的患者中观察到更高的脑转移发生率；入组患者整体ORR高达83.3%，非CD74融合组ORR为94.11%，中位PFS为17.63个月，而CD74融合组为73.68%，中位PFS为12.63个月；入组患者整体总生存（OS）为32.7个月，非CD74融合组和CD74融合组的OS分别为44.5个月和24.33个月。

近来，新型ROS1抑制剂Foretinib表现出对ROS1激酶的高活性，其具体作用还需进一步研究证实。2017年，一项Ⅱ期临床研究验证了色瑞替尼在ROS1（＋）非小细胞肺癌中的疗效，研究共入组32名患者，结果表明总体ORR为62%，反应持续时间可达21个月[7]。而对劳拉替尼疗效进行研究的Ⅰ期试验结果表明，在入组的47名ROS1（＋）的患者中，ORR为36%，中位PFS为9.6个月，其中有25名患者在基线时存在脑转移[8]。此外，ROS1抑制剂的耐药性也是目前亟待克服的问题，耐药机制主要分为二次突变或旁路激活，二次突变即ROS1激酶区突变，其中最常见的是G2032R，类似ALK的G1202，旁路激活如KIT突变、D816G、EGFR信号通路上调[9]，耐药后的治疗尚需进一步探索。

2. HER2基因突变

HER2在NSCLC中的异常表现为扩增、过表达和突变3种形式。HER2扩增和HER2过表达分别占20%和6%～35%，HER2突变占1%～2%，其中96%是激酶激活的外显子20插入突变[10-11]。目前，尚无获批的治疗HER2突变的药物，泛HER抑制剂如Afatinib、Dacomitinib、Neratinib等单药疗效欠佳。2015年，Kris等[12]报道了Dacomitinib在HER2突变和扩增的NSCLC患者中的疗效，总体患者的ORR仅为12%，中位PFS为3个月。单抗类药物如曲妥珠单抗、帕妥珠单抗治疗HER2基因过表达的NSCLC患者，无论单纯抗HER2靶向治疗还是与化疗联合，均未见到临床获益。2017年一项Basket研究报道了HER2基因扩增（IHC3＋）或HER2突变临床试验的阳性结果，采用T-DM1治疗HER2突变的非小细胞肺癌试验中，ORR为44%，PFS为4个月，不良反应也在可控制的范围[13]。为进一步了解T-DM1治疗HER2过表达非小细胞肺癌的安全性和有效性，进行了一项Ⅱ期的临床研究，共纳入49名患者，其中29名患者免疫组化检测IHC2＋，20名为IHC3＋。总体患者的ORR为44%，mPFS为5个月，中位缓解持续时间（median duration of response，mDOR）为4个月，中位治疗起效时间为2个月。而亚组数据显示，IHC2＋的患者有效率为0，IHC3＋的患者有效率为20%，总生存时间可达12.2个月。安全性良好，大部分治疗相关不良反应为1～2级。基于以上的数据，似乎可以得出一个结论，T-DM1在HER2高表达（IHC3＋）晚期非小细胞肺癌患者中显示出治疗活性。

针对HER2突变肺癌的靶向药物临床疗效有限，不过，近期在针对HER2突变这一靶点的研究中，取得了不错的进展。2018年Wang等[14]利用患者的肿瘤活检标本成功建立了HER2-20外显子A775_G776YVMA插入突变肺腺癌类器官模型和人源肿瘤异种移植模型，用于验证吡咯替尼的抗肿瘤活性，并首次报道了吡咯替尼治疗HER2突变非小细胞肺癌的疗效及安全性数据。吡咯替尼治疗HER2突变晚期非小细胞肺癌的Ⅱ期研究，共入组15名患者，均接受过多线治疗，ORR为53.3%，mPFS为6.4个月，其中4位患者的PFS时间超过1年，1位患者的PFS时间超过2年。67%（10/15）的患者突变为A775_G776YVMA插入突变，其他HER2突变类型G776C、G776>VC、L755P、P780_Y781insGSP等也对吡咯替尼有效。吡咯替尼可能是对HER2突变有效的靶向药物，期待多中心Ⅱ期临床研究给我们提供进一步的数据。

3. RET基因融合

RET基因融合多见于肺腺癌中，在中国人中的发生率约1.6%。目前常用于检测RET融合基因的检测方法包括FISH、免疫组织化学（immunohisto-chemistry，IHC）、RT-PCR及DNA测序技术等。RET融合方式有多种，可以与CCDC6、KIF5B、NCOA4和TRIM33等易位融合，其中最多见为CCDC6和KIF5B。

目前，卡博替尼和凡德他尼是为数不多的被NCCN指南推荐的治疗药物，但带来获益较为有限，ORR为18%～47%，PFS约为4.5个月。凡德他尼治疗RET融合Ⅱ期研究中，共17名患者可评估，ORR为18%，疾病控制率（disease control rate，DCR）为65%，mPFS为4.5个月，中位总生存（median overall survival，mOS）为11.6个月[15-16]。近年来新的靶向药物的出现，给RET融合患者带来新的希望，在LOXO-292的LIBRETTO-001 Ⅰ期研究中，共入组38名RET融合患者。试验结果表明RET融合阳性的整体ORR为77%。亚组分析显示，RET与KIF5B基因融合在NSCLC患者中最常见，存在RET-KIF5B基因融合的NSCLC患者反应率为81%，非KIF5B基因融合的NSCLC患者反应率为82%。安全性良好，几乎所有的不良反应都是1～2级，基本不太需要药物处理。LOXO-292是RET阳性肺癌的一个非常有效的药物。BLU-667是一种高效且选择性极高的靶向RET抑制剂。2018年，Subbiah等[17]在开放性一期ARROW试验中，对BLU-667在中晚期和晚期RET突变实体瘤患者中的最大耐受剂量（maximum tolerated dose，MTD）、安全性、药代动力学（pharmacokinetics，PK）和抗肿瘤活性进行了验证。研究发现，BLU-667表现出广泛的抗肿瘤活性，对接受剂量≥60mg且具有至少1次基线后应答评估的RET改变患者，ORR最高为37%（95%CI：20%～56%）（n＝30）。特别是非小细胞肺癌和甲状腺髓样癌（medullary thyroid carcinoma，MTC）患者的ORR分别为50%和40%。在具有RET融合和突变的患者中，ORR为45%。40例可评估患者中，1例完全缓解，17例部分缓解，20例病情稳定，2例进展。该药物后续的Ⅱ期和Ⅲ期临床试验正在进行，我们也期待能够在Ⅱ期和Ⅲ期的临床试验中能够看到更多的疗效和不良反应方面的数据。

4. NTRK融合

神经营养酪氨酸受体激酶（neurotrophic tyrosine kinase，NTRK）融合突变是多个实体瘤包括肺癌、结直肠癌、乳腺癌、胆管癌及儿童实体瘤的驱动突变，在高加索人群中，这一突变约占整个NSCLC驱动突变的0.2%，目前NTRK基因突变尚无基于中国人群的数据。

2017年美国临床肿瘤学会（American Society of Clinical Oncology，ASCO）大会上报告了Larotrectinib（LOXO-101）靶向TRK融合基因治疗罕见肿瘤的数据结果。55例NTRK突变囊括了13种肿瘤类型，其中肺癌仅5例。最新数据表明，Larotrectinib在12种不同肿瘤中的有效率为78%，最长的缓解时间为23个月，其中8例缓解时间超过12个月，16例超过6个月。2018年，《新英格兰医学杂志》公布了Larotrectinib治疗NTRK融合的泛瘤种临床试验，这项研究纳入了55例、18种不同的携带NTRK融合突变的实体瘤患者，ORR达75%，1年PFS率为55%，且该药在安全性方面良好，没有患者因治疗相关的不良反应而导致治疗中断[18]。

随着NGS技术的广泛应用，NTRK基因检测率提高，相应发现NTRK融合患者的数目也明显上升，可能后期会有中国人群NTRK发生率的信息。

5. BRAF突变

BRAF基因是RAF激酶家族的一员，BRAF突变在NSCLC中多发生于腺癌，占肺腺癌的3%～8%[19-20]，其中约50%是BRAF V600E突变，其他常见的BRAF突变包括BRAF G449A/V和BRAF D594G突变，分别发生在35%和6%的BRAF突变NSCLC患者中[21]。BRAF V600E突变以其单体形式诱导组成型BRAF活化，激活下游MEK-RK信号。V600E突变多见于女性，与吸烟史无必然关联，且导致肿瘤侵袭性更强，预后更差，但BRAF抑制剂治疗有效。相反，非V600E突变只在吸烟者中发现，BRAF抑制剂治疗无效。2011年，Marchetti等[22]对1046例NSCLC中BRAF基因所占比重和预后作用进行大型回顾性分析发现，BRAF基因突变在肺腺癌中占4.9%，在肺鳞癌中占0.3%。虽然BRAF V600E特异性抑制剂Vemurafenib和Dabrafenib单药也具有一定的临床活性[23-24]，结果显示，总体ORR为42%（95%CI：20%～67%），中位PFS为7.3个月（95%CI：3.5～10.8），但与MEK抑制剂联合可进一步改善预后。2016年FDA批准Dabrafenib和Trametinib联合治疗BRAF V600E阳性的NSCLC[25]。

6. MET突变

MET基因（7号染色体长臂，含有21个外显子）编码的c-Met蛋白是肝细胞生长因子

（hepatocyte growth factor，HGF）的酪氨酸激酶受体，HGF与c-Met结合激活下游信号通路，最终导致细胞的转化、增殖和抵抗细胞凋亡、促进细胞生存、引起肿瘤转移、血管生成及上皮-间充质转化（epithelial-mesenchymal transition，EMT）等。MET基因异常有基因突变、扩增、重排和蛋白过表达等形式，其中在3%的肺腺癌中发现了MET外显子-14突变[26-27]。多达2/3的MET外显子14突变的患者，对MET抑制剂（包括克唑替尼和卡博替尼）具有不错的临床反应[28]。MET扩增在NSCLC患者中的发生率为1%～4%[29]。在近期的一项研究中，具有高水平MET扩增的患者，对克唑替尼的反应率为50%，而在低水平MET扩增的患者中，则是低反应率（0～20%）[29]。MET抑制剂的种类有很多，包括非选择性抑制剂（如克唑替尼、卡博替尼、Tivantinib、Foretinib等多靶点小分子TKI）以及专门针对MET的选择性抑制剂，包括单克隆抗体（如MSC2156119、INC280、AMG337、沃利替尼等）和小分子TKI（如Rilotumumab、LY287535、Onartuzumab、ABT-700等）。另一个MET单克隆抗体Emibetuzmab（LY2875358）用于一线EGFR基因突变NSCLC接受厄洛替尼8周治疗后疾病有效控制的Ⅱ期随机对照开放性研究表明，MET高表达人群Emibetuzmab联合厄洛替尼较厄洛替尼单药明显延长PFS达15.3个月。此外，MET点突变在肺肉瘤样癌中的表现也引起了学者的关注。2015年，一项研究利用NGS在肺肉瘤样癌中发现了高频的MET突变，该研究发现在36例肺肉瘤样癌病例中，发现22例存在MET exon14跳跃剪切突变，其中一例同时伴有PIK3CA突变，且多数PSC患者有吸烟史，50%为重度吸烟者。从该研究可以得知，在罕见的肺肉瘤样癌（0.1%～0.4%）中，MET exon14剪切突变是重要的驱动基因，且MET exon14剪切突变是PSC的高频突变（22%）。携带MET exon14突变的PSC，对克唑替尼表现出惊人的临床疗效。2017年，Schrock等[30]发表了肺肉瘤样癌全基因测序的研究数据，发现肺肉瘤样癌伴有驱动基因改变（30%）和中高度肿瘤突变负荷（43%＞10突变/Mb），全基因测序可为预后差、治疗困难的肺肉瘤样癌提供治疗选择。近期针对MET突变的研究正在开展，进一步的数据结果尚未公布。

7. 小结

综上所述，针对罕见驱动基因如BRAF基因突变、ROS1基因融合、MET高表达/扩增/突变、RET基因融合及HER2突变等的分子靶向治疗的不断发展，出现了多种罕见驱动基因的新型抗肿瘤药物，尤其是在针对RET融合基因、ROS1及HER2突变的临床研究中，取得了重大的突破，并引起了以罕见驱动基因为靶点的临床研究和试验的方案设计和模式的转变。

深入地了解和掌握非小细胞肺癌罕见驱动基因的分子驱动机制，可以帮助临床医师选择最精准、最优化的治疗方案。新一代测序技术和分子检测技术的更新和发展，发现了更多潜在的突变基因的药物靶点，为明确患者的分子分型和治疗提供了帮助。然而，罕见驱动基因的精准化治疗中所面对的一个普遍和难以避免的瓶颈是耐药性问题，如何克服药物的耐药性以及尽量减少药物所带来的不良反应，是今后开展药物研究和试验设计的主要方向。

［原载于：肿瘤综合治疗电子杂志，2019，5（2）：29-33］

参 考 文 献（略）

肺癌免疫治疗的前景与挑战

潘莹莹　周　斐　周彩存

（同济大学附属上海市肺科医院肿瘤科）

【摘要】 近年来，肺癌的治疗发生了翻天覆地的变化，针对免疫检查点的免疫治疗显著改善了晚期肺癌患者的生存。多项随机对照研究证实，在二线治疗中，与标准化疗相比免疫治疗可显著延长患者的总生存期，因此免疫治疗目前已成为晚期非小细胞肺癌（NSCLC）的标准二线治疗。近期一些研究还奠定了免疫治疗联合化疗在一线治疗中的地位。然而，免疫治疗总有效率方法不高，目前尚缺乏精准的疗效预测分子标志物，本文对目前肺癌免疫治疗的进展以及未来的发展方向进行了综述。

【关键词】 肺癌；免疫治疗；进展与挑战

随着靶向治疗、免疫治疗等在肺癌中的应用，晚期肺癌的治疗发生了日新月异的变化。靶向治疗在非鳞状非小细胞肺癌（NSCLC）中取得了突破进展，治疗前需对肿瘤进行驱动基因突变和重排的检测，其中至少应包括表皮生长因子受体（epidermal growth factor receptor，EGFR）基因、间变性淋巴瘤激酶（ALK）基因、ROS1、RET、MET Exon14 和 BRAF V600E 等。针对驱动基因阴性的患者以及靶向治疗失败的患者可选择免疫检查点抑制剂（ICI）和标准的含铂双药治疗[1]。因此，笔者对近年来 NSCLC 免疫治疗的进展，特别是程序性死亡［蛋白］-1（programmed death-1，PD-1）/程序性死亡［蛋白］配体-1（programmed death ligand-1，PD-L1）的研究进展进行梳理，并对未来的展望进行综述。

1. 免疫治疗晚期 NSCLC 的困局

免疫治疗的缓解率（overall response rate，ORR）较低是其短板。一线单药治疗选择人群的 ORR 为 45%（PD-L1 ≥ 50%，约为 20%），二线治疗 ORR 仅为 20%，即使是联合治疗也只达到了 47.6%。不仅如此，免疫治疗同时也存在着疾病超进展（6% ～ 29%）和假性进展（4.5%）的风险[2]。因此，临床肿瘤学家一直期望将常规治疗手段与免疫治疗结合，以期提高疗效。2018年是免疫联合治疗数据大暴发的一年。在前期 Keynote-021G 和 IMpower150 研究的基础上，针对非鳞状细胞 NSCLC 的 Keynote189、IMpower130 和 IMpower132 以及针对肺鳞癌的 Keynote407 和 IM power131 等多项Ⅲ期临床研究均不同程度地提示化疗与免疫联合能提高 NSCLC 患者的 ORR，显著降低疾病进展和死亡风险，且耐受性良好。目前，化疗＋免疫治疗作为驱动基因阴性的晚期 NSCLC 的一线治疗选择已被写入美国国立综合癌症网络（National Comprehensive Cancer Network，NCCN）指南。但是，化疗＋免疫治疗是否需要进行人群选择？化疗作为免疫的助攻是否需要调整剂量？两者是同时联合抑或序贯治疗？联合时化疗药物及免疫药物该如何选择？这些问题都值得关注和进一步研究。

2. 单药治疗及疗效预测标志物

目前，已发现多种疗效预测标志物可预测PD-1/PD-L1抑制剂的疗效，如PD-L1的表达水平、错配修复（mismatch repair，MMR）基因表达状态、肿瘤突变负荷（tumor mutational burden，TMB）等。

2.1　PD-L1表达

PD-L1是目前NCCN指南推荐的免疫治疗相关肿瘤学标志物。Keynote-024研究结果表明，在PD-L1阳性肿瘤细胞阳性比例分数（tumor proportion score，TPS）大于50%的患者中，Pembrolizumab一线单药应用对比化疗可显著改善患者无进展生存期（PFS），降低了50%的疾病进展风险（10.3个月 vs 6.0个月，$HR = 0.50$，$P < 0.001$），且显著提高了ORR（44.8% vs 27.8%）。基于Keynote-024研究结果，美国食品药品监督管理局（Food and Drug Administration，FDA）批准对于PD-L1表达率≥50%且无明确驱动基因突变的初诊晚期NSCLC患者可以一线选择pembrolizumab。而Keynote-042研究对比了pembrolizumab与含铂双药治疗晚期NSCLC PD-L1 TPS≥1%的疗效，发现在PD-L1阳性（TPS≥1%）的患者中，Pembrolizumab显著延长了总生存（OS）期（16.7个月 vs 12.1个月，$HR = 0.81$，$P = 0.002$），但是PD-L1高表达的亚组获益更明显（$HR = 0.69$，$P = 0.000$）。

但是，值得注意的是，即使是PD-L1表达阴性的患者仍然对PD-1/PD-L1抑制剂有反应[3]，因此，PD-L1表达并不是最佳的疗效预测标志物[4]。这可能是因为PD-L1的表达具有瘤内异质性。既往研究表明，PD-L1在同一组织的切片中表达并不一致[5-7]，而且PD-L1在相同组织的不同区域的表达变化多达4倍[8]。与此同时，研究还发现使用PD-L1 IHC 28-8 pharmDx，在每例30个多样本中观察到6%的不一致，进一步验证了PD-L1表达的异质性[9]。不仅如此，PD-L1的表达还会随着治疗而发生动态变化[10]，因此，单点单次采样可能并不能全面评估肿瘤的PD-L1表达。

另外，PD-L1作为免疫治疗的标志物既有益处也面临着挑战。在临床应用中既要考虑治疗前后对PD-L1表达的影响，也要考虑到PD-L1表达阴性的人群。中国的临床医师和病理医师同样面临PD-L1常规检测的挑战。首先，临床医师必须理解PD-L1检测在NSCLC治疗中的指导意义，并且熟悉伴随诊断和补充诊断的区别，同时能够熟练解读PD-L1检测报告。而对于病理科医师来说，在进行PD-L1检测时必须严格要求PD-L1检测组织标本的质量和来源，但是目前尚无抗体获得中国国家药品监督管理局（National Medical Products Administration，NMPA）批准用于临床检测，也无标准的免疫组织化学诊断结果的判读标准及PD-L1报告规范，所以亟待建立一套更加合适的诊断与报告流程，用于更广泛的PD-L1检测。

2.2　TMB和新抗原

TMB是肿瘤携带的突变量的量度，具有大量突变的肿瘤更可能产生异常蛋白质或新抗原，而新抗原与T细胞活化的增加有关。理论上，患者TMB越高，肿瘤免疫原性越强，从免疫治疗中获益可能越多[11-14]。研究发现，黑色素瘤、肺癌、膀胱癌和胃肠道肿瘤TMB较高[15]。

2017年发表于《新英格兰医学杂志》（New England Journal of Medicine，NEJM）的一项回顾性研究发现，在接受PD-1或PD-L1抑制剂治疗的27个瘤种患者中，ORR与TMB水平呈正相关[16]。2018年，前瞻性设计的Checkmate-227研究[17]结果表明，相对传统化疗，高TMB患者（≥10mut/Mb）使用NIVOlumab联合Ipilimumab的ORR明显增加（42.6% vs 26.9%），中位PFS显著延长（7.2个月 vs 5.5个月，$HR = 0.58$，$P = 0.001$）。同时，在2018年美国癌症研究协会年会（American Association for Cancer Research，AACR）年会上Hellmann等[17]报道的Checkmate-568研究和Checkmate-227研究的TMB亚组分析表明，TMB≥10mut/Mb的患者具有更好的中位PFS，Checkmate-568研究的中位PFS为7.1和2.6个月，而Checkmate-227为7.2和3.2个月。也有研究表明，基于血液检测的血液TMB（blood TMB，bTMB）可作为atezolizumab临床获益的预测分子标志物[18]。Gandara等[18]对基于组织学和血液中的TMB进行了比较，结果表明，血液和组织检测的阳性一致率为64%（95%CI：54% ～ 74%），而阴性一致率达到了88%（95%CI：83% ～ 92%）。研究者认为肿瘤异质性和计算机方法学的差异以及标本获取时间的差异可能导致了这一结果，因为组织学标本来源于单点活检，而血液标本含有较多循环DNA。而bTMB＞0.5%仅有单核苷酸多态性（single nucleotide polymorphism，SNP），但是组织TMB（tissue TMB，tTMB）＞0.5%还包含单核苷酸融合、插入、删失等变化。有关TMB的检测方法、临界值等问题的答案尚待进一步探索。

理论上，只有少数突变会产生新抗原从而被抗原提呈细胞识别，且目前新抗原主要基于生物信息学预测。Luksza等[19]最近发现新抗原的Fitness模型（同时包含MHC分子和T细胞识别信号信息）可以很好地预测免疫治疗的效果。

2.3　肿瘤浸润淋巴细胞（tumor-infiltrating lymphocyte，TIL）

TIL是进入肿瘤微环境介导抗肿瘤免疫反应的免疫细胞，如细胞毒性T淋巴细胞和自然杀伤细胞[20-24]。根据免疫细胞浸润情况，肿瘤可被分为不同的类型，TIL的水平与免疫微环境的炎症程度密切相关[20-23]。TIL可通过免疫组织化学、流式细胞术、微滴式数字PCR等手段进行检测[22, 25]。目前，关于TIL作为免疫治疗预测性生物标志物的研究正在开展中。在黑色素瘤中回顾性研究PD-1抑制剂疗效和TIL的相关性[26]，通过免疫组织化学方法检测患者肿瘤组织中TIL水平，发现CD8+TIL数量与PD-1抑制剂的疗效具有相关性，但CD4+TIL数量与PD-1抑制剂的疗效未见相关性。Teng等[27]根据TIL和PD-L1表达情况将肿瘤分为4类：Type Ⅰ为TIL＋PD-L1＋，Type Ⅱ为TIL＋PD-L1－，Type Ⅲ为TIL-PD-L1＋，Type Ⅳ为TIL-PD-L1－。初步研究发现Type Ⅰ型更易于从PD-1/PD-L1抑制剂治疗中获益，但需更多研究数据支持。

2.4　肠道菌群的差异

Sivan等[28]发现，PD-1/PD-L1疗效与肠道内双歧杆菌显著相关，可能是定植在肠道内特定区域内的双歧杆菌调节了树突状细胞的功能或释放可溶性因子，从而系统地发挥作用并导致树突状细胞（dentric cell，DC）功能的改善。2018年，美国MD Anderson癌症中心的研究者在黑色素瘤患者中发现，免疫疗法有反应的患者肠道中细菌类型更加多样化，而响应和不响应免疫疗法的患者体内肠道细菌类型也存在显著差异[29]，但具体的作用机制及这种机制是否符合其他瘤种的特点尚待进一步探索和验证。

2.5　STK11/LKB1突变

KRAS是肺腺癌中最常见的致癌驱动因子。Skoulidis等[30]报道，STK11/LKB1（KL）或TP53（KP）计算定义了KRAS突变腺癌的不同亚组［KL组、KP组、K-only组（仅

KRAS突变)]。进一步分析发现，亚组之间使用PD-1抑制剂的ORR具有显著差异，在Checkmate-057 Ⅲ期研究中应用NIVO lumab的患者为0.0%、57.1%和18.2%（$P = 0.047$），抵抗癌症（StandUp To Cancer，SU2C）队列中有效率分别为KL（7.4%）、KP（35.7%）和K-only（28.6%）（$P < 0.001$），且KL组具有较短的PFS（$P < 0.001$）和OS（$P = 0.002$），研究结果提示STK11/LKB1突变是KRAS突变肺腺癌PD-1抑制剂原发耐药的主要驱动因素，提示免疫治疗效果不佳。

2.6　T细胞炎症基因表达谱（gene expression profile，GEP）

最近的研究表明，干扰素-γ（interferon-γ，IFN-γ）是癌症和宿主细胞中PD-L1表达的关键驱动因素。Ayers等[31]使用来自pembrolizumab治疗患者的基线肿瘤样本的RNA分析基因表达谱，发现T细胞炎症GEP含有与抗原提呈、趋化因子表达、细胞毒活性和适应性免疫抗性相关的IFN-γ应答基因，并且这些对临床获益是非常重要的。与此同时，Cristescu等[32]的研究发现在多种瘤种中，TMB和GEP双高表达的患者应用pembrolizumab后PFS优于TMB或GEP表达低抑或双低的患者队列，提示T细胞GEP可能是免疫治疗效果的预测因子。

2.7　DNA甲基化特征

近期，1项多中心研究[33]提示使用抗PD-1药物治疗的Ⅳ期NSCLC患者的EPIMMUNE特征（基于微阵列DNA甲基化标签的表观组学谱）与PFS（$HR = 0.01$，$P = 0.007$）和OS（$HR = 0.08$，$P = 0.001$）的改善相关。EPIMMUNE阳性特征与PD-L1表达、CD8$^+$细胞的存在或突变负荷无关，而EPIMMUNE阴性肿瘤富含肿瘤相关巨噬细胞和中性粒细胞、癌症相关成纤维细胞和衰老内皮细胞。在FOXP1验证队列中，FOXP1的未甲基化状态与PFS（$HR = 0.415$，$P = 0.006$）和OS（$HR = 0.409$，$P = 0.009$）改善相关，基于微列阵DNA甲基化程度与NSCLC患者免疫治疗OS和PFS呈正相关，提示FOXP1基因去甲基化程度可用于预测免疫治疗效果。

2.8　影像组学

一项回顾性多队列研究[34]中，使用4个独立的晚期实体肿瘤患者队列，通过结合对比增强CT图像和来自肿瘤活检组织的RNA-seq基因组数据来验证和预测免疫治疗反应的放射学特征，以评估CD8$^+$肿瘤细胞浸润。结果显示，在接受PD-1/PD-L1抑制剂治疗的患者中，高基线放射学评分的患者达到3个月缓解的比例较高（与疾病进展或稳定相比，$P = 0.025$）或更高比例的疾病稳定在6个月（与疾病进展相比，$P = 0.049$）。高基线放射学评分与OS率的改善也相关，单因素分析（高放射学评分组中位OS为24.3个月，95%CI：18.63～42.10；低放射学评分组为11.5个月，$HR = 0.58$，95%CI：0.39～0.87；$P = 0.008$）和多因素分析（$HR = 0.52$，95%CI：0.35～0.79，$P = 0.002$）提示，影像组学方法评估TIL及对免疫治疗的效果可以起到预测作用。除此之外，来自血浆的循环肿瘤DNA（circulating tumor DNA，ctDNA）中检测到的体细胞突变可以是疾病进展、对治疗的反应以及原发性和转移性病变的克隆性的指标。因此，ctDNA分析可以为肿瘤负荷的纵向监测提供有价值的非侵入性和肿瘤特异性标志物。有研究[35]探讨了使用ctDNA预测durvalumab（一种抗PD-L1疗法）的生存率，使用靶向测序对队列患者在ctDNA中评估了73种基因中体细胞突变的变体等位基因频率（variant allele frequency，VAF），结果在96%的患者检测到体细胞变异。而VAF的变化先于影像学反应，6周时VAF降低的患者肿瘤体积减小更多，PFS和OS更长，但循环

ctDNA与影像组学对疗效的预测需要更多数据来验证。

目前，有多种有关免疫治疗效果的预测分子，但到底哪种才是最佳的肿瘤学标志物还需要更多的临床数据去探索和验证，未来需要对肿瘤微环境和免疫基因进行综合评估，以做出精确的选择并确立联合治疗策略。

3. 免疫联合治疗的策略

免疫治疗研究在过去的几年中取得了长足的进展，免疫治疗的策略也逐渐从二线单药治疗转为一线治疗、联合治疗的方向[36]。

3.1 非鳞状细胞NSCLC的免疫联合化疗

Keynote-189研究是一项多中心、双盲、安慰剂对照研究，旨在评估含铂双药联合或不联合Pembrolizumab治疗任意PD-L1表达水平的非鳞状细胞NSCLC患者的疗效和安全性。结果显示，Pembrolizumab组与安慰剂组患者预计12个月的生存率分别为69.2%和49.4%，Pembrolizumab组与安慰剂组患者中位PFS分别为8.8和4.9个月，差异有统计学意义（$HR = 0.52$，$95\%CI$：$0.43 \sim 0.64$；$P < 0.001$）。Pembrolizumab组与安慰剂组患者预计12个月的PFS分别为34.1%和17.3%。亚组分析结果显示，无论PD-L1 TPS评分 < 1%、 > 50%还是1% ～ 49%亚组，Pembrolizumab组中患者均有显著的生存获益。

2018年世界肺癌大会（World Conferenceon Lung Cancer，WCLC）大会上报道的IMpower132研究也达到主要研究终点。在意向性治疗（intent to treat，ITT）人群中，化疗联合atezolizumab组的PFS、ORR和缓解持续时间（duration of response，DOR）都优于化疗组，PFS分别为7.6和5.2个月（$HR = 0.60$，$95\%CI$：$0.49 \sim 0.72$，$P < 0.001$）。PFS亚组分析结果显示，联合组大部分亚组人群都显示出生存获益，尤其亚裔人群的PFS获益更明显（$HR = 0.42$）。

3.2 鳞状细胞NSCLC的免疫联合化疗

Keynote-407研究是针对肺鳞癌的随机、双盲、安慰剂对照研究，探索Pembrolizumab/安慰剂联合化疗在肺鳞癌患者中的疗效。结果显示，Pembrolizumab联合治疗组的中位OS为15.9个月，安慰剂对照组OS为11.3个月（$HR = 0.64$，$95\%CI$：$0.49 \sim 0.85$，$P < 0.001$）。无论PD-L1表达水平如何，总体生存获益是一致的。而IMpower131研究发现，白蛋白紫杉醇＋卡铂化疗联合Atezolizumab的中位PFS达到6.3个月，显著优于化疗组（5.6个月，$P = 0.000$）。大体上看，PD-L1阳性的患者人群PFS优于PD-L1表达阴性患者，而在前者之中进一步分析PD-L1高表达与低表达之间的差异，发现PD-L1高表达患者的中位PFS可长达10.1个月，而低表达组仅有6.0个月，表达阴性组仅为5.7个月。且PD-L1表达阴性、低表达、高表达组，应用化疗联合atezolizumab的ORR数值逐渐升高，分别为44%、52%和60%，尤其是在PD-L1高表达组应用化疗联合免疫治疗，其中位的DOR长达18.7个月，并且其中有超过一半的患者还在持续缓解，意味着PD-L1高表达的患者，不仅一线治疗的有效率最高，而且一旦获得有效，其肿瘤可持续缓解较长时间。

3.3 免疫治疗联合化疗以及抗血管治疗

免疫治疗联合化疗以及抗血管治疗也取得了不俗的成绩。IMpower150研究在2018年美国临床肿瘤协会（American Society of Clinical Oncology，ASCO）上更新了OS数据，增加Atezolizumab的使用可明显延长OS，四药联合组和化疗组的中位OS分别为19.2和14.7

个月（$P=0.016$）。虽然atezolizumab联合化疗组较化疗组的中位OS有所延长，分别为19.4和14.7个月，但两组差异无统计学意义（$P=0.204$）。基于研究的结果，目前对于晚期NSCLC的一线治疗，无论鳞癌或者非鳞癌，联合治疗已成为具有明确优势的治疗方案。

3.4 免疫联合免疫治疗

Checkmate-227[17]研究将未经治疗的晚期或复发NSCLC随机分为4组：NIVOlumab、NIVOlumab＋ipilimumab、NIVOlumab＋含铂双药化疗、含铂双药化疗组，最近更新的PFS数据已经达到研究终点。研究结果显示，对于TMB高的NSCLC患者（＞10 mut/Mb），NIVOlumab联合ipilimumab治疗相比于化疗有更多的PFS获益（7.2个月 vs 5.4个月，$HR=0.58$，$95\%CI$：$0.41\sim0.81$，$P=0.000$）。该项研究同时也证实TMB是一个重要且可靠的生物标志物，在初治的晚期NSCLC患者应进行检测。

3.5 免疫联合组蛋白去乙酰化酶抑制剂（histonedeacetylase inhibitor，HDACI）

HDACI即组蛋白去乙酰化酶抑制剂，通过增加细胞内组蛋白的乙酰化程度，提高$p21$等基因的表达水平等途径，抑制肿瘤细胞的增殖、诱导细胞分化和/或凋亡。2018年WCLC上报道的免疫治疗联合HDACI研究显示，ORR为10%（$95\%CI$：$4\%\sim19\%$），中位持续缓解时间5.3个月，展现出良好的应用前景。

3.6 免疫治疗联合IDO1抑制剂

吲哚胺2,3-双加氧酶1抑制剂（indoleamine 2,3-dioxygenase 1 inhibitors，IDO1）[37]是一类能降解色氨酸的酶，色氨酸对于CTL来说是关键的"燃料"。然而，一些肿瘤会分泌IDO1，清除微环境中的色氨酸，让CTL"挨饿"，阻止免疫系统对癌细胞进行有效的攻击。Epacadostat是一个高效、高选择性的IDO1抑制剂。ECHO-202/KEYNOTE-037研究[38]是开放的1/2期研究，评估Epacadostat联合Pembrolizumab治疗晚期NSCLC的疗效和安全性（NCT02178722）。总体而言，ORR和疾病控制率（disease controlrate，DCR）分别为29%和50%。在TPS≥50%且既往接受过0～1线治疗的患者中，ORR为22%（2/9）；在TPS＜50%且既往接受过0～1线治疗的患者中，ORR为22%（5/23）。IDO1阳性和IDO1阴性的肿瘤患者，ORR分别为24%（6/25）和19%（3/16）。患者的中位PFS为4.0个月（$90\%CI$：$2.1\sim6.2$个月）；6、12和18个月的PFS率分别为43%（$33\%\sim53\%$）、31%（$22\%\sim40\%$）和17%（$10\%\sim26\%$）。≥3级的治疗相关不良事件（treatment-related adverse efect，TRAE）发生率为27%；3例患者因为TRAEs中止治疗；无患者因为TRAE终致死亡。结果提示联合方案的耐受性好，在NSCLC患者中显示出有前景的疗效。

4. 免疫治疗的耐药机制及对策

随着PD-1/PD-L1抑制剂越来越多地被批准用于临床，耐药问题随之而来，这包括原发耐药和获得性耐药。肿瘤免疫治疗耐药与靶向治疗/化疗耐药相比有其独有的特征，最直接的原因是T细胞缺乏识别。Sharma等[39]总结了导致原发性或适应性耐药的内在因素，包括缺乏抗原突变、肿瘤抗原表达缺失、HLA表达缺失、抗原加工机制改变、信号通路的改变（MAPK、PI3K、WNT和IFN）和组成性PD-L1表达改变；与获得性耐药相关的内在因素包括靶抗原的丧失、HLA、干扰素信号转导的改变以及T细胞功能的丧失，而肿瘤微环境的改变包括CTLA-4、PD1和其他免疫检查点，T细胞衰竭和表型改变，免疫抑制细胞群（Treg、

MDSC和2型巨噬细胞），以及肿瘤微环境中的细胞因子和代谢物释放［CSF-1、色氨酸代谢物、转化生长因子-β（transforming growth factor-β，TGFβ）和腺苷］。

4.1　原发性耐药：PTEN表达缺失

PTEN可抑制PI3K通路，后者在肿瘤增殖和存活等一些关键细胞加工处理过程中起到调节作用，PTEN基因的缺失可以增加多种瘤种PI3K-AKT通路的活性。有研究发现，在30%的黑色素瘤患者中，PTEN基因的缺失和免疫检查点抑制剂的耐药有关[39-40]。癌症基因组图谱（The Cancer Genome Atlas，TCGA）的黑色素瘤数据库中，PTEN基因缺失和IFN-γ基因表达的下降、颗粒酶B和CD8[+]T淋巴细胞浸润的减少显著相关。与有T细胞炎性浸润的肿瘤相比，PTEN基因删除和突变在没有T细胞炎性浸润的肿瘤中发生频率更高。

4.2　原发/获得性耐药：JAK1或JAK2基因突变

有研究[41-42]发现，导致原发性耐药的遗传变异与两个信号通路有关。第一个通路的改变导致肿瘤细胞缺乏对干扰素-γ的响应，涉及JAK1和JAK2编码基因的突变缺失。第二个通路的改变与CTL相关，具体涉及的是β2微球蛋白编码基因的突变。

4.3　获得性耐药

4.3.1　B2M基因突变

Gettinger等[43]利用14个ICI耐药肺癌样本的队列来研究编码HLA Ⅰ类抗原加工和表达机制（antigen processing machinery，APM）组分或干扰素信号转导的基因改变是否介导免疫治疗获得性耐药，在队列中未检测到复发性突变或拷贝数变化。但在一个病例中发现，B2M纯合性缺失可导致肿瘤中缺乏细胞表面HLA Ⅰ类表达。在从ICI耐药肿瘤建立的另外两个PDX中也发现了B2M的下调。在肺癌小鼠模型中CRISPR介导的敲除B2M可导致对PD-1抑制剂耐药，证明了其在ICI耐药中的作用。这些结果表明，HLA Ⅰ类APM破坏可介导肺癌中ICI耐药。

4.3.2　新抗原的丢失

Anagnostou等[44]探索了NSCLC患者获得性耐药期间肿瘤新抗原的演变过程。在对匹配的耐药肿瘤的基因组变化进行分析后发现，导致耐药克隆中7～18个假定的突变相关新抗原发生了丢失。由消除的新抗原产生的肽在自体T细胞培养物中引发克隆T细胞扩增，表明它们产生功能性免疫应答。通过消除肿瘤亚克隆或通过缺失改变的染色体区域发生新抗原丢失，并且与T细胞受体克隆性的变化相关。这些分析有助于对免疫检查点阻断期间突变图谱动态的深入了解，并且对靶向肿瘤新抗原的免疫疗法的发展具有意义。这项工作首次表明，ICI获得性耐药可能与突变的动态演变相关联，其中一些突变可编码T细胞可识别的肿瘤新抗原。

4.3.3　获得性耐药的临床特征

Gettinger等[45]评估了26例PD-1抑制剂获得性耐药（acquired resistance，AR）患者。AR的中位发生时间为313天；2年OS率为70%（95%CI：0.53～0.92）。20例（77%）患者发生淋巴结进展，包括11例仅淋巴结进展的患者。23例（88%）的复发仅限于1个（54%）或2个（35%）部位。14例（54%）继续进行PD-1抑制剂治疗。在疾病进展后，3例使用相同的PD-1抑制剂再次治疗，2例患者再次起效。15例（58%）患者在发生AR后接受局部治疗，11例患者在局部治疗后继续使用PD-1抑制剂，这15例患者的2年OS率为92%。以上结果提示患者在接受PD-1抑制剂治疗后发生耐药通常为局部进展，局部治疗可能在AR发生后发挥作用。

5. 肿瘤超进展和肿瘤假性进展

在免疫治疗的过程中，除了各种原因造成的疾病进展以外，还存在着超进展和假性进展现象。肿瘤超进展是免疫治疗过程中一种新发现的进展模式。Champiat等[46]对131例接受PD-1/PD-L1抑制剂治疗的患者进行分析，其中12例（9.1%）发生超进展，超进展与年龄显著相关，超进展在大于65岁的患者中发生率为19%，超进展与肿瘤负荷、治疗线数无相关性，而且PD-1抑制剂和PD-L1抑制剂在超进展的发生率上差异无统计学意义。而最近 *JAMA Oncol* 上报道的另一更大样本的研究则提示，超进展发生率高达13.8%（56/406），超进展的发生与治疗前超过2个转移部位相关，发生超进展的队列OS更差[2]。有研究[47-48]表明，小鼠双微体同源基因（murine double minute homolog，MDM）2/MDM4扩增以及表皮生长因子受体（epidermal growth factor receptor，EGFR）基因突变可能是超进展发生的独立预测因子。研究者对4例有足够的组织标本进行基因分析的超进展患者分析发现，MDM2/MDM4基因扩增、EGFR基因扩增以及11号染色体13区带相关基因（CCND1、FGF3、FGF4和FGF19）扩增是尤为常见的基因变异。此后作者对做过基因分析的696例患者的资料进行了分析，有26例（4%）携带MDM2/MDM4扩增，26例（4%）携带EGFR基因扩增，25例（4%）携带11号染色体13区扩增，其中有10例患者接受过PD-1抗体治疗。3例MDM2/MDM4扩增患者接受了PD-1抑制剂治疗，2例出现疾病暴发进展。2例EGFR扩增患者接受了PD-1抑制剂治疗，1例出现疾病暴发进展。7例11号染色体13区扩增的患者接受了PD-1抑制剂治疗，3例出现疾病暴发进展。

假性进展同样是免疫治疗过程中较为独特的缓解模式。Tanizaki等[49]报道了2例NIVOlumab治疗后出现假性进展的病例，CT显示肝转移病变最初进展但随后在连续NIVOlumab给药期间后缩小，同时血清癌胚抗原水平也下降。1例肝转移灶的组织学评估显示，纤维化组织含有CD3、CD4或CD8阳性的TIL，但没有活肿瘤细胞。目前尚无有效分子标志物可识别假性进展，但Lee等[50]最近的研究显示，在黑色素瘤中，ctDNA可预测假性进展，灵敏度达90%（95%CI：68%～99%）、特异度达100%（95%CI：60%～100%）。

6. 结语

PD-L1作为肿瘤学标志物仍存在诸多不足，TMB、MSI已经或正在获批，但需要前瞻性大样本研究确认。其他肿瘤学标志物，如TIL以及微生物组等，需要更多临床数据支持。未来免疫治疗的疗效预测肿瘤学标志物更加需要整合肿瘤、肿瘤微环境、外周血、宿主特征、表观遗传学、影像组学等多参数指标。关于免疫治疗的耐药、超进展、假性进展的机制及肿瘤学标志物仍处于继续探索中，对未来精准免疫治疗具有重要意义。目前免疫单药治疗和联合治疗的相关研究都取得了不菲的进展，尤其是联合治疗在提高免疫治疗效果、扩大获益人群、克服耐药方面将发挥重要作用，但联合治疗方案的选择、联合作用的机制及肿瘤学标志物的选择仍需进一步探索。

[原载于：中国癌症杂志，2019，29（4）：241-249]

参 考 文 献（略）

放疗联合免疫检查点抑制剂治疗
非小细胞肺癌研究进展

刘晓丽[1, 2]　李　莉[3]　袁双虎[2]　Feng-ming Kong[4]　于金明[1, 2]

［1. 山东大学临床医学院；2. 山东省肿瘤防治研究院（山东省肿瘤医院）
山东第一医科大学（山东省医学科学院）放疗科；3. 济南大学山东省医学科学院
医学与生命科学学院；4. 凯斯西储大学赛德曼癌症中心和病例综合癌症中心放疗科］

【摘要】　肺癌是世界上常见的致死性癌症之一，其中85%的肺癌为非小细胞肺癌（NSCLC），目前放疗是NSCLC主要的治疗手段之一。随着免疫治疗的发展，免疫检查点抑制剂（immune checkpoint inhibitors，ICLs）已成为部分晚期NSCLC患者的一线治疗。研究发现放疗与免疫治疗具有协同效应，能够改善CLC患者的生存。众多研究探索了放疗联合Cs治疗NSCLC的安全性及有效性，本文就放疗联合CIs治疗NSCLC的研究进展做一综述。

【关键词】　非小细胞肺癌；放射治疗；免疫治疗；免疫检查点抑制剂

肺癌是常见的致死性癌症之一，每年约有160万人死于肺癌，其中85%为非小细胞肺癌（NSCLC）[1]。随着治疗方式的不断进步（手术、放疗、化疗），NSCLC患者的预后得到了持续改善，但仍有必要继续改善[2]。早期NSCLC患者在接受立体定向全身放射治疗（stereotactic body radiation therapy，SBRT）后，仍有区域性及远处转移的风险；对于局部晚期患者而言，现有的联合放化疗方案对预后的改善并不明显[3-4]。近年来，免疫检查点抑制剂（ICIs）的研究取得突破性进展，部分程序性死亡受体-1（programmed death-1，PD-1）/程序性死亡受体配体-1（programmed death ligand-1，PD-L1）已作为局部晚期及转移性的无靶向指征NSCLC的一线治疗写入指南[5]。关于放疗联合CIs疗的协同效果及安全性存在争议，部分研究认为放疗可能会损伤照射区的免疫细胞并且导致骨髓抑制，抑制体内抗肿瘤免疫反应。但也有研究认为放疗可能通过增加肿瘤抗原释放、改善抗原提呈和T细胞浸润等机制增加免疫治疗的敏感性[6-8]。本文就放疗联合ICIs治疗NSCLC的相关研究做一综述，为NSCLC的免疫联合治疗提供参考。

1.　放疗联合细胞毒T淋巴细胞相关抗原4

细胞毒T淋巴细胞相关抗原4（cytotoxic T lymphocyte-associated antigen-4，CTLA-4）能够通过多种机制负向调节免疫反应，介导肿瘤细胞逃避T细胞杀伤作用。首先，CTLA-4活化后表达于T细胞表面，可竞争性抑制同配体的CD28受体，从而抑制T细胞的活化；此外，CTLA-4在Treg细胞上组成型表达可影响Treg细胞对抗肿瘤免疫的调节[9]。因此，CTLA-4抗体能增强抗肿瘤免疫反应。目前临床应用的CTLA-4抗体主要有伊匹单抗（Ipilimumab）和曲美母单抗（Tremelimumab）。

Golden等[10]报道了Ipilimumab联合放疗治疗一例晚期NSCLC患者的临床疗效，患者接受总剂量为30Gy的放疗后序贯注射Ipilimumab（3mg/kg，q3w，共4周期）联合治疗。治疗后受照部位的肿瘤减小，伴随远端效应的发生，即非照射区肿瘤体积及代谢活性下降。该研究支持放疗联合CTLA-4对于晚期NSCLC患者的协同治疗作用，并建议在大规模的临床试验中进行验证。关于CTLA-4与放疗联合治疗NSCLC的研究较少，仍待进一步临床试验研究。

2. 放疗联合PD-1/PD-L1抗体

PD-1信号转导对T细胞介导的适应性免疫具有负调控作用，是肿瘤逃避抗原特异性T细胞免疫的机制之一，PD-1/PD-L1抗体能够阻断PD-1信号通路，增强抗肿瘤免疫反应[11]。放疗可上调NSCLC细胞表面的PD-1表达[12]，因此PD-1/PD-L1抗体与放疗在NSCLC治疗中可能发挥协同作用。临床常用的PD-1抗体主要有帕博利珠单抗（Pembrolizumab）及纳武单抗（NIVOlumab），PD-L1抗体包括度伐鲁单抗（Durvalumab）、阿特朱单抗（Atezolizumab）和阿维单抗（Avelumab）。本文总结了放疗联合PD-1/PD-L1抗体治疗NSCLC的相关临床试验结果，并介绍了正在进行的一些临床试验（表1）。

2.1 放疗联合PD-1/PD-L1抗体治疗晚期NSCLC

PEMBRO-RT是对比Pembrolizumab联合SBRT（试验组）和Pembrolizumab单独（对照组）治疗晚期NSCLC疗效的前瞻性、多中心、随机分组的Ⅱ期临床试验[13]。78例患者接受随机分组，结果联合SBRT的试验组中未观察到治疗相关毒性作用的增加，在12周时的客观缓解率（objective response rate，ORR）是对照组的2倍（36%：18%，$P=0.07$），但是未能达到预设的研究终点目标（50%：20%）。亚组分析显示PD-L1阴性肿瘤患者增加放疗的获益最大。这项Pembrolizumab联合SBRT治疗晚期NSCLC的研究结果令人鼓舞，SBRT可能激活非炎性NSCLC肿瘤向炎性肿瘤微环境发展，使它们接受ICIs治疗时的有效率更高，但这需要在更大规模的Ⅱ/Ⅲ期试验中进行进一步的评估和证实。

对Ⅰ期临床试验KEYNOTE-001单中心研究的二次分析评估了放疗联合Pembrolizumab治疗晚期NSCLC的疗效及安全性[14]。研究纳入98例晚期NSCLC患者，结果接受放疗联合Pembrolizumab治疗的患者其无进展生存期（progression free survival，PFS）及总生存期（overall survival，OS）均优于仅接受Pembrolizumab治疗的患者（PFS：4.4个月 vs 2.1个月，$P=0.026$；OS：10.7个月 vs 5.3个月，$P=0.019$），治疗相关毒性可耐受。

Bauml等[15]通过一项单臂小规模Ⅱ期试验研究了寡转移NSCLC患者在接受局部消融治疗（外科手术或SBRT）治疗后使用Pembrolizumab的临床效果。该研究纳入45例寡转移NSCLC患者，局部消融治疗后4～12周内行Pembrolizumab治疗（200mg静脉注射，q12w，治疗6个月），结果患者PFS为19.1个月，高于历史PFS（6.6个月），说明Pembrolizumab联合放疗可能延长寡转移NSCLC患者的生存时间。

2.2 放疗联合PD-1/PD-L1抗体治疗局部晚期NSCLC

PACIFIC研究是一项随机、双盲、安慰剂对照的多中心临床研究，对比Durvalumab联合放疗与单独放疗对于不可手术切除的Ⅲ期NSCLC患者的临床效果[16]。研究纳入713例不可手术切除的Ⅲ期NSCLC患者，患者接受至少两个周期的以铂类为基础的同步放化疗，放疗总剂量为54～66Gy。同步放化疗结束42天内，Durvalumab组患者（$n=473$）接受一年的Durvalumab治疗（10mg/kg，q2w）；安慰剂组患者（$n=236$）接受同周期的安慰剂治疗。结果Durvalumab组相比于安慰剂组PFS显著延长（16.8个月 vs 5.6个月，$P<0.001$），ORR更高（28.4% vs 16.0%，$P<0.001$）。PACIFIC研究说明同步放化疗后联合Durvalumab巩固治疗可作为局部晚期NSCLC新的治疗方案，并首次证明此方案能够改善无法手术的Ⅲ期NSCLC患者生存，其发布对于Ⅲ期NSCLC患者的治疗具有重大意义。据此，2018年NCCN指南推荐Durvalumab治疗不可手术切除的Ⅲ期NSCLC。

此外，其他ICIs联合放疗治疗NSCLC的临床试验正在进行，LUN14-179是评估同步放化疗后Pembrolizumab巩固治疗Ⅲ期不可手术NSCLC疗效的一项单臂多中心Ⅱ期临床试验，纳入93例患者，患者接受以铂类为基础的化疗及总剂量为59.4～66.6Gy的放疗，4～8周后Pembrolizumab组接受一年的Pembrolizumab治疗（200mg静脉注射，q3w）。现公布的数据包括1年及2年OS率（80.5%、68.7%），12、18、24个月的PFS率（59.9%、49.5%、45.4%），3～4级肺炎发生率为5.4%。与PACIFIC研究中安慰剂组相比，初步分析数据显示了同步放化疗后联合Pembrolizumab巩固治疗Ⅲ期不可手术切除的NSCLC的前景。

此外，进行中的单中心Ⅱ期DETERRED、多中心随机双盲安慰剂对照的Ⅲ期RTOG 3505等临床试验分别研究了Atezolizumab及NIVOlumab联合放化疗在Ⅲ期NSCLC中的应用效果，其结果尚未公布。

不同于以上研究，Kataoka等[17]进行的一项多中心回顾性队列研究得出了不同结论。研究纳入146例NSCLC患者进行NIVOlumab治疗，中位随访时间为153天，结果发现过去6个月接受放疗与否对患者的PFS无显著影响，即放疗不能增加对NIVOlumab的敏感性。但研究者认为该结论可能会随样本量增加而改变，并不能否认放疗联合ICIs的协同作用。

2.3　放疗联合PD-1/PD-L1抗体治疗早期NSCLC

早期NSCLC患者首选手术治疗，对于不可手术者首选放疗[18]。SBRT作为一种新型放疗技术，能够为NSCLC患者提供有效的局部控制，2～5年局部控制率为90%，但患者仍有区域性及远处转移的风险，需对肺门及纵隔进行外科评估及病理分析确定辅助治疗与否[3, 19]。Forde等[20]首次报道NIVOlumab辅助治疗早期NSCLC患者安全有效，提示ICIs联合放疗有望改善NSCLC患者生存，相关研究正在进行中（表1）。

表1　正在进行的PD-1/PD-L1抑制剂联合放疗治疗NSCLC的临床试验

临床试验编码	研究阶段	NSCLC分期	实验设计	放疗计划
		转移性NSCLC		
NCT02855203（PAPPORT）	1/2	1～5个寡转移灶（$n=30$）	在8个周期的Pembrolizumab治疗后对寡转移灶行SBRT治疗	单次SBRT，剂量为18～20Gy
NCT03044626（FORCE）	2	转移性非鳞状NSCLC（$n=130$）	NIVOlumab＋同期放疗（对于需要放疗的患者）或NIVOlumab单用（对于不需要放疗的患者）	首次NIVOlumab给药后3天内进行放疗（4Gy×5）

（续　表）

临床试验编码	研究阶段	NSCLC分期	实验设计	放疗计划
NCT02658097（CASE1516）	2	转移性Ⅳ期NSCLC（$n=48$）	SBRT后给予Pembrolizumab或单用Pembrolizumab	在Pembrolizumab治疗第一天进行单次SBRT（8Gy）
NCT03245177（PARIS）	1	PD-L1阳性的Ⅲ期或Ⅳ期转移性NSCLC（$n=25$）	Pembrolizumab联合同期放疗	2Gy×（30～33）
NCT02696993	1/2	Ⅳ期脑转移NSCLC（$n=80$）	NIVOlumab±Ipilimumab治疗两周内行SBRT或WBRT	WBRT：30Gy/10Fx，SBRT：剂量由医师决定
NCT03176173	2	接受标准免疫治疗（4周以上的PD-1/PD-L1抑制剂治疗）的转移性NSCLC（$n=85$）	免疫治疗（NIVOlumab或Pembrolizumab或Atezolizumab）联合同步IGRT	每日大剂量IGRT治疗10天以上
NCT02400814	1	Ⅳ期转移性NSCLC（$n=45$）	Atezolizumab＋SBRT（均从第1周期的第1天开始）或Atezolizumab（从第1周期的第1天开始），然后是SBRT（从第3周期的第1天开始）或SBRT（从第1周期的第1天开始），然后是Atezolizumab（从第2周期的第1天开始	SBRT治疗5次
NCT02492568（PEMBRO-RT）	2	Ⅳ期转移性NSCLC（$n=74$）	SBRT后给予Pembrolizumab或单用Pembrolizumab	Pembrolizumab给药2周前进行SBRT（8Gy×3）
		局部晚期NSCLC		
NCT03053856	2	根治性切除的ⅢA期（$n=37$）	新辅助放化疗后手术后使用Pembrolizumab巩固治疗	44Gy/22Fx，5周
NCT03693300（Pacific-6）	2	不可切除的Ⅲ期（$n=150$）	序贯放化疗后行Durvalumab治疗	具体不详
NCT02768558（RTOG 3505）	3	不可手术的无转移ⅢA/B期（$n=93$）	放化疗（顺铂/乙泊苷＋放疗）后给予NIVOlumab或安慰剂	60Gy胸部放疗（3D-CRT或IMRT）
NCT02434081（NICOLAS）	2	局部进展的无转移ⅢA/B期（$n=78$）	NIVOlumab联合标准放化疗	具体不详
NCT02525757（DETERRED）	2	不可切除的无转移Ⅱ/Ⅲ期（$n=40$）	放化疗联合Atezolizumab	2Gy×（30～33），6～7周
NCT02987998（CASE4516）	1	可切除的ⅢA期（$n=20$）	新辅助放化疗联合Pembrolizumab后使用Prmbrolizumab巩固治疗	1.8Gy×25
NCT03237377术前行新辅助	2	可切除的ⅢA期（$n=32$）	Durvalumab±Tremelimumab＋放疗	45Gy/25Fx，5周
NCT03102242	2	不可切除的ⅢA/B期（$n=63$）	新辅助Atezolizumab联合放化疗	60Gy/30Fx，6周

（续　表）

临床试验编码	研究阶段	NSCLC分期	实验设计	放疗计划
NCT02343952（HCRNLUN14179）	2	不可手术的无转移ⅢA/B期（$n=93$）	放化疗（顺铂/依托泊苷或卡铂/紫杉醇+放疗）后使用Pembrolizumab巩固治疗	总剂量59.4～66.6Gy
		早期NSCLC		
NCT03110978（I-SABR）	2	不可手术的Ⅰ或ⅡA期（$n=140$）	单用SBRT或首次SBRT后36小时内给予NIVOlumab	SBRT剂量50Gy/4Fx（若SBRT计划不满足约束条件，则在1～2周内分10次放疗，总剂量70Gy）
NCT0290495	2	可切除的Ⅰ～ⅢA期（$n=60$）	新辅助NIVOlumab联合或不联合SBRT	NIVOlumab治疗开始后进行SBRT，分3次照射
NCT03217071（PembroX）	2	可切除的Ⅰ～ⅢA期（$n=40$）	新辅助Pembrolizumab联合或不联合SBRT	第2次Pembrolizumab给药后进行SBRT，其中50%的原发肿瘤患者接受单次照射剂量为12Gy
NCT03148327	1/2	不可手术的Ⅰ或ⅡA期（$n=105$）	单用SBRT或SBRT联合Durvalumab	首次Durvalumab后行SBRT，54Gy/3 Fx，50Gy/4Fx或65Gy/10Fx
NCT03050554	1/2	不可手术的Ⅰ期（$n=56$）	Avelumab联合或不联合SBRT	隔天给予SBRT，每周期10～12天，剂量为12Gy×4和10Gy×5
NCT02599454	1	不可手术的Ⅰ期（$n=33$）	Atezolizumab联合SBRT	12.5Gy×4（周围性NSCLC）或10Gy×5（中央型NSCLC）
NCT02904954（MEDI4736）	2	可切除的Ⅰ～ⅢA期（$n=60$）	新辅助Durvalumab联合或不联合SBRT	SBRT与Durvalumab给药同时进行，放疗剂量为8Gy×3

注：PD-1，程序性死亡受体-1；PD-L1，程序性死亡蛋白配体-1；NSCLC，非小细胞肺癌；SBRT，立体定向全身放射治疗；IGRT，影像引导的放射治疗；3D-CRT，三维适形放疗；IMRT，调强适形放射治疗。

3. 小结与展望

随着精准放疗的发展及肿瘤免疫治疗的进展，放射治疗联合免疫治疗NSCLC是新的研究热点。随着一些临床试验的开展，放疗联合ICIs治疗NSCLC得到了广泛研究并取得一定的进展，但是仍然面临一些挑战。首先，除Pembrolizumab及NIVOlumab外，其他ICIs与放疗联合治疗NSCLC的研究较少，需要进一步的临床试验来确定其疗效。其次，在放疗与ICIs治疗结合的应用中，其最佳的照射部位、分割方式、照射剂量仍存在争议。最后，由于免疫治疗及放射治疗都可能导致不良反应的发生，因此在发展免疫联合治疗时要重视安全性的调查。随着免疫检查点抑制剂的进一步发展，其在不同阶段非小细胞肺癌的治疗中都将占据重要地位。

［原载于：肿瘤综合治疗电子杂志，2019，5（4）：1-5］

参　考　文　献（略）

局部晚期非小细胞肺癌放疗剂量
提升研究进展

王大权　毕　楠　王绿化

（国家癌症中心/国家肿瘤临床医学研究中心/中国医学科学院
北京协和医学院肿瘤医院放疗科）

【摘要】　局部晚期非小细胞肺癌的RTOG0617研究显示进一步提高放疗剂量并没有带来生存获益，这促进了剂量提升策略的改变。目前多项研究通18FDG高摄取区域局部加量、同步加量调强放疗、改变剂量分割模式等探索更为有效的剂量提升手段，并取得一系列进展。PET-CT技术及调强放疗技术的广泛应用，为放疗剂量优化和提升提供了广阔空间。

【关键词】　肺肿瘤/放射疗法；剂量提升；同步加量

放疗同步含铂双药化疗是KPS评分较好的局部晚期非小细胞肺癌（non-small cell lung cancer，NSCLC）患者的标准治疗方案，但5年局部失败率仍＞30%。为了进一步提高肿瘤的局控率，研究者在60Gy放疗剂量基础上进行了一系列剂量提升研究，但Ⅲ期研究结果却显示高剂量并没有带来生存获益。RTOG0617的失败促进了剂量提升策略调整。研究者通过PET-CT功能影像技术、同步加量调强放疗、改变剂量分割模式等探索更为有效的剂量提升手段。本文将就上述研究进展进行综述。

1.　常规分割模式下的剂量递增研究

在二维放疗时代，局部晚期NSCLC标准放疗模式是60Gy常规分割放疗。RTOG9311研究[1]比较了单纯放疗/序贯化放疗模式下70.9Gy分33次、77.4Gy分36次、83.8Gy分39次及90.3Gy分42次的不良反应及疗效，结果显示剂量递增至83.8Gy是安全的，患者V20仍＜25%，但90.3Gy不良反应过高，导致2例剂量相关性死亡的出现；四组患者在局控和总体生存方面均无差别。而Kong等[2]研究则显示，单纯/序贯放疗时，患者最大耐受剂量可递增至103Gy（2.1Gy/次），且提高剂量能够增加5年局控率和总体生存。随着同步放化疗标准治疗模式的确立，剂量递增研究也在同步放化疗人群中展开，一系列Ⅰ、Ⅱ期临床研究的结果初步证实了从60Gy增加至74Gy是安全和有效的[3]。在此基础上进行了74Gy分37次方案下的Ⅱ期临床研究，其中RTOG 0117研究中53例患者的中位总生存期为21.6个月[4]，CALGB 30105研究的中位总生存期则为24.3个[5]。基于上述研究，RTOG 0617Ⅲ期临床研究中高剂量组的月处方剂量定为74Gy分37次；虽然Ⅱ期临床研究显示了74Gy高剂量放疗的满意疗效和耐受性，但Ⅲ期研究通过对424例局部晚期NSCLC患者（60Gy组217例，74Gy组207例）的观察，最终结果显示74Gy高剂量组中位总生存期为20.3个月，疗效劣于60Gy常规剂量组的28.7个月（$P = 0.004$）；进一步分析显示提高剂量所带来的放疗不良反应可能是制约疗效提高的最重要因素，高剂量组治疗相关性死亡、≥3级放射性食管炎以及心脏V5、V30受量均高于标准剂量组，而在多因素分析中≥3级放射性食管炎、心脏V5、V30均是影响患者总生存的因素。

RTOG 0617研究的结果令人意外，在常规分割放疗同步化疗模式下，提高放疗剂量并没有带来生存获益，这与既往研究结果大相径庭。早在2012年，一篇分析纳入了7项RTOG进行的针对局部晚期NSCLC同步放化疗的Ⅲ期临床研究，汇总分析了生物等效剂量（biological effective dose，BED）与患者疗效的关系；结果显示BED每增加1Gy，患者总生存率提高4%，局部复发风险降低3%[6-7]。而来自美国国家癌症数据库33566例患者的大样本回顾性分析也显示，放疗剂量为66Gy患者的中位总生存期为21.1个月，疗效优于59.4～60Gy的18.8个月，但66、70Gy组和≥71Gy组的无差异。上述研究均肯定了60Gy基础上放疗剂量的提升对于提高局控和生存的价值，但剂量提高的最佳梯度仍不明确。Hudson等[8]认为不能轻率地否定剂量提升的获益，RTOG0617的失败一方面说明同步放化疗74Gy分37次的剂量分割方案不可行，另一方面也可能源于两组患者在诊断、分期、基因分型、靶区勾画、放疗质量控制等多方面存在的深层次的异质性。Hong等[9]也认为应将PET.CT、质子放疗、大分割放疗及靶向治疗等手段纳入剂量提升研究，进一步探索提高放疗剂量的价值。

2. PET-CT指导下18FDG高摄取区域局部加量研究

PET-CT技术已经广泛应用于NSCLC的诊断、分期、疗效评估，在放疗靶区勾画中也发挥重要作用。Aerts等[10-11]研究发现，放疗开始后，虽然肿瘤内FDG高摄取区体积会随着剂量增加发生明显改变，但其位置与放疗前相比基本保持稳定。在Mahasittiwat等[12]进行的一项研究中，55例肺癌患者在放疗前和放疗过程中（常规分割患者在完成45Gy放疗后，立体定向放疗患者在完成放疗总剂量的2/3后）均进行CT及PET-CT扫描，并对比放疗结束和放疗前CT及PET上肿瘤大体病灶（gross tumor volume，GTV）的缩小程度，结果显示PET图像上GTV平均缩小70%（62%～77%），远远大于CT图像显示的41%（33%～49%）；因此，针对放疗结束残留的FDG高摄取区域进行放疗加量，能够明显缩小加量区域，减少对周围正常组织器官的照射。一项Ⅱ期临床研究结果显示，在不超过危及器官限量条件下，PET上的高代谢区域可以加量至（86.9±14.9）Gy[13]。Moller等[14]也发现，在正常组织器官不超量情况下，PET高摄取区域能够加量至82Gy。

那么仅针对放疗结束PET上残留的FDG高摄取区域进行加量能否获得满意的局控率和远期生存？Kong等[15]进行了一项Ⅱ期临床研究，共入组42例NSCLC患者，其中Ⅲ期患者占90%，所有患者在接受40～50Gy放疗后行PET-CT扫描，根据PET上残留高代谢区域进行缩野后确定加量靶区；放疗前PTV、放疗前CTV、加量区域PTV接受的2Gy分次放疗等效剂量（equivalent dose in 2Gy/f，EQD2）分别至少为50、60、70Gy，最终42例患者加量区中位剂量为90Gy，94%患者加量至≥74Gy，93%患者接受了同步紫杉醇加卡铂化疗加巩固化疗；疗效分析显示患者2年野内和总体局控率分别为82%和62%，中位无局部复发生存为14个月，2年和5年总生存率分别为52%和30%，中位总生存期为25个月。该研究初步显示仅针对PET上FDG残留高代谢区域进行加量能够获得较为理想的局控和生存，但是也存在一些问题。首先，该研究入组患者存在高选择性的特点，一般情况较好代表性不强；其次，处方剂量的异质性，2.1～4.5Gy/次不等，虽然可以换算为EQD2，但大分割和常规分割的放射生物效应存在差别，直接比较存在一定偏差；再次，4例患者死于大出血，比例较高，是否和治疗相关并不明确。鉴于上述研究存在的问题，Kong等[15]又进行了RTOG1106 II期临床研究，直接比较60Gy分30次放疗和PET-CT指导下加量放疗疗效和不良反应。

作为局部治疗手段，PET-CT引导的局部加量放疗更适用于局部复发高危患者。Elmpt等[16]研究发现，对于接受局部常规分割放疗的II～IV期NSCLC患者，放疗早期即出现PET上高代谢灶体积减小的患者（缩小程度>15%）2年总生存率优于早期无反应者（92% vs 33%）。受此启发，Zeng等[17]设计了一项II期临床研究NCT02773238，仅对24Gy放疗后PET-CT显示肿瘤代谢灶无变化（早期放疗无反应）的患者进行局部加量，认为这部分患者预后差，更能从加量放疗中获益，目前研究结果尚未公布。需要注意的是，在实际临床工作中，仅依靠PET-CT难以将肿瘤残留灶和炎症进行鉴别，因为放疗后引起的组织炎性水肿也会在PET上表现为代谢增高，或许可借助于MRI技术进一步分辨炎症和肿瘤，从而更加精准指导加量放疗。

3. CT基础上的同步加量调强放疗

RTOG 0617剂量递增的失败说明III期肺癌肿瘤灶和亚临床灶的肿瘤负荷不同，应当给予不同处方剂量。部分学者对亚临床病灶的有效控制剂量进行探索，研究指出亚临床区域的肿瘤负荷在107～108水平以下，45～50Gy剂量能够使亚临床病灶获得较为理想的局控[18]。在RTOG0617研究中，肿瘤区和亚临床病灶所接受的处方剂量相同，这也成为高剂量组不良反应增加的原因。同步加量（simultaneous integrated boost，SIB）调强放疗可以在给予肿瘤区较高剂量同时适当降低亚临床病灶剂量。目前SIB研究主要包括两种思路：一种是GTV保持在60～66Gy水平，临床靶体积（clinical target volume，CTV）减量至50Gy左右，研究者认为这种相对减量方式能够在保证疗效基础上降低患者不良反应，主要适用于肿瘤体积较大患者，本质上是一种剂量"妥协"；另外一种思路则为CTV减量至50Gy或维持60Gy，仅GTV加量至≥66Gy。Yang等[19]研究显示，在PTV处方剂量为60Gy基础上，利用SIB技术将IGTV加量至69、75、81Gy（治疗次数均为30次），双肺V5、V20、心脏Dmean、V40均无差别，仅食管最大受量随处方剂量增加而升高。目前国内外已有数个肿瘤中心发表了两种思路下SIB的回顾研究，初步研究结果显示SIB与常规调强放疗疗效相当[19-24]。

国内来自天津市肿瘤医院的研究者公布了48例行SIB的III期NSCLC的治疗数据，放疗剂量采用PGTV 55.0～74.2Gy（2.00～2.25Gy/次），PTV 45～63Gy（1.8～2.0Gy/次），其中位PGTV 63Gy，中位PTV 51.58Gy；全组患者中位总生存期21个月，2年总生存率为45.1%，2年无局部复发生存率为62.5%；≥3级放射性肺炎发生率为8.3%，≥3级放射性食管炎发生率为4.2%[20]。由此可见，CTV减量至50Gy水平的"剂量妥协"并未降低疗效，可以成为肿瘤范围较大患者的治疗选择。Soler等[21]比较了在PTV 56Gy分34次（1.65Gy/次）基础上，GTV加量至≥66Gy与<66Gy疗效差别，结果显示两组患者在总生存、局部复发、远处转移及≥3级放射性肺炎发生率上均无差异，但该研究样本量较小，还需扩大样本量进行分析。

虽然多个肿瘤中心研究的数据初步肯定了SIB疗效和安全性，但这些研究均为回顾性、患者异质性较高、剂量水平及剂量分割模式不统一（大分割与常规分割）、失败模式不明确，而且缺乏与非加量调强放疗患者的倾向性匹配分析，其应用价值仍需进一步研究；需开展前瞻性Ⅱ期临床研究，为SIB在局部晚期NSCLC中应用提供有力证据。

4. 剂量分割模式的改变

早期的RTOG8311[25]和RTOG9106[26]Ⅱ期临床研究证实了单纯/序贯放化疗模式下，总剂量69.6Gy（1.2Gy/次，2次/d）超分割方案的疗效和安全性，但RTOG9410研究显示局部晚期NSCLC同步放化疗模式下，5年总生存率69.6Gy超分割方案疗效劣于63Gy常规分割放疗（13%：16%）[27]。超分割放疗增加了每日放疗次数，降低了加速器治疗效率，难以在临床实践中推广应用。大分割放疗能显著减少治疗次数、缩短治疗时间，因此受研究者青睐。Cannon等[28]进行了Ⅰ期临床研究，探索单纯放疗/序贯放化疗模式下57.0～85.5Gy分25次时患者的耐受情况。研究纳入79例肺癌患者，Ⅲ期占71%，66%患者接受序贯放化疗，研究没有纳入同步放化疗患者；结果显示63.25Gy分25次是患者最大耐受剂量，进一步提高放疗剂量会增加晚期4～5级不良反应，主要包括肺门区域及近端支气管树的损伤。Agolli等[29]则探索了单次3Gy放疗方案的疗效，共纳入了60例Ⅲ～Ⅳ期肺癌患者，其中75%患者接受了诱导化疗，放疗方案为60Gy分20次；结果显示，全组患者2年总生存率及局控率分别为40%和53%，3级急性放射性食管炎和肺炎发生率分别为5%和6%，晚期放射性食管炎和肺炎发生率分别为2%和3%。由此可见，对于靶区范围较大的局部晚期NSCLC，单次剂量适中的大分割放疗是可以耐受的。

同步放化疗模式下通过大分割提高BED是否能获得满意疗效?近期发表的CALGB31102Ⅰ期临床研究显示，同步放化疗模式下Ⅲ期肺癌患者最大耐受剂量为60Gy分24次（2.5Gy/次）[30]。Kaster等[31]汇总1990～2014年针对Ⅲ期肺癌患者大分割放疗的33项研究，放疗总剂量45.0～85.5Gy分15～35次，2.25～3.50Gy/次；其中15项研究为同步放化疗，放疗总剂量52.5～75.0Gy（2.24～3.50Gy/次），BED为108.8～150.0Gy，中位总生存期为8.0～29.5个月，5年总生存率为15.0%～33.6%；BED和总生存率存在线性关系，BED每提高1Gy，5年总生存率提高0.36%～0.70%。Donato等[32]纳入了61例Ⅲ期肺癌患者，48%行同步放化疗，2.25～2.58Gy/次，总剂量67.5～68.4Gy，结果显示急性和晚期3级肺炎发生率分别为10%和5%，急性3级放射性食管炎发生率为3%，无4级发生，不良反应可耐受。

目前局部晚期NSCLC大分割放疗采用的是单次剂量稍高于常规分割剂量方案，这种"适度"的大分割放疗模式的优势在于既能缩短治疗时间，限制肿瘤加速再增殖，也能避免分次剂量过高造成严重的晚期放射性损伤。立体定向放疗单次剂量>4Gy，对局部晚期肺癌患者易造成管壁穿孔、破裂、气管狭窄等，因此不适于Ⅲ期肺癌患者。目前大分割模式下理想单次剂量、放疗次数及总剂量仍不明确，需进行Ⅱ期临床研究，探索安全有效的大分割放疗方案。

5. 总结

在精准医学时代，放疗剂量的提升也需要"精准"，既要从个体角度筛选局部复发的高危人群，也要从细胞生物行为层面确定需要加量的肿瘤体积；同时还要利用调强技术优化放疗计划，尽可能保护肿瘤周围正常组织器官。目前，理想剂量分割方式、单次剂量、放疗总剂量仍待进一步研究。随质子与重离子放疗技术发展与成熟，正常组织器官得到更好保护，将为放疗剂量提升带来更多空间。

［原载于：中华放射肿瘤学杂志，2019，28（10）：788-791］

参　考　文　献（略）

❖ 胃癌领域 ❖

从中国胃肠肿瘤外科联盟相关数据分析我国早期胃癌诊治现状和发展趋势

苗儒林　李子禹　季加孚

（北京大学肿瘤医院暨北京市肿瘤防治研究所胃肠肿瘤中心 /
恶性肿瘤发病机制及转化研究教育部重点实验室）

【摘要】　胃癌是我国最常见的恶性肿瘤之一，但我国早期胃癌病人比例仍较低。2014～2017年中国胃肠肿瘤外科联盟数据在一定程度上可反映我国早期胃癌的发病趋势和诊疗现状。该数据共收集全国95家中心的134 111例胃癌病例，针对时间趋势的分析基于至少提交3年数据的中心数据进行分析。在所有病例中，早期胃癌所占比例为19.7%。早期胃癌病人比例分布最高的地区包括浙江、北京、江苏、天津、上海等，而比例最低的地区包括青海、海南、内蒙古、云南、广西等。2014～2017年，早期胃癌的比例从19.7%增加至20.9%，内镜治疗、腹腔镜手术、开腹手术所占比例分别为24.3%、37.7%和38.0%，其中内镜治疗、腹腔镜手术比例有所增加，而开腹手术比例则有所减小。在接受手术切除的病人中，T1a期病人淋巴结转移比例达5.9%，T1b期病人淋巴结转移比例达19.6%。总体来看，我国早期胃癌病人比例近年来略有增加，但与日韩等国相比仍有较大上升空间。早期胃癌的微创治疗逐渐成为主流治疗方式。

【关键词】　早期胃癌；中国胃肠肿瘤外科联盟

　　胃癌是我国最常见的恶性肿瘤之一，也是死亡率最高的恶性肿瘤之一[1]。与日本韩国等国家不同，我国胃癌以局部进展期癌为主，早期胃癌比例较低[2]。近年来，随着我国人民群众生活水平的提高和健康意识的改善，我国早期胃癌病人的比例也在逐年增加。早期胃癌的诊疗和局部进展期胃癌有明显差异，存在容易漏诊、治疗不足和过度治疗等问题。因此，了解我国早期胃癌的诊疗现状和发展趋势对我国胃癌医生而言十分重要，也对我国

　　季加孚：教授，现任北京大学肿瘤医院院长，北京市肿瘤防治研究所所长，北京大学肿瘤研究中心主任，教育部恶性肿瘤发病机制及转化重点实验室主任，享受国务院特殊津贴。兼任国际胃癌学会（IGCA）主席，中国抗癌协会副理事长，中国医疗保健国际交流促进会副会长，中华医学会常务理事，外科学分会常委兼秘书长，美国外科学院会士（FACS），英国皇家外科学院院士（FRCS），英国皇家生物学会会士（FRSB），亚洲外科学会（ASA）常委。致力于胃癌外科临床与科研，率先建立并统一中国胃癌标准手术规范，创建中国胃肠肿瘤外科联盟，在国内率先创建进展期胃癌综合治疗新模式，显著提高了中国进展期胃癌患者的生存率。创建世界规模最大的胃癌及癌前病变临床样本资源库及共享平台，有效解决中国胃癌重大研究项目样本资源短缺的难题。曾获中华医学科技奖一等奖，教育部科技进步一等奖，中国抗癌协会科技奖一等奖，吴阶平 - 保罗·杨森医学药学奖，国家卫生计生委突出贡献中青年专家等多项荣誉。

相关医疗政策制定具有重要指导意义。

目前，普遍观点认为我国早期胃癌虽然比例较低，但在逐步增加，仍然缺乏可靠的数据支持[2]。来自日本、韩国的相关数据提示，近年来早期胃癌比例在逐步增加。根据2018年版日本癌症统计数据报告，2006～2008年在日本的全国性癌症注册数据中，胃癌病例局限期（localized）比例为47.9%。而在2008～2009年，在指定的427家癌症诊疗中心诊断的病例中，临床Ⅰ期胃癌病人所占比例达62.4%。2016年在778家医院的诊断病例中，临床Ⅰ期胃癌病人比例63.0%[3]。根据韩国胃癌学会（KGCA）调研，T_1期胃癌比例持续增加，1995年为30.4%，1999年为35.4%，2004年为47.4%，2009年为57.7%，2014年达61.0%[4]。

相信随着我国经济的发展、相关筛查工作的普及和人民群众健康意识的提升，我国早期胃癌的比例也会与日本、韩国等东亚国家一样逐步增加。诊疗趋势方面，随着内镜技术和腹腔镜、机器人等微创手术技术的逐步成熟和进步，早期胃癌的诊疗开始向微创化的方向演变。内镜治疗方面，日本基于大样本的回顾数据，提出了早期胃癌内镜治疗的绝对适应证，并在此基础上通过一系列临床研究开始逐步扩展内镜治疗的适应证[5-6]。而在腹腔镜手术方面，据韩国KGCA数据调研显示，在所有胃癌手术病人中，腹腔镜手术的比例从2004年的6.6%逐步增长至2009年的25.8%，在2014年达到48.0%[4]。随着KLASS01、JCOG0703、JCOG0912等研究的逐步开展和研究结果的发布，腹腔镜手术也逐步成为早期胃癌的标准术式[7-9]。

我国目前还缺乏全国范围内的胃癌诊疗详细数据库，而中国胃肠肿瘤外科联盟针对全国多家医院的调研在一定程度上弥补了这一缺陷。本文拟通过对中国胃肠肿瘤外科联盟2014～2018年数据分析，在一定程度上分析我国早期胃癌的发病趋势和诊疗现状，为我国早期胃癌的规范化治疗提供一定数据基础。

1. 研究方法

自2015年，中国胃肠肿瘤外科联盟开始每年在全国范围内对联盟内胃癌诊疗中心进行数据调研。中国胃肠肿瘤外科联盟采用问卷调查的形式收集成员单位各年度胃癌手术病例的诊疗情况数据。各成员单位完成对本中心的数据统计后将相关数据结果发送至联盟邮箱（gi_union@foxmail.com）进行汇总分析。

联盟收集的数据资料包括各中心诊疗基本情况、早期胃癌诊疗情况、局部进展期胃癌诊疗情况、晚期胃癌诊疗情况、消化道重建情况、手术安全性及经济性等部分[10]。其中，早期胃癌诊疗情况包括病人数量、内镜切除数量、腹腔镜手术及开腹手术数量、手术病理分期为T_{1a}及T_{1b}期病人数量及分别出现淋巴结转移的病例数量。

数据汇总方面，根据不同数据条目采用不同统计学方法进行汇总。针对病例数量等字段条目，采用病例数求和的方式计算总体数量。对于比例、平均数等条目，以相应中心的相应病例数量为权重，采用加权平均数来计算总体的比例和平均数[10]。

2018年12月15日，中国胃肠肿瘤外科联盟2018年度会议回顾分析了2014～2017年收集的胃癌数据。该数据一定程度上反映了我国早期胃癌的发病趋势和诊疗现状。其中，针对总体情况、地域分布等分析采用全部数据进行分析。而在针对时间趋势变化方面，采用在4年中至少提交3年数据的中心数据进行分析。

2. 研究结果

2.1 数据总体情况

2014～2017年，中国胃肠肿瘤外科联盟共收集全国30个省、自治区、直辖市的95家胃癌诊疗中心胃癌病例134 111例。其中，2014年病例29 290例，2015年病例32 050例，2016年病例27 000例，2017年病例45 771例。所有病人的平均年龄60.3岁，男女性别比例为2.29∶1。早期胃癌病人比例为19.7%，局部进展期胃癌病人比例为70.5%，晚期胃癌病人比例为9.8%。在所有病例中，至少提交3年数据的中心有49家，相关病例占所有病例的85.6%。

2.2 早期胃癌的比例分布

在所有病例中，早期胃癌病人的比例为19.7%。早期胃癌的地域分布情况见书后彩插图4。早期胃癌病人比例高于20%的地区包括浙江（27.9%）、北京（25.2%）、江苏（24.5%）、天津（23.9%）、上海（23.7%）、江西（23.4%）、吉林（23.3%）、山西（21.6%）、宁夏（20.1%），不足10%的地区包括青海（5.5%）、海南（6.3%）、内蒙古（7.1%）、云南（8.6%）、广西（9.0%）、河南（9.1%）。

从时间趋势方面看，早期胃癌的比例在4年时间内有所增加，2014年占19.7%，2015年占19.1%，2016年占20.8%，2017年占20.9%。早期胃癌的时间分布情况见书后彩插图5。

2.3 早期胃癌的治疗情况

在所有早期胃癌病人中，内镜治疗的病人占24.3%，腹腔镜手术占37.7%，开腹手术占38.0%。早期胃癌诊疗方式的时间趋势见书后彩插图6。总体来看，早期胃癌的治疗方式中，开腹手术所占比例逐渐减小，腹腔镜手术和内镜治疗的比例逐步增加。

在接受腹腔镜或开腹手术病人中，T_{1a}期病例淋巴结转移病人占5.9%，T_{1b}期病例淋巴结转移病人占19.6%。

3. 讨论

中国胃肠肿瘤外科联盟的数据调研提示我国早期胃癌病人的比例略有增加，但是地域分布存在一定差异。在早期胃癌的诊疗方面，内镜治疗、腹腔镜手术的比例在增加，开腹手术的比例在减少。

在发病趋势方面，早期胃癌的总体比例为19.7%。虽然4年来比例总体变化不大，但略有增加。与日韩相比，我国早期胃癌总体比例仍然偏低。日本手术治疗的胃癌病人中，早期胃癌比例在1991年即已达27.8%，T_1期病人达48.8%，在2001年早期胃癌所占比例为27.4%，T_1期病人占51.2%[11-12]。日本早期胃癌比例较高得益于胃癌筛查的普及。据日本国立癌症研究机构统计，日本全国范围内40～69岁人群接受胃癌筛查的比例在2007年为30.2%，2010年为32.3%，2013年为39.6%，2016年为40.9%。在2016年数据中，40～69岁男性接受胃癌筛查比例为46.4%，女性接受胃癌筛查比例则为35.6%[3]。近30年来，与日本早期胃癌比例持续较高不同，韩国早期胃癌病人比例呈明显上升趋势。据韩国KGCA数据调研显示，韩国T_1期胃癌病人在1995年占30.4%，1999年占35.4%，2004年占47.4%，2009年占57.7%，2014年达61.0%[4]。2014年韩国统计数据显示，早期胃癌病人所占比例为34.6%，其中Ⅰ期胃癌病人占63.9%。其Ⅰ期病人比例甚至高于该年日本癌症专科医院诊疗的Ⅰ期病人比例（63.3%）[13]。近30年韩国早期胃癌比例的快速增加与其筛查工作的推广关系密切。据韩国国立癌症筛查调研统计，2014年在建议筛查人群中胃癌筛查率可达76.7%，而2004年该数据仅为39.2%。2003～2013年韩国国家癌症筛查项目中，保险覆盖的40岁以上人群中，接受胃癌筛查的比例从2003年的20.0%增长至2013年的42.4%[14]。

从地域分布方面来看，早期胃癌的比例可能与地区经济水平相关。据中华人民共和国国家统计局数据显示，2017年度居民消费水平前5位的地区分别为上海、北京、江苏、天津、浙江，而这些地区早期胃癌的比例均高于20%[15]。此外，前期数据分析提示早期胃癌病人分布比例在诊治中心的城市分布、是否为肿瘤专科医院及年胃癌诊治量等方面存在差异[16]。综合来看，早期胃癌的比例与经济发展水平、筛查工作的普及、人民群众健康理念等变化等诸多因素息息相关。与日韩等国相比，我国胃癌早诊的工作仍然任重道远。

早期胃癌的治疗方面，中国胃肠肿瘤外科联盟数据提示内镜治疗和腹腔镜手术等微创治疗模式已经成为早期胃癌的主流治疗方式。在所有早期胃癌病人中，内镜治疗所占比例为24.3%，腹腔镜手术占37.7%，开腹手术仅占38.0%。而在时间趋势方面，内镜治疗所占比例从2014年的24.2%逐步增加至2017年的27.6%，腹腔镜手术所占比例从2014年的33.9%逐步增加至2017年的40.0%；而开腹手术的比例则逐步萎缩，从2014年的41.9%降低至2017年的32.4%。由此可见，我国早期胃癌的治疗开始向微创化、精准化的方向演进。随着内镜治疗技术的普及，胃镜黏膜切除术及黏膜下剥离术在早期胃癌的治疗中的地位愈发重要。待JCOG1009/1010等研究结果公布，早期胃癌内镜下治疗的适应证还有可能进一步扩展[6]。关于腹腔镜手术，KLASS01、JCOG0703、JCOG0912等高质量的临床研究已经证实腹腔镜辅助远端胃切除术在早期胃癌治疗中的有效性和安全性[7-9]。KLASS-03（NCT01584336）、JCOG1401等研究也正在逐步证实腹腔镜下全胃、近端胃切除术等在早期胃癌中的作用[17]。在2019年韩国国际胃癌周发布的韩国胃癌实践指南中，针对早期胃癌的手术治疗，腹腔镜手术的推荐优先级已经高于开腹手术[18]。相信随着时间的推移，早期胃癌微创治疗的地位将更加稳固。除目前已经作为指南推荐的内镜和腹腔镜手术外，还有其他缩小范围的手术也开始在早期胃癌的治疗中进行探索，例如基于前哨淋巴结导航和活检的内镜-腹腔镜联合手术、胃局部切除等[19-21]。

在早期胃癌的诊治中，还应注意到其中存在的陷阱。早期胃癌的较好预后和微创治疗带来的较好生活质量的基础是合理的治疗范围。如果治疗范围过大，会影响病人的生活质量，而治疗范围太小，则可能影响病人的预后。要做到恰到好处地治疗，就要求针对早期胃癌的精准诊断：既要求精准的临床分期，还要求精准的疾病特点描述。临床分期方面，放大内镜、超声内镜等新技术的应用在一定程度上弥补了传统内镜和CT的不足，为精准的分期提供了帮助。人工智能技术和内镜技术的结合也为早期胃癌的诊断带来了新的机遇[22]。而疾病特点的描述，除目前常用的肿瘤大小、分化程度、脉管癌栓、局部溃疡等传统因素外，肿瘤分子生物学因素也开始在治疗决策中发挥作用[23-24]。

在对中国胃肠肿瘤外科联盟数据进行解读的过程中，也应该注意到联盟数据的局限性。首先，联盟数据来自全国30个省级行政区的95家胃癌诊疗中心，但是中心的地域分布不均，部分省市仅有1～2家中心参与数据调研，这在很大程度上带来了数据的抽样偏倚，致使部分省份的数据不能充分代表该区域的胃癌诊疗情况。第二，不同中心胃癌手术量差异较大，少数几家大中心数据的缺失可能造成总体数据比例的变化，这可在一定程度上解释2015年数据趋势和总体趋势不一致的原因。第三，联盟收集的数据是各中心的外科诊疗数据，缺乏消化内科的数据，而不同中心早期胃癌内镜治疗开展的科室不同，可能造成相应数据的不准确。而肿瘤内科数据的缺失也可能会造成对早期胃癌在总体胃癌中比例的不准确。第四，联盟数据是以各中心为单位汇总后数据进行收集，而非针对单独病例的数据手术，数据的准确性无法得到核实，而且基于此的数据无法进行更深一步的分析。因此，建立合理的胃癌大数据平台迫在眉睫。

总体来看，我国早期胃癌病人比例近年来略有增加，但与日韩等国相比仍有较大上升空间。早期胃癌的微创治疗逐渐成为主流治疗方式，应该予以重视。新技术、新方法的出现也对早期胃癌的诊治带来了新的机遇和挑战。

中国胃肠肿瘤外科联盟成员单位名单（按名称汉语拼音排序）

安徽安庆市立医院，安徽医科大学第一附属医院，巴彦淖尔市医院，北京大学第一医院，北京大学人民医院，北京大学肿瘤医院，北京协和医院，北京医院，北京友谊医院，赤峰市医院，大连医科大学附属第一医院，东部战区总医院，鄂尔多斯市中心医院，福建省肿瘤医院，福建医科大学附属协和医院，复旦大学附属华山医院，复旦大学附属中山医院，复旦大学附属肿瘤医院，甘肃省人民医院，甘肃省肿瘤医院，广东省人民医院，广东省中医院，广东医科大学附属医院，广西医科大学附属肿瘤医院、贵州医科大学附属医院，哈尔滨医科大学附属第二医院，哈尔滨医科大学附属肿瘤医院、海南省人民医院，海南医学院附属医院，杭州市第一人民医院，河北医科大学第四医院，河南省肿瘤医院，湖南省肿瘤医院，华中科技大学同济医学院附属协和医院，吉林大学第二医院，吉林大学第一医院，吉林大学中日联谊医院，济南市中心医院，解放军总医院第七医学中心，解放军总医院第五医学中心，空军军医大学西京医院，昆明医科大学第一附属医院，兰州大学第二医院，辽宁省肿瘤医院，陆军军医大学西南医院，梅州市人民医院，南昌大学第一附属医院，南方医科大学南方医院，南方医科大学珠江医院，南京大学医学院附属鼓楼医院，南京医科大学第一附属医院/江苏省人民医院，南通大学附属医院，内蒙古医科大学附属医院，宁波第一医院，宁夏医科大学总医院，蓬莱市人民医院，青岛大学附属医院，青岛市立医院，青海大学附属医院，厦门大学附属第一医院，厦门大学附属中山医院，山东大学齐鲁医院，山东千佛山医院，山东省立医院，山东省肿瘤医院，山西省人民医院，山西省运城市中心医院，山西省肿瘤医院，上海交通大学附属仁济医院，上海交通大学附属瑞金医院，四川大学华西医院，四川省人民医院，四川省肿瘤医院，天津医科大学总医院，天津肿瘤医院，潍坊市人民医院，温州医科大学附属第二医院，西安交通大学第二附属医院，西安交通大学第一附属医院，西部战区总医院，新疆医科大学第一附属医院，新疆医科大学附属肿瘤医院，邢台市人民医院，云南省第一人民医院，长治医学院附属和济医院，浙江大学附属邵逸夫医院，浙江省中医院，浙江省肿瘤医院，中国人民解放军总医院，中国医科大学附属第一医院，中国医学科学院肿瘤医院，中南大学湘雅医院，中山大学附属第六医院，中山大学附属肿瘤医院，遵义医科大学附属医院。

［原载于：中国实用外科杂志，2019，39（5）：419-423］

参 考 文 献（略）

单中心大样本Epstein-Barr病毒相关性胃癌亚型的临床病理及分子特征分析

杨　阳[1]　刘毅强[2]　王晓红[3]　季　科[1]　李忠武[2]　白　健[4]　杨爱蓉[4]　胡　颖[3]
韩海勃[3]　李子禹[1]　步召德[1]　吴晓江[1]　张连海[1]　季加孚[1]

（1. 北京大学肿瘤医院暨北京市肿瘤防治研究所/恶性肿瘤发病机制及转化研究教育部
重点实验室胃肠肿瘤中心；2. 病理科；3. 生物样本库；4. 和瑞基因科技有限公司）

【摘要】　目的　Epstein-Barr病毒相关性胃癌（Epstein-Barr virus-associated gastric cancer，EBVaGC）与常见胃癌（非Epstein-Barr病毒相关性胃癌，Epstein-Barr virus non-associated gastric cancer，EBVnGC）不同，具有独特的临床病理特征。本研究采用单中心大样本探讨中国EBVaGC的临床病理及分子特征。**方法**　回顾分析2003～2018年北京大学肿瘤医院EBVaGC与EBVnGC两组患者的临床病理特征和预后。分析公共数据库胃癌数据集，筛选显著差异表达基因，并在本组病例中验证重要基因的表达及其与预后的相关性。**结果**　3 241例胃癌患者纳入研究，EBVaGC为163例，占总数的5.0%。与EBVnGC相比，EBVaGC男性常见，平均年龄低，多见于残胃癌，常为低分化腺癌、Lauren混合型，较少出现淋巴结转移，EBVaGC患者的5年生存率为63.2%，优于EBVnGC的59.6%（$P < 0.05$）。为挖掘EBVaGC的分子特征，对癌症基因组图谱（The Cancer Genome Atlas，TCGA）胃癌数据集（$n = 240$）进行分析，筛选到7 404个显著差异表达基因，涉及细胞增殖、凋亡、侵袭转移等功能，其中侵袭转移相关基因SALL4下调、免疫检查点相关基因PD-L1上调是EBVaGC重要的分子特征。大样本验证显示，SALL4在EBVaGC中多为阴性（1/92，1.1%，低于EBVnGC的303/1 727，17.5%），PD-L1在EBVaGC中多为阳性（81/110，73.6%，高于EBVnGC的649/2 350，27.6%），SALL4阴性和PD-L1阳性患者的预后较好。**结论**　EBVaGC作为独特的胃癌亚型，较少出现转移且预后良好，该亚型具有特征性分子背景，其中侵袭转移相关基因SALL4的下调以及免疫检查点相关基因PD-L1的上调是重要的分子特征。

【关键词】　Epstein-Barr病毒感染；胃肿瘤；临床病理特征；预后

Epstein-Barr病毒相关性胃癌（EBVaGC）是经原位杂交技术证实胃癌细胞中Epstein-Barr病毒编码小RNA（Epstein-Barr virus encoded small RNA，EBER）表达的胃癌[1]。随着胃癌分子分型的深入开展和免疫治疗的兴起，EBVaGC越来越受到重视。据癌症基因组图谱（The Cancer Genome Atlas，TCGA）研究报道，EBVaGC是一种有独特分子特性的胃癌亚型，具有PD-L1/2过表达、PIK3CA突变、ARID1A突变、DNA超甲基化等分子特征[2]。另有研究表明，EBVaGC具有独特的流行病、临床和病理特征，但由于其发病率不高，大样本验证的研究少见[3]，不同研究的结论有所差异[4-6]。本研究旨在大样本胃癌病例中检测Epstein-Barr病毒感染状态，明确EBVaGC在全部胃癌中的构成比、临床病理特征和预后，此外，运用生物信息学方法深度挖掘公共数据库中EBVaGC的基因特征，了解差异基因的表达水平，并在本组病例中对重要基因进行验证和预后分析。

1.　资料与方法

1.1　研究对象

回顾性收集2003～2018年于北京大学肿瘤医院胃肠外科行胃癌切除术的患者，全部患者经组织病理学检查确诊，剔除无法获得组织蜡块及临床病理信息不全的患者，共3 241例患者纳入本研究。患者的年龄、性别、肿瘤位置、分化程度、Lauren分型、TNM分期、病理类型、脉管神经浸润、淋巴结转移等信息从病历信息中获得，其中TNM分期参照国际抗癌联盟《胃癌TNM分期系统（第7版）》。通过电话或门诊对患者进行随访，末次随访时间为2018年4月18日。研究样本来源于生物样本库及病理科，研究方案本身及涉及的组织标本采集和资料收集均获得北京大学肿瘤医院医学伦理委员会批准。

1.2　原位杂交检测EBER

原位杂交检测EBER表达是诊断EBVaGC的金标准，具体步骤为：①样本预处理：将4μm厚石蜡包埋胃癌组织连续切片经二甲苯脱蜡和梯度乙醇水化；②酶处理：蛋白酶消化；③杂交：地高辛标记EBER探针杂交（EBER原位杂交试剂盒）；④检测和显色：辣根过氧化物酶（horseradish peroxidase，HRP）标记抗地高辛抗体孵育，并进行二氨基联苯胺（diaminobenzidine，DAB）显色；⑤苏木素复染，常规脱水、透明和封片。以≥20%细胞核呈棕褐色着色为阳性，否则为阴性[7]。选用已知Epstein-Barr病毒阳性和阴性的鼻咽癌组织作为阳性和阴性对照，应用未标记探针做杂交进行空白对照。所有组织切片染色均由北京大学肿瘤医院病理科两名专职病理人员独立阅片后综合判断结果。

1.3　EBVaGC相关差异表达基因的筛选

下载TCGA数据库中胃癌数据集（TCGA，Na-ture 2013，$n = 240$）HTseq-count转录组数据，包含EBVaGC患者23例和EBVnGC患者217例。使用edgeR软件对两组样本进行基因差异表达分析，以|Fold Change|≥2且$P < 0.05$初步筛选显著差异表达的基因。对上述差异基因进行评价来获取关键基因，标准为：①相关文献报道的次数；②统计基因参与的功能及数量；③统计基因参与的通路及数量；④现有文献涉及的癌种数量。按高表达和低表达分组，分别提取关键基因的信息，包括：基因名称、P值、差异倍数和错误发现率（false discovery rate，FDR）。

1.4　重要差异基因的验证

免疫组织化学染色检测重要基因SALL4和PD-L1的蛋白表达。将4μm石蜡包埋胃癌组织连续切片，经二甲苯脱蜡和梯度乙醇水化后，按照抗体说明书进行抗原修复、抗体标记及DAB染色，PD-L1稀释比1:300，SALL4稀释比1:100。PD-L1检测抗体试剂（ab205921）来自Abcam公司，SALL4检测抗体试剂（ZM-0393）、通用二步法检测试剂盒（小鼠/兔增强聚合物法检测系统）、DAB显色试剂盒、EDTA抗原修复液、羊血清抗原封液和羊抗鼠IgG-HRP均来自北京中杉金桥生物技术有限公司。以磷酸盐缓冲液（phosphate buffer saline，PBS）代替一抗作为阴性对照，已知PD-L1和SALL4阳性的胃癌组织切片作为阳性对照。染色切片由病理科专职人员独立判读，依据既往文献报道标准进行评分[8-9]：PD-L1定位于细胞膜及细胞质，SALL4定位于细胞核，染色结果根据阳性细胞比例和着色深浅计分，进行半定量分析。每张切片随机取5个400倍视野，每个视野均进行染色强度计分与阳性细胞百分比计分，总评分为染色强度和阳性细胞百分比评分的乘积。PD-L1染色强度评分：无着色为0分，淡黄色为1分，棕黄色为2分，棕褐色为3分。阳性细胞百分比评分：0为0分，1%～30%为1分，31%～60%为2分，＞60%为3分；评分≥2为PD-L1阳性表达。SALL4染色强度评分：无着色为0分，淡黄色为1分，棕黄色为2分，棕褐色为3分。阳性细胞百分比评分：0～5%为0分，6%～25%为1分，26%～50%为2分，51%～75%为3分，＞75%为4分；评分＞0为SALL4阳性表达。

1.5　统计学分析

应用SPSS22.0统计软件进行统计学分析。患者的计量资料（如年龄）用Kolmogorov-Smirnov检验符合正态分布，以（$\bar{x} \pm s$）描述。组间计数资料采用χ^2检验。组间的计量资料如果符合正态分布，则采用独立样本t检验，否则采用Mann-Whitney U非参数检验。应用Kaplan-Meier法计算生存率并绘制生存曲线，组间比较采用Log-rank检验，采用Cox回归模型分析影响患者预后的风险因素，并计算风险比（hazard ratio，HR）。双侧$P < 0.05$为差异有统计学意义。

2.　结果

2.1　EBVaGC的临床病理特征

3 241例胃癌组织标本中有163例（5.0%）胃癌细胞中检测到EBER阳性信号，确诊为EBVaGC，Epstein-Barr病毒阳性杂交信号位于细胞核。

2.1.1　EBVaGC组与EBVnGC组基线人口学资料及比较

EBVnGC组与EBVaGC组的男女患者比分别为2.6∶1和6.0∶1，两组差异有统计学意义（$\chi^2 = 10.783$，$P = 0.001$）。EBVaGC组163例患者，平均年龄为（55.9±10.8）岁，EBVnGC组3 078例患者，平均年龄为（59.7±11.1）岁，两组年龄差异有统计学意义（$t = 4.190$，$P < 0.001$）。

2.1.2　EBVaGC组与EBVnGC组临床病理特征及比较

残胃癌中EBVaGC患者7例（7/51，13.7%），新发胃癌中EBVaGC患者156例（156/3 190，4.9%），差异有统计学意义（$\chi^2 = 8.204$，$P = 0.004$）。与EBVnGC组相比，EBVaGC组的Lauren分型多为混合型（$\chi^2 = 16.547$，$P < 0.001$），常见于低分化腺癌（$\chi^2 = 10.783$，$P = 0.001$），EBVaGC组织学分型多为伴有淋巴样间质的癌（lymphoepithelioma-like carcinoma，LELC），本组的21例LELC患者中，EBER均为阳性。低倍镜下其形态呈典型的"花边样"变。EBVaGC组和EBVaGC组的肿瘤位置和TNM分期等资料见表1。

表1　EBVaGC的临床病理特征

项目	EBVaGC（$n = 163$）	EBVnGC（$n = 3 078$）	统计学值	P值
性别（例）			$\chi^2 = 10.783$	0.001
男	137	2 226		
女	26	852		

（续 表）

项目	EBVaGC（$n=163$）	EBVnGC（$n=3\,078$）	统计学值	P 值
年龄（岁，$\bar{x}\pm s$）	55.9±10.8	59.7±11.1	$t=16.959$	＜0.001
WHO 分类（例）			$\chi^2=399.138$	＜0.001
腺癌	142	3 078		
淋巴上皮瘤样癌	21	0		
Lauren 分型（例）			$\chi^2=16.547$	＜0.001
肠型	50	1 431		
弥漫型	50	798		
混合型	63	849		
分化程度（例）			$\chi^2=35.086$	＜0.001
低	112	1 403		
中	51	1 581		
高	0	94		
肿瘤位置（例）			$\chi^2=0.620$	0.431
贲门	34	814		
非贲门	129	2 264		
TNM 分期（例）			$\chi^2=6.797$	0.079
Ⅰ	44	615		
Ⅱ	32	688		
Ⅲ	71	1 546		
Ⅳ	16	229		
T 分期（例）			$\chi^2=4.679$	0.197
T_1	31	499		
T_2	25	416		
T_3	62	1 437		
T_4	45	726		
N 分期（例）			$\chi^2=4.772$	0.029
积极	92	1 996		
消极	71	1 082		
M 分期（例）			$\chi^2=1.251$	0.263
积极	16	229		
消极	147	2 849		
血管浸润（例）			$\chi^2=7.775$	0.005
积极	62	1 586		
消极	91	1 460		

（续　表）

项目	EBVaGC（$n=163$）	EBVnGC（$n=3\,078$）	统计学值	P值
肿瘤残余（例）			$\chi^2=8.204$	0.004
有	7	44		
无	156	3 034		

2.1.3　EBVaGC组与EBVnGC组浸润转移及比较

EBVaGC组淋巴结转移阳性率为56.4%（92/163），EBVnGC组为64.8%（1 996/3 078），差异有统计学意义（$\chi^2=4.772$，$P=0.029$）。EBVaGC组与EBVnGC组脉管浸润阳性率分别为44.2%（72/163）和52.6%（1 618/3 078），差异有统计学意义（$\chi^2=7.775$，$P=0.005$）。

2.1.4　EBVaGC组与EBVnGC组预后及比较

与EBVnGC组相比，EBVaGC组患者的预后较好。EBVaGC组3年和5年生存率分别为82.2%和63.2%，EBVnGC组分别为69.6%和59.6%，两组间差异有统计学意义（$P=0.038$），尤其是在Ⅲ期胃癌患者中，EBVaGC和EBVnGC的5年生存率分别是57.9%和49.0%，差异有统计学意义（$P=0.044$）。对胃癌患者进行预后单因素分析发现，EBER、TNM分期、分化程度和淋巴结转移与胃癌预后相关（均$P<0.05$，表2）。将上述单因素纳入Cox回归进行多因素生存分析，结果显示EBER是胃癌患者生存的预后因素（$HR=0.609$，$95\%CI$：0.39～0.95，$P=0.029$），TNM分期和淋巴结转移与胃癌预后相关（表3）。

表2　影响胃癌术后生存时间的单因素分析

项目	HR（$95\%CI$）	P值
年龄		
18～50	1	
50～90	1.156（0.963～1.388）	0.121
性别		
男	0.970（0.816～1.155）	0.735
女	1	
Epstein-Barr病毒编码小RNA	0.040	
消极	1	
积极	0.627（0.402～0.979）	
WHO分类		
腺癌	1	
淋巴上皮瘤样癌	0.049（0.000～52.491）	0.398
分化程度		
低和中	1	
高	0.209（0.078～0.558）	0.002

（续　表）

项目	HR（95%CI）	P值
肿瘤位置		
贲门	1	
非贲门	1.065（0.666～1.703）	0.792
TNM分期		
Ⅰ	1	
Ⅱ	4.402（2.246～8.628）	＜0.001
Ⅲ	15.600（8.334～29.203）	＜0.001
Ⅳ	18.541（9.707～35.412）	＜0.001
淋巴转移		
消极	1	
积极	3.979（3.159～5.011）	＜0.001

表3　影响胃癌术后生存时间的多因素分析

项目	HR（95%CI）	P值
Epstein-Barr病毒编码小RNA		
消极	1	
积极	0.609（0.4390～0.951）	0.029
TNM分期	＜0.001	
Ⅰ	1	
Ⅱ	2.904（1.461～5.773）	0.002
Ⅲ	8.761（4.557～16.844）	＜0.001
Ⅳ	10.816（5.533～21.145）	＜0.001
分化程度		
低和中	1	
高	0.432（0.161～1.163）	0.100
淋巴转移		
消极	1	
积极	2.028（1.577～2.606）	＜0.001

2.2　TCGA数据库中EBVaGC和EBVnGC的差异表达基因

为了进一步挖掘与EBVaGC临床病理特点相关的分子特征，采用edgeR软件对TCGA数据库中23例EBVaGC和217例EBVnGC的转录组数据进行分析，共获得7 404个差异表达基因，其中高表达的基因1 122个，低表达的基因6 282个。根据文献报道、研究热点和基因的功能等进行筛选获得关键差异基因，这些关键基因的生物学功能主要涉及细胞干性、细胞增殖、细胞凋亡、侵袭转移、细胞生存、耐药和免疫检查点等（表4）。在这些关键差异基因中，免疫检测点相关基因—PD-L1基因在EBVaGC样本中显著高表达（$\lg FC = 2.53$，$P = 0.001$），另一个近年来在胃癌中受到关注的侵袭转移相关基因—SALL4基因在EBVaG样本中显著低表达（$\lg FC = -2.25$，$P = 0.001$），具体见表4。

表4　EBVaGC和EBVnGC关键差异基因信息

表达级别	基因	基因名	染色体	参考序列	蛋白质定位	功能	P值	错误发现率
上调								
	TEKT4	Tektin 4	2q11.1	NM-001286559	Nucleus	Drug resistance	2.2625×10^{-36}	1.7233×10^{-32}
	ZNF683	Zine finger protein 683	1p36.11	NM-001114759	Nucleus	Prognosis	7.3329×10^{-25}	2.5311×10^{-21}
	CXCL10	C-X-C motif chemokine ligand 10	4q21.1	NM-001565	Extracellular	Proliferation	3.0693×10^{-24}	9.6263×10^{-21}
	ATF5	Activating transcription factor 5	19q13.33	NM-001193646	Cytoskeleton, nucleus	Immune, prognosis	3.2435×10^{-23}	8.2122×10^{-20}
	CXCL11	C-X-C motif chemokine ligand 11	4q21.1	NM-001302123	Extracellular	Immune, prognosis	4.9724×10^{-23}	1.2050×10^{-19}
	1TGAE	Integrin subunit alpha E	17p13.2	NM-002208	Plasma membrane	Prognosis	8.3876×10^{-23}	1.8634×10^{-19}
	XCR1	X-C motif chemokine receptor 1	3p21.31	NM-001024644	Plasma membrane	Proliferation	3.9072×10^{-22}	8.0123×10^{-19}
	PD-L1	Programmed cell death 1 ligand 1	9p24.1	NM-001267706	Plasma membrane, extracellular	Immune checkpoint	6.7897×10^{-22}	1.2483×10^{-18}
	CXCL9	C-X-C motif chemokine ligand 9	4q21.1	NM-002416	Extracellular	Immune	2.1781×10^{-21}	3.6291×10^{-18}
	CX3CL1	C-X3-C motif chemokine ligand 1	16q21	NM-001304392	Plasma membrane, extracellular	Immune, prognosis	2.8687×10^{-21}	4.6349×10^{-18}
	ERBB4	Erb-B2 receptor tyrosine kinase 4	2q34	NM-001042599	Nucleus, extracellular	Proliferation	3.1460×10^{-21}	4.9334×10^{-18}
	JAK2	Janus kinase 2	9q24.1	NM-001322194	Plasma membrane, nucleus	Proliferation	8.5274×10^{-21}	1.2288×10^{-17}
	DDB2	Damage specific DNA binding protein 2	11p11.2	NM-000107	Nucleus	Cell stemness, apoptosis	6.6777×10^{-20}	8.4770×10^{-17}

（续　表）

表达级别	基因	基因名	染色体	参考序列	蛋白质定位	功能	P值	错误发现率
下调								
	CLDN3	Claudin3	7q11.23	NM-001306	Plasma membrane	Invasion and metastasis	$1.162\,3\times10^{-41}$	$5.814\,2\times10^{-18}$
	HOXA10	Homeobox A10	7p15.2	NM-018951	Plasma membrane	Proliferation, prognosis	$1.079\,3\times10^{-22}$	$2.301\,9\times10^{-19}$
	MLYCD	Malonyl-CoA decarboxylase	16q23.3	NM-012213	Mitochondrion	Proliferation	$3.816\,8\times10^{-21}$	$5.814\,2\times10^{-18}$
	RCOR2	REST corepressor 2	11q13.1	NM-173587	Nucleus	Cell stemness	$1.490\,5\times10^{-20}$	$2.091\,3\times10^{-17}$
	TPD52L1	Tumor protein D52 like 1	6q22.31	NM-001003395	Cytoplasm	Proliferation	$7.916\,9\times10^{-18}$	$6.395\,6\times10^{-15}$
	NOL3	Nucleolar protein 3	16q22.1	NM-001185057	Nucleus, mitochondrion	Prognosis	$1.856\,1\times10^{-17}$	$1.355\,6\times10^{-14}$
	CDH17	Cadherin 17	8q22.1	NM-001144663	Plasma membrane, nucleus	Prognosis	$1.429\,0\times10^{-13}$	$4.508\,2\times10^{-11}$
	HOXA9	Homeobox A9	7p15.2	NM-152739	Nucleus	Proliferation	$3.319\,8\times10^{-13}$	$9.732\,2\times10^{-11}$
	IRS2	Insulin receptor substrate 2	13q34	NM-003749	Cytoplasm	Invasion and metastasis	$7.746\,1\times10^{-12}$	$1.706\,6\times10^{-9}$
	NKD2	Naked cuticle homolog2	5p15.33	NM-001271082	Plasma membrane	Proliferation	$8.259\,7\times10^{-12}$	$1.790\,2\times10^{-9}$
	SALL4	Spalt like transcription factor 4	20q13.2	NM-001318031	Nucleus	Invasion and metastasis	$4.408\,4\times10^{-6}$	0.0001
	MT3	Metallothionein 3	16q13	NM-005954	Cytoplasm	Invasion and metastasis	0.0003	0.0041
	MUC21	Mucin 21, cell surface associated	6p21.33	NM-001010909	Extracellular	Proliferation, prognosis	0.0011	0.0113
	IRX6	Iroquoishomeobox 6	16q12.2	NM-024335	Nucleus	Prognosis	0.0012	0.0120

2.3　重要基因SALL4和PD-L1在EBVaGC的表达水平和验证

为进一步验证侵袭性相关基因SALL4和免疫检查点相关基因PD-L1在EBVaGC和EBVnGC中表达水平的差异，使用免疫组织化学检测SALL4和PD-L1蛋白在人胃癌组织中的表达，SALL4在胃癌组织中的免疫反应位于细胞核，PD-L1定位于细胞质和细胞膜，结果显示，SALL4阳性率为16.7%（304/1 819），PD-L1阳性率为29.7%（730/2 460）。SALL4和PD-L1的表达在两组间差异有统计学意义（$P<0.001$）。EBVaGC组中SALL4的阳性率为1.1%（1/92），EBVnGC组中为17.5%（303/1 727）；EBVaGC组中PD-L1的阳性率为73.6%（81/110），EBVnGC为27.6%（649/2 350）。为探讨SALL4和PD-L1对EBVaGC和EBVnGC

患者预后的影响，将胃癌患者按基因表达水平进行分组后作生存分析。通过 Kaplan-Meier 分析得到，Epstein-Barr 病毒（＋）/SALL4（－）组（$P = 0.0347$）和 Epstein-Barr 病毒（＋）/PD-L1（＋）组（$P = 0.047$）的预后较好（图4）。

3. 讨论

2014年 TCGA 将胃癌分为 Epstein-Barr 病毒感染型（EBVaGC）、基因组稳定型、染色体不稳定型及微卫星不稳定型[2]，其中 EBVaGC 因具有独特的临床、病理和分子特征，预后良好并有望成为免疫治疗的适宜群体而受到关注。国外大样本荟萃分析报道，EBVaGC 占全部胃癌的比例为 9%[4]，国内小样本研究报道比例为 3.7% ～ 11%[10-12]。本研究的大样本验证得到，EBVaGC 在胃癌中的构成比为 5.0%，与日本的一项研究结果类似（5.6%）[13]。本研究发现，残胃癌中 EBVaGC 为 13.7%，检出率高于普通胃癌，与既往文献报道基本一致[14]。

EBVaGC 具有独特的临床和病理特征且预后较好。多数研究一致认为，EBVaGC 常见于男性和中低分化腺癌，而对于年龄、Lauren 分型、分期和淋巴结转移等与 EBVaGC 的相关性意见不一[3-4, 6]。本研究发现，EBVaGC 好发于较为年轻的患者，Lauren 分型以混合型多见，淋巴结转移及脉管浸润多为阴性。既往研究报道，在伴有淋巴样间质的癌（LELC）这种病理分型中，EBVaGC 检出率为 80%，镜下形态呈"花边样"结构且伴大量淋巴浸润，本研究中 LELC 的 Epstein-Barr 病毒检出率高达 100%。

EBVaGC 独特的临床病理特征意味着其有独特的分子背景。本研究通过对 TCGA 中的胃癌数据进行分析，找到 EBVaGC 的差异基因，涉及细胞增殖、凋亡、侵袭转移、细胞干性、耐药性等功能，其中，SALL4 是一种锌指蛋白转录因子，位于人类 20 号染色体 q13。既往研究报道 SALL4 在胃癌中呈高表达，与胃癌侵袭转移相关，提示不良预后[15]。本研究发现 EBVaGC 中侵袭相关性基因 SALL4 在 EBVaGC 中呈低表达，另一重要差异基因 PD-L1 被公认为是 EBVaGC 的分子特征[2, 7]。据 TCGA 报道，15% 的 EBVaGC 呈 PD-L1 高表达[2]。PD-L1 是程序性凋亡受体 1（PD-1）的配体，PD-1 和 PD-L1 在肿瘤进展中发挥着重要的作用。PD-1 是一种重要的 T 细胞免疫检查点，通过抑制外周 T 细胞的活化从而抑制自身免疫，因此，用药物阻断 PD-1/PD-L1 通路能增强 T 细胞功能，引起肿瘤细胞死亡，从而实现对肿瘤的持久控制。近来有研究报道，EBVaGC 对帕姆单抗治疗有效，客观缓解率达 100%[16]。由于 PD-L1 在多种肿瘤组织中呈高表达，越来越多的研究显示，PD-L1 可作为肿瘤预后的标志物，但 PD-L1 的表达与胃癌患者的预后是否存在一定的相关性尚没有定论，本研究的大样本结果显示，PD-L1 阳性的 EBVaGC 患者有较好的预后。

综上所述，EBVaGC 具有独特的临床病理特点，较少出现侵袭转移、淋巴结转移，预后较好。结合公共数据库分析及大样本验证，发现 EBVaGC 独特的分子背景中，SALL4 低表达和 PD-L1 高表达是 EB-VaGC 的重要分子特征之一，且 SALL4 低表达和 PD-L1 高表达有助于判断预后，这一点有待今后进一步研究证实。

〔原载于：北京大学学报（医学版），2019，51（3）：451–458〕

参 考 文 献（略）

腹腔镜胃癌根治三角吻合术
技术要点与意义

李子禹　李双喜　张连海　陕　飞　贾永宁　苗儒林　薛　侃　李浙民　季加孚

（北京大学肿瘤医院）

【摘要】　随着腹腔镜理念、技术及器械的更新，胃癌腹腔镜手术也向着更加微创化的方向发展。完全腹腔镜技术的提出对胃癌术后消化道重建提出了挑战，三角吻合是在此背景下应运而生的重建方式，对胃癌完全腹腔镜手术起到了极大的促进、推广作用，而其改良术式overlap吻合也显示出了良好的应用前景。本文对此类吻合进行经验总结。

【关键词】　胃肿瘤；完全腹腔镜手术；胃切除术；吻合术；外科

早在1992年由Goh[1]及北野（Kitano）[2]先后开展了首例腹腔镜胃溃疡手术及早期胃癌根治术。1999年，宇山（Uyama）[3]首先提出了完全腹腔镜的概念，并首次报道了12例完全腹腔镜下远端胃癌根治术病例。

腹腔镜技术对胃癌术后消化道重建的另一个"限制"就是吻合方式的选择[4]。在早期开展的临床实践中多选择Billroth Ⅱ或Roux-en-Y吻合[5-7]，而Billroth Ⅰ吻合仅有少量报道，且多采用体外手工吻合或使用圆形吻合器[2]。Billroth Ⅰ式吻合是否将被腹腔镜时代所抛弃呢？2002年，金谷（Kanaya）首次报道了使用直线切割闭合器进行胃十二指肠（Billroth Ⅰ）吻合的术式[8]，并将这个吻合方式命名为三角（delta-shaped）吻合，就此终结了这个疑问。

三角吻合很快得到了广泛的关注及研究，众多学者也对其进行了诸多术式改良，包括切除十二指肠缺血区域、缺血区的缝合加固、后离断法等[9-11]。2009年Han创新性地提出了一种新的腹腔镜下胃十二指肠吻合术式，即顺蠕动侧侧吻合。与"delta-shaped"相对地，他将其命名为"linear-shaped"吻合[12]。该吻合口也呈三角形，但因其为顺蠕动吻合，不对胃体进行扭转，因此命名为"直线形"吻合。需要注意的是Han对此吻合的命名理念与金谷不同，并不是以吻合口的形状进行命名的，实际上这种"linear-shaped"吻合依然是三角形吻合的一种，通常也称为overlap吻合。为了避免歧义，本文使用后者。

1. 三角吻合的概念与定义

在金谷的术式中，三角吻合的理念起源于FEEA，是FEEA在胃十二指肠吻合的一种情境应用和改良方式，因吻合口由三条吻合线构成，呈现三角形，故而得名。FEEA是一种逆蠕动侧侧吻合，与之相对的就是顺蠕动侧侧吻合（overlap），这两种吻合的吻合口都呈现为三角形，因此广义上任何三角形的吻合口都可以称为"三角吻合"。鉴于金谷首先报道并将这种"使用直线切割闭合器进行的胃十二指肠逆蠕动侧侧吻合"命名为三角吻合，因此在后来的学术讨论中，学者们通常将三角吻合限定于金谷描述的这种吻合方式，而对于其他吻合口也呈现三角形的吻合类型则单独命名，例如overlap吻合、linear-shaped吻合等。本文将不仅讨论这种狭义的三角吻合，也会对胃十二指肠overlap吻合进行讨论。

2. 三角形吻合的构成

三角形吻合是由三条吻合线构成的，类似等腰三角形的结构。其中两条"腰线"是由直线切割闭合器在消化道管腔的黏膜侧激发形成，完成后黏膜呈内翻，此步操作通常称为侧侧吻合；而"底边"的形成需要先将上步形成的"腰线"牵至两侧，再由直线切割闭合器在消化道管腔的浆膜侧激发形成，完成后黏膜呈外翻，此步操作通常称为关闭共同开口。与其他类型的吻合一致，三角形吻合成功的关键也在于保留吻合口组织的血运，保持吻合口低张力以及吻合口的通畅等。腹腔镜胃癌手术所采用的不同类型的三角形吻合皆是基于上述原则的不同组合。

3. 胃十二指肠逆蠕动侧侧吻合（三角吻合）技术要点

3.1 适应证选择

早期胃癌，肿瘤应位于胃窦部，距离幽门2cm以上，胃切除后有足够的残胃体积，保证吻合后无张力。

3.2 戳孔放置及体位

通常选择五孔法。因吻合需要，左侧肋弓下（腋前线）应放置12mm戳孔。术中可以采用头高位，避免小肠及大网膜堆积对术野的影响。在解剖脾曲时可以采用左高位，避免胃大弯堆积对术野的影响。

3.3 十二指肠的离断

在胃癌幽门下区淋巴结清扫时注意十二指肠血运的保护，尤其应注意胰十二指肠血管的保留。为了减少吻合张力，十二指肠外侧缘的游离也应充分。十二指肠离断时应保留2～3cm的残端，便于与胃进行侧侧吻合。

此步骤的另一个技术要点在于十二指肠离断时应沿其纵轴方向进行旋转，使得离断后的十二指肠残端呈现由后壁至前壁的走行方向。以术者左侧站位，直线切割闭合器经左上戳孔置入为例。离断时应将十二指肠后壁旋转至患者左侧，而前壁旋转至患者右侧，离断完成后十二指肠残端将复位，切除线即呈现后壁至前壁的走行方向（见书后彩插图7A）。这个操作要点是由金谷教授提出的，其意义在于避免侧侧吻合形成的"腰线"或关闭共同开口形成的"底边"与十二指肠切除线夹角过小，从而避免十二指肠残端缺血的发生。

3.4 胃体的离断

确保足够的近端切缘距离；其次需要根据局部解剖情况保留足够的胃体血运，胃大弯侧应保留足够数量的胃短血管。离断胃体前应将预定切除部位拉至十二指肠残端处，测试吻合张力，如张力过大则应及时调整重建方式。离断胃体时，直线切割闭合器应与胃大弯侧垂直，否则吻合后可能出现侧侧吻合形成的"腰线"与胃切除线夹角过小的情况（见书后彩插图8A）。常规横行离断即可。

3.5　开放胃腔及十二指肠腔

胃腔开口处应选在胃切除线的大弯侧，十二指肠腔开口处应选在其切除线的后壁。消化管腔开放后应置入负压吸引器，吸净内容物，防止消化液污染术区（见书后彩插图7B、图8B）。

3.6　胃十二指肠侧侧吻合

此步操作建议直线切割闭合器经由左侧肋弓下戳孔（腋前线）置入。首先将直线切割闭合器的钉仓臂置入胃腔内，助手将胃体小弯侧牵至上方，使钉仓臂贴于胃体后壁，随后将胃体后壁向十二指肠残端牵引。

助手再提起十二指肠后壁，将直线切割闭合器的钉砧臂置入十二指肠腔内，注意操作轻柔，勿将钉砧臂头端戳破十二指肠壁。随后调整吻合角度，将胃体后壁与十二指肠后内侧壁对合夹闭，组织压榨满意后再行激发，激发时助手应保持十二指肠残端的提拉，防止肠壁滑脱。激发完成后在腹腔镜直视下检查吻合线（见书后彩插图9）。

3.7　关闭共同开口

将上步形成的吻合线牵至两侧，使用缝线进行"底边"缝合悬吊2～3针。直线切割闭合器确保共同开口处的消化道管腔被全层、均匀地夹入。

4.　胃十二指肠顺蠕动侧侧吻合（overlap吻合）技术要点

4.1　十二指肠的离断

Overlap吻合使用十二指肠外侧壁，因此离断时不需要对十二指肠进行旋转，常规横行离断即可。血运保护及Kocher切口的游离与三角吻合相同（见书后彩插图10）。

4.2　胃体的离断

Overlap吻合需要对胃体大弯侧进行较为充分的牵拉，因此尤其需要注意大弯侧的张力。术中如发现脾曲粘连应充分松解，避免吻合过程中出现脾脏被膜的撕裂（见书后彩插图11）。

4.3　开放胃腔及十二指肠腔

Overlap吻合是胃大弯侧与十二指肠外侧壁的吻合，因此胃腔与十二指肠腔的开口与三角吻合显著不同。胃腔的开口处应选在胃大弯侧，距离胃切除线近端一个钉仓距离的位置（图示病例为60mm）；十二指肠开口处应选在十二指肠残端的头侧（后外侧壁）（见书后彩插图10B、图11B）。

4.4　胃十二指肠侧侧吻合

与三角吻合同法置入直线切割闭合器，钉仓臂插入胃腔，钉砧臂插入十二指肠腔，无须扭转胃壁及十二指肠，完成胃大弯侧与十二指肠外侧壁的吻合。共同开口的关闭与三角吻合相同（见书后彩插图12）。

5. 两种术式的比较

三角吻合与overlap吻合存在诸多显著不同，见表1及书后彩插图13，这些不同点导致了两种吻合术式的残胃功能差异。距Han报道，overlap吻合在术后6个月内镜复查时，其食物残留、残胃炎及胆汁反流均显著轻于三角吻合，但两者在术后12个月的内镜复查时未发现差异[13]。

表1 三角吻合与overlap吻合的对比

对比	三角吻合	Overlap 吻合
十二指肠离断	后壁-前壁方向离断	水平离断
十二指肠开口位置	后壁	外侧壁
胃腔开口位置	胃切除线大弯侧	胃大弯侧，距离胃切除线近端一个钉仓的距离（60mm）
侧侧吻合部位	胃后壁-十二指肠后内侧壁	胃大弯-十二指肠外侧壁
胃体扭转	有	无
共同开口与胃/十二指肠切除线的交叉口	2个	1个
切除线间缺血区	有	无

6. 总结

三角吻合是在完全腹腔镜背景下对原有吻合术式的创新，满足了众多胃癌患者对微创治疗的迫切需求，也激发了众多学者的研究兴趣。它的发展、改良值得每个胃癌外科医生学习和借鉴。

［原载于：中华普外科手术学杂志（电子版），2019，13（2）：121-124］

参 考 文 献（略）

同时性多发性胃癌的诊疗进展

季加孚　　王安强　　步召德

（北京大学肿瘤医院胃肠外科，北京市肿瘤防治研究所，
教育部恶性肿瘤发病机制及转化重点实验室）

【摘要】　同时性多发性胃癌是指胃内不同部位同时出现2个及以上的独立肿瘤，是一种较为少见的胃癌类型，约占胃癌总发病率的6% ～ 14%。目前，多发性胃癌分为单克隆起源及多克隆起源多发性胃癌，部分肿瘤存在遗传易感性和错配修复基因突变。多发性胃癌多见于老年男性，好发于近端胃，早期胃癌多见，与单发性胃癌相比，其脉管癌栓、分化及淋巴结转移情况等临床病理特征方面均无显著性差异。根据分期及发病位置不同，多发性胃癌患者可行内镜下局部切除、部分胃切除和全胃切除等治疗方法。对于存在遗传易感性的多发性胃癌患者，是否需行扩大性胃切除术则需进一步探讨。

【关键词】　多发性胃癌；治疗；预后；遗传

胃癌是一种常见的消化道恶性肿瘤，全球每年新发病例约99万例，死亡为73.8万例[1]。胃癌的发病率位于所有肿瘤中的第4位，肿瘤相关死亡率位于第2位[2-4]。胃癌的发病情况在全球呈现明显的地域分布差异，发病率最高的区域为东亚、东欧、南美及部分非洲国家和地区，而东亚又以中日韩为主。作为胃癌大国，中国胃癌的发病率和死亡率均排在所有肿瘤中的第2位[5-6]，由于居民生活水平的改善，中国早期胃癌的比重呈上升趋势，但目前仍以进展期胃癌为主。胃癌的高发病率及高死亡率对中国的医疗"大健康规划"形成了巨大的挑战，因此如何预防胃癌的发生、如何继续提高早期胃癌的检出率、如何有效地治疗胃癌等相关工作显得尤为急迫。在胃癌的研究过程中，少见类型的研究通常相对较少，而特殊类型（如多发性胃癌、肝样腺癌等）由于其特殊性，可能为整个胃癌的研究提供较好的切入点。

同时性多发性胃癌是指在胃内不同部位同时或6个月内出现2个及以上相互独立的肿瘤[7]，每个病灶均经病理确诊为癌；各癌灶间彼此孤立，组织学上有正常胃壁间隔；详细检查后严格排除系癌灶间互为转移[8]。作为胃癌中较为少见的类型，既往报道显示占所有胃癌的6% ～ 14%[9-11]。目前，多发性胃癌是否存在特殊的发病机制，临床特点与单发肿瘤是否相同，治疗方法是否存在差异，总体预后情况等诸多问题均缺乏系统性汇总分析。因此本文对多发性胃癌的发病机制、临床特征、诊断原则、诊疗策略和临床预后等方面进行系统性回顾与总结。

1.　发病机制

多发性胃癌是指同时发生于胃内的多个独立肿瘤，然而独立肿瘤之间是否存在相关性、是否有共同的发病机制、多发性胃癌是偶然事件还是一种独立的必然事件、是否可以将多发

性胃癌定义为一种独立的疾病、其在基因层面是否有相关性等诸多发病机制的相关问题亟待解决。Xing 等[12]对12例同时发生的胃食管结合部癌和远端胃癌，共选取24对样本进行全外显子分析。克隆分析表明其中9例患者的多发肿瘤属于不同来源。2例患者存在共同克隆起源，且具有高度相似的基因突变。根据所有突变进行的通路富集表明远端胃癌和胃食管结合部癌关系密切，且具有相似的特点、组织病理和基因突变特征。有研究[13]认为，错配修复基因突变是多发性胃癌的发病机制，由于错配修复蛋白功能缺失导致肿瘤发生概率明显升高。Mizuguchi 等[14]分析19例幽门螺杆菌感染患者的41个同时或异时性多发黏膜内早期胃癌的微卫星不稳定和拷贝数变异。在41个黏膜内肿瘤中，9个（22%）为微卫星不稳定，32个（78%）肿瘤为微卫星稳定状态。所有同时性的多发黏膜内胃癌拥有相同的微卫星表型，该研究认为同时性多发黏膜内胃癌可能拥有部分共同的基因变异，进而具有共同的致癌通路。因此多发性胃癌可能存在两种状态：①多发性肿瘤中的独立肿瘤之间存在明确的克隆关系，其可能存在共同的致癌机制，本质上可能属于同一种肿瘤；②多发性肿瘤中的独立肿瘤之间无显著性关联，两种肿瘤的同时出现可能属于偶然事件。然而这类患者是否存在胃癌的遗传易感性仍需进一步研究。Huntsman 等[15]对5例CDH1胚系突变的携带者进行预防性全胃切除术。患者年龄22 ～ 40岁。该研究对所有患者的胃黏膜均进行广泛的取材及详细的镜下分析。5例患者在手术样本中均发现印戒细胞癌细胞，其中3例早期胃癌患者存在多发性肿瘤。因此，对于多发性肿瘤是否存在部分属于遗传性家族性胃癌仍有待于进一步的深入研究。

2. 临床特征

多发性胃癌的常见病理类型、发病年龄有何特点，发病位置是否存在特殊性等多项问题亟需进行系统化总结。Kodera 等[16]研究了2 790例胃癌患者，其中多发性胃癌患者160例，多发性胃癌中的早期胃癌占比较高，约为76%。Otsuji 等[17]对同一时期的1 405例单发胃癌和多发胃癌进行比较，发现多发癌患者的发病年龄较高，肿瘤体积更小，分期更早。另有多项研究均表明多发性胃癌以早期胃癌为主。Kitamura 等[18]分析47例多发性胃癌和587例单发性胃癌，研究表明胃上部的早期多发胃癌明显多于早期单发癌。Eom 等[19]的研究也得到类似结果，分析4 797例胃癌患者，其中322例（6.7%）为多发性胃癌。结果表明高龄、男性、家族史、位于上1/3胃是多发性胃癌的危险因素。Kim 等[20]研究亦表明，与单发胃癌相比，多发性胃癌好发于高龄患者及近端胃。有研究[21]提示，随着年龄的增大，胃上部的黏膜化生变得更加明显，导致发生胃癌的可能性明显升高。Jeong 等[10]分析1 529例患者，多发性胃癌患者男性更多，黏膜下侵犯占比更大。由此可见，多发性胃癌易发于高龄男性患者的近端胃。相关研究[22]表明，错配修复基因突变肿瘤患者的肿瘤分期较早。多项研究[18, 20]亦表明，多发性胃癌以早期胃癌为主。上述研究均提示错配修复基因突变在多发性胃癌中可能发挥重要作用。

关于多发性胃癌的病理特征仍有较多疑问，如多发肿瘤之间的病理是否相同，其与单发肿瘤相比有何区别等。郭琳等[23]分析11例多发性胃癌，其中主癌和副癌组织学分型相同者4例，分型不同者7例。Borie 等[24]分析300例早期单发胃癌和33例早期多发胃癌，两组患者之间的临床病理特点无显著性差异。2012年Kim 等[20]分析1 693例早期胃癌，其中同时性多发性胃癌55例（3.2%），发现多发性早期胃癌和单发性早期胃癌的淋巴结转移率分别为12.7%和10%，两者之间比较无显著性差异。2016年Kim等[25]分析963例胃癌患者，其中37例为多发性胃癌，根据肿瘤浸润深度及肿瘤大小定义多发性胃癌的主要病灶和次要病灶，认为多发性胃癌的不同病灶具有相似的临床病理特征，如具有类似的浸润深度、脉管癌栓状态及分化等。

综上所述，多发性胃癌好发于高龄、男性患者的近端胃，以早期胃癌为主。与单发性胃癌相比，其脉管癌栓、分化及淋巴结转移情况等临床病理特征方面均无显著性差异。

3. 诊断原则

多发性胃癌由于发病率低，临床对其认知程度有限等特点导致其漏诊率较高，多个研究中心均对其诊断数据及经验进行总结并且给出较为科学合理的诊断建议。Kodera等[16]分析2 790例胃癌患者，其中多发性胃癌160例，多发性胃癌中的早期胃癌占比较高，仅74%多发性胃癌患者于术前发现，漏诊率为26%。Eom等[19]分析4 797例胃癌患者，322例多发性胃癌患者中95例发生漏诊，漏诊率为29.5%，其中发现较大块状肿瘤为漏诊危险因素。Yoo等[9]分析250例行内镜黏膜下切除术（ESD）后的早期胃癌患者，发现漏诊29例（11.6%）同时性多发性胃癌。分析表明行ESD手术时肿瘤数量和患者年龄为多发性胃癌漏诊的独立预测因素，漏诊的同时性病灶通常体积更小。针对高漏诊率，多项研究总结了相关诊断建议。考虑到年龄及多发肿瘤易漏诊，Yoo等[9]建议多发性早期胃癌患者或高龄患者ESD术后应该进行密切的内镜监测。陈虹彬等[26]总结了多发性早期胃癌的常见漏诊原因，主要包括：①胃镜检查下发现1个肿瘤病灶而忽视了其他部位的检查；②由于肿瘤阻塞管腔使胃镜无法通过而未行全面检查。研究建议在术前或术中均应详查，尤其是进行局部切除或内镜手术时，防止多发病灶漏诊漏治。Morgagni等[7]研究791例早期胃癌患者，认为当怀疑有可能发生多发性胃癌时，需行普通内镜和色素内镜检查，从而防止多发性胃癌的漏诊。Miyoshi等[27]研究38例单发性胃癌，26例同时性多发性胃癌和14例异时性多发性胃癌，其发现与低微卫星不稳定胃癌患者相比，高微卫星不稳定胃癌患者更易产生新生胃癌病灶。该研究认为微卫星不稳定在胃癌的发生过程中可能发挥重要作用，其可作为预测多发性胃癌的重要分子标志物。

由于多发性胃癌发病率较低导致其漏诊率较高，因此临床在术前检查中应时刻谨记多发性胃癌的危险因素，以防止漏诊多发性病灶。一旦遇到大块肿瘤病灶时，则需更为谨慎的检查，从而根据检查结果采取科学合理的治疗手段。

4. 治疗策略

同时性多发性胃癌有多种治疗方法，包括手术治疗、化疗、放疗及其他治疗方式，采取合理的治疗方法尤为关键。

4.1 手术治疗

王征等[28]对22例胃多发癌患者的临床资料进行回顾性分析，其中共行根治性切除18例，姑息性切除4例，1、3、5年生存率分别为80.9%、52.4%和28.6%。根治性切除者5年生存率为35.3%，而姑息性切除者未见5年生存。因此根治性手术极为关键。然而，如何选择合适的手术方式，是选择ESD手术、胃部分切除术还是全胃切除术目前仍存争议。

多项研究表明，多发性胃癌患者胃部分切除术后并不增加术后局部复发率及影响总体生存情况。Borie等[24]研究300例早期单发胃癌和33例早期多发胃癌，多发早期胃癌中21例行局部胃切除，12例行全胃切除。统计患者局部手术后的复发情况，早期单发胃癌为0，而早期多发胃癌为18%，差异无统计学意义。两组患者的5年总生存率无显著性差异（94% vs 90%，P = 0.90）。Huguier等[29]分析82例早期胃癌，其中17例为多发性胃癌患者。该研究对患者进行72个月的随访，部分行胃切除术后的多发性胃癌患者并未发现残胃癌的发生。Morgagni等[7]研究791例早期胃癌患者，发现98例（12.3%）为多发性胃癌，共发现216个病灶，研究发现多发性早期胃癌患者的预后并不比单发性早期胃癌患者差。作者认为当发现多发性胃癌位于远端胃且使用色素胃镜进行近端胃检查时，可以考虑行部分胃切除术。然而，Moertel等[8]推荐对于多发性胃癌应行根治性全胃切除术，该研究认为胃部分切除术可以增加残胃复发的危险。Kapadia等[30]通过对既往文献的汇总，认为对于多发病灶较大或两处病灶距离较远者，考虑到多发癌可能的发病机制，适当扩大肿瘤范围，甚至全胃切除或许是合理的。Huntsman等[15]对5例CDH1胚系突变的携带者行预防性全胃切除术，患者年龄为22～40岁，所有患者的胃黏膜均进行广泛取材与分析。其中3例早期胃癌患者为多发性肿瘤，1例在65张切片中均发现印戒癌细胞。该研究建议对于年轻、携带有胚系CDH1缩短突变且属于遗传性弥漫性胃癌家族的患者行基因监测及预防性胃切除术。预防性手术是针对肿瘤易感患者的重要治疗手段。预防性乳房切除术极大减少了乳腺癌的发病风险。预防性乳房切除或预防性卵巢切除可延长BRCA1或BRCA2突变携带者的总生存期。预防性胃切除术可延长易患遗传性弥漫性胃癌患者的总生存期。Takeuchi等[31]发现多发性胃癌的患者不论术前还是术后合并甲状腺癌、食管癌及结直肠癌等其他脏器肿瘤的可能性更高，这可能与某种基因突变相关。因此对于部分多发性胃癌患者适当扩大手术范围也许更为合理，然而目前仍缺乏足够证据将此类患者筛选出来。由于证据不足，对于多发性胃癌患者中是否应该行预防性全胃切除术亟需进一步探索。综上所述，临床需要根据肿瘤的发病位置、病理分期以及是否存在遗传倾向来选择行胃部分切除术或全胃切除术。

4.2　内镜治疗

多发性胃癌中早期胃癌的发病率较高，作为早期胃癌的标准治疗方案，内镜下肿瘤局部切除术在多发性胃癌的治疗中发挥重要作用。Shi等[11]报道12例食管和胃同时发生癌变的多发性肿瘤，其中10例患者在行内镜检查时进行同时性切除，2例患者行后期内镜下切除。根治切除率为100%。术后2例患者发生食管狭窄。平均随访30个月，其中9例患者生存，3例死亡，死亡原因与手术操作无关。ESD属于一种微创内镜手术，其可以用于治疗同时发生于食管和胃的早期多发性肿瘤。该研究建议：①当食管和胃肿瘤足够小且手术操作时间＜2小时，可以对肿瘤行同时性切除。建议先行胃肿瘤切除术后再行食管肿瘤切除，一旦出现肿瘤难以切除或出血，建议分次行切除；②如果预计手术时间≥2小时，建议行分次切除。若肿瘤恶性程度不同，建议先行恶性程度较高的肿瘤切除，如果两者恶性程度类似，建议先行胃部肿瘤切除；③内镜切除后的伤口愈合一般需要4周以上，所以建议两次手术的间隔时间至少为4周；④对于不符合ESD标准的患者应根据术后病理情况行补救手术、放疗或化疗等。

4.3　免疫治疗

Xing等[12]研究12例同时发生胃食管结合部癌和远端胃癌的患者，共选取24对样本行全外显子分析。研究发现，多发性胃癌的PD-L1和PD-1表达明显较高，提示该肿瘤可能从免疫治疗中获益。

综上所述，多发性胃癌根据分期情况可行内镜下局部切除、部分胃切除和全胃切除术，但根治性手术是关键，然而对于有遗传倾向、家族聚集明显和发现明确遗传易感基因的患者，是否行预防性全胃切除则需大样本研究证实。除了常规的放化疗，免疫治疗对多发性胃癌的治疗同样起到关键作用。

5. 临床预后

多发性胃癌的总体预后情况，其与常见单发胃癌的生存有无区别，影响其预后的因素有哪些，多项研究对其进行了总结与分析。Borie 等[24]研究300例早期单发胃癌和33例早期多发胃癌，两组患者的5年总生存率无显著性差异（94% vs 90%，$P = 0.90$）。部分胃切除术后的两组患者5年总生存率无显著性差异（92% vs 90%，$P = 0.8$）。Otsuji 等[17]研究入组同一时期的1 405例单发胃癌和多发胃癌，比较两者术后生存，发现不论是早期还是进展期胃癌，两者之间的总生存均无显著性差异。Kim 等[20]分析1 693例早期胃癌，比较多发性早期胃癌和单发性早期胃癌患者的总生存率，两者比较无显著性差异。郭琳等[23]研究11例多发性胃癌，术后随访17～52（22±5.6）个月，1例患者术后10个月因残胃肿瘤行二次手术，术后9个月死于全身转移。随访死亡6例，生存时间为9～18个月，死亡原因均为腹腔或淋巴结转移，4例存活。Huguier 等[29]分析82例早期胃癌，其中17例为多发性胃癌。进行72个月的随访发现，行部分胃切除术后的多发性胃癌患者并未发现残胃癌的发生。Morgagni 等[7]研究791例早期胃癌患者，发现98例（12.4%）为多发性胃癌，共发现216个病灶，经过9年的长期随访，并未发现部分胃切除术后残胃癌的发生。

综上所述，多发性胃癌的总生存与单发性胃癌并无显著区别，但由于大部分研究对象为早期胃癌，虽然少数研究也表明多发性进展期胃癌与单发性进展期胃癌的总生存无显著差异，但两者之间的生存分析仍需进一步研究。尤其是多发性胃癌定义及分类尚未明确的前提下，进行整体比较可能会影响到对多发性胃癌的深入理解。

6. 结语

多发性胃癌属于胃癌中的少见类型，目前仅从病理形态学角度对其进行定义及分类，然而多发性胃癌又可分为单克隆性和多克隆性，本文认为多克隆性肿瘤才属于真正的多发性胃癌，起源不同对患者的治疗方法及总生存通常会产生重要影响，因此根据其发病机制对其进行明确定义及细致分类显得尤为重要。目前，研究主要关注多发性早期胃癌，主流观点认为其与单发肿瘤的临床病理特征无显著性差异，然而部分多发性胃癌同时存在明确的家族聚集现象和遗传可能，甚至可能同时患有其他脏器肿瘤，这部分肿瘤是否存在胃癌的易感基因，如何对其进行筛选，而对这种特殊类型的肿瘤是选择部分切除还是根治性全胃切除术亟需进一步探讨。

［原载于：中国肿瘤临床，2019，46（2）：64-68］

参 考 文 献（略）

中国胃癌腹腔镜手术临床研究现状

季加孚　　王宇宸　　肖琪严

（北京大学肿瘤医院）

【摘要】　胃癌是我国高发疾病。相比于开放手术，腹腔镜手术具有创伤小、恢复快等优点。随着微创外科的迅速发展，日韩等国家的研究也初步验证了腹腔镜胃癌手术的疗效及安全性。近年来，在中国腹腔镜胃肠外科研究组（CLASS研究组）的带领下，我国开展了一系列临床试验，已使得我国胃癌腹腔镜外科的研究水平与世界先进国家接轨。本文将对我国胃癌腹腔镜手术方面的临床研究做简要的回顾与讨论。

【关键词】　胃肿瘤；腹腔镜检查；生物医学研究

胃癌在我国恶性肿瘤中发病率居第2位，死亡率居第3位，每年新发病例占世界新发病例40%以上[1]。在各国学者的共同努力下，腹腔镜技术在胃癌诊疗中的重要价值已被初步证实。

中国胃癌腹腔镜外科于2000年左右开始技术探索，2005年左右进入技术成熟阶段，2008年左右开始进入临床推广。根据中国胃肠肿瘤外科联盟的统计数据，2014年～2016年，腹腔镜手术在我国早期胃癌及进展期胃癌治疗中的比例分别达到35%和30%，已经进入全面的临床普及阶段[2]。从1995年中华医学会外科学分会腹腔镜与内镜外科学组成立开始，中国腹腔镜胃肠外科研究组（CLASS）、大中华腹腔镜胃癌研究与发展委员会、中国胃肠肿瘤外科联盟等相关的学术组织与体系也得以不断地完善与发展，都有效推动了各成员单位在腹腔镜外科研究数据核查管理、质量控制、疗效随访、科研助理团队的机制化组建，为国内的胃癌腹腔镜外科研究奠定了良好的合作基础。本文将对这一领域的临床研究做简要的回顾与讨论。

1. 早期胃癌的腹腔镜手术

自从Kitano S等于1994年首次报道使用腹腔镜手术治疗胃癌以来，腹腔镜在早期胃癌手术中得到了广泛应用[3]。其疗效也逐步得到证实：韩国学者Kim等人进行的RCT研究（KLASS01）证明了对于Ⅰ期胃癌患者，腹腔镜手术与传统开腹手术相比，其术后并发症及围术期死亡率差异不显著，切口并发症少于开腹手术，而长期随访结果则证明了其远期疗效与开腹手术相当[4-5]。此外，日本的JCOG0703临床试验也证实了腹腔镜辅助远端胃癌根治术对Ⅰ期患者的安全性，而JCOG0912研究的短期结果也表明在不良事件和短期结局方面，腹腔镜手术不劣于开腹手术[6]。

限于早期胃癌比例较低的现状，我国早期胃癌腹腔镜手术的研究相对滞后[7-8]。我国目前在开展的相关临床研究共有5项（表1）：复旦大学附属中山医院牵头的CLASS-02研究旨在探究胃中上部T1～2期癌接受腹腔镜全胃切除术的安全性，200例入组患者被随机分配分别进行腹腔镜或开腹全胃切除术，主要终点为术后早期并发症率及围术期死亡率；CKLASS01（KLASS07）是中韩历史上中青年外科专家首个腹腔镜胃癌外科合作的临床研究，拟纳入442名Ⅰ期远端胃癌患者，分别进行全腹腔镜或腹腔镜辅助远端胃切除术，主要终点是术后30d并发症率，次要终点是患者生活质量。

表1 我国早期胃癌腹腔镜治疗的临床RCT研究

编号	名称	干预	预后指标	例数	单位	起止时间
1	腹腔镜全胃切除术治疗临床Ⅰ期胃癌的安全性研究（CLASS02）	腹腔镜全胃切除术 开腹全胃切除术	手术早期并发症率和死亡率、术后恢复时间、术后住院时间	200	复旦大学附属中山医院	2016～2018
2	ESD联合腹腔镜局部淋巴结清扫术治疗早期胃癌的研究	ESD LRLD	无病生存率	200	北京友谊医院	2013～2019
3	腹腔镜辅助保留幽门-迷走神经胃切除术治疗早期胃癌的研究（LAPPG）	保留幽门远端胃切除术	无进展生存、术后并发症、术后30天死亡率、3年OS	100	上海仁济医院	2016～2020
4	ESD与腹腔镜辅助胃切除术（LGE）治疗早期胃癌的前瞻性随机对照试验	ESD 腹腔镜辅助胃切除术	并发症，术后疼痛VAS评分，住院时长，手术时长（h），SF36生活质量评分，术后30天生存率，总体生存，复发，无病生存	86	香港威尔士亲王医院	2009～2017
5	腹腔镜辅助远端胃切除术（LADG）与全腹腔镜远端胃切除术（TLDG）生存质量的对照研究（CKLASS01/KLASS07）	LADG TLDG	术后30天病发率、生活质量评分	442	韩国高丽大学安岩医院、复旦大学医学院（中韩合作研究）	2018～2019

2. 进展期胃癌的腹腔镜手术

我国胃癌患者以进展期胃癌（advanced gastriccancer，AGC）为主，比例约占80%以上。进展期胃癌的腹腔镜手术自然成为目前研究的热点之一。我国南方医科大学附属南方医院牵头的CLASS-01[9]、日本的JLSSG0901与韩国KLASS02等研究的短期结果相继证实了进展期胃癌接受LADG的安全性，期待其后续结果的发表以最终明确远期疗效与临床价值[10-12]。

2011年11月启动的CLASS-01研究，是我国胃癌外科领域第一项大规模、多中心的评估腹腔镜D2根治术在进展期胃癌中疗效的Ⅲ期临床研究。该研究对1 056例临床分期为局部进展期的胃下部癌患者随机分组，分别施行腹腔镜或开腹远端胃癌根治联合D2淋巴结清扫术。全球首个局部进展期腹腔镜胃癌手术安全性的高级别证据，证明了由具备丰富经验的团队施行腹腔镜远端胃癌D2根治术治疗局部进展期胃癌是安全可行的[13-14]。之后，我国多项单中心临床试验也得出了类似的结论。腹腔镜胃癌根治术远期治疗效果也已经得到了随访数据的初步验证。CLASS-01研究的3年生存分析已于2017年12月结束，其部分结果于2018年美国临床肿瘤学会（ASCO）会议公布：局部进展期远端胃癌患者中，腹腔镜组的3年无病生存率（DFS）为76.5%，开腹组为77.8%；3年总生存率（OS）分别为83.1%和85.2%，差异均无统计学意义。CLASS-01研究对于我国的胃癌外科研究有着特殊的意义[15]：为今后胃癌腹腔镜外科的进一步研究提供了成熟的合作平台，也为其他领域的研究提供了良好的示范。

在CLASS-01研究的影响下，我国胃癌腹腔镜领域研究开始进入快速增长期，开展了一系列着眼于临床前沿的高质量临床研究，如CLASS02-04系列研究、北京大学肿瘤医院牵头的SWEET研究[16]和REALIZATION研究[17]、华中科技大学同济医学院附属协和医院牵头的ChiCTRTRC-14004877研究等。这些研究充分体现了胃癌外科手术从"标准和扩大化"逐渐向"个体和精准化"转变的趋势。例如，腹腔镜胃癌手术时间相对较长、且需要建立人工气腹，理论上对手术对象的一般状况要求更高，因此是否适用于老年患者成为目前研究的热点之一。已有部分回顾性研究初步验证了其可行性[18-20]，而由南方医科大学，福建医科大学附属协和医院（D1D2）和北京大学肿瘤医院（CFH2018-2-2153）[21]牵头的前瞻性研究也正在进行当中。另外，在保留脾脏的前提下对脾门区第10组淋巴结进行完整清扫一直是进展期胃上部癌根治手术的一个技术难点[22-23]。为明确在腹腔镜放大视野下是否具有技术优势，由福建医科大学附属协和医院牵头的CLASS-04多中心临床研究就对腹腔镜下保脾清扫脾门淋巴结的技术可行性及安全性进行了探索。

其他正在进行的研究内容详见表2（检索来源为clinicaltrials.gov网站及中国临床试验注册中心官方网站，信息与时间有限，可能无法涵盖所有研究）。

表2　我国近期进展期胃癌腹腔镜治疗的临床RCT研究

编号	名称	干预	预后指标	例数	单位	起止时间
1	腹腔镜与开腹手术治疗进展期胃癌的前瞻随机对照试验	腹腔镜辅助胃切除术 开腹胃切除术	DFS，并发症，复发，术后生存质量	328	陆军军医大学西南医院	2010～2015
2	腹腔镜远端胃切除术治疗进展期胃癌的多中心研究（CLASS-01）	腹腔镜远端胃切除术 开腹远端胃切除术	3年DFS，术后并发症发生率及围术期死亡率，3年OS，3年复发模式，术后恢复过程，炎症与免疫反应	1 056	南方医科大学南方医院	2012～2017
3	腹腔镜辅助远端胃切除术治疗局部进展期胃癌的疗效研究（SWEET）	腹腔镜手术 开腹手术	术后并发症发生率，3年DFS	440	北京大学肿瘤医院	2014～2020
4	腹腔镜探查用于中国局部进展期胃癌患者分期的研究	腹腔镜探查分期	腹膜转移或细胞学阳性，安全性	450	北京大学肿瘤医院	2014～2017

（续　表）

编号	名称	干预	预后指标	例数	单位	起止时间
5	腹腔镜与开放胃癌切除手术多中心对照临床研究（ChiCTR-TRC-14004877）	腹腔镜手术开腹手术	3年DFS	1 056	华中科技大学同济医学院附属协和医院	2014～2016
6	腹腔镜远端胃切除术治疗进展期胃癌的单中心研究	腹腔镜胃切除术开腹胃切除术		178	中山医院第三附属医院	2014～2019
7	腹腔镜辅助和开腹远端胃切除术治疗老年胃癌的对照研究	腹腔镜胃切除术开腹胃切除术		202	南方医科大学附属南方医院	2014～2017
8	腹腔镜全胃切除术中体内与体外Roux-en-Y食管空肠吻合术的对照研究（NFGS-0rVil-01）	体内Roux-en-Y食管空肠吻合术；体外Roux-en-Y食管空肠吻合术	吻合口相关早期并发症率，消化道重建时长并发症率和死亡率，术后恢复及术后生活质量	136	南方医科大学附属南方医院	2014～2016
9	腹腔镜D2淋巴结清扫联合胃全系膜切除术治疗进展期胃癌的研究（TJ-20131101）	腹腔镜D2淋巴结清扫联合胃全系膜切除术	3年DFS，术后恢复过程，并发症发病率和死亡率	169	华中科技大学同济医学院附属同济医院	2014～2023
10	腹腔镜与开腹远端胃切除术治疗新辅助化疗后进展期胃癌的前瞻性随机对照研究（REALIZATION）	腹腔镜远端胃切除术开腹远端胃切除术	3年无复发生存，5年OS，术后并发症，围术期死亡率，术后恢复过程，术后生活质量	96	北京大学肿瘤医院	2015～2022
11	全腹腔镜改良Delta胃十二指肠吻合术治疗远端胃癌的前瞻性研究（MDSC）	全腹腔镜远端胃切除术腹腔镜辅助远端胃切除术	3年DFS，术后并发症率和死亡率，术中术后情况，术后营养状况和生活质量，炎症和免疫反应，3年OS，3年复发模式	240	福建医科大学附属协和医院	2015～2017
12	腹腔镜保脾第10组淋巴结清扫术治疗进展期胃中上部癌的研究（LSPLN）	D2淋巴结清扫术包括第10淋巴结D2淋巴结清扫术不包括第10淋巴结	3年DFS，术后并发症率和死亡率，3年OS，3年复发模式，脾切除率及血管损伤率，淋巴结清扫数，体重变化，等20多个其他指标	536	福建医科大学附属协和医院	2015～2020
13	腹腔镜辅助全胃切除术联合脾门淋巴结清扫与开放全胃切除术的对照研究（GDPHCM-GI-01）	腹腔镜辅助全胃切除术开腹全胃切除术		144	广东省中医院	2015～2019

（续　表）

编号	名称	干预	预后指标	例数	单位	起止时间
14	腹腔镜保脾第10组淋巴结清扫用于治疗进展期胃癌的研究（CLASS-04）	腹腔镜保脾第10组淋巴结清扫术	术后总并发症率，第10组淋巴结清扫数及阳性率，3年OS，3年DFS，3年复发模式，脾切除率，术后并发症率等22项	251	福建医科大学附属协和医院	2016～2021
15	腹腔镜网膜囊切除联合D2淋巴结清扫与腹腔镜D2淋巴结清扫术治疗进展期胃癌的对照研究	腹腔镜网膜囊切除联合D2淋巴结清扫术 腹腔镜D2淋巴结清扫术	3年DFS，3年OS，5年DFS，5年OS，手术时间，总失血量，胰漏例数，淋巴结活检数，中转开腹数，肠梗阻例数	100	广东省中医院	2016～2024
16	腹腔镜全胃切除术治疗残胃癌的安全性和可行性研究	腹腔镜全胃切除术联合D2淋巴结清扫术	术后30d并发症率，3年DFS，3年OS，3年复发模式，术后首次下地时间，联合脏器切除率，淋巴结清扫数量，体重变化每日最高体温等19个其他指标	50	福建医科大学附属协和医院	2016～2022
17	腹腔镜与开腹全胃切除术联合脾门淋巴结清扫的对照研究	腹腔镜全胃切除术 开腹全胃切除术	脾门（第10组）淋巴结清扫数，早期并发症发生率，手术时间，手术失血，脾门淋巴结清扫时长，淋巴结清扫总数，术后恢复过程，3年DFS，3年OS，生活质量	200	解放军总医院	2017～2020
18	机器人与腹腔镜远端胃切除术治疗局部进展期胃癌的对照研究（CRASS-01）	机器人D2远端胃切除术 腹腔镜D2远端胃切除术	3年无复发生存率，并发症率，死亡率，3年OS，3年复发模式，术后恢复情况，炎症反应，免疫反应	1 110	陆军军医大学西南医院	2017～2022
19	3D与2D腹腔镜全胃切除联合脾门淋巴结清扫的对照研究	3D腹腔镜全胃切除术 2D腹腔镜全胃切除术	脾门淋巴结清扫数量，早期并发症率，手术时长，出血量，脾门淋巴结清扫时长，淋巴结清扫总数，术后恢复过程，生活质量，3年DFS，3年OS	480	解放军总医院	2017～2019
20	机器人与腹腔镜辅助远端胃切除术治疗胃癌的临床疗效对照研究（RADG）	机器人辅助远端胃切除术 腹腔镜辅助远端胃切除术	3年DFS，3年OS，3年复发模式，术后总并发症发病率，术中并发症发病率，术后严重并发症率，淋巴结清扫术，术后首次下地时间，术后排气时间，第一次流食的时间等11个其他指标	300	福建医科大学附属协和医院	2017～2020
21	腹腔镜D1和D2淋巴结清扫治疗老年进展期胃癌的疗效对照研究（D1D2）	腹腔镜D1及D2淋巴结清扫	3年疾病特异性生存率，3年OS，3年DFS，淋巴结清扫数，淋巴结阳性数，术中出血量，中转开腹率，术后并发症率，术后死亡率，术后首次下地时间	160	福建医科大学附属协和医院	2017～2022

（续　表）

编号	名称	干预	预后指标	例数	单位	起止时间
22	腹腔镜D2远端胃切除术治疗新辅助化疗后局部进展期胃癌的疗效研究（CLASS-03a）	腹腔镜D2远端胃切除术后总并发症率	术后死亡率，R0切除率，腹腔镜手术完成率	166	四川大学华西医院	2018～2023
23	开腹、腹腔镜与机器人胃癌切除术的比较研究	开腹手术腹腔镜手术机器人手术	肿瘤复发率，治疗花费，手术时间	500	西安交通大学第一附属医院	2018～2020
24	机器人和腹腔镜D2全胃切除术治疗局部进展期胃癌的对照研究（20180108）	机器人辅助全胃切除术腹腔镜辅助全胃切除术	术后总并发症率，手术时间，估算出血量，术中输血，近远端切缘长度，淋巴结数，术后排气时间，术后下床活动时间，术后流食时间，术后住院时间等	150	陆军军医大学西南医院	2018～2019
25	腹腔镜与开腹手术用于治疗老年人局部进展期胃癌的对照研究（SF2018-4-2156）	腹腔镜远端胃切除术开腹远端胃切除术	术后并发症发生率，术后住院时间，术后生存质量，3年OS、DFS，术后疼痛	180	北京大学肿瘤医院	2018～2020
26	腹腔镜保脾第10组淋巴结清扫用于进展期胃癌的疗效研究（CFH2018-2-2153）	腹腔镜保脾第10组淋巴结清扫术	术后30d并发症率，3年DFS	170	北京大学肿瘤医院	2018～2023

3. 结语与展望

近年来随着技术经验的积累及设备器械的快速发展，腹腔镜胃癌手术在研究中走向成熟。目前，腹腔镜胃癌手术已经在我国各省市的三级医院中得到了较为广泛的应用，其中以北京、上海、广州以及东南沿海地区的开展情况更为突出[24]。不过，我国的胃癌腹腔镜诊疗在规范普及、科学研究及技术探索等方面与日韩相比尚存差距[11]，在基层医院尤为如此。对于进展期胃癌为诊治主体的中国而言，如何将腹腔镜技术合理、安全地应用于患者仍将面临着严峻考验！只有大家共同重视规范培训、科学普及，加强研究与协作，才可能使更多患者尽快从此项技术中真正获益。

[原载于：中华普外科手术学杂志（电子版），2019，13（4）：109-113]

参 考 文 献（略）

胃癌组织中HOXA7和HOXC8的
表达及临床意义

徐冬云[1]　徐永茂[1]　李　可[1]　张亚辉[1]　于观贞[2]　王杰军[3]

（1. 中国人民解放军陆军第七十一集团军医院肿瘤科；
2. 上海中医药大学附属龙华医院肿瘤科；3. 海军军医大学长征医院肿瘤科）

【摘要】　**目的**　探讨胃癌组织中同源盒（HOX）A7和HOXC8蛋白的表达水平及两者与胃癌临床病理特征的关系。**方法**　收集海军军医大学长征医院2001年1月至2003年5月收治并经病理组织确诊的241例胃腺癌患者的胃癌组织及配对癌旁组织并构建组织芯片，采用免疫组化SP法检测胃癌及对应癌旁组织中HOXA7和HOXC8蛋白的表达情况，分析两蛋白的阳性表达与胃癌临床病理特征（年龄、性别、肿瘤大小、浸润深度、淋巴结转移、分化程度和TNM分期）的关系，根据随访数据分析不同HOXA7和HOXC8表达的预后情况。**结果**　胃癌中HOXA7和HOXC8阳性染色于肿瘤细胞质，阳性染色为淡黄、棕黄乃至深褐色，弥漫性分布。胃癌组织中HOXA7和HOXC8的阳性率分别为55.6%（134/241）和60.6%（146/241），均高于癌旁组织的27.8%（67/241）和8.7%（21/241），差异有统计学意义（$P < 0.05$）。HOXA7阳性表达与浸润深度有关（$P < 0.05$），而与年龄、性别、肿瘤大小、淋巴结转移、分化程度和TNM分期均无关（$P > 0.05$）；HOXC8阳性表达与年龄、肿瘤大小、浸润深度、淋巴结转移和TNM分期有关，而与性别和分化程度无关（$P > 0.05$）。单因素分析显示年龄、浸润深度、淋巴结转移、TNM分期及HOXA7和HOXC8表达均与胃癌患者的预后有关（$P < 0.05$）；HOXA7和HOXC8阳性患者的中位总生存期分别为56.0和24.9个月，均低于阴性患者的75.6和90.0个月，差异有统计学意义（$P < 0.05$）。进一步多因素分析发现HOXC8是胃癌患者不良预后的独立风险因素（$RR = 0.268$，95%CI：0.144～0.498，$P < 0.001$）。**结论**　HOXA7和HOXC8在胃癌中高表达，且在胃癌的发生发展中起着重要作用，其中HOXC8可作为判断胃癌患者不良预后的重要指标。

【关键词】　胃癌；同源盒基因；HOXA7；HOXC8；临床意义

　　胃癌是全球常见的消化道恶性肿瘤[1]。在我国，胃癌的发病率和死亡率均居恶性肿瘤的第二位，疾病负担严重；因胃癌早期诊断困难及治疗手段有限，预后较差，5年生存率仅为27.4%[2-3]。因此，寻找能早期发现胃癌及判断胃癌预后的分子生物学标志物极其重要。同源盒（Homebox，HOX）基因是一类转录调节因子，控制胚胎发育和细胞增殖分化等。目前研究表明HOX基因的异常表达与多种肿瘤的发生发展和预后密切相关，可作为肿瘤治疗的候选靶点[4-5]。HOXA7和HOXC8是HOX家族中重要成员，在多种实体瘤组织中高表达，但两者在胃癌中的表达及临床意义鲜有报道。本研究采用组织芯片和免疫组化检测胃癌组织中HOXA7和HOXC8的表达情况并探讨两者表达变化与临床病理特征和预后的关系，现将结果报告如下。

1. 资料与方法

1.1 一般资料

收集海军军医大学长征医院2001年1月至2003年5月收治并经病理组织确诊的241例胃腺癌患者的胃癌组织及配对癌旁组织并构建组织芯片。241例胃癌患者中男性165例，女性76例；年龄范围25～86岁，中位年龄59.5岁；TNM分期：Ⅰ、Ⅱ期112例，Ⅲ、Ⅳ期129例；肿瘤大小≤3cm 69例，＞3cm 172例；浸润深度：T_1、T_2期78例，T_3、T_4期163例；分化程度：低、未分化84例，高、中分化157例。术前均未行放化疗等肿瘤治疗，患者均签署知情同意书。

1.2 主要试剂

HOXA7（sc-17152）和HOXC8（sc-49823）抗体购自美国SantaCruz公司，SP免疫组化试剂盒、多聚L-赖氨酸和DAB试剂盒均购自福州迈新生物技术开发公司。

1.3 免疫组化

将胃癌组织石蜡包埋，经切片烘片、常规脱蜡、水化和PBS冲洗后，柠檬酸修复液中微波修复。根据SP法阻断内源性过氧化物酶和血清封闭各10min，滴加HOXA7或HOXC8（稀释比例1∶100）一抗，4℃孵育过夜，滴加二抗，依次经DAB显色、苏木素复染、0.1%盐酸分化、蓝化、梯度酒精脱水干燥和二甲苯透明后中性树胶封固。以PBS替代一抗为阴性对照。

1.4 结果判定

光镜下观察整个切片，每例切片随机选取5个高倍镜视野进行结果判定。HOXA7和HOXC8蛋白主要表达于细胞质，阳性染色为淡黄色、棕黄色或棕褐色。评分采用二级计分法：①按阳性细胞所占比例：阳性细胞数≤5%计为0分，6%～25%计1分，26%～50%计2分，51%～75%计3分，＞75%计4分；②按染色强度：无阳性细胞计为0分，淡黄色计1分，黄或深黄色为2分，褐或棕褐色为3分。将两者计分相乘，乘积≥3分为阳性表达[6]。病理诊断结果由两名以上病理医师确认。

1.5 随访

通过电话、书信和查询病历等方式随访。随访截止于2017年10月30日。241例患者均有完整的随访资料，随访时间1～110个月，中位随访时间为38个月。总生存期（overall survival，OS）的定义为根治手术当日至患者死亡或末次随访的时间。

1.6 统计学分析

采用SPSS20.0版软件进行统计学分析。计数资料比较采用χ^2检验，生存分析采用Kaplan-Meier法并行Log-rank检验，多因素分析采用Cox比例风险回归模型。以$P＜0.05$为差异有统计学意义。

2. 结果

2.1 HOXA7和HOXC8在胃癌组织中的表达情况

胃癌组织中HOXA7和HOXC8阳性染色定位于肿瘤细胞质，阳性染色为淡黄、棕黄乃至深褐色，弥漫性分布，癌旁正常组织中呈淡黄色或不着色。胃癌组织中HOXA7和HOXC8的阳性率分别为55.6%（134/241）和60.6%（146/241），均高于癌旁组织的27.8%（67/241）和8.7%（21/241），差异有统计学意义（$P<0.05$）（见书后彩插图14）。

2.2　HOXA7和HOXC8表达与胃癌临床病理特征的关系

HOXA7阳性表达与浸润深度有关（$P<0.05$），而与年龄、性别、肿瘤大小、淋巴结转移、分化程度和TNM分期均无关（$P>0.05$）；HOXC8阳性表达与年龄、肿瘤大小、浸润深度、淋巴结转移和TNM分期有关（$P<0.05$），而与性别和分化程度无关（$P>0.05$）（表1）。

表1　HOXA7和HOVC8表达与胃癌临床病理特征的关系

临床病例参数	HOXA7		χ^2	P	HOXC8		χ^2	P
	阳性（$n=134$）	阴性（$n=107$）			阳性（$n=146$）	阴性（$n=95$）		
年龄（岁）			3.673	0.055			5.041	0.025
≤60	61	62			66	57		
>60	73	45			80	38		
性别			0.123	0.726			0.335	0.563
男	93	72			102	63		
女	41	35			44	32		
肿瘤大小（cm）			3.333	0.068			8.168	0.004
≤3	32	37			32	37		
>3	102	70			114	58		
浸润深度			5.378	0.020			11.923	0.001
T_1+T_2	35	43			35	43		
T_3+T_4	99	64			111	52		
淋巴结转移			0.829	0.363			5.708	0.017
无	45	42						
有	89	65						
分化程度			2.410	0.121			1.157	0.282
高+中	93	64			99	58		
低+未	41	43			47	37		
TNM分期（期）			2.660	0.103			15.405	<0.001
Ⅰ+Ⅱ	56	56			53	59		
Ⅲ+Ⅳ	78	51			93	36		

2.3　HOXA7和HOXC8表达与胃癌预后的关系

单因素分析显示年龄、浸润深度、淋巴结转移、TNM分期及HOXA7和HOXC8表达均与胃癌患者的预后有关（$P<0.05$）；HOXA7和HOXC8阳性患者的中位OS分别为56.0和24.9个月，均低于阴性患者的75.6和90.0个月，差异有统计学意义（$P<0.05$）。进一步Cox多因素回归分析显示HOXC8是评估胃癌患者不良预后的重要因子（$RR=0.268$，$95\%CI$：

0.144～0.498，P＜0.001）（表2、图1）。

表2　影响胃癌患者预后的单因素分析

临床病理参数	n	中位OS（月）	P
年龄（岁）			0.019
≤60	90	72.9	
＞60	96	45.3	
肿瘤大小（cm）			0.001
≤3	55	83.5	
＞3	131	42.9	
浸润深度			＜0.001
T_1+T_2	60	92.5	
T_3+T_4	126	51.5	
淋巴结转移			＜0.001
无	70	94.0	
有	116	22.4	
TNM分期（期）			＜0.001
Ⅰ+Ⅱ	91	91.0	
Ⅲ+Ⅳ	95	19.0	
HOXA7			0.003
阴性	84	75.6	
阳性	102	56.0	
HOXC8			＜0.001
阴性	77	90.0	
阳性	109	24.9	

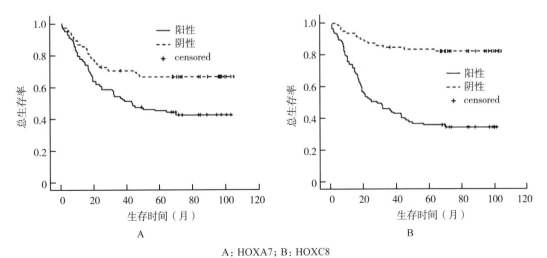

A：HOXA7；B：HOXC8

图1　不同HOXA7和HOXC8表达胃癌患者的OS曲线

3. 讨论

HOX基因最先发现于果蝇体内，其转录因子调控多种生理病理生物学行为，包括细胞增殖、迁移和器官发生分化并控制造血干细胞的身份和功能[7]。作为HOX家族中最早被发现的基因，HOXA7异常表达及功能在白血病中研究较多，而在实体瘤中的研究偏少。近年来研究表明，HOXA7作为潜在靶基因参与肺腺癌[8]、结直肠癌[9]、肝癌[10]和胶质瘤[11]的发生发展。Duan等[12]发现HOXA7在口腔鳞癌组织中呈高表达且与血管和神经侵犯、淋巴结和远处转移有关。本研究采用免疫组化检测HOXA7、HOXC8在中国人群胃癌组织中的表达并分析预后价值，结果显示HOXA7在原发灶中表达强度高于正常组织（55.6% vs 27.8%），生存分析显示HOXA7阴性胃癌患者的中位OS为75.6月，而阳性患者仅56.0月，但多因素分析显示HOXA7非胃癌患者的独立预后因子。此外，Tang等[10]发现将过表达HOXA7的HepG2细胞注入小鼠的尾静脉，明显加速肝肿瘤的生长及肺转移瘤的发生，可能与HOXA7直接激活黏附素调节因子的表达并诱导上皮间质转化有关。但亦有研究显示HOXA7可通过介导cyclinE1/CDK2来促进肝癌细胞增殖[13]。乳腺癌MCF7细胞中敲低HOXA7的表达，细胞增殖能力和ERa表达均减弱，且阻止E2诱导的细胞增殖和ERa表达[14]。沉默HOXA7可有效抑制裸鼠卵巢肿瘤的生长，提高卵巢肿瘤的化疗敏感性，提示HOXA7可能参与了肿瘤耐药的发生[15]。

HOXC8同样属于HOX家族，亦参与了各种癌症的细胞生长、迁移和转移。HOXC8高表达提示骨肉瘤[16]、食管癌[17]、肝癌[18]、乳腺癌[19]、卵巢癌[20]和宫颈癌[21]等预后不良，是多种肿瘤的重要预测因子。HOXC8可以通过转录调控钙黏附蛋白-11的表达来促进乳腺癌的发生发展[22]。与相邻的非肿瘤组织相比，肝癌组织中HOXC8表达上调，且与组织学分级呈正相关，敲除HOXC8可抑制肝癌细胞增殖，降低对奥沙利铂耐药性[18]。Liu等[23]同样发现HOXC8在非小细胞肺癌组织中高表达，且与疾病TNM分期和预后密切相关，进一步研究发现HOXC8作为转录激活因子诱导TGFβ1表达从而导致癌细胞增殖和迁移能力增加。本研究同样显示HOXC8在胃癌中的表达强度高于正常组织（阳性率为60.6%），其高表达与区域淋巴结转移和疾病进展有关，生存分析显示HOXC8高表达者的预后不良，Cox回归分析显示HOXC8是判断胃癌患者预后的独立因子之一，与上述研究基本一致。

综上所述，HOXA7过度表达与胃癌病灶的侵袭行为有关，而HOXC8高表达与胃肿瘤大小、浸润深度、淋巴结转移和TNM分期均有关。两者尤其是HOXC8的过表达与胃癌的不良预后有关，有成为评估胃癌预后的潜在标志物及治疗靶点的可能，尚需扩大样本量及延长随访时间进一步验证本结论。

［原载于：临床肿瘤学杂志，2019，24（4）：329-33］

参 考 文 献（略）

中国胃癌外科发展的机遇与挑战

黄　埔　季　科　步召德　季加孚

（北京大学肿瘤医院暨北京肿瘤防治研究所胃肠中心）

【摘要】　伴随着人工智能与大数据时代的来临，基因组学的发展以及影像技术的更新，中国胃癌外科在腔镜外科技术、加速康复外科、多学科综合治疗协作、精准医疗等多方面均面临着前所未有的机遇与挑战。腔镜外科手术有着切口小、恢复快等优势，可进一步降低手术并发症发生率。微创肿瘤外科治疗面临创新，需要新的平台及新的思维。人工智能与大数据的发展，对临床医生的常规诊断和治疗提出新挑战。顺应科技的发展，因地制宜，鼓励多中心合作研究，完善专科数据的标准化与互联互通，完成从经验医学向循证医学的转变，促进胃癌治疗的标准化、规范化和个体化，为患者提供精准化的诊疗，是当前胃癌外科发展的机遇与挑战。

【关键词】　胃肿瘤；胃癌外科；机遇；挑战

中国胃癌发病率仍居高不下。据统计[1-2]，2014年全国新确诊胃癌病例数为410 400例，占全部癌症发病的11%，发病率为3 000/10万；因胃癌死亡病例数293 800例，死亡率为21.48/10万，死亡人数接近世界胃癌死亡人数的50%。并且中国胃癌患者的预后较日韩两国仍有一定差距。据此，中国胃癌的预防及诊疗工作仍有较大的提高空间。外科手术在胃癌的治疗中发挥重要的作用。伴随着人工智能与大数据时代的来临、基因组学的发展及影像技术的更新，中国胃癌外科在腔镜外科技术、加速康复外科、多学科综合治疗协作、精准医疗等方面面临着不同的机遇与挑战。如何全方位完成从经验医学向循证医学的转变，促进胃癌治疗的个体化、精准化、标准化和规范化，为患者提供综合性诊疗，成为当前胃癌外科发展的方向。

1. 加速康复外科理念在胃癌外科的综合应用

加速康复外科是采用有循证医学证据的一系列围手术期优化措施，以减轻病患的应激反应，促进病患快速康复，减少患者住院时间，降低患者住院费用。其核心是减少围手术期患者的应激。1997年由丹麦学者Kehlet[3]阐述了加速康复的概念，随后在结直肠外科开展，并逐渐规范化，现于骨科、心胸外科、肝胆外科等学科均有稳步发展。目前，胃癌胃切除围手术期开展的加速康复外科循证依据仍不充分，但临床仍然在积极扩展与探索，并且中国于2017年推出首个胃癌胃切除加速康复外科专家共识。在2018年更新的加速康复外科中国专家共识及路径管理指南中指出目前的共识多由外科医师参与，而麻醉、护理等其他相关专业参与的比例较低，提示临床未来需加强在多学科综合协作诊疗的模式下，收集更多的循证医学证据，进一步完善和修改相关措施[4-5]。通过人工智能与大数据等新技术的应用，进一步优化围手术期处理，制定相应的预防措施，降低术后并发症的发生率。

2. 微创技术在胃癌外科的发展及趋势

随着人类科学技术的发展，医学设备及技术也在不断推陈出新。目前腹腔镜胃切除术已成为东亚各国常见的胃癌外科治疗方法。2018年发表的第5版日本胃癌治疗指南中，对于肿瘤临床分期Ⅰ期的胃癌行远端胃切除术，腹腔镜手术方式能够作为常规选择。日本一项Ⅱ期研究[6]纳入2007年11月至2008年9月176例患者，其中病理分期ⅠA为140例，Ⅰb为23例，Ⅱ期为9例，Ⅲa期为4例，随访期间死亡3例，5年生存率为98.2%，5年无复发生存率为98.2%。该研究表明Ⅰ期胃癌患者接受腹腔镜胃切除术治疗的长期结果与开放手术的患者相当。

当下，对于临床分期Ⅱ期以上的胃癌是否可行腹腔镜远端切除术，还缺少循证证据支持。目前国内一项正在进行的Ⅲ期临床研究已证实腹腔镜下远端胃大部分切除＋D2淋巴结清扫是安全的，而远期生存结果仍有待公布[7]。

2000年美国食品药品监督管理局（FDA）批准达芬奇手术系统（DVSS）在临床中使用，但由于其设备昂贵，技术要求高，临床推广进展缓慢，机器人胃切除术（robotic gastrectomy，RG）治疗胃癌的研究已进行十多年，尚缺乏证据表明其可作为一种标准治疗手段。胃癌外科医师期望RG的应用能够克服传统腹腔镜胃切除术（laparoscopic gastrectomy，LG）的一些缺点，提高其安全性、重复性和长期疗效[8]。然而，目前唯一的一项大型非随机前瞻性研究（NCT 01309256）比较DVSS与LG的结果表明，DVSS的使用增加了手术时间和使用成本，且未降低胃切除术后并发症的发生[9]，提示该手术系统在胃切除手术中的全面使用仍存在争议。

随着中国外科医师在手术经验上的积累以及腔镜技术及腔镜下器械的综合发展，全腹腔镜胃癌根治术的发展逐渐被重视。类比结直肠腔镜外科的发展，可以寻找到胃癌外科发展的轨迹：结直肠手术方面，美国国立综合癌症网络（NCCN）指南经历了从不推荐，到临床试验中应用，再到最后成为标准术式的过程，可以看到一方面是先进技术的探索与实践，另一方面是临床循证医学与科研创新相辅相成、互相制约和发展。

纵观胃癌外科的发展，胃癌的手术范围经历了"由小到大，再从大到小"的过程。在认识初期，如何将肿瘤清除彻底成为临床上一味把手术"做大"的误区，淋巴结清扫从D1到D2，再从D2到D3，甚至联合多器官脏器切除，忽略了对患者机体的创伤，不仅未提高生存率，在一定程度上还使术后并发症的发生率增加。

对于进展期胃癌，手术范围的选择仍需进一步思考和研究。如近端胃癌行根治性全胃切除术联合脾切除术，其术后死亡率较高，并发症较多，其长期生存获益尚不明确。日本的一项RCT研究[10]纳入进展期近端胃癌505例，旨在评价近端胃癌行根治性全胃切除术中联合脾切除是否必要。患者被随机分为脾切除组或脾保留组，研究的主要终点为总生存期，次要终点为无复发生存率、手术时间和失血量。结果显示脾切除组出血量大，但手术时间较接近，脾切除组和脾保留组5年生存率分别为75.1%和76.4%。结果表明，在不侵犯胃大弯的近端胃癌全胃切除术中，应避免脾切除术。

当前，随着微创技术的发展以及精准医学的提出，胃癌外科手术操作的理念改变主要体现为：在确保肿瘤组织完整清除的基础上，合理选择术式及切除范围，尽可能多地保留消化道的功能，降低对机体的损伤，减轻患者痛苦[11]。

在淋巴结清扫范围上，D2淋巴结清扫在日本自20世纪60年代以来一直被推荐为标准术式，亚洲胃癌外科医生已经常规并且规范开展此项操作，并且手术效果较好[12-13]。而欧美外科医生通常进行更有限的淋巴结清扫，而这可能导致肿瘤切除的不够充分，在一定程度上这也是造成东西方胃癌生存率差异的原因。虽然未明确表明扩大淋巴结清扫比局限的淋巴结清扫术有更长期的生存率，但多项单中心及多中心的数据表明，对于进展期胃癌和淋巴结转移阳性的胃癌，D2淋巴结清扫是最为有效的手术方法[14-15]。

3. 变革中的进展期胃癌术前治疗及围术期化疗

对于胃食管腺癌的患者，现阶段手术基本是治愈的唯一可能；并且胃癌及胃食管癌又是少数在全球尚缺乏统一治疗模式的实体肿瘤之一，单纯手术仅使极少数患者得到根治。在过去的几十年中，辅助治疗改善了可手术胃食管腺癌患者的生存（新辅助化/放疗＋手术＋辅助化/放疗）[16-17]；如何将新的治疗方法纳入治疗标准中，进而改善这部分患者的生存预后是临床研究的重要课题。

2017年，Al-Batran等[18]的研究证实在化疗方案中采用一种更有效的化疗药物（FLOT方案：多西他赛、5-Fu、亚叶酸钙和奥沙利铂）可能改善患者的预后，该研究使得FLOT成为合适的可切除胃癌和胃食管癌患者围手术期化疗的新标准，并且证实在胃食管癌患者的治疗中，紫杉类药物优于蒽环类药物。采用评估根治性治疗的ESMO-临床效益量表（1.1版）进行评测，FLOT达到满分（A），在国际指南中被列为推荐治疗方案[19]。

2017年，抗PD-1抗体pembrolizumab和NIVOlumab分别在美国和日本被批准用于对化疗耐药的胃食管癌患者的治疗。然而，抗PD-1抗体在未经PD-L1筛选的患者中单药治疗的有效率不足12%，因此单药抗PD-1治疗不能作为可手术胃食管癌患者的必要治疗[20-21]。

目前，全球尚缺乏"金标准"的治疗辅助手段，但对于合适的人群，新辅助化/放疗＋手术＋辅助化/放疗，是可以应用的。未来基于PET、R1状态、淋巴结转移情况和微卫星不稳定（MSI）的危险分层[22]，可能有助于患者个体化治疗的选择，从而使患者得到最大获益。

4. 人工智能和大数据时代中精准医学在胃癌外科的应用及展望

近年来，精准医学作为主流医学的一个研究热点得到了大力的推广。精准医学是一种新兴的治疗疾病的方法，其考虑到遗传和环境因素的个体差异，针对从目标干预中获益最多的人预防性或治疗性采取干预措施，从而最大限度地提高效益，最大限度地降低成本和减少并发症。精准医学正得到临床医生、医疗系统、医药公司、患者和政府等越来越多的认可。随着下一代基因测序技术的开发及应用，分子靶向药物的广泛开发，影像学的快速发展，精准医学有极大可能改善医学实践。遗传学已经被用于指导临床决策。为加速进步，需要对数据收集、存储和共享的机制进行根本性的改变。当前亟需创建一个不断创新的系统性工程，从而进一步促进精准医学的发展[23]。

在人工智能与大数据时代下，精准医学在胃癌外科的应用基础仍是规范化诊疗。应用人工智能与大数据对规范化诊疗的病例与病例标本进行数据处理，以及解读其中异质性的数据和对特异病例的特异性治疗，均为精准医学在胃癌外科数据收集、处理、应用中必不可缺少的内容[24]。在国际上逐渐出现基于超过万例的临床数据研究。通过上述数据的分析可得出适用于中国乃至国际上诊疗的规范。国内虽然很多医疗中心均已建立信息系统，但这些系统数据缺乏统一标准，因此基于这些数据的研究，存在研究样本较少、治疗策略不同等问题，缺乏普遍性，也在一定程度造成了资源的浪费[25]。

2016年9月，中国胃肠肿瘤外科联盟正式成立，期望以数据交流为基础，开展地区之间以及全国范围内的合作项目，以达到相互沟通、求同存异、共同发展的目的。这标志着中国胃肠外科的合作与交流进入新时代。在2018年举办的第十三届全国胃癌学术会议上，正式建立胃肠肿瘤外科联盟大数据科研平台。希望在后续的发展过程中，通过"数据"的规范、更广泛深度的交流推动诊疗的进一步规范化，并促进数据质量的提升，形成良性循环[26]。

最早的医学人工智能工作可以追溯到1970年，而广义的人工智能概念，最早是在1956年达特茅斯学院会议上第一次发布的[27]。人工智能的基础是深度学习，但其在现实世界中的实际作用将取决于多环境下的联合应用，这种环境允许将基于医学知识的工具与其他应用程序结合起来，包括医疗记录系统、结果报告系统、电子处方系统以及在生物学方面用于基因组/蛋白质组数据的管理和分析的工具。上述要求给研究者带来新挑战，因为这需要跨学科的知识和合作以及跨医学类的复合人才[28]。人工智能已逐渐参与到疾病的诊断、治疗以及药品的研发等。

Kanesaka等[29]报道了一种识别早期胃癌的计算机辅助系统，其诊断性能较好（准确率为96.3%），显示了计算机辅助诊断早期胃癌的巨大潜力，尤其是在胃癌发病率较高但早期胃癌检出率较低的国家。中国每年有60多万胃癌患者确诊，且80%以上患者为晚期，预后不良，而计算机辅助方法有望在检测早期胃癌中发挥重要作用。

病理学为目前人工智能应用的热点。基于深度学习以及统计学、信息学的统一，人工智能在胃癌外科领域主要应用于肿瘤良恶性的病理诊断、染色分析以及癌症早筛等方面，自动图像分析为外科病理领域的研究热点[30]。人工智能较人脑显现出更好的重复性和准确性。随着国内外相关研究的不断深入以及社会资本进入，人工智能在医学上的应用将会飞速发展。

5. 结语

在精准医学时代，伴随着人工智能与大数据的兴起，胃癌外科的诊疗策略也越来越精细，对于不同分期、病理类型、分子类型的患者，制定个性化的诊疗方案为胃癌外科的发展方向。党的十九大"健康中国"战略对每位胃癌外科的医疗工作者提出了更高的要求与挑战。我们必须时刻做好准备，牢牢抓住历史赋予的机遇，紧跟当代科学技术的发展，积极完成从经验医学向循证医学的转变，促进胃癌治疗的规范化和标准化、个体化，为患者提供更加精准的诊疗。

[原载于：中国肿瘤临床，2019，46（1）：2-5]

参 考 文 献（略）

中国胃癌发病趋势及预测

杨之洵　郑荣寿　张思维　曾红梅　陈万青

（国家癌症中心/国家肿瘤临床医学研究中心/中国医学科学院北京协和医学院肿瘤医院）

【摘要】　**目的**　分析我国胃癌发病变化趋势，预测2020年全国胃癌发病率和发病数。**方法**　提取2000～2014年全国肿瘤登记中心有连续数据的22个肿瘤登记处的胃癌发病数据，利用Joinpoint软件分析胃癌发病情况的趋势。对男性和女性各年龄组的发病率拟合对数线性模型并预测各年龄组2020年的发病率结合联合国的人口估计值预测220年全国胃癌发病情况。**结果**　2000～2014年肿瘤登记地区胃癌发病率趋势平稳，年均变化百分比（AAPC）为0.2%；标化率下降明显，AAPC为−2.%；发病数上升明显，AAPC为2.8%2020年预计全国胃癌发病率为24.30/10万，新发病例数约为34.6万（男性23.7万，女性10.9万）。**结论**　我国胃癌发病率已趋于平稳，但总发病数还将随人口老龄化的加剧而增加。

【关键词】　胃癌；发病；预测；中国

胃癌已成为威胁人类健康的重要疾病之一。根据国际癌症研究机构（International Agency for Research on Cancer，ARC）的最新研究结果，2018年全球胃癌新发病例约103万，排在全部恶性肿瘤的第5位[1]。在2012年约为95万[2]，可见全球的胃癌负担呈上升趋势。东亚是胃癌最高发的地区，2018年男女性胃癌发病率均接近第二高发的东欧地区发病率的2倍[1]。作为东亚地区乃至全世界的人口大国，我国的胃癌防控形势同样严峻。据估计2013年我国胃癌新发病例约43万例，排在全部恶性肿瘤的第3位，其中男性约30万，女性约13万，男性发病率约为女性的2.22倍[3]。伴随着我国日益严重的人口老龄化，恶性肿瘤的负担还将上升[4]，为胃癌的防控工作带来新的挑战。

通过数理模型，利用既往的癌症发病数据对未来的发病进行预测可以更好地指导肿瘤预防工作的开展，利于医疗资源的合理分配。相比于欧美发达国家[5-7]，我国利用人群癌症数据进行的癌症负担预测及相关研究较少。本研究旨在分析我国2000～2014年胃癌发病情况的变化趋势，进而预测2020年全国胃癌的发病率和发病数，为胃癌防控提供科学依据。

1. 资料与方法

1.1　肿瘤发病数据

肿瘤发病数据来源于全国肿瘤登记中心2000～2014年间具有连续监测数据的22个肿瘤登记处，共覆盖人口621 593 469人年，其中男性314 330 648人年，女性307 262 821人年。22个登记处的地理分布、城乡分布情况以及原始肿瘤登记数据的审核和整理过程见前期研究[4, 8]。该数据库质量较高，能真实反映癌症负担的趋势变化情况，前期已被用于全癌种[4]、前列腺癌[9]、乳腺癌[10]、肺癌[11]和肝癌[12]发病趋势的研究。

本研究提取了数据库中《国际疾病分类》（第10版）（International Classification of Diseases-10th Revision，ICD-10）编码为C16的全部胃癌患者的发病信息，并将男性和女性的发病数据分别以5岁一组分成了18个年龄组（0～4岁，5～9岁，10～14岁，以此类推至80～84岁以及大于等于85岁组）。

1.2　人口数据

全国人口数据来源于《世界人口展望（2017修订版）》（2017 Revision of World Population Prospects）。这是下属于联合国秘书处经济和社会事务部的人口司公布的第25版人口估计和预测数据，报告了全世界不同国家和地区1950～2100年间的人口总数[13]。本研究分性别和年龄组地提取了该报告中估计的2020年中国人口数据。

1.3　统计学处理

计算2000～2014年22个肿瘤登记处胃癌发病率、年龄标准化率（简称标化率）和发病数。标化率以Segi's世界标准人口进行计算利用Joinpoint 4.7.0.0软件分析发病率、标化率和发病数的变化趋势，并计算年度变化百分比（annual percentage change，PC）和年均变化百分比（average annual percentage change，AAPC）。

分别计算男性和女性18个年龄组2000～2014年的胃癌发病率，利用Joinpoint 4.7.0.0软件对数据进行对数线性模型$\ln(y)=\alpha+\beta x+\varepsilon$的拟合，其中y为发病率，为常数项（即截距），β为回归系数（即斜率），ε为随机误差，分析各年龄组的发病率随时间的变化趋势。

对于发病率低且未表现出有统计学意义的对数线性趋势的年龄组，通过该年龄组2000～2014年22个肿瘤登记处的总发病数及总人口数来计算发病率的均值，并假定短期内该年龄组发病率与此平均水平相同。对于拟合结果显示发病率在2000～2014年单调递增或递减且斜率不变的年龄组，可认为发病率呈对数线性，通过$y=\exp(\alpha+\beta\times2020)$计算该年龄组2020年胃癌发病率。对于拟合结果显示发病率趋势在2000～2014年呈两个及以上分段（segment）的年龄组，选取最后一个分段的截距和斜率，通过$y=\exp(\alpha+\beta\times2020)$计算该年龄组2020年胃癌发病率。

获得男性和女性18个年龄组的2020年胃癌发病率后，结合《世界人口展望（2017修订版）》中的中国人口预测可估计2020年全国分性别的胃癌发病总数，进而计算全人群发病人数和发病率[14-15]。

2.　结果

2.1　发病率标化率和发病数趋势

2000～2014年中国肿瘤登记地区胃癌发病率整体趋势平稳，AAPC为0.2%；在2004年前及2010年后，发病率呈下降趋势，APC分别为-1.4%和-0.3%，2004～2010年上升趋势明显，APC为1.5%。2000年男性发病率为42.3/10万，2014年为44.0/10万，整体趋势平稳，AAPC为0.4%；在2006年前及2010年后，发病率呈下降趋势，APC分别为0.5%和0.6%，2006～2010年上升趋势明显，APC为2.9%。2000年女性发病率为21.8/10万，2014年为21.6/10万，整体趋势平稳，AAPC为0.0%

肿瘤登记地区胃癌标化率从2000年的25.2/10万降至2014年的17.0/10万，呈明显下降趋势，AAPC为-2.9%。2003年前标化率下降趋势最明显，2009年后的幅度次之，2003～2009年标化率的下降幅度最小，APC分别为-5%、-3.2%和-1.6%。同时期男性标化率从35.7/10万降至23.6/10万，呈明显下降趋势，AAPC为-3.0%。APC的变化趋势与合计标化率一致，3个时间段的APC分别为-5.6%，-3.2%和-1.5%。同时期女性标化率从15.8/10万降至了10.8/10万，下降幅度在15年内较为稳定，AAPC为-2.7%。

肿瘤登记地区胃癌发病数从2000年的10 384例上升到了2014年的15 154例，整体上升趋势明显，AAPC为2.8%同时期的男性胃癌发病数从6 934例上升到了10 175例，AAPC为2.9%，女性胃癌发病数从3 450例上升到了4 979例，AAPC为2.6%（表1、表2）

2.2　各年龄组发病率趋势

胃癌发病率随着年龄的增加而增加。在35岁以下人群中胃癌较为罕见，男性和女性最年轻的7个年龄组2000～2014年间胃癌发病率均低于5/10万。35岁以上男性各年龄组的发病率在2000～2014年间呈整体下降趋势，年龄别发病率的最大值为2000年75～79岁组的345/10万。70岁以上的4个年龄组发病率的下降最为明显，从2000年的（260～340）/10万降至了2014年的（190～220）/10万。同期，35岁以上女性各年龄组的发病率也呈整体下降趋势，年龄别发病率的最大值为2002年80～84岁组的148/10万。70岁以上的4个年龄组的发病率的下降最为明显，从2000年的（120～145）/10万降至了2014年的（70～110）/10万。

对数线性模型拟合方面，因为35岁以下年龄组发病率低且男女性发病率的对数线性模型的斜率均无统计学意义，在预测中用2000～2014年的平均发病水平作为各年龄组的发病率预测值，其余各年龄组的对数线性模型参数详见表3。

表1　中国癌症登记地区2000～2014胃癌发病率、年龄标准化率及新发病例

年份	发病率（1/105）			年龄标准化率（1/10⁵）			新发病例数		
	全部	男性	女性	全部	男性	女性	全部	男性	女性
2000	32.2	42.3	21.8	25.2	35.7	15.8	10 384	6 934	3 450
2001	31.8	41.5	21.7	24.4	34.1	15.6	10 411	6 929	3 482
2002	31.1	40.2	21.5	23.5	32.7	15.2	10 243	6 779	3 464
2003	30.7	40.1	21.0	21.6	30.0	13.9	11 573	7 690	3 883
2004	30.8	40.6	20.7	21.4	30.0	13.6	12 755	8 535	4 220
2005	31.2	40.8	21.3	21.1	29.2	13.6	13 277	8 835	4 442
2006	31.0	40.6	21.0	20.9	28.9	13.5	13 438	8 933	4 505
2007	31.4	41.5	21.1	20.7	28.7	13.1	13 818	9 236	4 582
2008	32.0	42.6	21.3	20.0	27.9	12.6	14 234	9 561	4 673
2009	33.2	44.2	22.0	19.9	27.8	12.5	14 820	9 961	4 859
2010	33.7	45.6	21.7	19.5	27.4	12.0	14 945	10 171	4 774
2011	32.9	44.1	21.6	18.3	25.6	11.6	14 673	9 890	4 783
2012	32.6	44.3	20.8	17.6	24.9	10.8	14 663	9 998	4 665
2013	33.4	44.9	21.8	17.6	24.6	11.0	15 184	10 247	4 937
2014	32.8	44.0	21.6	17.0	23.6	10.8	15 154	10 175	4 979

表2　中国癌症登记地区2000～2014胃癌发病率的APC和AAPC（%）

参数	性别	年份	APC（95%CI）	AAPC（95%CI）
发病率	全部	2000～2004	-1.4（-2.6～-0.1）	0.2（-0.4～0.7）
		2004～2010	1.5（0.6～2.4）	
		2010～2014	-0.3（-1.5～0.9）	
	男性	2000～2006	-0.5（-1.3～0.3）	0.4（-0.3～1.2）
		2006～2010	2.9（0.5～5.5）	
		2010～2014	-0.6（-2.1～0.9）	
	女性	2000～2014	0.0（-0.2～0.3）	0.0（-0.2～0.3）
年龄标准化率	全部	2000～2003	-5.0（-7.1～-2.7）	-2.9（-3.5～-2.3）
		2003～2009	-1.6（-2.6～-0.6）	
		2009～2014	-3.2（-4.2～-2.2）	
	男性	2000～2003	-5.6（-7.4～-3.7）	-3.0（-3.5～-2.5）
		2003～2009	-1.5（-2.3～-0.6）	
		2009～2014	-3.2（-4.0～-2.3）	
	女性	2000～2014	-2.7（-3.0～-2.5）	-2.7（-3.0～-2.5）
新发病例	全部	2000～2002	0.3（-6.6～7.6）	2.8（1.3～4.4）
		2002～2005	9.2（1.7～17.1）	
		2005～2014	1.4（0.7～2.0）	
	男性	2000～2002	-0.1（-8.0～8.5）	2.9（1.1～4.8）
		2002～2005	9.4（0.7～18.9）	
		2005～2014	1.5（0.8～2.3）	
	女性	2000～2002	1.0（-5.6～8.1）	2.6（1.1～4.1）
		2002～2005	8.7（1.5～16.3）	
		2005～2014	1.0（0.4～1.6）	

注：APC，年百分比变化；AAPC，平均年百分比变化。

表3　预测各年龄组别胃癌发病率的对数线性回归参数

各年龄组（岁）	男性			女性		
	年份	坡度	截距	年份	坡度	截距
0～34	—	—	—	—	—	—
35～39	2000～2014	-0.036 93	75.880 60	2000～2014	-0.018 45	38.828 25
40～44	2000～2014	-0.052 36	107.640 20	2000～2014	-0.054 90	112.540 10
45～49	2000～2014	-0.043 41	90.373 93	2000～2014	-0.030 14	63.213 00
50～54	2000～2014	-0.067 75	140.043 10	2000～2014	-0.029 18	61.707 16
55～59	2000～2014	-0.024 02	52.637 08	2000～2014	-0.030 04	63.801 65
60～64	2000～2014	-0.015 63	36.177 58	2000～2014	-0.027 96	60.011 17
65～69	2000～2014	-0.009 17	23.491 40	2000～2014	-0.008 19	20.589 58
70～74	2000～2014	-0.017 90	41.309 42	2000～2014	-0.036 89	78.569 57

（续 表）

各年龄组（岁）	男性			女性		
	年份	坡度	截距	年份	坡度	截距
75～79	2000～2014	−0.030 75	67.283 09	2000～2014	−0.027 78	60.474 38
80～84	2000～2014	−0.028 64	63.104 14	2000～2014	−0.017 71	40.392 94
85*	2000～2014	−0.021 67	48.913 61	2000～2014	−0.003 68	12.014 49

2.3 2020年发病预测

2020年预计全国胃癌发病率24.30/10万，新发病例数约为346 140例，其中60岁以上人群发病数248 630例，占总发病的71.8%。预计男性胃癌发病率为32.34/10万，新发病例数约为237 390例，其中60岁以上人群发病数约为174 710例，占男性发病的73.6%。预计全国女性胃癌发病率为15.7510万，新发病例数约为108 750例，其中60岁以上人群发病数约为73 920例，占全体女性的68.0%（表4）。

表4 2020年中国的发病率和新增病例数

各年龄组（岁）	发病率（1/10⁵）			新增病例数		
	全部	男性	女性	全部	男性	女性
0～4	0.13	0.15	0.11	100	60	40
5～9	0.08	0.10	0.07	70	40	30
10～14	0.03	0.02	0.04	30	10	20
15～19	0.17	0.17	0.17	130	70	60
20～24	0.55	0.49	0.62	450	210	240
25～29	1.36	1.12	1.62	1 360	590	770
30～34	2.95	2.48	3.45	3 800	1 650	2 150
35～39	4.17	3.61	4.76	4 230	1 880	2 350
40～44	5.85	6.46	5.21	5 580	3 160	2 420
45～49	12.56	14.76	10.26	14 770	8 870	5 900
50～54	20.22	24.44	15.89	24 790	15 170	9 620
55～59	42.27	61.11	22.85	42 200	30 970	11 230
60～64	67.76	100.79	34.05	51 960	39 030	12 930
65～69	100.72	144.91	56.93	74 120	53 080	21 040
70～74	113.01	171.98	57.27	51 350	37 970	13 380
75～79	124.50	175.93	77.69	33 660	22 660	11 000
80～84	141.56	190.44	100.96	23 590	14 400	9 190
85*	127.87	171.1	98.39	13 950	7 570	6 380
汇总	24.30	32.34	15.75	346 140	237 390	108 750

3. 讨论

本研究分析了2000～2014年间22个肿瘤登记处的胃癌发病与时间的关系。与肺癌[11]

乳腺癌[10]、全癌种合计[4]表现出的发病率上升趋势不同，胃癌发病率整体趋于平稳且标化率显著降低，与世界胃癌发病的变化趋势相符[16]。因此，人口老龄化是我国胃癌发病数显著增加的主要原因。

利用拟合的各年龄组发病率对数线性模型和联合国估计的人口，本研究预测了2020年我国胃癌的发病率，但该预测值相比于22个肿瘤登记处的观测值较低。虽然单个年龄组的发病率预测不受人口结构的影响，但全国胃癌发病率的预测涉及各年龄组人口数，而22个肿瘤登记处的人口结构与《世界人口展望》中2020年中国人口结构相比，60岁以上人群比例更高，老龄化更严重，因此观察的合计胃癌发病率高于预测值。随着肿瘤登记覆盖率和数据质量的不断提高，利用样本量更大、更具代表性的数据进行预测即可缩小观察值与预测值之间的差距。

在英国，胃癌排在1993年男性和女性最常见癌种的第5和第6位，分别占全癌种发病的5%和3%，之后发病占比逐渐减小。虽然2035年英国胃癌发病的标化率不足1993年的50%，但因为人口年龄结构的改变，发病数依旧呈上升趋势，2015～2035年男女性胃癌发病数的AAPC分别为0.89%和1.30%。这一趋势和本研究中我国的胃癌发病趋势相符。斯洛文尼亚学者的研究也表明，在2025年该国男性胃癌发病数相比2012年将增加30%。相比之下，德国男性胃癌发病数预计从2011年的9 573降至2030年的9 485，女性发病数从6 453降至5 974，呈缓慢下降的趋势[6]。

虽然胃癌经常被当作一种疾病，但其本身又可分为贲门癌和非贲门胃癌两种在流行病学特征和病理表现上有很大不同的疾病[18-20]。除了吸烟这一共同的危险因素之外，幽门螺旋杆菌感染是非贲门胃癌另一重要的危险因素。IARC的研究发现，约89%的非贲门胃癌的发生与幽门螺旋杆菌感染有关[21]。此外，饮酒和肠上皮化生等因素也会增加非贲门胃癌的发病风险。贲门癌因为其解剖学上邻近食管，不仅经常被纳入与食管癌有关的研究[22-23]，胃食管反流综合征和Barrett食管炎等疾病史也会增加贲门癌的发病风险[1, 20]。我国胃癌标化率的降低也得益于近年来社会经济的发展和人民生活水平的提高以及各种环境致癌因素的改善，尤其幽门螺旋杆菌感染的控制[3, 8, 24]。

在美国等发达国家，非贲门胃癌的发病率呈下降趋势[25]，而贲门癌的发病率上升明显[26]。本研究仅针对所有胃部的恶性肿瘤，而未对部位加以细分，因而无法获得贲门癌和非贲门胃癌发病的变化趋势。因此，更精细的发病率分析以及基于更大监测人群的趋势分析亟待开展。

目前我国各年龄组的胃癌发病率已呈现出下降趋势，全人群的发病率增长趋势也有所缓解，但仍高于世界平均水平。随着我国老龄人口占比逐渐加大，胃癌的发病数还将逐年增加，胃癌带来的疾病负担和经济负担必将成为重大公共卫生问题。因此，开发胃癌筛查新技术、优化现有筛查流程、扩大胃癌筛查人群从而更好地实现胃癌的早发现、早诊断、早治疗对我国的胃癌防控工作意义重大。

［原载于：中国肿瘤，2019，28（5）：321-326］

参 考 文 献（略）

❖ 乳腺癌领域 ❖

乳腺癌术后即刻乳房重建肿瘤安全性探讨

王 殊 王朝斌

（北京大学人民医院乳腺中心）

【摘要】 即刻乳房重建在避免病人接受二次手术的同时，可以减轻病人失去乳房的心理创伤。但是，肿瘤外科医生在选择即刻乳房重建时必须保证肿瘤的安全性，术前细致的评估、术中足够完整的腺体切除是保证肿瘤安全性的前提。美国国家综合癌症网络（NCCN）指南明确指出，炎性乳腺癌是即刻乳房重建的禁忌证，此外，对于拟行术后放疗的病人也需慎重选择即刻乳房重建；尽管缺乏高级别循证医学证据，但现有的数据显示，即刻乳房重建并不影响术后辅助化疗的疗效。部分病人选择保留乳头乳晕的皮下腺体切除是安全可靠的。假体植入术后的淋巴瘤虽有报道，但发病率很低。因此，乳房切除术后即刻乳房重建在适宜的乳腺癌病人中是安全可靠的手术方式。

【关键词】 即刻乳房重建；放疗；化疗；乳头乳晕复合体

乳腺癌发病率在全球及我国女性恶性肿瘤中居首位。近年来，尽管接受保乳手术病人的比例呈现上升趋势，但乳房切除术仍然是国内乳腺癌病人的主要手术方式[1]。这样的术式带给病人的不仅是身体上的创伤，更多的是失去乳房的心理打击，乳房重建为弥补乳房切除带来的身心创伤应运而生，包括与乳房切除同期进行的即刻乳房重建，以及需要二次手术的即刻-延迟乳房重建与 II 期乳房重建。不同的手术方式存在各自的利弊。即刻乳房重建使得乳房切除与重建手术一次完成，病人不仅可以避免二次手术、减少手术花费，同时也不用承受乳房缺失带来的心理创伤；但是否所有的乳腺癌病人都可以接受即刻乳房重建，如何筛选恰当的病人，如何考量即刻乳房重建对肿瘤安全性的影响，都是肿瘤外科医生应该思索的问题。本文就乳房切除术后即刻乳房重建的肿瘤学安全性问题进行探讨。

1. 即刻乳房重建适宜人群筛选

虽然接受乳房切除的病人是否进行乳房重建取决于病人的个人意愿及需求，但在指

王殊：主任医师，博士生导师，北京大学人民医院乳腺外科主任。1996 年毕业于北京医科大学（现北京大学医学部）临床医学系，2002 年获得北京大学外科学博士学位，毕业后一直致力于乳腺疾病的临床和科研工作，擅长乳腺癌的综合治疗，在乳腺癌的影像诊断、外科手术、化疗、内分泌治疗、靶向治疗、晚期乳腺癌解救治疗及术后乳房重建等方面有丰富经验。2006 ～ 2007 年于美国 M.D.Anderson 肿瘤中心和 UMASS 肿瘤中心做访问学者和博士后，对乳腺癌的 DNA 损伤修复进行研究。2010 年在国内率先开展采用荧光示踪术中实时成像引导前哨淋巴结活检手术，对其可行性、操作规范进行了深入的研究，证实该技术在中国乳腺癌患者中安全可靠，有显著的优势。2016 年 11 月 "乳腺癌腋窝淋巴结手术方式及评估策略的规范应用和优化" 项目荣获北京市科学技术奖三等奖。学术兼职有中国临床肿瘤学会理事会理事，中国临床肿瘤学会乳腺癌专家委员会常务委员，中国医师协会外科医师分会乳腺外科医师委员会青年委员会副主任委员，北京乳腺病防治学会学术专业委员会副主任委员，中国抗癌协会乳腺癌专业委员会常务委员，北京乳腺病防治学会外科专业委员会副主任委员，中华医学会肿瘤学分会青年委员会委员等。

征把握、术式选择、时机考量等方面，外科医生需要权衡病人的肿瘤安全性、生活质量、个人需求等多方面因素，最终给予合理的建议与引导。美国国家综合癌症网络（National Comprehensive Cancer Network，NCCN）指南指出，所有接受乳腺手术的乳腺癌病人，均可考虑乳房重建，但是，乳房重建的过程不能延误抗肿瘤治疗的实施。接受即刻乳房重建的病人乳房切除与乳房重建同步进行，部分病人术后仍要接受辅助治疗，乳房重建是否会影响后续的抗肿瘤治疗，外科医生作为治疗主导者，需要更加严格地把握即刻乳房重建的手术指征。

NCCN指南认为，炎性乳腺癌是即刻乳房重建的禁忌证。该类病人术后复发率高、肿瘤恶性程度高，术后需要尽快接受放疗等辅助治疗以降低复发，此外，炎性乳腺癌病人手术时需要切除较大范围的皮肤，因此，此类病人并不适宜进行术后即刻乳房重建。对于术前接受过新辅助化疗的病人，是否可以进行即刻乳房重建，NCCN指南并没有给出明确的界定。接受新辅助化疗的病人往往分期偏晚，术后需要在较短时间内继续开始抗肿瘤治疗，即刻重建手术是否会影响后续抗肿瘤治疗不得而知。此外，新辅助化疗后的病人皮肤条件较差，伤口并发症发生率高于未接受新辅助化疗病人。因此，对于新辅助化疗病人应慎重推荐即刻乳房重建。

2. 乳房重建与辅助治疗之间的影响

2.1 乳房重建与放疗的先后顺序

对于拟行术后放疗且有乳房重建需求的病人，重建与放疗的先后顺序一直是饱受争议的话题。受限于不同病人的病情、医生的倾向性以及病人的意愿等多重因素，乳房重建与放疗相关的随机对照研究难以实施。因此，更多的数据结果来源于回顾性的对比分析以及队列报道。

即刻乳房重建后进行放疗，最关注的问题在于放疗是否会增加乳房重建术后的并发症，包括伤口感染、皮瓣坏死、假体包膜挛缩以及美观受影响等一系列相关问题，上述并发症的出现最终会导致病人对重建乳房的满意度下降。因此，关于放疗与乳房重建的先后顺序一直以来也是备受关注的热点话题。复旦大学附属肿瘤医院回顾性分析832例接受乳房切除及即刻乳房重建（包括利用自体组织、假体及二者联合重建）的病人，159例病人接受术后放疗，673例病人术后未接受放疗，中位随访58.5个月，多因素分析结果认为，对于假体重建的病人，术后放疗会增加非计划内的再次手术率[2]。2019年7月《英国外科学杂志》发表的乳房重建与放疗的国际多学科专家共识回顾了1997～2017年发表的1 522篇文章，同时汇集了外科、放疗科、整形科等多个领域的专家意见，经过数据回顾性分析与讨论，多数外科医生最终认为，乳房重建术后接受放疗会增加术后并发症，术后放疗应该作为即刻乳房重建的相对禁忌证，对于拟行术后放疗的病人，即刻-延期或Ⅱ期重建应该作为首选[3]。

放疗会增加乳房重建术后并发症，即刻重建的乳房是否会影响术后放疗的实施，同样是外科医生和放疗科医生长期关注的话题。关于乳房重建对放疗的影响，除可能会推迟放疗开始的时间，更多的关注点在于重建乳房改变了胸壁原本的解剖结构，假体或自体组织的植入是否会影响放疗靶区和剂量目前尚有争议。此外，对于乳房切除同时接受扩张器植人的即刻-延期乳房重建病人，放疗时是否需要排空扩张器目前也存在争议[3]。Kronowitz等[4]的观点认为，由于解剖结构的改变，分区放疗会受重建乳房的影响，即刻重建的乳房会影响内乳淋巴结的照射，如果考虑照射内乳淋巴结，可能会增加对周围正常心、肺组织的副损伤。但是，随着目前放疗技术的不断改进，不同的学者持有不同的观点，重建乳房是否会影响内乳放疗尚有争议。目前，对于有区域淋巴结放疗指征的病人，NCCN指南推荐内乳淋巴结同时接受放疗。

从肿瘤安全性的角度出发，结合NCCN指南推荐及2019年国际多学科专家共识，笔者认为对于拟行术后放疗的乳腺癌病人，即刻乳房重建需要慎重选择，即刻-延时乳房重建似乎更为优选。

2.2 即刻乳房重建对化疗的影响

化疗是乳腺癌病人术后辅助治疗的重要手段，首次化疗需要考虑病人术后的身体耐受状况及切口愈合情况等多个因素，即刻乳房重建会延长病人术后恢复的时间，尤其是接受自体重建的病人，部分病人可能因为重建术后出现并发症，包括切口感染、术区积液、皮瓣坏死等，而推迟首次化疗开始的时间。对于接受即刻乳房重建的病人，是否会因为乳房重建而推迟首次化疗开始的时间，是外科医生值得关注的问题。

需要在手术后多长时间内开始术后辅助化疗才不会影响治疗疗效，这是非常关键的问题。一项纳入24 843例Ⅰ～Ⅲ期乳腺癌病人的观察性数据显示，相比于术后3个月内接受化疗的病人而言，3个月以上接受化疗的病人乳腺癌相关死亡及总生存数据更差[5]。2015年《欧洲癌症杂志》的一项Ⅲ期研究结果[6]显示更早开始进行辅助化疗可能会减少快速增殖的早期乳腺癌的复发，并改善病人的生存结局。研究人员在921例早期乳腺癌病人中评估了术后至化疗时间与无病生存期（disease free survival，DFS）或总生存（overall survival，OS）之间的关系。DFS与至化疗时间（$HR = 1.15$，$95\%CI$：$1.02 \sim 1.29$）、肿瘤大小（$HR = 1.44$，$95\%CI$：$1.08 \sim 1.92$）及淋巴结转移（$HR = 1.44$，$95\%CI$：$1.08 \sim 1.92$）显著相关。至化疗时间的延长显著增加了复发和死亡风险（$HR = 1.15$，$95\% CI$：$1.02 \sim 1.30$）。在至化疗时间低于7周的病人中，8年总OS为88%（$95\%CI$：$85 \sim 90$），在至化疗时间为7周或更长时间的病人中，8年总OS为78%（$95\%CI$：$68 \sim 87$）。

既往研究探索了即刻乳房重建是否会影响术后首次化疗的实施。一项来自社区医院的回顾性分析[7]纳入76例接受术后化疗的乳腺癌病人，其中44例病人接受了即刻乳房重建，其余32例病人未行即刻乳房重建。数据结果显示，即刻重建组手术至首次化疗时间间隔为80.5（36.0～343.0）天，非重建组的时间间隔为53.5（18.0～96.0）天，重建组的时间间隔明显延长。但是多数研究结果并不支持上述结论。Hamahata等[8]分析了单中心116例病人，包括50例即刻乳房重建的术后化疗病人及66例非即刻乳房重建的术后化疗病人，比较两组病人手术至首次化疗开始的时间间隔，结果显示，即刻重建组的间隔时间为（61.0±10.5）d，非即刻重建组的间隔时间为（58.0±12.3）天，两组的术后并发症发生率分别为10.0%及6.1%，研究者认为，尽管即刻乳房重建组术后并发症发生率略有升高，开始首次化疗的时间也略有延长，但这样的结果在临床治疗中尚可接受。Harmeling等[9]的综述回顾了14项研究，共5 270例接受术后化疗的乳房切除病人，其中1 942例病人接受了即刻乳房重建，3 328例病人仅接受乳房切除，分析结果显示，即刻重建组化疗开始时间间隔为29～61天，非重建组的时间间隔为21～60天，研究者认为，上述时间间隔差同样不具有实际临床意义。综合上述研究的数据结果，目前并无高级别证据显示即刻乳房重建会明显延迟早期乳腺癌病人的术后辅助化疗。

3. 保留乳头乳晕的安全性

近年来，保留皮肤的乳房切除术（skin-sparing mastectomy，SSM）以及保留乳头乳晕的乳房切除术（nipple-sparing mastectomy，NSM）在需要乳房重建的乳腺癌病人中备受青睐，这两种术式最大限度地保留了未受肿瘤侵犯的皮肤，使得重建乳房有足够的皮肤覆盖，增加美观性的同时也尽可能保留了乳头及乳晕功能。尽管这种术式具有一定的独特优势，但保留乳头及乳晕会残留部分乳管及乳头后方的少量腺体，这种术式是否会增加术后局部复发率，进而影响病人的生存预后，需要外科医生术前权衡利弊。

Smith等[10]回顾分析单中心接受NSM手术的1 258例病人，共2 182例手术，包括乳腺癌及预防性乳房切除的病人，其中，对311例0～Ⅲ期的乳腺癌病人进行了生存分析，中位随访51个月，5年无病存活率为92.3%，局部复发率为3.7%，远处转移率为2.7%；2 182例手术均未发现乳头乳晕复发；研究者认为，NSM并不影响乳腺癌病人的生存预后，是一种安全可靠的手术方式。Lee等[11]回顾性分析了2 889例接受乳房切除的乳腺癌病人，35岁以下的病人中118例病人接受SSM或NSM手术及即刻乳房重建，141例病人仅接受标准的乳房切除术，两组病人之间局部复发率、无远处转移生存以及乳腺癌相关的死亡差异均无统计学意义。Poruk等[12]的单中心回顾性分析比较了SSM与NSM两种不同术式对肿瘤复发及生存的影响，130例病人接受NSM，131例病人接受SSM。分析结果表明，两种术式在复发率及总生存之间差异无统计学意义，保留乳头乳晕复合体并不会增加乳腺癌的复发风险。一篇纳入了20项研究的Meta分析[13]认为，NSM并不影响乳腺癌病人的肿瘤安全性，在早期乳腺癌病人中是一种安全的手术方式。综上所述，现有的数据表明NSM或SSM在乳房重建中是一种相对安全的手术方式，但是在临床治疗过程中，需要严格筛选适宜的病人，术前影像资料怀疑乳头乳晕受侵犯、术中乳头乳晕切缘阳性、血性溢液的病人均应作为保留乳头乳晕的绝对禁忌人群。肿瘤距离乳头乳晕较近的病人，也要慎重选择保留乳头乳晕的术式[14]。

4. 即刻乳房重建术后的复发转移风险

病人最担心的问题在于乳房重建是否会增加疾病复发转移的风险，是否会因为乳房重建而影响乳腺癌病人的生存预后，这同样也是外科医生最关注的问题。关于这一问题的解答，尚缺乏大宗的随机对照临床研究数据，现有的数据大多来源于观察性研究与回顾性分析。Yang等[15]的Meta分析纳入了14项研究，其中，3 641例病人接受了乳房切除及即刻乳房重建，9 462例病人仅接受单纯乳房切除。分析结果显示，即刻乳房重建并不增加复发风险，即刻乳房重建病人与单纯乳房切除病人之间DFS与OS差异无统计学意义。Svee等[16]回顾性分析675例病人中，225例病人接受了乳房切除术后的腹壁下深动脉穿支皮瓣（deep inferrior epigastric perforator，DIEP）重建，450例病人仅接受乳房切除术，中位随访10年的数据结果表明，DIEP乳房重建并不增加术后复发风险。Gieni等[17]的Meta分析纳入了

10项研究，分析乳房切除术后即刻重建是否会增加复发转移的风险，分析结论认为，乳房切除术后即刻重建与单纯乳房切除相比，并不增加复发转移的风险。Geers等[18]的回顾性分析纳入了2000～2011年的2 326例乳腺癌病人，包括485例乳房切除术后行即刻自体乳房重建的病人，以及1 841例仅接受乳房切除的病人，比较两组病人之间远处转移的风险，中位随访68个月，两组远处转移率差异无统计学意义（$HR = 0.82$，$95\%CI$：$0.55 \sim 1.22$，$P = 0.3301$）。

尽管目前的数据结果表明即刻乳房重建并不增加乳腺癌病人复发转移的风险，也不会降低乳腺癌病人的生存预后，但是，要保证这样的生存数据结果，需要对肿瘤外科医生在术前评估及术中操作中提出较为严格的要求，尤其是对于即刻乳房重建的病人，往往是由肿瘤外科医生同时完成切除及重建两个步骤。尽管多数病人会保留乳头乳晕，但切除过程中需要严格按照标准乳房切除的皮瓣厚度来进行皮下腺体切除术，且不可因考虑第二步重建的美观性而牺牲肿瘤的安全性为代价。此外，术前评估也极为重要，包括腋窝分期、保留乳头乳晕的安全性、甚至通过乳腺磁共振检查评估皮下脂肪厚度等，均需要肿瘤外科医生术前进行细致的评估和把控。

5. 乳腺假体相关淋巴瘤

近年来，关于乳房假体相关淋巴瘤的报道引起了全世界范围的关注，同时，也在接受假体乳房重建的病人中一度引起了恐慌。外科医生也很关注这种乳房重建方式是否会给病人带来二次身心伤害。假体相关的淋巴瘤是一种T细胞间变性大细胞淋巴瘤（anaplastic large cell lymphoma，ALCL），可表现为乳房肿物或肿胀。病变部位在假体包膜周围，免疫组化表现为ALK阴性、CD30阳性，诊断方面须与原发性乳腺淋巴瘤相鉴别。尽管，早在1997年已有文章报道乳腺假体术后出现的ALCL，但并未引起广泛关注。近年来，有关该疾病的报道陆续增多，也引起了强烈反响[19-20]。Doren等[21]的报道回顾分析了1996～2015年美国乳房假体相关ALCL的数据记录，共检索出100例假体植入术后的ALCL病人，其中51例为毛面假体术后，49例假体表面类型不明，尚未见明确光面假体术后ALCL病人，ALCL在接受毛面假体重建人群中的发病率为每年2.03/106，然而，在普通人群中，乳腺原发性ALCL的发病率为每年$2/10^9$，因此，毛面假体植入术后病人ALCL的发病率是普通人群的67.6倍；假体植入术至ALCL发病的中位时间为10.7 ± 4.6年。Kricheldorff等[22]的报道回顾分析了至2018年2月共516例全球报道的病理学确诊的假体术后ALCL的病人，大部分病人表现为假体所在位置的血清肿，其余病人表现为实性肿物伴或不伴血清肿；平均发病时间为术后7～13年，假体植入术后ALCL的发病率为每年（0.35～1.00）/106。因此，从目前的数据来看，假体植入术后ALCL仍属罕见。但是，毛面假体植入的病人，在出现上述临床表现时需要警惕该疾病的可能。

综上所述，乳房重建是乳房切除病人术后的修复手段，即刻乳房重建不仅可以让病人避免二次手术的痛苦和花费，同时可以减轻病人乳房切除术后的心理创伤，改善生活质量。但是，即刻乳房重建需要肿瘤外科医生术前仔细评估病人病情，严格把握手术适应证，乳房切除的过程不能因为迁就乳房重建的美观性而牺牲肿瘤的安全性；对于拟行术后放疗的病人，笔者不推荐即刻乳房重建为其首选术式；在经过严格筛选的病人中，保留乳头乳晕的手术是安全可行的；乳房重建并不影响术后辅助化疗的疗效，也不会增加乳腺癌术后的复发风险，尽管存在假体植入术后发生淋巴瘤的可能，但总体发生率很低。因此，在适宜的乳腺癌病人中，即刻乳房重建是一种安全可靠的手术方式。

〔原载于：中国实用外科杂志，2019，39（11）：1168-1171〕

参 考 文 献（略）

晚期三阴性乳腺癌的药物治疗进展

赵全铭[1] 杨 洋[2]

（1. 山西医科大学第二临床学院；2. 重庆医科大学药学院药理学教研室）

【摘要】 三阴性乳腺癌为雌、孕激素受体及人表皮生长因子受体-2均为阴性的乳腺癌，由于缺乏特异性的治疗靶点，晚期治疗尚缺少有效的治疗方案。本文综述近年来晚期三阴性乳腺癌的药物治疗研究进展，主要包括化学治疗、靶向治疗、内分泌治疗、免疫治疗四个方面，旨在为临床治疗提供借鉴和参考。

【关键词】 三阴性乳腺癌；化学治疗；靶向治疗；内分泌治疗；免疫治疗

三阴性乳腺癌（triple-negative breast cancer，TNBC），即雌激素受体、孕激素受体及人表皮生长因子受体-2均为阴性的一类肿瘤，TNBC占乳腺癌的15% ～ 20%[1]，具有显著的异质性。TNBC相较于其他亚型，侵袭性强，内脏器官转移率高，转移性TNBC患者5年生存率不足30%[2]，临床预后欠佳。随着医学生物技术的进步，各种临床研究结果出炉及新型抗肿瘤药物的上市，为晚期TNBC患者带来较大的获益。本文将从化学治疗、靶向治疗、内分泌治疗以及免疫治疗四个方面，综述晚期TNBC患者的药物治疗研究相关进展，以期为临床提供参考。

1. TNBC的分子分型及治疗现状

根据转录组学研究分类，可将TNBC分为6种亚型，分别是基底1型（basal-like 1，BL1）、基底2型（basal-like 2，BL2）、免疫调节型（immunomod-ulatory，IM）、间质型（mesenchymal，M）、间质干细胞型（mesenchymalstem-like，MSL）和管腔雄激素受体型（luminal androgen receptor，LAR）。依据Lehmann分型，又分为4种类型。基底细胞样型——BL1、BL2：高表达细胞周期和DNA损伤反应基因，常存在TP53基因突变，组织学分级高[3]，高Ki-67对铂类药物敏感。免疫调节型——IM：高表达免疫标志物、细胞标志物等信号途径基因，大量与侵袭有关的免疫细胞浸润。研究发现，IM亚型预后良好[4]。间充质型和间充质干细胞样型——M、MSL：富含上皮间充质转变（EMT）和生长标志物途径基因，对mTOR抑制剂等可能敏感。腔面雄激素受体型——LAR：高表达雄激素受体，对比卡鲁胺敏感[5]。

目前，晚期TNBC的治疗以蒽环、紫杉、铂类药物的系统性化疗为主[6-7]，但一方面多重耐药机制等因素较大程度降低了该类患者对系统性化疗的敏感性。另一方面由于晚期TNBC患者生存期较短，故而总体晚期TNBC的治疗现状不佳。基于上述分子分型的理念，不断有研究进行化学治疗、靶向治疗、内分泌治疗以及免疫治疗等方面的探索。

2. 化学治疗

上述提到系统性化疗为晚期TNBC患者的主要治疗选择[6-7]，常用的药物包括：紫杉类、铂类、氟尿嘧啶类、微管抑制剂、吉西他滨等。铂类是转移性TNBC患者治疗基石药物。单药化疗方面：TNT试验研究[8]结果提示卡铂优于多西他赛。联合化疗方面：既往研究结果显示出含铂方案优于不含铂方案的特点，如CBCSG-006研究结果[9]显示顺铂＋吉西他滨较紫杉醇＋吉西他滨更优，tnAcity研究[10]结果显示白蛋白结合型紫杉醇＋卡铂优于白蛋白结合型紫杉醇＋吉西他滨。目前关于铂类药物对晚期TNBC的获益人群一直是研究热点，TBCRC009试验[11]和TNT试验研究[8]结果均提示，有BRCA1/2突变的TNBC患者由于DNA同源重组修复缺陷，导致基因的不稳定性增加，从而对铂类药物更敏感。但CBCSG006研究后续的亚组分析结果却显示，无论患者是否具有BRCA1/2突变，两方案（紫杉醇＋吉西他滨 vs 顺铂＋吉西他滨）均无统计学差异。而存在同源重组修复缺陷（homologous recombination deficien-cy，HRD）的患者具有统计学差异（$P=0.008$），非HRD患者无统计学差异（$P=0.671$）[12]。2019年美国临床肿瘤学会年会报道的TBCRC030研究拟探讨HRD阳性是否可以指导转移性TNBC患者使用铂类，然而并未获取阳性结果；研究显示无论顺铂或紫杉醇，HRD阳性与化疗药物疗效之间无相互作用。

铂类药物虽为晚期TNBC患者治疗的基石，但目前晚期TNBC患者应用铂类药物的获益人群仍不明确，相关的临床研究仍在开展，期待后续更多的高级别循证医学证据验证铂类药物于转移性TNBC的获益人群。

3. 靶向治疗

近年来晚期TNBC的靶向治疗药物主要为聚腺苷二磷酸核糖聚合酶（PARP）抑制剂、抗体偶联药物和蛋白激酶B（AKT）抑制剂。

3.1 PARP抑制剂

PARP抑制剂主要的抗肿瘤机制为合成致死[13]，尤其在胚系BRCA突变（gBRCA）患者中。TNBC患者中BRCA1/2突变约占10%，存在这类突变的患者发生乳腺癌的风险可增加到60%～70%[14]。PARP是DNA单链修复过程中必不可少的酶，当PARP缺失或活性被抑制时，可造成DNA结构破坏，使DNA断裂。在正常细胞中，双链DNA破裂可经由BRCA1/2蛋白参与修复，以维持染色体稳定而不影响细胞生存，但在BRCA基因缺陷的细胞中，会导致同源重组修复缺陷，破裂损伤状态继续存在，导致DNA复制停止，产生细胞毒性，最终导致合成致死，发挥抗肿瘤作用[15]。

目前，FDA已获批上市的有奥拉帕利、尼拉帕利、卢卡帕利、维利帕利、他拉唑帕利，但目前在晚期TNBC患者中取得临床试验阳性结果的是奥拉帕利和他拉唑帕利。2017年第4版晚期乳腺癌国际共识会议指南[16]推荐：对于gBRCA1/2突变晚期TNBC在辅助或晚期各线治疗进展后推荐使用PARP抑制剂奥拉帕尼或他拉唑帕利（ⅠB类推荐）。OlympiAD研究结果显示，奥拉帕利对比卡培他滨、艾日布林、长春瑞滨用于存在gBRCA突变的、HER2阴性转移性乳腺癌（包括TNBC）患者，奥拉帕利组患者的无进展生存期（progression-freesurvival，PFS）、总生存期（overallsurvival，OS）等均显著获益[17-18]。EMBRACA研究结果[19]同样证实了他拉唑帕利相较化疗单药（卡培他滨、艾日布林、长春瑞滨或吉西他滨）对于gBRCA突变TNBC患者的获益。目前FDA已批准奥拉帕利和他拉唑帕利用于gBRCA突变的TBNC患者。对于PARP抑制剂的其他潜在获益仍待进一步研究。

3.2　抗体偶联药物

抗体偶联药物（antibodydrugconjugate，ADC）一般包含三部分：重组单克隆抗体、细胞毒药物和将二者衔接起来的链接体。相对其他治疗方式，ADC主要有肿瘤细胞特异度高、对非靶点细胞毒性弱；免疫原性弱，不易产生抗药性；血清循环时间长等特点[20]。目前在研的用于TNBC的ADCs主要有Sacituzmab govitecan（IMMU-132，靶点为Trop2），Glembatumumab vedotin，ladiratuzumab vedotin[21]，又以IMMU-132的研究较多。IMMU-132是一种抗滋养细胞表面抗原（anti-trop-2）人源化抗体-SN-38结合物，是将Trop-2的人源化单克隆抗体RS7和拓扑异构酶抑制剂SN-38通过共价键连接而成。通过靶向Trop-2，IMMU-132可更有效地将细胞毒剂SN-38导入肿瘤细胞，与拓扑异构酶1-DNA复合物结合，防止DNA单链断裂修复，引起DNA双链断裂，从而导致S期细胞死亡[22]。除此之外，IMMU-132还能引起抗体依赖的细胞毒性作用[23]，从而产生更大的抗肿瘤作用。

最近IMMU-132用于难治性HER2-转移性乳腺癌患者3线及以上治疗的临床研究已得到阳性结果。这是一项Ⅰ/Ⅱ期的篮子试验，包括了108名≥3线治疗的转移性TNBC患者，经过IMMU-132单药治疗后，总体缓解率为33.3%，临床获益率为45.4%，中位OS为13.0个月，总体安全性良好，未出现治疗相关的死亡事件。最常见的严重不良反应为中性粒细胞减少，但均可通过支持性药物治疗或剂量调整有效地管理不良事件[24]。此外，对于≥2线化疗后复发或难治转移性TNBC患者，IMMU-132与医生选择的化疗方案（卡培他滨、长春瑞滨等）对照的随机Ⅲ期研究（ASCENT研究）正在招募进行中。

总体上，目前抗体偶联药物用于转移性TN-BC的循证证据主要为3线单药治疗。抗体偶联药物是治疗TNBC的一类新药，局限之处在于现有的临床研究数据较少，且缺乏有效的对照组，但笔者认为其为晚期TNBC的靶向治疗开辟了新方向，有望给TNBC患者带来更多的获益。

3.3　AKT

抑制剂AKT，即蛋白激酶B，是PI3K/AKT/mTOR细胞凋亡信号通路中关键性的节点蛋白。mTNBC中的间充质亚型通常存在PI3K/AKT/mTOR通路活化，促进肿瘤进展，因此增加靶向该途径可能产生抗肿瘤作用。Ipatasert-ib和Capivasertib均为口服、小分子、选择性AKT抑制剂。两药的Ⅱ期临床试验结果均显示Ipata-sertib或Capivasertib一线联合紫杉醇可为mTN-BC患者带来显著的疗效获益[25-26]。AKT抑制剂填充了PI3K/AKT/mTOR信号通路相关药物在TNBC患者中的治疗空白，但由于均为Ⅱ期临床研究，样本量相对较小，仍需后续大样本Ⅲ期随机对照临床研究证实。

综上，目前对于晚期TNBC患者的靶向治疗进行了较多的临床研究探索，包括PARP抑制剂、抗体偶联药物、AKT抑制剂等一定程度上可为晚期TNBC患者带来获益，但对于上述靶向药物的确切获益人群仍需进一步探索。

4.　内分泌治疗

TNBC中雌激素受体、孕激素受体均为阴性，对传统的内分泌治疗不敏感[27]。既往回顾性研究显示[28]，雄激素受体（androgenreceptor，AR）在TN-BC患者中的表达率为13%～35%，且AR表达与TNBC预后不良有关。目前有两项Ⅱ期临床研究结果显示[29-30]，雄激素受体拮抗剂比卡鲁胺、蒽扎鲁胺在治疗AR阳性的mTNBC患者临床获益率分别为19%和35%，且耐受性良好，提示AR阳性的mTNBC患者可能受益于雄激素拮抗剂。

总的来说，目前晚期TNBC相关的内分泌治疗多为单臂的Ⅱ期研究结果，但单药的完全缓解/部分缓解率相对较低，目前更倾向将雄激素拮抗剂用于不能耐受化疗的AR阳性的晚期TNBC患者。对于此类患者的内分泌治疗，陆续有学者尝试联合化疗或联合靶向治疗，但目前暂无相关研究结果发表。

5. 免疫治疗

在乳腺癌领域中，涉及三阴性乳腺癌的免疫治疗临床研究最多[31]。免疫检查点是人体免疫系统中的一种保护性分子，它能防止T细胞过度活化造成的正常组织损伤，避免自身免疫反应。肿瘤细胞可以过度表达免疫检查点分子和相关配体，用以抵抗人体免疫反应，逃避免疫监视和免疫杀灭，从而促进其生长。

早期相关临床研究多为免疫检查点抑制单药临床试验。帕博利珠单抗单药用于mTNBC的Ⅰ/Ⅱ期临床研究结果显示[32-34]，肿瘤客观缓解率为5%～23%，中位缓解持续时间为6～8个月，临床反应率较低。2019年发布了帕博利珠单抗单药Ⅲ期的KEYNOTE-119研究结果[35]，该研究主要评估帕博利珠单抗单药对比研究者选择药物（卡培他滨、艾立布林、吉西他滨、长春瑞滨）在2/3线治疗转移性TNBC的有效性，然而其主要研究终点OS并未显著改善，免疫治疗单药效果并不令人满意。

在联合治疗方面，主要为免疫检查点抑制剂与常用化疗药物的联合（包括紫杉醇类药物、吉西他滨等）。Impassion130研究是目前唯一的免疫治疗在转移性TNBCⅢ期临床试验中取得阳性结果的研究[36-37]。该研究入组902例既往没有针对晚期三阴性乳腺癌进行系统性治疗的患者，阿特利珠单抗＋白蛋白紫杉醇对比白蛋白紫杉醇单药，研究结果显示，虽意向人群的中位OS与对照组无统计学差异（21个月 vs 18.7个月，$P=0.078$），但在PD-L1阳性人群中，试验组较对照组中位OS延长近7个月，存在统计学差异。在安全性方面，总的不良反应发生率试验组较对照组高，但在严重不良反应方面，最常见的3～4级不良事件是中性粒细胞减少症、周围神经病变、中性粒细胞计数减少和疲劳，发生率总体相当。基于Impassion130研究结果，美国FDA加速批准阿特利珠单抗联合白蛋白紫杉醇治疗无法切除的局部晚期或转移性PD-L1阳性三阴性乳腺癌。目前多项化疗联合免疫治疗的临床研究在研，包括阿特利珠单抗联合紫杉醇对比紫杉醇单药的Ⅲ期临床试验——Impassion131研究、吉西他滨＋卡铂联合免疫治疗的Impassion132、Keynote355研究等，但目前暂无研究结果报道。此外，其他的联合方式亦在探索中。2019年美国癌症研究协会年会上报道了一项紫杉类（紫杉醇或白蛋白紫杉醇）联合阿替利珠单抗的基础上再联合AKT抑制剂Ipatasertib的Ⅰb期研究，结果显示，三药联合一线治疗转移性TNBC临床疗效显著，客观缓解率达73%，安全性可控。

总的来说，目前免疫检查点抑制剂单药用于晚期TNBC的治疗可能欠佳，基于联合治疗激活免疫系统，导致肿瘤特异性细胞死亡的作用机制假说[38]，目前倾向于联合治疗。研究者们相继探索联合治疗策略，在免疫联合化疗、靶向治疗等方面取得阳性结果，填补了TNBC患者免疫治疗空白。然而由于药物较新，临床试验结果相对较少，且其他同类免疫治疗药物的临床疗效仍是未来值得探索的问题。

6. 小结与展望

近年来，晚期三阴性乳腺癌的治疗进展较多，包括化疗、靶向治疗、内分泌治疗以及免疫治疗等（本文所列方案详见表1）。当前化疗、PARP抑制剂/IMMU-132单药靶向治疗以及免疫联合化疗等均可成为晚期TNBC患者一线治疗方案选择。但对于晚期TNBC患者，总体仍缺乏强有力的治疗措施，且在治疗方案的顺序选择，联合药物的种类等均存在争议，仍需进一步探索。笔者认为，随着TNBC再分型，肿瘤治疗靶点及肿瘤免疫的不断研究深入，可为晚期TNBC患者提供更多个体化治疗的方案，以更好的改善患者预后。

表1　晚期三阴性乳腺癌的治疗方案

治疗方案	药物种类	代表药品	获益人群	临床研究支持
化学治疗	铂类	卡铂或顺铂	存在BRCA1/2突变或HRD的TNBC患者可能对铂类药物更敏感	TBCRCO090试验[11]、TNT试验研究[8]、CBCS006研究[12]
靶向治疗	PARP抑制剂	奥拉帕利、他拉唑帕利	gBRCA1/2突变晚期TNBC患者的后线治疗	OlympiAD研究[17-18]、EMBRACA研究[19]
	抗体偶联药物	Sacituzmab gvitcan、Glembatumumab vedotin、ladiratuoumab veloin	难治性转移性TNBC患者（≥3线）	IMMU-132-01研究[24]
	AKT抑制剂	Ipatasertib、Capinasertib	mTNBC患者的一线治疗选择	LOUTUS研究[25]、BEECH研究[26]
内分泌治疗	雄激素受体拮抗剂	比卡鲁胺、蒽扎鲁胺	AR阳性的TNBC患者	TBCRC011研究[29]、MDV3100-11研究[30]
免疫治疗	免疫检查点抑制剂	帕博利珠单抗	PD-L1阳性的mTNBC患者	lmpassionl30研究[36-37]

［原载于：中国临床药理学与治疗学，2019，25（4）：475-480］

参 考 文 献（略）

抗缪勒管激素用于戈舍瑞林在年轻乳腺癌患者化疗期间保护卵巢储备功能的评价

王思源　王　殊

（北京大学人民医院乳腺外科）

【摘要】　**目的**　监测反映卵巢储备功能的最佳生化指标——抗缪勒管激素（AMH）在化疗前和化疗结束后1年内的动态变化，评价促性腺激素释放激素激动剂（Gn-RHa）戈舍瑞林在年轻乳腺癌患者化疗期间保护卵巢储备功能的效果。**方法**　选择2015年12月至2017年6月在北京大学人民医院乳腺外科就诊的年龄≤45岁Ⅰ～Ⅲ期乳腺癌患者101位，根据患者意愿，无干预分至化疗联合戈舍瑞林组（戈舍瑞林组）和单纯化疗组（化疗组）。在化疗开始前、化疗期间、化疗结束后半年、化疗结束后1年，连续监测两组患者的血清AMH和月经状态。首要研究终点是化疗结束后1年AMH低水平（＜0.4μg/L），次要研究终点是闭经（入组后停经时间超过12个月）。**结果**　51位患者选择单纯化疗，50位患者选择化疗联合戈舍瑞林保护卵巢功能。临床病理基线资料显示，未婚未育、生育意愿强烈、成功保乳、激素受体阴性、处于疾病Ⅰ期或Ⅱ期的乳腺癌患者更多地在化疗前选用戈舍瑞林保护卵巢功能。化疗结束后1年，化疗组患者AMH低水平率显著高于戈舍瑞林组患者（74.5% vs 38.0%，$P<0.001$），闭经率也与AMH低水平率相一致（56.9% vs 24.0%，$P=0.001$），并且戈舍瑞林组的患者更多在化疗结束后6个月内恢复月经（78.9% vs 54.5%），AMH升至0.4μg/L以上（71.0% vs 53.8%）。亚组分析中，无论年龄分组、化疗方案分组或化疗后是否口服他莫昔芬分组，戈舍瑞林组患者的血清AMH值和月经均恢复得更多。在化疗结束后1年，化疗组月经恢复的22人中有8人（36.4%），戈舍瑞林组月经恢复的38人中有7人（18.4%）AMH仍处于低水平。此外，对化疗组20位患者和戈舍瑞林组21位患者在化疗过程中动态监测AMH和月经状态，化疗组患者的AMH均值在化疗开始后快速下降，在第3周期化疗前降至极低水平，此时70%的患者还未停经；戈舍瑞林组患者在第3周期化疗前全部停经，但AMH均值未降至低水平。**结论**　由于选择联合治疗的患者其血清AMH值在化疗结束后更多、更早地恢复，故对戈舍瑞林保护年轻乳腺癌患者卵巢储备功能的有效性提供了证据。相比月经状态，AMH更能精准地用于临床评价化疗前后年轻乳腺癌患者的卵巢储备功能。

【关键词】　抗缪勒管激素；戈舍瑞林；年轻乳腺癌患者；卵巢储备功能

乳腺癌是育龄期女性最常见的恶性肿瘤，我国乳腺癌发病年轻化趋势较欧美国家更加显著[1]。随着乳腺癌早期诊断及综合治疗水平的提高，特别是当前精准治疗手段的介入，乳腺癌的远期预后得到了明显改善[2]。半世纪前就有文献报道化疗可导致年轻乳腺癌患者卵巢储备下降及卵巢早衰[3-6]，不育症大幅度降低了年轻乳腺癌患者治疗后的生活质量。近10年，越来越多的研究显示年轻的患者化疗期间联用促性腺激素释放激素激动剂（gonadotropin-releasing hormone agonist，GnRHa），如戈舍瑞林，月经自然恢复率会显著提高[7-10]。但值得注意的是，《美国国立综合癌症网络（NCCN）指南》[11]明确指出月经和生育能力并没有必然的联系，例如口服他莫昔芬内分泌治疗的年轻乳腺癌患者，虽然月经不规律，但不意味着生育能力的降低。抗缪勒管激素（anti-Müllerian hormone，AMH）是转化生长因子β（transforming growth factor-β，TGF-β）超家族成员，是由卵巢窦前卵泡和小窦卵泡的颗粒细胞分泌的一种糖蛋白。因AMH血清水平的高低与卵巢中卵泡的数量和质量具有相关性，并且在月经周期中波动较小，近年来在生殖医学领域中成为优于年龄、雌二醇（estradiol，E2）、促卵泡激素（follicle-stimulating hormone，FSH）和抑制素B的反映卵巢储备的最佳指标[12-14]，但目前缺乏根据AMH在化疗前后的动态变化支持戈舍瑞林保护年轻乳腺癌患者卵巢储备功能的数据。本研究旨在通过监测AMH在化疗前和化疗结束后1年内的动态变化，评价戈舍瑞林在年轻乳腺癌患者化疗期间保护卵巢储备功能的效果。

1. 资料与方法

1.1 资料

1.1.1 患者分组

选择2015年12月至2017年6月在北京大学人民医院乳腺外科诊疗的年轻乳腺癌患者101位，经充分告知后根据患者意愿，无干预分至化疗联合戈舍瑞林组（戈舍瑞林组）和单纯化疗组（化疗组）。患者入组标准：年龄≤45岁；病理分期Ⅰ～Ⅲ；有（新）辅助化疗计划；入组前3个月月经周期规律。排除标准：长期口服避孕药；既往接受过化疗；既往接受双侧卵巢切除手术或卵巢放疗；内分泌治疗方案计划含GnRHa；基线血清AMH＜0.4μg/L。本研究开始前获得北京大学人民医院医学伦理委员会审查批准（2015PHB181-01），所有入组患者均签署知情同意书。

1.1.2 实验材料

AMHELISA试剂盒购自美国BeckmanCoulter公司，测定由北京大学人民医院检验科完成。

1.2 方法

1.2.1 监测指标

在化疗＋/-戈舍瑞林开始前、化疗开始后每周期化疗的第1天、化疗结束后半年、化疗结束后1年，连续监测两组患者的血清AMH和月经状态。

1.2.2 用药方法

戈舍瑞林组患者在化疗开始前至少一周皮下注射戈舍瑞林（3.6mg，英国AstraZen-eca公司）。化疗期间每28天注射1次直至最后1次化疗结束前2周或结束后2周。两组患者化疗方案的选择根据病情而定，常规方案包括：蒽环类药物＋环磷酰胺4周期（AC），蒽环类药物＋环磷酰胺4周期序贯紫杉类药物4周期（AC-T），蒽环类药物＋环磷酰胺4周期序贯紫杉类药物＋曲妥珠单抗4周期（AC-TH）。其他方案包括：蒽环类药物＋紫杉类药物6周期（TA），紫杉类药物＋卡培他滨6周期（TX），多西他赛＋卡铂＋曲妥珠单抗6周期（TCH）。

激素受体阳性的患者在化疗结束后连续口服他莫昔芬内分泌治疗（10mg，每日两次）。

1.2.3　研究终点

首要研究终点是化疗结束后1年AMH低水平（＜0.4μg/L），次要研究终点是化疗结束后1年闭经（入组后停经时间连续超过12个月）。

1.3　统计学分析

应用SPSS19.9软件，利用卡方检验或Fisher精确检验进行两组患者临床病理资料之间的比较，以及化疗结束后1年AMH低水平率和闭经率的比较。亚组分析包括：年龄（≤40岁和41～45岁）和化疗方案（AC、AC-T、AC-TH）、辅助内分泌治疗（是否口服他莫昔芬）。$P＜0.05$为差异有统计学意义。

2. 结果

2.1　患者

51位患者选择单纯化疗（化疗组），50位患者选择化疗联合戈舍瑞林保护卵巢功能（戈舍瑞林组）。两组患者的临床病理基线资料如表1。经比较，更多的未婚（16.0% vs 2%）、未育（22.0% vs 3.9%）、生育意愿强烈（66.0% vs 3.9%）、成功保乳（60% vs 31.4%）、雌激素受体（estrogen receptor，ER）阴性（50% vs 25.5%）、孕激素受体（progesterone receptor，PR）阴性（50% vs 29.4%）、处于疾病Ⅰ期或Ⅱ期的（96.0% vs 80.4%）乳腺癌患者，在化疗开始前选用戈舍瑞林保护卵巢功能。

表1　两组患者的基线临床病理特征

特征	化疗组，n（51）	戈舍瑞林组，n（50）	P值*
年龄分布/岁			0.1858
≤40	26（51.0%）	32（64.0%）	
41～45	25（49.0%）	18（36.0%）	
婚姻状况			0.0158
已婚	50（98.0%）	42（84.0%）	
未婚	1（2.0%）	8（16.0%）	
乳腺癌确诊前足月妊娠，No.			0.0023
0	2（3.9%）	11（22.0%）	
1	14（27.5%）	21（42.0%）	
2	23（45.1%）	9（18.0%）	
≥3	12（23.5%）	9（18.0%）	
生育意愿			＜0.0001
弱	49（96.1%）	17（34.0%）	
强	2（3.9%）	33（66.0%）	
是否有癌症家族史			0.7771
否	14（27.5%）	15（30.0%）	

（续　表）

特征	化疗组，n（51）	戈舍瑞林组，n（50）	P值*
是	37（72.5%）	35（70.0%）	
是否使用保乳疗法			0.0039
是	16（31.4%）	30（60.0%）	
否	35（68.6%）	20（40.0%）	
癌症分期			0.0158
Ⅰ期	10（19.6%）	19（38.0%）	
Ⅱ期	31（60.8%）	29（58.0%）	
Ⅲ期	10（19.6%）	2（4.0%）	
ER			0.0110
阴性	13（25.5%）	25（50.0%）	
阳性	38（74.5%）	25（50.0%）	
PR			0.0344
阴性	15（29.4%）	25（50.0%）	
阳性	36（70.6%）	25（50.0%）	
HER-2			0.4803
阴性	36（70.6%）	32（64.0%）	
阳性	15（29.4%）	18（36.0%）	
亚型			0.1266
Luminal A	19（37.3%）	11（22.0%）	
Luminal B	19（37.3%）	17（34.0%）	
HER-过表达	4（7.8%）	11（22.0%）	
三阴	9（17.6%）	1（22.0%）	
化疗方案			0.4790
AC	9（17.6%）	9（18.0%）	
AC-T	25（49.0%）	24（48.0%）	
AC-TH	11（21.6%）	15（30.0%）	
其他	6（11.8%）	2（4.0%）	
是否使用他莫昔芬			0.0506
是	38（74.5%）	28（56.0%）	
否	13（25.5%）	22（44.0%）	

注：*在其中一种细胞小于5时，进行卡方检测或Fisher精确检测。ER，雌激素受体；PR，孕激素受体；HER2，人类表皮生长因子受体2；AC，蒽环素＋环磷酰胺；AC-T，蒽环素＋环磷酰胺＋紫杉烷；AC-TH，蒽环素＋环磷酰胺＋紫杉烷＋曲妥珠单抗。

2.2　化疗结束后1年AMH低水平和闭经

化疗结束后1年，化疗组患者AMH低水平率为74.5%（38/51），显著高于戈舍瑞林组患者38.0%（19/50，$P < 0.001$）。两组患者的闭经率也与AMH低水平率相一致，化疗组患者为56.9%（29/51），戈舍瑞林组为24.0%（12/50，$P = 0.001$，图1A）。戈舍瑞林组AMH恢复的31位患者中，有22位（71.0%）是在化疗结束后6个月内升至0.4μg/L以上，多于化疗组（7/13，53.8%）。相似地，戈舍瑞林组月经恢复的38位患者中，有30位（78.9%）是在化疗结束后6个月内恢复的，多于化疗组（12/22，54.5%）。亚组分析中，无论年龄分组（≤40岁和41～45岁）、化疗方案分组（AC、AC-T、AC-TH）或化疗后是否口服他莫昔芬分组，戈舍瑞林组患者的血清AMH值和月经均恢复得更多。特别是在化疗结束后1年，化疗组月经恢复的22人中有8人（36.4%）、戈舍瑞林组月经恢复的38人中有7人（18.4%）AMH仍处于低水平。

2.3　化疗过程中AMH和月经的动态变化

化疗组20位患者和戈舍瑞林组21位患者可用于评估化疗过程中AMH和月经状态的动态变化。在化疗＋/-戈舍瑞林开始前，此后每周期化疗的第1天连续检测AMH并记录月经状态。化疗组的患者，其AMH均值在化疗开始后快速下降，在第3周期化疗前降至极低水平（0.11μg/L），此时70%的患者还未出现停经。而戈舍瑞林组的患者，在第3周期化疗前已全部出现停经现象，但其AMH均值仍在0.4μg/L以上。

3.　讨论

随着中国女性首次妊娠年龄的推迟，特别是近些年我国已全面实施一对夫妇可生育两个孩子政策，越来越多的年轻乳腺癌患者在综合治疗前有着强烈的生育意愿，这就要求乳腺专科医生在制定个体化治疗方案的同时，必须考虑化疗期间如何保护卵巢储备功能的问题。2011年DelMastro等[15]发表于JAMA的PROMISE-GIM6研究报道，化疗期间使用GnRHa可使早期绝经前乳腺癌患者在化疗结束1年时卵巢功能早衰的发生率下降17%（8.9% vs 25.9%，$P < 0.001$）。而同年Gerber等[16]在 J Clin Oncol 上发表了GBG37ZORO的研究结果，结论为GnRHa的卵巢功能保护作用缺乏临床和统计学意义。2012年Munster等[17]在 J Clin Oncol 发表的研究结果也显示GnRHa组与化疗组在化疗结束后月经恢复率与中位月经恢复时间没有差别。2015年发表于 N Engl J Med 的S0230/POEMS研究报道，戈舍瑞林联合化疗，对<50岁早期激素受体阴性的乳腺癌女性能显著降低其化疗结束后2年的卵巢早衰率（8% vs 22%，$P = 0.02$），此外实现怀孕分娩的比例也在化疗＋戈舍瑞林组更高[8]。2018年Lambertini等[10]在 J Clin Oncol 上发表的Meta分析共纳入5项研究，共873例患者（GnRHa组436例，对照组437例），结果显示GnRHa可显著降低早发性卵巢功能不足（premature ovarian insufficiency，POI）率，GnRHa组POI率为14.1%，对照组为30.9%（$OR = 0.38$，$95\%CI: 0.26 \sim 0.57$，$P = 0.001$），且该结果在亚组分析中较为统一，多因素分析显示只有GnRHa与年龄是与POI率相关的独立影响因素。在妊娠率方面，GnRHa组治疗后的妊娠率较对照组提高了近一倍（10.3% vs 5.5%，$IRR = 1.83$，$95\%CI: 1.06 \sim 3.15$，$P = 0.03$），该分析对GnRHa保护年轻乳腺癌患者生育能力的有效性提供了证据。然而GnRHa在化疗期间保护卵巢的机制尚不完全清楚，仅是推测是通过抑制下丘脑－垂体－性腺轴，阻止原始卵泡的募集及进一步的发育成熟，可能会减少化疗药物对卵巢的损伤。加之各项研究结论不全一致，且多项研究的观察终点都是定义为闭经，缺乏针对卵巢生育能力储备指标的数据支持，故化疗联用GnRHa是否可以保留年轻患者的生育能力仍存在争

议，该方法暂未写入《欧洲圣加伦（St.Gallen）指南》及《欧洲肿瘤内科学会指南》中。

　　近年 AMH 因其高灵敏性和稳定性，已成为生殖医学领域反映卵巢储备的首选生化指标。育龄期女性血清 AMH 数值越高，提示生育能力越强。若 AMH 值 < 0.4μg/L，则意味卵巢储备功能衰竭。本研究比较了戈舍瑞林组和化疗组患者在化疗结束后 1 年的 AMH 低水平率，化疗组高出戈舍瑞林组近 1 倍（74.5% vs 38.0%，$P < 0.001$）。两组闭经率的比较结果亦相似（56.9% vs 24.0%，$P = 0.001$），并且保护组的患者更多地在化疗结束后 6 个月内恢复月经和 AMH，均提示联合戈舍瑞林治疗，不仅能降低化疗诱导性闭经的发生，还可减少育龄期患者卵巢中原始卵泡的损伤。该结论在亚组分析中亦得到了一致性的结果，40 岁以上的患者本身在化疗前卵巢储备较弱，故化疗后 1 年的 AMH 低水平率和闭经率均高于 40 岁及以下的患者，但戈舍瑞林仍可减少化疗药物对她们卵巢储备的损伤。4 周期 AC 方案序贯 4 周期 T（H）方案后，卵巢功能持续受损，故序贯 T（H）后 AMH 低水平率和闭经率均高于 AC 方案，戈舍瑞林也可持续降低 8 个周期化疗药物对患者原始卵泡的破坏。无论患者在化疗后是否口服他莫昔芬，化疗联用戈舍瑞林仍可降低闭经率和 AMH 低水平率。因他莫昔芬会影响绝经前患者的月经周期，故无论是否联用戈舍瑞林，口服他莫昔芬患者的闭经率都会高于同组不服他莫昔芬患者的闭经率。

　　值得注意的是，化疗结束后 1 年，化疗组月经已恢复的患者中，有 36.4%（8/22）其 AMH 仍处于低水平，而在戈舍瑞林组这一数值为 18.4%（7/38），提示决定月经来潮的卵巢分泌功能，与由留存的原始卵泡数所决定的卵巢储备功能，两者在化疗后的恢复也许是不同步的。类似地，在化疗过程中两组患者 AMH 水平下降至低水平的时间和停经出现的时间也是不同步的。化疗组的患者在第 3 周期化疗前，其 AMH 均值降至极低水平，但此时 70% 的患者还未出现停经，提示卵泡受损导致卵巢储备功能下降先于卵巢分泌功能的降低。而戈舍瑞林组的患者，在第 3 周期化疗前，即注射戈舍瑞林 2 次后，已全部出现停经现象，但此时其 AMH 均值还未降至低水平范围，可能原因是 GnRHa 阻断下丘脑-垂体-性腺轴后，卵巢分泌功能迅速受到抑制，雌激素水平大幅度降低导致停经现象的快速出现，而此时可能还有未休眠的窦前卵泡或窦卵泡在生长，故血清 AMH 值未能将至低水平。以上现象均符合《美国国立综合癌症网络（NCCN）指南》中[11]所提及的"月经和生育能力并没有必然的联系"的说法，因而采用可反映卵巢生育能力储备的生化指标 AMH，应比月经状态更能精准评价戈舍瑞林在年轻乳腺癌患者化疗期间保护卵巢储备的功效。

　　综上所述，越来越多的有生育意愿的年轻乳腺癌患者会选择 GnRHa 联合化疗保护卵巢储备功能，从而提高治疗后的生活质量。因本研究选择戈舍瑞林联合治疗的患者在化疗结束后 1 年内其血清 AMH 值更多、更早地恢复，提示化疗期间更多的原始卵泡得以保留，故对戈舍瑞林保护年轻乳腺癌患者卵巢储备功能的有效性提供了证据。相比月经状态，AMH 更能精准地用于临床评价化疗前后年轻乳腺癌患者的卵巢储备功能。今后可在 AMH 对年轻乳腺癌患者治疗结束多久可以妊娠、预测妊娠成功率、推测绝经时间等方面进行进一步深入研究，期待这一新的临床评价指标为有强烈生育意愿的年轻乳腺癌患者带来希望。

[原载于：北京大学学报（医学版），2019，51（3）：536-546]

参 考 文 献（略）

❖ 肝癌领域 ❖

分子靶向药物与免疫检查点抑制剂治疗晚期肝细胞癌的研究现状与进展

刘　琳　秦叔逵

（东南大学附属中大医院肿瘤科）

【摘要】　肝细胞癌（HCC）是全球常见恶性肿瘤，尤其在我国高发，治疗棘手，预后很差。2007年索拉非尼治疗HCC研究获得成功，自此开辟了HCC系统治疗的新时代，有关临床研究蓬勃涌现，尤以分子靶向与免疫治疗为甚，结果喜忧参半。本文拟对分子靶向药物与免疫检查点抑制剂治疗晚期HCC的研究现状与进展进行全面综述与点评。

【关键词】　肝细胞癌；分子靶向治疗；免疫治疗

原发性肝癌（primary liver cancer，PLC）是世界范围内常见的消化系统恶性肿瘤，大多数为肝细胞癌（hepatocellular carcinoma，HCC），少数为胆管细胞癌（intrahepatic cholangiocarcinoma，ICC）和混合型肝癌等。根据GLOBOCAN 2018公布的新数据，全球肝癌的年新发病例达到85.4万例，居恶性肿瘤第6位，死亡78.2万例，居恶性肿瘤的第2位[1]；我国人口仅占全球的18.4%，可是肝癌年新发病例达46.6万例，死亡42.2万例，分别达到全球的54.6%和53.9%。总体上讲，肝癌的预后很差，发病率与死亡率之比达到1:0.9；在北美国家和地区5年生存率为15%～19%，而在我国仅为12.1%[2-3]。因此，肝癌严重地威胁全人类，尤其是我国人民的健康和生命，对其进行筛查和有效地防治依然是全球和我国医学工作者面临的巨大挑战，任重而道远。

BRIDGE研究[4]的亚组分析数据表明，我国HCC患者的HBV感染率高达77%，且在初诊时49.9%的患者已经达到中晚期。对于早中期HCC患者，主要采取局部治疗，包括外科手术、肝动脉介入治疗和消融治疗等；而晚期HCC患者，主要采取姑息性的系统治疗（systemic therapy，全身治疗），以减轻症状、改善生存质量，尽可能地延长生存时间。相关策略包括抗肿瘤治疗（系统化疗、分子靶向治疗、免疫治疗以及中医药治疗等）和基础肝病治疗（抗病毒、保肝、利胆以及防治并发症）等。近年来，晚期HCC的分子靶向治疗与免疫治疗研究纷至沓来、日新月异，给患者带来获益的同时，需要临床工作者学习思考。

1. 分子靶向治疗

随着分子生物学、基因组学及蛋白质组学的不断发展，分子靶向治疗业已成为肝癌治疗领域的研究热点。自从2007年索拉非尼首次被证实对晚期HCC治疗有效后，已开展了一系列靶向药物治疗HCC的临床研究，直到近年才有成功的案例。

1.1　索拉非尼

小分子多激酶抑制剂索拉非尼（Sorafenib）是全球首个被多国批准用于一线治疗晚期HCC的分子靶向药物。索拉非尼的靶点包括c-raf、b-raf、b-raf V600E、c-Kit、flt-3和肿瘤血管靶部位的VEGFR-2、VEGFR-3和PDGFR-β。RAF激酶是丝氨酸/苏氨酸激酶，而c-Kit、FLT-3、VEGFR-2、VEGFR-3和PDGFR-β为络氨酸激酶，这些激酶作用于肿瘤细胞信号通路、血管生成和凋亡；因此，索拉非尼同时具有抑制肿瘤细胞增殖和抗血管生成作用。

SHARP与Oriental两项研究的结果充分证明了索拉非尼在晚期HCC治疗中的价值。SHARP研究[4-5]结果最终发表于NEJM，入组了602例未接受过系统治疗的晚期HCC患者，随机接受索拉非尼400mg bid或安慰剂，结果显示：中位总生存时间（median overall survival，mOS），索拉非尼组对比安慰剂组为10.7个月 vs 7.9个月（$P<0.001$），疾病进展时间（time to progression，TTP）分别为5.5个月 vs 2.8个月（$P<0.001$）。Oriental研究[6]则是同步开展的一项在随机对照、亚太地区多中心Ⅲ期临床研究，入组了226例未接受过系统治疗的晚期HCC患者，随机接受索拉非尼或安慰剂治疗，两组mOS分别为6.5个月 vs 4.2个月（$P<0.001$），mTTP分别为2.8个月 vs 1.4个月（$P<0.001$）。两组研究中，索拉非尼组腹泻、消瘦、手足皮肤反应以及低磷酸盐血症等均高于安慰剂组，但是患者耐受性尚好。基于上述研究结果，索拉非尼陆续被欧盟药品监督管理局（EMEA）、美国食品药物管理局（FDA）和中国食品药品监督管理局（SFDA）等180多个国家或地区批准一线治疗不能手术切除的晚期HCC。然而，后续的临床数据显示索拉非尼的临床疗效仍然不尽人意，客观有效率较低、症状改善不明显、生存获益有限，且大多数病例出现高血压、腹泻、手足皮肤反应等毒副作用，部分病例往往因为毒副作用而停药。因此，有必要进一步探寻疗效更高、安全性更好的新药。

1.2　仑伐替尼

继索拉非尼之后，口服多靶点酪氨酸激酶抑制剂仑伐替尼（lenvatinib）是第2个一线治疗晚期HCC取得成功的分子靶向药物。仑伐替尼是酪氨酸激酶RTK抑制剂，主要抑制血管内皮生长因子受体VEGFR-1（FLT1）、VEGFR-2（KDR）和VEGFR-3（FLT4），还可以抑制其纤维生长因子受体FGR1-4、血小板源性的生长因子受体α（PDGFRα）、KIT及RET；这些激酶除了发挥正常的细胞功能外，还参与到病理性血管的生成、肿瘤的生长及肿瘤的进展。REFLECT试验是一项与索拉非尼头对头比较的随机对照、全球多中心、非劣效Ⅲ期临床研究，入组了全球954例晚期HCC患者。结果：在主要终点方面，仑伐替尼组mOS较索拉非尼组达到非劣效，并且有延长趋势（13.6个月 vs 12.3个月）；在次要终点方面，仑伐替尼组较索拉非尼组的中位无进展生存时间（mPFS：7.4个月 vs 3.7个月）以及mTTP（8.9个月 vs 3.7个月）均显著延长。此外，两组发生治疗相关不良事件（TRAE）的患者例数相似，分别有13%和9%的患者因此而停药。2017年CSCO年会上，我们进一步报告了中国患者的亚组分析数据，该研究中入组了288例中国患者（包括大陆、台湾省和香港特区），仑伐替尼组较索拉非尼组在mOS（15.0个月 vs 10.2个月）、mPFS（9.2个月 vs 3.6个月）以及mTTP（11.0个月 vs 3.7个月）上均获得优势（$P<0.05$），且较全球的数据更佳。因此，继2018年8月EMEA和FDA之后，仅仅两周的时间，9月初中国药监局（NMPA）也批准了仑

伐替尼可用于不可切除HCC的一线治疗。

2019 ASCO年会上，我国台湾学者Chen等[7]报告了一项单中心研究，这项研究纳入70例HCC患者，病情都较为复杂，其中肿瘤占位＞50%的患者为40%，Child-Pugh B/C级分别占30.0%、21.4%，门静脉大血管浸润者占34.3%。58.6%为HBV阳性，18.6%为HCV阳性，65.7%的患者接受过索拉非尼治疗，57.1%的患者接受过PD-1治疗。所有患者均口服仑伐替尼（10mg/d）。结果显示：在51例可评估疗效的患者中，1例（2%）患者CR，21例（41%）患者PR，23例（45%）患者SD，6例（12%）患者PD，客观缓解率（objective response rate，ORR）为43%，疾病控制率（disease control rate，DCR）为88%。所有患者的中位PFS为5.3个月，OS为8.5个月。分析表明，肿瘤占位＞50%的患者ORR较高，而AFP水平、Child-Pugh评分、肿瘤类型、门静脉大血管癌栓形成、既往索拉非尼治疗以及既往抗PD-1治疗的患者之间的治疗应答差异并无统计学意义。回归分析显示AFP＞20μg/L和Child-Pugh B/C级为导致预后不良的危险因素。基于上述结果，研究者认为对于未能纳入REFLECT研究的Child-Pugh B/C级或肿瘤占位＞50%的患者，仑伐替尼二线治疗患者仍可获益。

1.3　瑞戈非尼

多激酶抑制剂瑞戈非尼（regorafenib）系索拉非尼的新一代衍生药物，即氟代索拉非尼，具有广谱和更佳的抗肿瘤活性。RESORCE研究是瑞戈非尼作为二线治疗晚期HCC的随机、双盲、安慰剂对照、全球多中心的Ⅲ期临床研究。共入组573例HCC患者，均为索拉非尼一线治疗失败进展，肝功能Child-Pugh A级的患者，按照2∶1的比例随机进入瑞戈非尼组与安慰剂组，结果显示瑞戈非尼组较安慰剂组的mOS（10.6个月 vs 7.8个月）、mPFS（3.1个月 vs 1.5个月）均显著延长（$P < 0.05$），TRAE包括高血压、手足皮肤反应、疲劳以及腹泻等。因此表明瑞戈非尼作为晚期HCC患者的二线治疗，依然能带来明显的生存获益，可作为晚期HCC患者二线治疗的重要选择[8]。鉴此，2017年4月、12月，瑞戈非尼分别被FDA及NMPA批准用于索拉非尼治疗失败的晚期HCC二线治疗。

1.4　卡博替尼

卡博替尼（Cabozantinib）是一种多靶点酪氨酸激酶抑制剂，靶点包括c-Met、VEGFR-1/-2/-3、ROS1、RET、AXL、NTRK以及KIT等。CELESTIAL研究主要观察卡博替尼用于索拉非尼和其他全身治疗后疾病进展的HCC患者的临床疗效和安全性，此项随机、双盲、全球多中心的Ⅲ期临床研究，共入组707例HCC患者，按照2∶1的比例随机进入卡博替尼组和安慰剂对照组。结果：卡博替尼组的mOS（10.2个月 vs 8.0个月，$P = 0.0049$）和mPFS（5.2个月 vs 1.9个月，$P < 0.0001$）均明显优于安慰剂组；但是卡博替尼组3/4级不良事件（主要是3级）发生率较高，最常见包括手足皮肤反应、高血压、肝功能天门冬氨酸转氨酶升高、疲劳和腹泻等。2019年1月14日，美国FDA正式批准卡博替尼用于晚期HCC患者的二线治疗，给HCC患者带来了新的希望[9]。c-Met是卡博替尼的主要靶点，CELESTIAL研究的成功，表明c-Met抑制剂对HCC的治疗作用仍然值得进一步探索。

1.5　雷莫芦单抗

雷莫芦单抗（Ramucirumab）是高度选择性地靶向VEGFR-2的全人源化IgG1型单克隆抗体。2014年6月启动的REACH研究是雷莫芦单抗治疗索拉非尼一线失败后晚期HCC

随机、双盲、安慰剂对照、全球多中心的Ⅲ期临床研究。入组565例患者，1∶1随机分为雷莫芦单抗组和安慰剂组，结果示雷莫芦单抗组的mOS为9.2个月，相较于安慰剂组的7.6个月差异无统计学意义（$P = 0.140$）；但是进一步亚组分析发现，对于基线高甲胎蛋白（AFP＞400ng/ml）的患者，雷莫卢单抗组与安慰剂组的mOS分别为7.8个月 vs 4.2个月（$P = 0.0059$），提示基线高AFP水平的HCC患者可能从雷莫卢单抗中获益[10]。后续开展了REACH-2研究，也是一项随机、双盲、安慰剂对照、全球的Ⅲ期临床试验，主要观察雷莫芦单抗和安慰剂对索拉非尼不耐受或使用后疾病进展、同时血清AFP≥400ng/ml的晚期HCC的疗效，即首个通过生物标志物检测分类的HCC临床试验。共入组292例患者，试验结果示雷莫芦单抗组较安慰剂组mOS（8.5个月 vs 7.3个月，$P = 0.0199$）及PFS（2.8个月 vs 1.6个月，$P＜0.001$）均显著延长[11]。据此，新近FDA已批准雷莫芦单抗用于经索拉非尼治疗后且AFP≥400 ng/ml的HCC患者的二线治疗，这是FDA基于首个生物标志物分类批准的HCC治疗药物。2019年5月美国FDA已经批准雷莫芦单抗用于二线治疗AFP水平高（＞400ng/ml）的晚期HCC。在2019ASCO年会上，Bang等[12]报告了一项雷莫芦单抗联合PD-L1抑制剂度伐单抗（Durvalumab）后线治疗实体瘤的研究，在HCC队列中，ORR为11%，DCR为61%，mOS为10.7个月，mPFS为4.4个月，基线PD-L1高表达患者疗效更佳，ORR达18%，mOS达到了16.5个月，且不良事件可控，未出现非预期的毒性，后续研究值得期待。

1.6　Galunisertib转化生长因子-β（transforming growth factor-β，TGF-β）

TGF-β信号通路参与到从胚胎发育到成熟组织中的细胞生长、分化、凋亡等其他一系列细胞生物学过程中，在肿瘤发生发展的过程中具有两面性：早期具有抑制生长的作用；而在晚期则表现为促进肿瘤生长，起着重要作用，是一个有良好发展前景的药物靶点。Galunisertib（LY2157299）是一类新型选择性TGF-β受体1激酶抑制剂，通过阻断TGF-β信号通路来抑制肿瘤的生长、侵袭和转移过程。已知TGF-β的信号传导与HCC进展相关，抑制该信号通路可增强索拉非尼在HCC体内外模型中的活性[13]。2017年ASCO公布的Galunisertib联合索拉非尼一线治疗晚期HCC的Ⅱ期临床研究中，mTTP为4.1个月，mOS为17.9个月，患者表现出可接受的安全性，故Galunisertib联合索拉非尼在晚期HCC的一线治疗上潜力可期[14]。

1.7　替泊替尼

替泊替尼（Tepotinib）是一种新型高选择性的c-Met小分子抑制剂。2017年ASCO年会上，曾经公布了Tepotinib在亚洲晚期HCC患者中Ⅰb期研究结果，表明Tepotinib在亚洲HCC患者中耐受性良好，且c-Met阳性患者人群对Tepotinib的治疗反应似乎获益更多[15]。2018年ESMO大会上，我们进一步报道了替泊替尼一线/二线治疗c-Met阳性晚期HCC的研究结果[16]。替泊替尼对比索拉非尼一线治疗c-Met阳性晚期HCC，替泊替尼组和索拉非尼的mTTP分别为2.8个月和1.4个月，mPFS分别为2.8个月和1.4个月，且安全性可以接受。替泊替尼单药二线治疗c-Met阳性晚期HCC，12周PFS率为63.3%，mPFS为3.4个月，mOS为5.6个月。因此提示替泊替尼对于经治的c-Met阳性的晚期HCC具有较好的抗肿瘤活性，且耐受性尚可。

2.　免疫治疗

肝脏是机体重要的免疫"特惠器官"，富含多种免疫细胞（包括NK细胞、T细胞、树突状细胞、巨噬细胞等），具有诱导免疫耐受的能力；具有特殊的免疫抑制细胞群，正常生理情况下，可以避免自体免疫和慢性炎症带来的肝损伤；但是病理情况下，影响对肿瘤抗原的免疫反应，导致HCC发生、发展和肿瘤的免疫逃逸。HCC与感染和炎症密切相关，HBV或HCV等病毒感染可导致免疫抑制，抗病毒T细胞活性减低，PD-1通路介导免疫抑制，免疫应答受损。肝脏具备独特的免疫特征，包括高密度的免疫细胞浸润、较强的免疫原性、多种免疫微环境等，共同构成HCC复杂的免疫调控网络。上述免疫特征就是对HCC进行免疫治疗的生物学基础。

近年来，免疫检查点抑制剂（ICIs）治疗多种恶性肿瘤的研究相继获得成功，成为当仁不让的世界级"明星"，掀起了肿瘤免疫治疗的新浪潮。2018年10月1日，诺贝尔生理学或医学奖就授予了在肿瘤免疫治疗领域具有突出贡献的两位美日科学家。肝癌高发难治，预后恶劣，一直是全球肿瘤学者和各家药企的必争之地，从未停止前进的脚步。随着临床研究工作的不断推进，免疫治疗相较于肝癌传统治疗显现出更具优势的应用价值。目前，临床研究ICIs较为深入的是针对PD-1/PD-L1和CTLA-4通路的药物，其次对癌症疫苗、过继细胞转移疗法（adoptive cell transfer，ACT）以及溶瘤病毒亦有涉猎。

2.1　单药免疫治疗

2.1.1　纳武利尤单抗

2017年9月23日，基于CheckMate040试验结果，美国FDA加速有条件批准了纳武利尤单抗（Nivolumab，NIVO）二线治疗HCC，即用于索拉非尼治疗失败后的HCC患者，自此开启了HCC免疫治疗的新时代。CheckMate 040研究是一项 I / II 期、多队列研究，其中队列1和队列2是纳武利尤单抗的剂量爬坡与剂量扩展试验，旨在评估纳武利尤单抗治疗晚期HCC的疗效和安全性。两个队列共入组262例患者，入组人群包括了既往接受或未接受过索拉非尼治疗、HBV或HCV感染和非感染人群、不同地区（亚洲和非亚洲）、不同PD-L1表达水平患者。队列1和队列2研究结果：在剂量递增期间，纳武利尤单抗显示出可控的安全性，包括可接受的耐受性。在这个阶段，48例患者中有46例（96%）停止治疗，42例（88%）因病情进展而停止治疗。TRAE发生率似乎与剂量无关，也没有达到最大耐受剂量。48例患者中有12例（25%）发生3/4级TRAE。3例（6%）患者发生与治疗相关的严重不良事件。48例患者中有30例（63%）在剂量递增阶段死亡（不确定与纳武利尤单抗治疗有关）。纳武利尤单抗3mg/kg在剂量扩张期的客观有效率为20%（95%CI：15% ～ 26%），在剂量递增期的客观有效率为15%（95%CI：6% ～ 28%）。II期试验患者的ORR为16.8%，中位缓解持续时间（duration of response，DOR）索拉非尼初治患者为17个月，索拉非尼经治患者为19个月，DCR达到68%。II期试验中索拉非尼经治患者12个月的OS率为60%，18个月OS率44%；索拉非尼初治患12个月OS率为73%，18个月OS率57%。安全性方面，纳武利尤单抗治疗晚期肝癌与其他肿瘤相似，未有新的治疗相关不良反应[17]。后续分析表明亚洲患者约占50%，亚洲患者疗效和全球患者无差别；无论患者是否伴有HBV/HCV感染均可从纳武利尤单抗中获益；不同PD-L1表达状态的患者都能从纳武利尤单抗中获益[18]。

CheckMate 040作为最早开展的肝癌免疫治疗的临床研究，其结果对肝癌的系统治疗发展起到了关键性作用。

在上述研究基础上，又开展了一项随机、阳性药对照、全球多中心的确证性Ⅲ期临床研究（CheckMate 459），旨在评估纳武利尤单抗对比索拉非尼一线治疗不可切除HCC患者的疗效。共入组726例患者，接受治疗直至出现疾病进展或不可接受的毒性，试验的主要终点为OS，次要终点包括ORR、PFS、安全性以及不同PD-L1表达状态与疗效的关系。对此，肿瘤学界曾寄于莫大的期望，翘首以盼，可是结果令人失望。2019年6月24日，百时美施贵宝公司于公司网站初步公布了该项研究的结果：按照预先指定分析，主要研究终点OS差异未达到统计学意义（$HR = 0.85, 95\%CI: 0.72 \sim 1.02; P = 0.0752$），但是相较于索拉非尼，纳武利尤单抗治疗组患者还是呈现出明确的OS延长趋势，且未观察到新的安全性信号。此次报告的研究结果，并不包含在中国单独开展的CheckMate 459桥接研究（入组病例为266例），期待进一步的数据披露。

2.1.2　帕博利珠单抗

继纳武利尤单抗之后，帕博利珠单抗（Pembrolizumab，Pem）是第二个被FDA有条件批准用于经治晚期HCC治疗的PD-1抑制剂，主要是基于KEYNOTE-224研究结果。KEYNOTE-224研究是一项观察帕博利珠单抗单药用于索拉非尼治疗失败进展期HCC的Ⅱ期单臂临床研究。入组108例患者中有18例对帕博利珠单抗产生了应答，其中1例患者达到CR，46例患者SD，除6例患者无法评估外，余34例患者PD。在数据分析截止时，104例患者的mPFS为4.9个月，mOS为12.9个月，6个月PFS率和OS率分别为43.1%和77.9%，1年PFS率和OS率分别为28%和54%[19]，这一结果同样为索拉非尼的耐药患者带来了希望。因此，美国FDA已于2018年11月9日有条件批准了帕博利珠单抗二线治疗HCC。

然而，2019年6月ASCO大会上公布的帕博利珠单抗二线治疗HCC的随机、阳性药对照、国际多中心的确证性Ⅲ期临床试验（KEYNOTE-240研究）的结果却事与愿违。共入组413例经索拉非尼治疗进展或不能耐受的HCC患者，以2∶1比例随机接受帕博利珠单抗或安慰剂治疗，结果：两个主要研究终点均未达到预设的统计学标准，与安慰剂比较，帕博利珠单抗二线治疗可延长患者的OS（13.9个月 vs 10.6个月，$HR = 0.78$，单侧$P = 0.0238$；预先设定$P = 0.0174$才具有统计学意义）和PFS（3.0个月 vs 2.8个月，$HR = 0.718$，单侧$P = 0.022$；预先规定的$P = 0.002$，才具有统计学显著性），差异均无统计学意义；另外，帕博利珠单抗组的ORR（18.3%）明显高于安慰剂组（4.4%），mDOR为13.8个月，安全性方面与既往帕博利珠单抗研究类似，未发现HBV/HCV病毒复燃[20]。与治疗组比较，安慰剂组有更多的患者在后续接受了PD-1抗体治疗（10.4% vs 6.8%）。KEYNOTE-240研究进行的后续分析显示，如从患者接受后续治疗开始就终止研究，两个治疗组间差异的P值更小（0.0066）。这表明，后续治疗肯定会干扰前面治疗的结果。

上述揭晓的KEYNOTE-240研究结果令人诧异，但是并不是完全没有希望。在KEYNOTE-240研究中，纳入400多例受试者中，其中60多例来自日本。在新近召开的2019日本肿瘤内科学会（JSMO）年会上，日本学者公布了日本亚组的数据。分析结果显示，与安慰剂比较，帕博利珠单抗可显著延长晚期肝癌患者的OS（18.6个月 vs 10.4个月，$HR = 0.494, P = 0.0149$）和PFS（3.9个月 vs 1.4个月，$HR = 0.371, P = 0.0008$）。从分析结果可知，在整个KEYNOTE-240研究中，日本亚组的数据最好，获益也最佳；究其原因虽不明确，但结果的确如此。此外，另一个非日本亚洲亚组的获益也是比较明显的。因此，总体而言，亚洲患者的获益似乎优于欧美患者。非常期待后续KEYNOTE-394研究能对中国患者数据展开深入分析。另外，同步开展的另外一项亚太区应用帕博利珠单抗二线治疗晚期HCC的关键性III期临床研究（KEYNOTE-394试验）也正在进行之中，即将完成入组，期待最终结果的发布。

2019年5月29日，国产PD-1抑制剂卡瑞利珠单抗（Camrelizumab，SHR-1210）已于获批上市，用于至少经过二线系统化疗的复发或难治性经典型霍奇金淋巴瘤患者的治疗。目前，卡瑞利珠单抗正在包括HCC在内的多项适应证中，开展广泛的临床试验。

2018年ESMO大会上，我们报告了卡瑞利珠单抗二线治疗中国晚期HCC患者的前瞻性、随机、平行对照、全国多中心的II期临床研究（注册号NCT02989922）的中期结果，共入组220例患者，均接受过一种系统治疗失败或不可耐受，且不适合进行手术或局部治疗。该试验的主要终点是ORR和6个月OS率。研究结果ORR达13.8%，6个月OS率为74.7%，DCR为44.7%，中位至缓解时间（mTTR）为2.0个月，mDOR尚未达到，mTTP为2.6个月，mPFS为2.1个月，mOS尚未达到，该研究结果基本达到了预期研究目标，证实了在既往接受过一种系统治疗失败或不可耐受的患者中，卡瑞利珠单抗具有良好的疗效。研究中卡瑞利珠单抗的安全性和耐受性良好，反应性毛细血管增生症（RCCEP）发生率虽较高（66.8%），但都是1/2级，没有出现3/4级的，且RC-CEP的发生与抗肿瘤疗效具有密切的相关性，因此，有可能成为与疗效相关的生物标记。总体AE发生情况与同类研究相似，没有患者因AE退出试验[21]。相较于国外同类药物研究，此项研究受试者基线病情更复杂，如合并HBV感染占比更高（83.9%），BCLC分期为C期受试者所占比例高达94.9%，有肝外转移者占81.6%，AFP≥400ng/ml者占到51.2%，而接受过二线及以上治疗的受试者占到25.4%，这更符合我国HCC患者特点，是一项颇具中国特色的肝癌研究。

2019年9月的CSCO大会上，我们进一步报告了该研究的最新数据。本次数据分析的截止日期为2018年11月16日，中位随访时间已经达到12.5个月（范围：0.7～23.5个月）。全组217例，经过独立盲审委员会（BIRC）确认的ORR为14.7%（95%CI：10.3%～20.2%），疾病控制率为44.2%（37.5%～51.1%）。在32例确认达到部分缓解的受试者中，18例（56.3%）仍然处于缓解之中，中位缓解持续时间尚未达到（范围2.5～18.0个月）。6个月的OS率为74.4%（95%CI：68.0%～79.7%），12个月的OS率为55.9%（95%CI：48.9%～62.2%）；mOS为13.8个月（95%CI：11.5～16.6个月）。全组217例中，有158例索拉非尼经治的受试者，其ORR为17.1%（95%CI：11.6%～23.9%），6个月OS率为75.8%（95%CI：68.3%～81.7%），12个月OS率为53.8%（95%CI：45.6%～61.2%）；其中118例仅接受过一线索拉非尼治疗的受试者，ORR达到19.5%（95%CI：12.8%～27.8%），6个月OS率为77.0%（95%CI：68.3%～83.6%），12个月OS率为53.0%（95%CI：43.6%～61.6%）。在161例研究者评价影像学疾病进展（PD）的受试者中，有95例（59.0%）在进展后继续接受卡瑞利珠单抗治疗，6个月OS率为74.0%（95%CI：63.8%～81.8%）；而66例（41.0%）未继续接受卡瑞利珠单抗治疗的6个月OS率为54.5%（95%CI：41.5%～65.8%），差异具有统计学意义（P=0.007）。最常见的治疗相关不良事件（发生率≥20%），包括皮肤反应性毛细血管增生症（66.8%）、天冬氨酸氨基转移酶增加（25.3%）、丙氨酸氨基转移酶增加（23.5%）以及蛋白尿（23.0%）。卡瑞利珠单抗不同的给药方式（q2w或q3w）的疗效、安全性和耐受性无显著差异。因此，采用卡瑞利珠单抗治疗既往系统性治疗失败的国人晚期HCC患者的客观缓解率较高、缓解持续时间久，安全性和耐受性良好，生存获益明显；在影像学疾病进展后继续采用卡瑞利珠单抗治疗仍然具有持续的生存获益。

2.1.3　替雷利珠单抗

替雷利珠单抗（Tislelizumab，BGB-A317）是一款在研的人源性lgG4抗PD-1单克隆抗体，设计目的为最大限度地减少与巨噬细胞中的Fc受体结合。临床前数据表明，巨噬细胞中的Fc受体结合之后会激活抗体依赖细胞介导杀伤T细胞，从而降低了PD-1抗体的抗肿瘤活性。

2018年ESMO大会公布了替雷利珠单抗Ⅰa/Ⅰb期临床研究更新数据，其中包括50例经治HCC患者的队列数据，确证的ORR和DCR分别为12.2%和51.0%，mDOR为15.7个月。最常见的TRAE是食欲下降（$n = 14$）、皮疹（$n = 12$）、体重下降（$n = 11$）和咳嗽（$n = 10$），其中1例HCC患者出现致死性TRAE，即急性肝炎并导致疾病快速进展。总体而言，替雷利珠单抗的安全性与第一阶段的研究（$n = 451$）一致[22]。2017年12月，我们已经牵头开始了一项随机、开放标签、全球多中心的Ⅲ期临床注册研究（RATIONALE301），头对头地比较替雷利珠单抗与索拉非尼作为不可切除HCC患者一线治疗的有效新和安全性，目前入组已经完成，正在随访观察之中[23]。

2.1.4　度伐单抗

度伐单抗（Durvalumab）是一种人源化PD-L1 IgG1单克隆抗体。度伐单抗单药治疗实体瘤的Ⅰ/Ⅱ期临床试验已经完成。在2017年ASCO会议上Wainberg等[24]报告，40例索拉非尼初治失败晚期HCC患者接受度伐单抗单药治疗后，OS为13.2个月，ORR为10%，DCR为33.3%，3/4级不良反应发生率为20%。可见，度伐单抗二线治疗晚期HCC可能也有较好前景，正在继续研究。

2.1.5　曲美母单抗

曲美母单抗（Tremelimumab）是一种阻断CTLA4的人类IgG2单克隆抗体。Sangro等[25]报告了该药Ⅰ/Ⅱ期临床试验报道，研究纳入20例HCV相关HCC患者，结果PR为17.6%，DCR为76.4%，mOS为8.2个月，mPFS为6.5个月，多数患者病毒载量明显下降，未发生严重的免疫相关不良反应。该试验证实了曲美母单抗具有良好的抗肿瘤疗效和一定的抗病毒活性。此外，在癌症疫苗的研制方面，基于肽和DNA的疫苗已经在晚期HCC患者中开展研究，但是结果一直令人失望，客观反应率和无进展生存率均低[26-29]。ACT是指其从患者的肿瘤或外周血中提取免疫细胞，并进行体外扩增，然后再输注入体内，增强细胞免疫功能，目前对于HCC有一些研究，主要集中在CAR-T研究，尚未获得显著的临床获益[30-33]。溶瘤病毒是一类具有复制能力的肿瘤杀伤型病毒，能够靶向并在肿瘤细胞中进行复制、增殖，最终致肿瘤细胞溶解和死亡，而不影响正常细胞。一项探索性的Ⅱ期临床试验采用重组牛痘病毒JX-594治疗肝癌，30例受试者按接受治疗剂量的高低分为两组，结果显示高剂量给药组与低剂量给药组的mOS分别为14.1个月和6.7个月。该试验初步验证了溶瘤病毒对肝癌的治疗作用，但仍需相关的全球Ⅲ期临床研究进一步验证[34]。新近有消息称该Ⅲ

期试验的中期分析数据不理想，申办方已经通知停止继续研究。

2.2 免疫联合治疗

尽管PD-1/PD-L1单抗在肝癌治疗领域取得了前所未有的进步，但是仍然没有突破治疗瓶颈，免疫治疗与不同治疗联合可能具有协同作用，如免疫联合靶向药物、免疫联合化疗以及免疫联合免疫等，在肺癌领域的多项研究已经获得成功。因此鼓励对于HCC进行免疫联合治疗的研究。

2.2.1 免疫联合分子靶向治疗

临床前实验研究已经证明[35]，联合应用抗血管生成治疗药物能够改善肿瘤微环境，提高PD-1/PD-L1抑制剂的抗肿瘤疗效，发挥协同作用。双重抗PD-1/PD-L1和抗VEGF/VEGFR疗法用于HCC时，不仅可以促进血管正常化，具有持久的血管强化作用，而且可以克服抗PD-1治疗单用时的低应答率问题，同时可以增加总体生存。

贝伐珠单抗即为经典的抗血管生成的抗体，同时具有免疫调节作用。采用贝伐珠单抗联合抗PD-L1的阿特珠单抗（Atezolizumab）治疗肿瘤时，贝伐珠单抗可通过逆转VEGF介导的免疫抑制和促进T细胞浸润到肿瘤中，进一步增强阿特珠单抗的有效性。2018年7月，基于在2018ASCO年会上发布的GO30140研究的初步结果[36]，美国FDA认定"阿特珠单抗＋贝伐珠单抗一线治疗晚期HCC"为"突破性疗法"，其较高ORR和良好的安全性为晚期HCC患者带来新的希望。2018年ESMO会议上，Pishvaian代表课题组[37]再次更新了GO30140研究数据。截至2018年7月26日，共有103例受试者接受了研究治疗可评估安全性，同时73例受试者可评估疗效，且至少随访了16周。BIRC根据RECISTv1.1标准评估有4例达到CR（5%），16例PR，确认总体ORR为27%；BIRC根据mRECIST评估的CR为8例（11%）；所有亚组，包括不同基线病因学、地区和AFP情况，均有缓解病例；而根据RECIST v1.1标准研究者评估（INV）获得1例CR（1%），30例PR，确认总体ORR为32%。同时，受试者的缓解持久，INV根据RECISTv1.1标准评估，持续缓解超过6个月的受试者占52%，缓解超过1年的受试者占26%。CR方面，INV根据RECIST v1.1标准评估的CR为1例。DCR在所有形式的评估中都保持一致，INV根据RECIST v1.1标准评估的DCR为77%（56/73），而BIRC根据RECIST v1.1标准评估以及mRECIST评估的DCR均为75%（55/73）。INV评估mPFS达到14.9个月，是当前批准的一线标准靶向治疗药物的2倍多（REFLECT研究中，仑伐替尼和索拉非尼的mPFS分别为7.4个月和3.7个月），而DOR和OS尚未达到。最新的消息是中位随访12.4个月，ORR为35.6%（95%CI：26.4%～45.6%），DOR尚未达到，但是76%的有效者仍然处于缓解之中，而mPFS为7.3个月，mOS长达17.1个月。在上述研究的基础上，已经开展IM-brave150（NCT03434379）研究，后者是一项随机对照、开放性、全球多中心的Ⅲ期研究，旨在确定阿特珠单抗联合贝伐珠单抗对比索拉非尼单药一治疗晚期或转移性HCC的疗效和安全性，目前已经入组结束，正在随访观察，预计在今年10月可以获得结果。

2018年的ASCO年会上，Ikeda等[38]报道了帕博利珠单抗联合仑伐替尼治疗不可切除HCC安全性和疗效的Ⅰb期研究，2019年美国癌症研究协会（AACR）再次更新了该研究数据。在第1部分研究中确立了仑伐替尼联合帕博利珠单抗的耐受性后，开始第2部分研究（扩展期），入组了既往未接受过系统性治疗的不可切除HCC患者24例。今年AACR大会公布了该研究的更新数据，至2018年8月23日数据截止时，18例（60%）患者仍在接受研究药物治疗，中位随访时间为9.7个月，第三方独立评估的ORR达到60%，DCR高达93.3%，而mOS和mPFS都明显延长。最常见的TRAE为食欲减低（63%）和高血压（60%），未观察到新的不良事件[39]。该研究目前已进一步开展国际多中心的Ⅲ期临床试验（LEAP-002研究），中国有20家中心积极参与，值得期待。据悉，帕博利珠单抗联合雷莫芦单抗、帕博利珠单抗联合索拉非尼治疗肝癌的研究也正在开展之中，值得关注。

2019年ASCO会议上，日本学者Kudo等[40]报道了VEGF Liver100研究（NCT03289533）结果的中期分析结果。该研究是一项开放、多中心的Ⅰb期研究，旨在评估PD-L1抑制剂阿韦鲁单抗（Avelumab）联合阿昔替尼（Axitinib）一线治疗晚期HCC的安全性及疗效。截至2018年8月1日，共有22例HCC患者入组，结果抗肿瘤活性方面，分别在15例（68.2%）和16例（72.7%）患者中观察到肿瘤缩小，按照RECIST和mRECIST评估的ORR分别为13.6%（95%CI：9% ~ 34.9%）和31.8%（95%CI：13.9% ~ 54.9%），其中2/22例达到mRECIST确认的完全缓解，mPFS为3.8个月，6个月PFS率为30.9%，mOS为12.7个月，1年OS率为54.5%；安全性可控，最常见的TRAE为高血压（50.0%）和手足皮肤反应（22.7%），发生率超过10%的irAE为甲状腺功能减退（31.8%）和亢进（13.6%），无4/5级TRAE和3级以上的irAE，无一例由于TRAE或者TRAE停止治疗。该研究仍在进行之中[40]。

2018年Xu等[41]曾经报告了卡瑞利珠单抗联合阿帕替尼二线治疗晚期HCC、胃癌及食管癌的Ⅰ期临床试验，结果所有TRAE均可控，仅1例患者因TR3级高胆红素血症而中断治疗，没有死亡病例。在18例HBV相关HCC患者中，14例可以评估，ORR和DCR分别为50.0%和85.7%，未达到PFS。目前，通过FDA和NMPA批准，秦叔逵和Andrew Zhu已经共同组织开展了卡瑞利珠单抗联合阿帕替尼一线治疗晚期HCC的全球多中心Ⅲ期临床研究，值得期待。

另外，一项卡博替尼联合阿特珠单抗对比索拉非尼一线治疗晚期HCC的[40]临床试验刚刚启动，这是一项全随机、开放、全球多中心Ⅲ期研究（COSMIC-312研究），患者按6：3：1随机分配至卡博替尼（40mgqd）＋阿特珠单抗（1200mg，Ⅳ，q3w）组或对照组索拉非尼（400mg bid）或探索性研究组卡博替尼单药（60mg qd）。研究计划在全球200家中心入组640例患者。

2.2.2　免疫联合化疗

近来免疫治疗联合系统化疗的研究颇多。系统化疗可以抑制和杀伤肿瘤细胞，暴露抗原，有利于CICs免疫治疗发挥作用，同时控制肿瘤发展，为免疫治疗发挥作用赢得时间，协调增效；这些通过肺癌领域的多项研究已经获得充分的证明。在我国，根据EACH研究结果，2012年SFDA业已批准含奥沙利铂的系统化疗一线治疗晚期HCC的新适应证；而继韩国、日本和泰国规范之后，自2015年起美国的NCCN指南也已连续五年推荐含奥沙利铂的系统化疗一线治疗晚期HCC。近年的多项研究发现免疫源性细胞死亡（ICD）和免疫调节是奥沙利铂的重要作用机制。因此，含奥沙利铂化疗与免疫治疗药物联合应用可能产生较好的协同效应。

在卡瑞利珠单抗二线治疗HCC研究基础上，秦叔逵等[42]进行了卡瑞利珠单抗＋

FOLFOX4/GEMOX一线治疗晚期HCC或胆管癌（BTC）患者全国多中心Ⅱ期研究，其中HCC队列中34例可评估，已确认的ORR为26.5%，mDOR尚未达到，目前仅有3例（33.3%）患者出现了疾病进展。85.3%的HCC患者发生3/4级TRAE；仅5.9%的患者发生3/4级免疫相关不良事件（脂肪酶增加）。从现有数据看，卡瑞利珠单抗联合FOLFOX4或GEMOX化疗治疗晚期HCC和BTC，同时患者的耐受性和依从性比较好，可能为患者提供新的有效的治疗选择。

特瑞普利单抗是国产的新型重组人源化抗PD-1单克隆抗体注射液，作为国内首个自主研发的PD-1单抗已经获得国家NMPA批准率先上市，用于治疗既往接受全身系统治疗失败的不可切除或者转移性恶性黑色素瘤。特瑞普利单抗已经开展多项肝癌临床研究，包括已经开展的中高危HCC切除术后采用特瑞普利单抗进行辅助治疗的多中心的Ⅲ期临床研究；还有两项肝癌临床研究即将开展，即特瑞普利单抗联合仑伐替尼对比仑伐替尼单药一线治疗晚期HCC的随机、对照、双盲、全国多中心的Ⅲ期注册临床研究，以及特瑞普利单抗联合贝伐珠单抗类似物和FOLFOX4方案一线治疗晚期肝细胞癌的安全性和有效性的随机、开放、全国多中心的Ⅱ/Ⅲ期注册临床研究。此外，信迪利单抗亦已经获得国家NMPA批准上市，用于治疗既往系统化疗的复发或难治性经典型霍奇金淋巴瘤患者的治疗；也在积极开展联合治疗晚期HCC的临床研究。

2.2.3　双重免疫治疗

在黑色素瘤和肾癌等，采用强强联合的双重免疫治疗可以大幅度提高客观疗效和带来显著的生存获益，那么对于HCC可能会带来什么样的结果呢？值得积极探索。

2019年ASCO年会上发布的CheckMate040研究的更新结果[43]令人鼓舞。在CheckMate040多队列研究中，队列4探索性评估了纳武利尤单抗和CTLA4抑制剂伊匹木单抗（Ipilimumab，IPI）联合给药方案在索拉非尼经治患者中的安全性和有效性。该研究共纳入148例患者，其中88%患者合并血管侵犯或肝外扩散，91%患者为BCLCC期。总体人群中，患者的ORR为31%（共7例患者获得CR），mDOR为17.5个月，DCR为49%。在3个治疗组中观察到类似的ORR、DCR和mDOR，各治疗组均一致获得较高的ORR（＞30%），均高于纳武单抗单药治疗（14%），无论基线PD-L1状态如何均有应答。A组患者（NIVO 1mg/kg＋IPI 3mg/kg q3w）生存获益最佳，mOS达22.8个月，30个月OS率为44%；有应答者（CR/PR）的OS获益明显，mOS未达到（95%CI: 33.0～NE）。NIVO＋IPI联合治疗的安全谱与已发表的NIVO单药治疗安全谱及管理方法均一致。NIVO＋IPI治疗应答持久且安全性可控，表明NIVO＋IPI或许可作为接受过索拉非尼治疗的晚期HCC的一种新的治疗选择。

此外，Keley等[44]进行了度伐单抗联合曲美母单抗治疗不可切除HCC的Ⅰ/Ⅱ期、开放性、随机临床试验，入组要求为索拉非尼进展或不耐受，或拒绝接受索拉非尼治疗的受试者。2017年ASCO年会上，曾报告第一阶段安全性和疗效分析结果。第一阶段共计入组40例受试者，Child-Pugh A级占92.5%。安全性方面：65%的受试者发生了治疗相关AE，最常见的3/4级治疗相关AE为AST水平升高（10%）和脂肪酶水平升高（10%），未发生治疗相关死亡。确认的ORR为17.5%，mPFS 3.2个月，mOS 12.6个月[45]。目前，由Abou-AlfaGK牵头组织的"在不可切除的HCC受试者中评价度伐单抗单药、度伐单抗联合曲美母单抗对比索拉非尼作为一线治疗的随机、开放标签、国际多中心Ⅲ期研究"（HIMALAYA

研究）正在进行之中，期待免疫＋免疫的联合模式能够带来预期的好结果。

3. 结语和评论

2007年索拉非尼治疗HCC研究成功，晚期HCC的药物治疗进入了破冰时代。近年来，针对HCC的临床研究如火如荼，各项研究层出不穷，而在众多研究中，分子靶向与免疫治疗异军突起，引领热潮。

当前，对于晚期HCC，必须重视基础肝病的治疗和全程管理，在此基础上去进行抗肿瘤治疗。晚期HCC一线治疗时，需要全面考虑患者的体质、体力状态、肝功能状况和经济状况。对于肝功能Child-Pugh分级良好者（A或者≤7分的B），可以选择分子靶向治疗或化疗；而Child-Pugh分级差者（≥7分的B或者C），应以支持对症治疗为主。虽然ESMO指南已经依据CheckMate040研究结果推荐纳武利尤单抗单药可以用于一线治疗，但是随着CheckMate459研究的失败，对于需要特别慎重。目前索拉非尼与仑伐替尼仍是一线分子靶向治疗的两个主角，呈现双星交辉态势，而对于中国患者来说，还有含奥沙利铂的系统化疗。至于单药替泊替尼、替雷利珠单抗、曲美母单抗、度伐单抗以及联合用药阿特珠单抗＋贝伐珠单抗/卡博替尼、帕博利珠单抗＋仑伐替尼、卡瑞利珠单抗＋阿帕替尼/含奥沙利铂化疗、度伐单抗＋曲美母单抗、Avelumab＋阿西替尼能否跻身一线治疗的队列，需要后续临床研究结果的支持和获得药监部门的批准。

晚期HCC二线治疗选择，同样仍需要全面衡量。对于肝功能Child-Pugh分级良好者（A级或者≤7分的B级），可以选择分子靶向治疗、免疫治疗或含奥沙利铂的系统化疗；而Child-Pugh分级差者（≥7分的B或者C），则只能采用温和的支持对症治疗。国内、外临床实践指南推荐可用于晚期HCC二线治疗的策略选择较多，主要包括瑞戈非尼、卡博替尼、PD-1单抗、雷莫芦单抗（AFP≥400ng/ml者），还有索拉非尼、含奥沙利铂化疗以及索拉非尼＋含奥沙利铂化疗。KEYNOTE-240研究的失败，为帕博利珠单抗二线治疗晚期HCC投下浓重阴影，期待针对亚洲患者的KEYNOTE-394试验能够再现曙光。基于中国学者牵头的卡瑞利珠单抗二线治疗中国晚期HCC Ⅱ期临床研究的成功，该药有望在我国获批肝癌适应证。至于单药替泊替尼、度伐单抗以及联合用药纳武利尤单抗＋伊匹木单抗、度伐单抗＋曲美母单抗能否闯入二线治疗阵营，仍待相关研究结果揭晓。

当今，晚期HCC药物研发和临床研究可谓精彩纷呈、跌宕起伏。自索拉非尼之后，已有若干药物在HCC治疗中取得突破，其中也凝聚了中国学者的智慧与奉献。当然，在此期间，有许多问题值得我们认真思考推敲。比如，近期两个重磅免疫药物（帕博利珠单抗与纳武利尤单抗）单药治疗肝癌的研究先后折戟沉沙，再次彰显治疗肝癌研究的复杂与困难。我们分析其原因，可能如下：①公司研究部门对于肝癌的复杂性和特殊性了解不够，缺乏研究经验，方案设计时没有广泛听取和真正尊重临床专家的意见，终成悲剧。②没有充分认识东、西方肝癌存在高度异质性，将其混为一谈，混合一起竞争入组，难以控制，而研究结果难以预料。这在既往类似失败试验中屡见不鲜。③对于基础肝病不甚了解，全程管控不力，特别是乙型病毒肝炎相关HCC，没有充分重视抗病毒、保肝利胆和防治有关并发症。④统计学设计方面存在较多的瑕疵，包括不分瘤种，一律设立双主要终点，导致顾此失彼，α值分配不当；期望值过高，总是想减少投入和追求速度，不切实际地减少样本量；多次中期分析白白消耗α值；忽视后续治疗对主要研究终点的不利影响，没有预设合理的敏感性分析等等。换而言之，我们认为并不是PD-1单抗药物无效，而主要败在研究思路和方案设计方面，生物统计学的失利又一次成为"背锅侠"或者"替罪羊"，未来肝癌的研究一定要认真吸取这些深刻的教训。

　　HCC具有免疫原性，且处于免疫抑制状态，因此免疫检查点抑制剂已经成为HCC的治疗策略和重要选择。然而，HCC是一种难治的恶性肿瘤，仅靠一种药物或者治疗方式恐怕无法达到满意疗效。分子靶向治疗可以不同程度地提高HCC患者的mOS和DCR，但客观有效率偏低，不良反应率较高，容易耐药。相比于分子靶向治疗和系统化疗，PD-1/PD-L1抗体免疫治疗表现出一定的优势，客观有效率较高，但是仍然差强人意，且两项大型确证试验接踵失败引起一片迷茫。因此，未来HCC领域的研究和重点发展方向，我们认为必将是联合治疗，尤其是以免疫为主导的联合治疗，且将贯穿于HCC的全过程。

　　前事不忘，后事之师。盘点近十余年的肝癌临床研究，积累了许多经验与教训，强调循序渐进，厚积薄发。未来免疫治疗的发展将基于深入认识肿瘤与个体免疫系统间相互作用以及肿瘤与器官之间复杂的相互作用关系，强调：①要加强基础研究和转化医学研究，深入组学研究，确立HCC的分子分型，以实现个体化的精准诊断和治疗。②迫切需要积极探索分子标志物，指导临床研究，包括PD-L1、TMB、MSI、TIL、LRP1B或TP53突变等[46]，可以联合成套应用。③高度重视基础肝病，实施早期、全程管理，针对不同的肝病背景，应该采取相应的治疗措施。④精心设计临床研究：研究团队应该是包含临床肿瘤学专家、生物统计学专家、医学伦理专家等在内的多学科团队；同时，肝癌已像肺癌、乳腺癌一样成为慢性疾病，可以参考、学习这些癌种的研究经验，特别是要考虑后线治疗对OS的影响，可以考虑里程碑式终点分析，如12个月OS率；充分考虑到免疫治疗的延迟效应，比如引入新的中期无效性分析规则，减少无效治疗暴露的患者数，而不降低发现有效治疗方案的潜能等。⑤高度重视东、西方肝癌的异质性，必须注意人种、病因、流行病学特征、分子生物学行为、临床表现和诊疗策略的差异，区别对待，分开研究，切忌眉毛胡子一把抓。⑥免疫治疗的有效率有待进一步提升，需要解决原发耐药和继发耐药，而免疫治疗发展方向就是联合、优化、拓展。即有依据、有目的、有计划、合理地开展联合治疗，充分应用现有的治疗方法或药物的，包括抗血管靶向治疗、化疗、不同的免疫药物、局部治疗（消融、TACE）、手术和放疗等之间的联合；还有与新兴的治疗手段或药物之间的联合，包括溶瘤病毒、肿瘤疫苗以及电场治疗等。我国HCC发病率高，具有高度异质性，合并HBV和晚期患者比例高，治疗更为复杂。深入了解免疫治疗的分子生物学机制；合理设计临床研究，联合不同免疫制剂或免疫联合其他治疗方式，都在积极探索之中，值得关注和期待。

　　一路风雨，初见彩虹。HCC是名副其实的"癌中之王"，尤其复杂、难治，未来的个体化精准治疗研究之路依然漫长而曲折，特别需要基础与临床、药企与医院通力合作，全球多领域、多学科学者共同努力，笃行致远、砥砺前行，共克难关，方得成效。

［原载于：临床肿瘤学杂志，2019，24（9）：839-849］

参 考 文 献（略）

肝细胞癌免疫治疗的现状与未来

刘秀峰　秦叔逵

（解放军东部战区总医院全军肿瘤中心）

【摘要】 肝细胞癌（HCC）是全球最常见的恶性肿瘤之一，尤其在中国。70%～80%患者确诊时已届晚期，只能接受姑息治疗。10年来Sorafenib一直是肝癌治疗的标准用药，而系统化疗方案FOLFOX4也已作为我国HCC的指南推荐。尽管如此，系统治疗的疗效不高、生存时间不长的局面仍有待突破。免疫检查点抑制剂在诸多实体瘤中的应用开启了系统治疗的新局面，而免疫检查点通路分子在病毒相关肝炎、肝硬化、肝癌的发生发展过程起到重要的作用，同时也是Sorafenib治疗HCC失败的耐药机制之一。2017年9月23日，美国食品药品管理局（FDA）基于Ⅰ/Ⅱ期临床研究结果批准了Nivolumab在HCC中的应用，这标志着HCC免疫治疗新时代的到来。

【关键词】 免疫检查点抑制剂；肝细胞癌；免疫治疗

原发性肝癌，主要是肝细胞癌（hepatocellular carcinoma，HCC），起病隐匿，早诊困难，进展迅速，治疗棘手，预后凶险。全球恶性肿瘤中HCC发病率居第6位，死亡率居第2位，其中一半以上新发和死亡病例来自中国。2016年全国肿瘤登记中心的高质量基于人群的流行病学调查收集并分析72个登记点的数据（覆盖中国6.5%的人口）显示，中国肝癌新发病例数为46.6万，死亡例数为42.2万，是我国60岁以下男性最常见的、死亡率最高的恶性肿瘤[1]。HCC主要的病因为慢性乙型肝炎病毒（HBV）或丙型肝炎病毒（HCV）感染、自身免疫性肝炎、酒精性肝炎、非酒精性脂肪性肝炎（NASH）以及其他一些代谢性疾病，但东西方国家差异较大。Sorafenib是中晚期HCC系统治疗"唯一选择"的局面维持了10年之久，这期间十余种靶向药物在临床试验的不同阶段应用，十余条非病因学相关的驱动基因通路被揭示，但系统治疗的窘境始终没有突破。2017年美国临床肿瘤学会（American Society of Clinical Oncology，ASCO）年会上公布了Lenvatinib一线治疗HCC的开放标签、随机、全球多中心Ⅲ期临床研究（REFLECT研究）结果[2]。基于该研究，特别是亚洲和中国亚组的数据，2018年9月4日，Lenvatinib获得我国国家药品监督管理局批准上市，用于不可切除HCC的一线治疗。同期，另一项评估Regorafenib二线治疗晚期HCC的随机双盲、安慰药对照、全球多中心Ⅲ期临床研究（RESORCE研究）的结果显示[3]，对于Sorafenib治疗进展的受试者，采用Regorafenib二线治疗仍然具有生存获益，且如果Sorafenib和Regorafenib序贯治疗，生存期可以进一步得到延长。2017年12月12日，Regorafenib在我国获批用于既往使用过Sorafenib的HCC患者的二线治疗，2018年3月正式上市。此外，Cabozantinib[4]、Ramucirumab[5]也是Sorafenib治疗失败后的重要选择，相信很快会获得药监部门的批准。

尽管近年来数种靶向药物打破了Sorafenib "一枝独秀" 的局面，但无论近期疗效（ORR）抑或总生存（OS）获益仍不令人满意。肝脏是 "免疫特惠器官"，具有特殊的免疫抑制细胞群，以避免自体免疫和慢性炎症带来的肝损伤。但发生HCC时，该机制可导致肿瘤的免疫逃逸，其中重要的节点是PD-1（programmed death-1）、PD-L1（programmed death-1 ligand）和CTLA-4（cytotoxic T lymphocyte antigen-4）靶向这些免疫检查点的抑制剂（immune checkpoint inhibitors, ICIs）目前在诸多实体瘤中得到广泛应用，疗效显著，在HCC治疗领域同样令人瞩目。以下对ICIs在HCC中的应用进行综述，尤其是HBV相关HCC在应用过程中的思考，以期为临床实践提供参考，为后续临床研究设计提供思路。

1. ICIs治疗HCC

1.1 Nivolumab

Nivolumab是人源化IgG4单克隆抗体，通过抑制PD-1受体，恢复T细胞介导的抗肿瘤活性。早在2015年ASCO年会上，EL-KHOUEIRY等[6]第一次报道了Nivolumab在HCC中的应用，标志着免疫治疗在HCC应用的新时代。CheckMate-040研究是一项多中心、非比较性、开放标签、剂量递增及扩展研究，纳入262例伴或未伴HCV或HBV感染的晚期HCC患者，剂量递增期接受Nivolumab 0.1 ～ 3.0mg/kg治疗，q2w（ESC, $n=48$），扩展期接受Nivolumab 3mg/kg治疗，q2w（EXP, $n=214$）；剂量递增期主要终点为安全性和耐受性，扩展期为客观缓解率（根据RECIST 1.1标准评估）。该项1/2期研究的ORR为15% ～ 20%，尤其是疾病控制率（disease control rate, DCR）达58% ～ 64%，疗效持续时间久，这是之前临床研究未曾观察到的。进一步随访表明：未接受Sorafenib治疗的患者，采用Nivolumab单药治疗，其中位OS长达28.6个月；而接受过Sorafenib治疗的患者，Nivolumab二线治疗的中位OS也达到15.6个月。鉴于此，2017年9月23日Nivolumab已获得美国食品药品管理局（FDA）批准可用于HCC二线治疗的适应证。目前全球同步开展的CheckMate-459研究（Nivolumab对比Sorafenib一线治疗晚期HCC的随机、多中心Ⅲ期临床研究）正在进行中（NCT02576509）。

1.2 Pembrolizumab

Pembrolizumab是另一种可与PD-1受体结合的单克隆抗体，可以阻断PD-1与PD-L1、PD-L2的相互作用，解除PD-1通路介导的免疫应答抑制，包括抗肿瘤免疫应答。KEYNOTE-224研究是另一项非随机、单臂、开放标签的国际多中心Ⅱ期临床研究，10个国家47家医疗中心参与。纳入标准为病理学检查确诊的晚期HCC、Sorafenib治疗进展或毒性无法耐受、ECOG评分0或1分、脏器功能正常、Child-Pugh分级为A级。受试者接受Pembrolizumab 200mg Ⅳ q3w，共2年或至疾病进展、毒性无法耐受、受试者撤回知情或研究者决定停药。主要研究终点为ORR。2018年ASCO年会上，Andrew Zhu报告了研究结果，共筛选169例，入组104例。结果18例（17%）受试者获得客观缓解，分别为：CR 1例（1%）和PR 17例（16%），SD 46例（44%）。中位至缓解时间（mTTR）为2.1个月，mPFS 4.9个月，mOS 12.9个月。76例（73%）出现治疗相关AE，其中16例（15%）SAE，25例（24%）3级AE；常见的是天冬氨酸氨基转移酶（AST）升高（7例，7%）、丙氨酸氨基转移酶（ALT）升高（4例，4%）、乏力（4例，4%）；仅有1例（1%）受试者出现4级治疗相关的高胆红素血症，1例受试者因治疗相关的溃疡性食管炎死亡，3例（3%）受试者发生免疫相关的肝炎，无病毒复燃[7]。与CheckMate-040研究比较，KEYNOTE224研究：①对受试者肝功能的要求较高，均为Child Pugh A级；②回答了类似ICIs用药时长的问题，既往研究没有正面回答"如果没有发生疾病进展，何时停药？"；③作为Ⅱ期研究，将ORR定为主要终点，与CheckMate-040一致；但是将疗效评估时间定为9周，符合免疫治疗起效慢的特点；④CheckMate040是开创性研究，分为剂量爬坡和队列扩展两个阶段；KEYNOTE-224没有进行剂量爬坡；⑤两者一致的排除标准为要求HBVDNA载量＜100U/mL[-1]。另外，CheckMate-040研究中没有观察到肿瘤细胞PD-L1的表达与疗效有关，而KEYNOTE224研究探索了CPS（肿瘤细胞与免疫细胞中PD-L1表达的复合评分模式）对治疗的影响，而不是TPS，发现密切相关，侧面印证了肝癌免疫微环境的重要性，值得关注。因此，2018年11月9日，FDA已批准Pembrolizumab可用于肝癌二线治疗。评估Pembrolizumab用于该人群二线治疗的Ⅲ期随机临床试验KEYNOTE-240正在进行中（NCT02702401）。

1.3　Carillizumab（SHR-1210）

Carillizumab（SHR-1210）是一种新型人源化IgG4多克隆抗体，对于人类PD-1具有高度亲和力，由我国制药企业独立自主研发。多项Ⅰ期、Ⅱ期临床研究均显示其抗肿瘤活性高和安全耐受性良好。秦叔逵和任正刚作为leadingPI，组织了全国13家中心共同开展了二线及以上治疗HCC的Ⅱ期临床研究，在2018年ESMO年会报告了初步结果。该研究纳入既往至少一线治疗进展或不耐受的HCC受试者，随机分组给予Camrelizumab 3mg/kg iv q2w或q3w。共入组220例经治HCC受试者。主要终点是ORR和6个月OS率，次要终点为PFS和OS等。初步结果表明，30例（13.6%）受试者获得PR，其中22例在数据截止时间仍然维持有效；6个月OS率为74.7%。截止初步分析时间，尚未达到mOS，通过Kaplan-Meier生存曲线估计中位OS为14.4个月。安全性分析显示，除有较高的反应性毛细血管增生症（reactive capillary endothelial proliferation，RCEP，66.8%）外，Camrelizumab的安全性特征与Nivolumab和Pembrolizumab基本一致。然而，所有的RCEP均为1级或2级，大多数为1级，其中55.2%（80/145）可以改善或解决。RCEP的发生与临床客观疗效密切相关，发生RCEP的ORR为18.9%，而未发生者仅为5.5%（$P = 0.0022$）。该研究证实，对于Sorafenib和/或FOLFOX4系统化疗经治的患者中，Camrelizumab具有较高的疗效和良好的安全性。与CheckMate-040和KEYNOTE-224比较，该研究入组病例数更多、受试者的基线病情更重和更复杂、大多数为HBV相关HCC及1/3的受试者接受过二线及以上的系统治疗，在此背景下获得与国际研究一致的有效性和安全性结果。虽然RCEP发生率较高，但是仅见于体表皮肤，大多数程度较轻，没有见于气管和消化道黏膜，无内脏出血风险，且RCEP与疗效呈正相关，值得进一步观察研究。

2.　ICIs治疗HCC的真实世界研究

临床试验一般都是在经过严格筛选的受试者中进行，而在真实临床实践中需要进一步考察其疗效和安全性[8-9]。2018年欧洲肿瘤内科学会（European Society for Medical Oncology，ESMO）年会上，韩国研究者对2017—2018年间首尔三星医疗中心使用Nivolumab治疗的HCC受试者进行了回顾性分析，评价该药在非选择性HCC受试者中的疗效和安全性，结果以壁报的形式公布。共纳入76例受试者，中位年龄60岁，其中56例受试者有HBV感染，7例有HCV感染；大多数（96%）受试者的ECOGPS为0或1分，Child-Pugh A级者占77.6%；4例受试者既往进行了肝移植；中位随访时间为15周，中位治疗周期为4。结果显示，6例获得PR，22例SD，ORR为7.9%，DCR为39.5%。在4例肝移植后患者中安全性可控。常见的AE为厌食（15.8%）、瘙痒（15.8%）、恶心（13.2%）、腹泻（7.9%）和疲劳（7.9%）。作者认为，与Nivolumab相比，此项真实世界数据有更低的ORR和DCR，其原因可能在于受试者疾病更晚期、肝功能不全以及随访时间短有关。一般认为，Child-Pugh B级的HCC患者的预后较差，2018年美国肝病研究学会（American Ascociation for the Study of Liver Diseases，AASLD）年会上，报告了CheckMate-040研究中Child-Pugh B级HCC受试者，应用Nivolumab单药治疗的结果。共有25例初治和24例经治的Child-Pugh B级（B7-B8）受试者，接受240mg Nivolumab单药治疗，q2w，直至发生不能接受的毒性或疾病进展。结果显示，总体ORR为10.2%，DCR为55.1%，mDOR为9.9个月，2例受试者在数据截止时仍然持续应答，mOS为7.6个月。上述韩国的真实世界研究数据值得重视。该组受试者中Child Pugh B级者占18.4%，尚有3.9%的Child Pugh C级者，且包括了4例肝移植后患者。大胆尝试在肝移植后复发患者中应用PD-1单抗，但是这样的选择需要慎之又慎。结合CheckMate-040研究中B7～8的49例受试者的研究结果显示，免疫治疗肝癌需要个体化，用药时机把握要早，基础肝病控制特别重要。

3. ICIs联合治疗HCC的研究进展

恶性肿瘤发病原因、发病机制复杂，个体差异显著，需要多学科合作、多种方法和多种药物有计划、合理的综合治疗。HCC的治疗更是系统工程，虽然ICIs单药治疗取得了前所未有的进步，但是疗效仍然不能令人满意，需要联合治疗模式，包括免疫＋免疫、免疫＋化疗、免疫＋抗血管生成药物以及免疫＋局部治疗手段等，以期最大化地发挥免疫治疗的作用。

3.1 ICIs联合抗血管生成策略

抗血管生成药物可以诱导树突状细胞成熟，促进T细胞的活化，使T细胞识别肿瘤抗原增加；促使肿瘤血管正常化，增加肿瘤微环境中T细胞的进入；可以通过下调MDSC和Treg细胞，建立"热"肿瘤微环境。因此，抗血管生成治疗与免疫治疗联合，理论上具有协同作用。2018年ASCO年会上，报道了两项Ⅰb研究，均为一线治疗（ICIs联合抗血管生成药物），ORR达到40%～65%。GO30140研究为Atezolizumab联合Bevacizumab用于晚期HCC一线治疗的Ⅰb期研究，即Atezolizumab 1 200mg Ⅳ＋bevacizumab 15mg/kg Ⅳ，q3w。43例受试者进行了安全性评估，81%出现治疗相关AE，28%为3级以上AE[10]。常见治疗相关3或4级AE为高血压，发生率为16%。23例受试者经过至少16周的随访，已进行疗效评估，ORR为65%，DCR为96%。中位随访10.3个月时，mDOR、mPFS和mOS尚未达到，6个月PFS为65%，6个月OS率为86%。基于此项结果，美国FDA于2018年7月19日已将Atezolizumab联合Bevacizumab列为晚期HCC的"突破性疗法"。另一项为Lenvatinib联合Pembrolizumab Ⅰb期研究[11]，Lenvatinib口服12或8mg/d（依据体质量），联合Pembrolizumab 200mg iv q3w。所有级别AE达100%，3级以上AE达60%（其中高血压16.7%、AST升高16.7%）。总的ORR为42.3%，其中确认的ORR为26.9%，mTTR为1.41个月，mPFS为9.69个月。2018年ESMO大会上，GO30140研究数据有了进一步更新[12]。103例接受Atezolizumab＋Bevacizumab治疗的晚期HCC受试者可以评估安全性，73例受试者在随访至少16周后可以评估疗效。结果：无新发的安全信号，未超出各药物已建立的安全谱。研究者依据RECIST标准评估的确认ORR为32%（CR1%）；独立审查机构依据RECIST标准评估的ORR为27%（CR5%），依据mRECIST标准评估，ORR为34%（CR11%）；各亚组受试者均可观察到缓解，包括不同病因、地区、基线甲胎蛋白（AFP）水平和肿瘤负荷；52%的受试者缓解持续≥6个月，26%受试者持续缓解≥12个月。虽然随着样本量的扩大和随访时间变化，ORR有明显下降，但是该研究还是值得重视的，特别是mPFS达到14.9个月，前所未有。Atezolizumab＋Bevacizumab联合给药对比Sorafenib治疗未经治疗的局部晚期或转移性HCC患者的Ⅲ期、开放、随机研究（IMbrave150研究，NCT03434379）已经开展。从以上两项Ⅰb期的免疫联合抗血管治疗的初步结果可知，血管靶向药物可以改善HCC的免疫微环境，更有利于PD-1/PD-L1单抗发挥作用；联合治疗后起效时间提前，疗效提高；当然AE（尤其3级以上AE）略有增加。值得关注的是，由我国自主知识产权的新药Camrelizumab联合阿帕替尼治疗二线或以上原发性肝癌的Ⅱ期临床研究也在同期开展（NCT03092895）。

3.2　ICIs的其他联合模式

Study22是一项Durvalumab（PD-L1单抗）和Tremelimumab（CTLA-4单抗）联合用于不可切除HCC的1/2期研究[13]。入组要求为Sorafenib进展或不耐受，或拒绝接受Sorafenib治疗的受试者。治疗方案为Durvalumab（20mg/kg，q4w）联合Tremelimumab（1mg/kg，q4w）4次后，Durvalumab（20mg/kg，q4w）单药直到达到中断治疗标准。2017年ASCO年会上，曾报告第一阶段安全性和疗效分析结果。第一阶段共计入组受试者40例，Child-Pugh A级占92.5%。安全性方面：65%的受试者发生了治疗相关AE，最常见的3/4级治疗相关AE为AST升高（10%）和脂肪酶升高（10%），未发生治疗相关死亡。确认的ORR为17.5%，mPFS为3.2个月，mOS为12.6个月。目前由Abou-AlfaGK牵头组织的"在不可切除的HCC受试者中评价Durvalumab单药、Durvalumab联合Tremelimumab对比Sorafenib作为一线治疗的随机、开放标签、国际多中心Ⅲ期研究"（HIMALAYA研究，NCT03298451）正在进行之中，期待免疫＋免疫的联合模式能够带来预期的好结果。如同抗血管生成药物与ICIs的联合机制，暴露抗原的模式除了抗血管生成之外，以奥沙利铂为主的系统化疗、肝动脉化疗栓塞、射频（radio frequency ablation，RFA）以及精确放疗等手段同样具有类似所用。由秦叔逵教授牵头的免疫联合化疗（SHR1210＋FOLFOX4）治疗HCC和ICC的Ⅱ期临床研究（NCT03092895）已经完成，初步结果令人鼓舞，全国多中心Ⅲ期研究正在全面开展（NCT03605706）；而Tremelizumab＋TACE/RFA治疗HCC和胆管癌的Ⅰ期研究也在入组过程中（NCT01853618）。

4.　ICIs的疗效预测

目前，关于PD-L1的表达PD-L1与PD-1单抗治疗晚期HCC疗效的影响尚无定论。在CheckMate-040研究中，174例延长期的受试者采用DAKO28-8免疫组化平台检测了PD-L1

表达，Cut-off值界定为肿瘤细胞的PD-L1表达≥1%[6]。结果显示阳性率为20%，而阳性表达者与阴性者的ORR差异无统计学意义（26% vs 19%）。在KEYNOTE224研究中[7]，采用DAKO22-C3免疫组化平台，对52例受试者的标本进行了检测，如果将阳性值界定也是PD-L1表达≥1%，阳性率为13%，而阳性者与阴性者的ORR比较差异无统计学意义（43% vs 22%，$P = 0.088$）；但是如前所述，如果将阳性定义CPS时［（TC＋IC）/TC×100%］，阳性率提高到42%，ORR比较差异有统计学意义（32% vs 20%，$P = 0.021$）。在国人应用卡瑞利珠单抗单药治疗晚期HCC的Ⅱ期研究中[8]，217例ITT受试者中，145例发生RECP（66.8%），所有RCEP为1级或2级，大多数受试者在首个治疗周期发生RCEP（73.1%，106/145）。研究观察到，RCEP的发生与临床疗效密切相关：发生与未发生RCEP受试者的PR率分别为18.9% vs 5.8%，SD率为37.1% vs 26.9%，均差异有统计学意义，提示RCEP可能是客观疗效的临床预测指标。血清AFP水平对疗效的预测作用有待考证。在联合治疗的Study22研究[13]以及GO30140研究[10]中观察到，几乎所有获得PR的受试者都伴随AFP下降，并且这种趋势持续存在。AFP水平升高的肝癌是否具有更强的免疫原性、是否更适合免疫联合治疗尚有待于大规模的临床研究证实。

5. ICIs的肝毒性和病毒管理

5.1　肝毒性的大宗回顾性研究

2018年AASLD大会上报道了一项大型回顾性队列研究，5 762例患者接受ICIs治疗，仅1.7%（100例）发生中度（85例）或重度（15例）肝毒性。其中，29例为转移性肝癌，7例为脂肪性肝病和1例为慢性HBV感染患者。平均输注3次ICIs后发生肝毒性，从开始应用抗-CTLA-4、抗-PD-1/L1或联合治疗至发生肝毒性，平均间隔时间分别为57、85和56天。发生肝毒性患者中，只有5例（5%）发生黄疸，包括2例重度肝毒性患者。与ICIs相关的其他不良反应包括皮肤、内分泌和肺部等[9]。为了明确如何预测、识别和管理ICIs肝毒性，后续有待进一步的研究报道。

5.2　ICIs治疗期间的病毒管理

CheckMate-040研究[6]和KEYNOTE-224研究[7]结果均显示，ICIs单药治疗的ORR与病毒状态无关，无论HBV抑或HCV感染，均可获益。我国自主知识产权的SHR-1210研究过程中亦未观察到HBV的复燃[8]。因为在这些临床研究中，入组标准明确限制了HBV病毒拷贝数，且要求全程抗病毒治疗。从另一个侧面分析，ICIs是否对病毒具有抑制作用值得求证。基础研究显示，ICIs对慢性HIV、HBV和HCV感染都可能有一定的治疗作用。美国学者应用PD-1单抗联合ETV对自然感染啮齿类动物的病毒控制的协同作用进行了考察（试验组11例，对照组5例）[14]。ETV口服12周，第6周时联合PD-1单抗，继续ETV6周，观察10周，评估抗病毒疗效。结果发现sAg、eAg和病毒载量在联合组不发生反弹或延迟发生，间接佐证了ICIs对病毒的治疗作用。

5.3　直接抗病毒药物治疗与HCV-HCC复发问题的再次考证

目前，据统计全球有1.3亿～1.7亿例HCV感染者，随着干扰素、直接抗病毒药物（DAA）的问世，丙型肝炎的治疗取得了重大突破，超过90%患者可以获得持续病毒学应答。2018年AASLD大会上，报道了一项探究抗病毒治疗与预防肝癌复发相关的临床试验[9]。试验招募了866例HCV阳性的肝癌患者，355例（40.99%）接受DAA治疗，511例（59.01%）未接受DAA治疗。接受治疗组中148例（41.69%）复发，而未接受治疗组有300例（58.71%）复发，因此表明采用DAA治疗可以显著降低与肝癌复发。欧洲近期的多中心研究同样表明，对于能够达到血清型清除的HCV患者DAAs可降低HCC的发生率的结论[15]。HBV相关HCC进行抗病毒治疗已成为规范，同时，抗病毒治疗对复发/转移以及预后的影响已成为定论。但是DAA治疗对HCV相关HCC的影响过去一直存在争议，部分学者甚至认为DAA治疗有相反的作用。因此，上述研究结果具有重要的价值，充分证明采用DAA治疗对于HCV相关HCC的重要性。

6. 结语

HCC具有免疫原性，且处于免疫抑制状态，因此，免疫检查点通路是重要的靶点，相关研究方兴未艾。ICIs（尤其PD-1抗体）治疗晚期HCC，业已展现出良好的前景，已经获得FDA批准二线治疗，开启了肝癌免疫治疗的新时代。期待更多、更好的Ⅲ期临床研究的数据，以充分证实其有效性和安全性。目前已有的证据多集中在标准治疗失败的二线或以上，一线治疗HCC的Ⅲ期临床研究也在紧锣密鼓地开展，结果值得期待。免疫相关性生物标志物尚不明确和缺乏一致性，从已有的数据可以看出，HCC的疗效预测标志物有别于其他实体瘤。ICIs单药治疗的疗效目前总体上不超过20%，迫切需要加强联合应用模式的研究，包括与手术、放疗、化疗和靶向治疗等，而这些都在积极地进一步研究之中。在我国，HCC的发病率高，合并HBV和晚期患者比例高，具有高度异质性，诊断治疗更为复杂，预后恶劣。因此，无论选择何种免疫治疗手段，都需要特别关注基础肝病对于肝癌免疫治疗全程的影响。

［原载于：医药导报，2019，38（8）：1008-1013］

参 考 文 献（略）

肝细胞癌放疗靶区勾画的研究进展

林海敏[1, 2]　刘成新[1]　韩大力[1]　于金明[1]

（1. 山东大学附属山东省肿瘤医院放疗科 ；
2. 济南大学山东省医学科学院医学与生命科学学院）

【摘要】 CT、MRI、PET.CT等现代影像学设备使肝细胞癌GTV的精确勾画成为可能，通过比较术后病理亚临床病灶、影像及临床指标等有助于CTV精确勾画，放疗辅助技术（如4DCT、腹部压迫、自主呼吸控制和呼吸门控等）可缩小ITV。真空袋和体膜固定可减小摆位误差，减小PTV和避免或减少照射误差。通过这些方法使肝细胞癌放射治疗的靶区缩小、剂量提升和并发症降低得以实现。本文就肝细胞癌外照射放射治疗靶区的研究进展做一综述。

【关键词】 肝肿瘤/放射疗法；靶区勾画；进展

肝细胞癌（hepatocellular carcinoma，HCC）是我国第4个常见肿瘤，死亡率居恶性肿瘤第3位[1]。手术和肝移植是肝癌根治性治疗手段。然而，初诊具备手术条件的患者仅占少数。大约30%患者可从根治性治疗中获益[2]。随着放疗技术的发展，放疗单独或联合其他治疗方式（如肝动脉化疗栓塞、消融、索拉非尼和化疗等）射野内客观缓解率已达52.5% ～ 83.9%[3-4]。现代影像学设备（如CT、MRI和PET-CT等）使大体肿瘤区（gross tumor volume，GTV）的精确勾画成为可能，通过比较术后病理亚临床病灶、影像及临床指标等有利于临床靶区（clinical target volume，CTV）的精确勾画，放疗辅助技术（如4DCT、腹部压迫、自主呼吸控制和呼吸门控等）可缩小内靶区（internal target volume，ITV），真空袋和体膜可进一步减少摆位误差而缩小计划靶区（planning target volume，PTV）。这些方式方法使肝细胞癌放射治疗的靶区缩小、剂量提升和并发症降低得以实现。本文就原发性肝癌外照射放疗靶区勾画的研究进展做一综述。

1. 靶区的定义

根据国际辐射单位和能量委员会83号报告（以下简称ICRU83号报告）[5]，放疗靶区主要有GTV、CTV、PTV、ITV等。GTV为肉眼或影像学上可见的具有一定形状和大小的病变范围，包括原发病灶、转移性淋巴结和其他转移灶；CTV为包含GTV、亚临床病灶、肿瘤可能侵犯的范围和区域淋巴结；ITV为在CTV的基础上外扩因器官运动而导致靶区变化的边界，可在X线模拟机、CT等影像设备上获取；PTV是指在ITV的基础上加上摆位误差、治疗机误差及治疗时间/治疗中靶区变化等因素外扩的边界。

2. GTV 的勾画

与正常肝组织不同，HCC主要由肝动脉供血，典型影像学表现为"快进快出"，亦有部分呈不典型表现，需与肝脏其他病变相鉴别。目前，用于靶区勾画的影像设备主要有CT、MRI、PET-CT等，使肿瘤GTV精确勾画成为可能。

2.1 CT

CT图像清晰，定位准确，易读性强特点，而且多排螺旋CT多期动态增强扫描的应用提高了直径＜1cm肝癌的检出率，是目前放疗定位最常用的影像设备。谢春芳等[6]报道CT勾画的影像学GTV与病理学GTV基本吻合，可替代病理学GTV，对于没有包膜的肿瘤，应选取最大的影像学GTV设计放疗计划，以覆盖病理学GTV。然而，Chen等[7]报道的31例HCC患者CT图像勾画的靶区中有24例大于病理测量值，6例小于病理测量值，1例等于病理测量值，CT高估肿瘤大小平均约2.9mm（95%CI为−13.2 ~ 7.4）。然而，CT检查的缺点在于具有辐射，部分患者可能发生对比剂过敏，且肝脏受呼吸运动影响，对小病灶尤其是微小病灶的检出率仍较低[8]。

2.2 MRI

MRI组织分辨率高，多序列扫描和功能成像可反映组织分子病理学特征，而且对假包膜显示率高于CT。已有报道表明，MRI在原发性肝癌诊断和鉴别诊断中的地位不亚于CT或超声[8]。Chen等[7]比较MRI对比增强和DWI与病理测量肿瘤大小还发现，MRI对比增强测量值平均大于病理测量值3.6mm（95%CI为−14.7 ~ 7.7），DWI较病理测量值平均＞5mm（95%CI为−17.9 ~ 7.9）。

2.3 PET-CT

PET-CT显像是利用肿瘤组织高代谢特点，将发射正电子的放射性核素标记的示踪剂入人体，以显示病变，临床常用的示踪剂有^{18}F-脱氧葡萄糖、^{11}C-乙酸等。Klasen等[9]报道PET-CT在显示肝癌方面优于CT，但诊断效能低于MRI。Ahn等[10]报道HCC的FDG代谢越高，灌注越低，有助于靶区勾画。Ho等[11]报道低分化HCC的^{11}C-乙酸PET显像较^{18}F-脱氧葡萄糖PET显像敏感性高，高分化癌则^{18}F-脱氧葡萄糖显像敏感性高于^{11}C-乙酸PET显像。Talbot等[12]报道^{18}F-胆碱类示踪剂PET显像对新确诊或复发性HCC的检出率显著高于^{18}F-脱氧葡萄糖PET显像（100%：56%）。然而，核素具有放射性，PET-CT设备及检查价格昂贵，这都限制了其临床应用。

3. CTV 的勾画

3.1 原发病灶的CTV

在GTV的基础上外放一定的包括亚临床病灶、肿瘤可能侵犯的范围和区域淋巴结在内的边界，形成CTV。目前，关于HCC原发灶CTV的外放边界，各放疗中心的报道存在差异，外放范围为0.2 ~ 15mm[13-16]。复旦大学附属中山医院报道53%肝癌患者肿瘤浸润范围在0.5 ~ 4mm，肿瘤微浸润程度与血小板计数呈负相关，与AFP、肿瘤大小、门静脉侵犯和TNM分期呈正相关。对于直径＜5cm（74/77）和AFP＜400ng/ml（85/90）的患者94%以上的患者浸润范围在2mm以内。因此推荐GTV外放4mm为CTV[16]。Wang等[17]报道HCC亚临床病灶与肿瘤组织学分级有关，推荐组织学分级Ⅰ、Ⅱ、Ⅲ级HCC原发性病灶CTV外放边界分别为0.2、4.5和8.0mm。然而，仍有一部分肝癌患者难以获得组织病理诊断而难以获得HCC的分级结果。

3.2　门脉癌栓及区域淋巴结的CTV

有10%～40%的HCC患者合并门静脉癌栓，是预后不良因素之一[18]。Yamada等[19]直接勾画门静脉癌栓为CTV，头足方向外放12mm为PTV，8例患者中3例达客观缓解。Shirai等[20]报道直接勾画原发病灶和门脉癌栓为CTV，再外放10mm为PTV，累积无进展生存率达43.2%，1、2年总生存率分别为47.4%、23.7%。HCC区域淋巴结转移较少见，一般不预防性照射区域淋巴结，对于已出现区域淋巴结转移患者，原发性肝癌诊疗规范（2017年版）推荐CTV应包绕转移淋巴结的下一站淋巴引流区；Wee等[21]报道在转移淋巴结上外放3～5mm为CTV。

4.　减少ITV的方式

肝脏位于上腹膈肌下方，肝部肿瘤位置、形态和体积受呼吸运动影响。在传统治疗中，普遍采用扩大因肝脏内靶区定位不精确、器官运动或摆位误差而造成的不精确的外放边界，然而外放边界扩大必然会造成正常组织和器官不必要受照，引起一系列并发症[22]。以往通过X线模拟机确定病灶头足、前后及左右随呼吸运动等活动的距离，然而，X线模拟机对病灶因呼吸运动导致的局部形变的确定存在一定的局限性。

4.1　4DCT

4DCT扫描是指患者平静呼吸状态下，通4DCT扫描技术和4D软件，获取各呼吸时相CT图像，分别勾画出GTV和CTV，通过融合技术将各呼吸时相的CTV融合，获得ITV，提高靶区的准确性，这是目前临床上肺和肝脏肿瘤放疗确定内靶区的主要方式之一[23]。4DCT技术能准确记录肿瘤随呼吸运动的移动轨迹，精确定位放射治疗靶区位置，可实现个体化靶区体积的确定，避免靶区丢失，减少外扩范围，避免过度照射；可有效降低肝脏NTCP，提高靶区剂量，提高放疗疗效[24]。刘强等[24]报道4DCT勾画的靶区体积小于3DCT，两者靶区中心在x、y、z轴的位移无统计学差异，而4DCT的MDTNL、V30、NTCP明显高于3DCT。习勉等[25]通过比较应用3D和4DCT勾画的肝癌靶区体积和剂量学，结果表明4DCT技术可在3D适形放疗的基础上准确定位肝癌放疗靶区，进一步减少正常组织的受照剂量，并提升靶区剂量。邢军等[26]比较4DCT 10个呼吸时相融合、0%和50%时相融合和最大密度投影勾画的ITV的差异，发现0和50%时相融合与10个呼吸时相融合最接近，肿瘤位于肝脏下半部分或运动矢量<9mm，可采用吸气末和呼气末时相融合勾画内靶区；肿瘤位于肝上部分或运动矢量>9mm时应由各呼吸时相融合获得ITV。刘进等[27]推荐4DCT扫描最大密度投影和最小密度投影图像融合法可快速确定肝癌ITV。

4.2　呼吸控制

随诊放疗辅助技术的发展，进一步缩小靶区已成为可能，目前可用以减少或消除靶区运动外放ITV的技术和装置有腹部压迫、呼吸门控、自主呼吸控制、图像引导如MRI电影技术等。腹部压迫可减少膈肌两侧器官因呼吸运动导致的活动，Hu等[28]比较腹部压迫对4DCT靶区的影响，发现剑突下腹部压迫显著减少肝脏肿块头足活动度，剑突下压迫、脐上压迫、脐下压迫、自由呼吸头足方向运动分别为（4.53±1.16）、（7.56±1.30）、（9.95±2.32）、（9.53±2.62）mm。因此，腹部压迫可减少肝癌ITV。然而，对于一般状况欠佳、心肺功能不全、肿瘤体积较大有破裂出血倾向的患者需慎用腹部压迫。自主呼吸控制（active breathing control，ABC）是采用自主呼吸控制装置来控制患者的呼吸，以减小呼吸运动对放射治疗的影响。Zhong等[29]在CT扫描和治疗时应用ABC以减少与呼吸运动相关的安全边界，取得了令人鼓舞的结果。ABC技术是减少呼吸运动较为简便的好办法，可有效提高3DCT精度。ABC装置减少了呼吸运动对肝脏位置的影响，且重复性好，可减少正常肝的照射体积，降低平均剂量，减少放射性肝病的发生率。已有研究表明，呼吸限制或呼吸控制能为原发性肝癌患者带来减少外扩边界的治疗优势[28]。Gong等[30]比较自由呼吸、4DCT和ABC控制下弧形照射放疗的剂量学差异，发现拉弧放疗结合ABC，可实现靶区的精确性。巩贯忠等[31]报道相对于4DCT，ABC辅助下3DCT模拟定位技术进行HCC个体化ITV勾画安全可行。同样，ABC亦需注意患者一般状况、有无较严重无心肺基础疾病。呼吸门控放疗是指采用呼吸控制装置实时检测患者呼吸周期时相以控制射线输出，进而达到缩小外放ITV、保护周围正常组织、降低放疗所致并发症的目的。Xi[32]比较了3DCT、4DCT和呼吸门控对肝癌患者PTV的影响等，发现4DCT和呼吸门控的PTV较3DCT明显缩小。

4.3　MRI电影技术

比较CT和MRI测量原发性肝癌最大径的准确性发现，MRI的测量值较CT更接近病理测量[8]。MRI电影技术可在不暂停放疗的基础上实现肝脏肿瘤各方向运动的可视化，可减少ITV外放边界[23]。Fernandes等[33]采用4DCT和MRI电影技术评估肝癌放疗肿瘤活动度，结果显示，MRI电影技术比4DCT外放的边界大，以头足方向明显，平均大3mm。但由于设备的限制，目前采用MRI引导放疗仅有少数医院可进行。我院的设备已完成安装，数据有待进一步报道。

5.　PTV的勾画

根据ICRU83号报告，PTV为ITV在基础上外加摆位误差、治疗机误差及治疗时间或治疗中靶区变化等因素外扩的边界，通常在ITV上外放3～10mm[34,36]，以克服不可避免的由摆位误差等因素造成的误差。Hasan等[36]的研究表明HCC立体定向放疗真空袋固定在ITV基础上外放3～5mm是安全的，其病理完全缓解率达62.5%，2年射野内局部控制率达98%，1、2年肝内控制率分别为82%、62%。定位和放疗期间可采用真空袋或体膜固定减少摆位误差等。

6.　总结

影像学设备的发展使HCC放疗GTV的精确勾画成为可能，CTV的勾画需结合病理分级、AFP等临床病理因素。通过应用放疗辅助技术可进一步缩小ITV，但辅助技术的应用需考虑患者一般情况、现有设备等。随着肝癌靶区勾画更加精确，肝癌放疗的并发症进一步减少，放疗与其他有效治疗手段的联合（TACE、索拉非尼、消融和化疗等）将为更多的原发性肝癌患者带来治疗获益。

〔原载于：中华放射肿瘤学杂志，2019，28（7）：551-554〕

参　考　文　献（略）

肝细胞肝癌放疗联合免疫治疗研究进展

郑　宣　陈　波　李晔雄

（国家癌症中心 / 国家肿瘤临床医学中心 / 中国医学科学院北京协和
医学院肿瘤医院放疗科）

肝细胞肝癌是最常见的恶性肿瘤之一，在全球范围内，其死亡率高居第二位[1]。目前，手术仍是肝细胞肝癌的主要根治性治疗手段[2]，但接受根治性治疗后，患者仍存在复发和转移的问题。部分患者由于起病隐匿，发现较晚，在就诊时就已经失去了接受根治性治疗的机会。对于中晚期肝癌以及复发转移的肝细胞肝癌，目前综合治疗的疗效仍欠佳。因此，探索更加有效的治疗手段是当务之急。

放疗是一种局部治疗手段，通过直接或间接地损伤肿瘤细胞DNA来起到杀伤肿瘤的作用。传统上认为，由于免疫细胞对放疗敏感，放疗具有免疫抑制性，但越来越多的证据显示，局部放疗可产生"远隔效应"，促进机体产生免疫应答，与免疫治疗联合甚至有协同作用，成为肿瘤治疗领域中极有前景的治疗模式[3-7]。本文就原发性肝癌放疗联合免疫治疗的相关进展进行综述。

1. 肝癌免疫治疗概况

肝脏具有免疫耐受的微环境。肝脏的特殊的双重血供结构让其可接受来自门静脉的外来抗原，肝脏的免疫分子在防御外来抗原的同时，也形成了自身免疫耐受的微环境[8]。这种自我耐受的微环境由多种肝脏非实质细胞产生，如肝窦内皮细胞（liver sinusoidal endothelial cells，LSECs）、库普弗细胞、树突细胞以及淋巴细胞。例如，肝窦内皮细胞，又称抗原提呈细胞（antigen-presenting cells，APCs），表达高水平的PD-L1以及低水平的CD80和CD86，从而导致CD4$^+$和CD8$^+$T细胞活化不足[9]。另外，肝窦内皮细胞还可下调主要组织相容性复合体（major histocompatibility complex，MHC）的表达并通过树突细胞减少T细胞的活化[10]，从而导致肝脏的免疫耐受。其意义在于保护肝脏免受外来抗原引起的自身免疫损伤，但其免疫耐受的微环境也有利于肝癌细胞逃避免疫杀伤[11]。

研究表明，肝癌组织高表达PD-L1、CTLA4、淋巴细胞活化基因3等免疫抑制分子，这些分子的表达水平与肝癌组织内IFNγ＋T淋巴细胞浸润呈负相关，使用这些免疫抑制分子相应的阻断抗体可增加肝癌组织CD4$^+$、CD8$^+$肿瘤浸润T淋巴细胞增殖及细胞因子的产生能力[12]。

肝脏自身免疫耐受的微环境以及肝癌组织自身表达的免疫抑制分子导致了肝癌的免疫逃逸与耐受。目前针对肝癌的免疫治疗主要包括肿瘤疫苗、肿瘤过继细胞治疗以及免疫检查点抑制剂。

1.1 肿瘤疫苗

肿瘤疫苗治疗的目标是通过效应 T 淋巴细胞诱导肿瘤特异性免疫反应从而减轻肿瘤负荷并防止肿瘤复发。目前肿瘤疫苗包括人工合成肿瘤抗原多肽、DNA 或 RNA 表达载体以及树突状细胞疫苗。目前研制的肝癌疫苗主要为树突状细胞疫苗。在一些回顾性研究以及 Ⅰ、Ⅱ 期研究中，树突状细胞疫苗被应用于晚期肝癌患者，表现出良好的安全性和耐受性，并在部分患者中提高了对于肿瘤的免疫应答，缩小肿瘤体积并降低血清 AFP 水平[13-15]。在韩国的一项 Ⅰ / Ⅱ a 期研究[16] 中，将 AFP、磷脂酰肌醇蛋白聚糖 3、黑色素瘤相关抗原 1 重组蛋白在体外活化树突状细胞后，应用于 12 例接受了首程治疗后无明确肿瘤残存的患者，结果显示，9 例患者在半年内无肿瘤复发，无肿瘤复发患者的抗肿瘤免疫应答情况优于复发患者。试验组中位无复发生存时间为 36.6 个月而对照组为 11.8 个月，且毒性反应在可接受范围内。总体而言，目前肿瘤疫苗在肝癌的治疗中的疗效得到了少数早期研究的验证，更确切的结论有待进一步大型随机研究的验证。

1.2 肿瘤过继性细胞免疫疗法

细胞因子诱导的杀伤细胞在肝细胞肝癌的过继免疫治疗中已显示出良好的应用前景。早在 2000 年，日本学者[17] 就在 LANCET 杂志上发表了一项在肝细胞肝癌术后应用过继性免疫治疗的随机对照研究，结果显示，术后的免疫治疗可以降低 41% 的复发风险，免疫治疗组的无复发生存率以及疾病相关生存率显著优于观察组，但两组之间的 OS 差异无统计学意义。之后，国内学者[18-19] 在肝细胞肝癌术后或介入消融后输注细胞因子的临床研究中也得到了可降低复发率的结论。而近期，韩国的另一项大型 Ⅲ 期随机对照研究中[20]，共将 230 例接受了手术切除、消融治疗的肝细胞癌患者随机分为自体 CIK 细胞输注组和观察组，结果显示辅助免疫治疗不但将中位无复发生存时间由 30 个月延长至 44 个月，而且可降低总体死亡风险，且毒性反应轻微。尽管已经有多项随机对照研究证明 CIK 细胞免疫治疗在早期 HCC 辅助治疗中的疗效，但是目前 HCC 有靶向、放疗、化疗等等有效的辅助治疗手段，仍然缺乏 CIK 细胞免疫治疗与上述治疗手段联合应用或疗效对比的研究。

1.3 免疫检查点抑制剂

1.3.1 CTLA-4 免疫检查点及其抑制剂

抑制性蛋白 CTLA-4 主要作用于 T 细胞活化早期。抗 CTLA-4 单抗与 CTLA-4 结合，抑制 CTLA-4 介导的免疫抑制，使 T 细胞持续活化，发挥抗肿瘤作用[21-22]。tremelimumab 是一种抗 CTLA-4 单克隆抗体，主要作用于活化的 T 细胞，是最早进行肝细胞肝癌临床试验的免疫检查点抑制剂。早在 2013 年西班牙的一项研究纳入了 20 名晚期（BCLC-C）伴 HCV 感染且化疗、索拉非尼治疗失败的肝癌患者，每 90 天给予 15mg/kg tremelimumab 静脉注射，治疗直至肿瘤进展或出现严重并发症。结果显示 PR 率为 17.6%，疾病控制率为 76.4%，中位疾病进展时间为 6.48 个月，且表现出较好的抗病毒效果[23]。另一项来自美国的研究将 tremelimumab 与局部消融治疗联合用于晚期（BCLC-C）、索拉非尼抗拒的患者[24]。其中 26.3% 的患者局部治疗之外的病灶达到了 PR，另外 85.7%HCV 感染的患者出现了病毒负荷的下降，中位疾病进展时间为 7.4 个月，中位生存时间为 12.3 个月。

总体而言，tremelimumab 可在部分患者中起到控制疾病进展的作用，并能降低部分

HCV感染患者的病毒负荷，且毒性反应可接受。不过，其与局部治疗联合或与其他免疫检查点抑制剂联合的疗效有待进一步的研究证实。

1.3.2　PD-1/PD-L1免疫检查点及其抑制剂

PD-1为T细胞抑制分子，可以与配体PD-L1结合发挥免疫抑制作用，是肿瘤免疫逃逸的重要机制[22]。

nivolumab是PD-1人源IgG4单克隆抗体。在CheckMate040研究中[25]，共纳入262例晚期HCC患者，每2周给予nivolumab治疗，分为剂量递增组和剂量扩展组。在剂量递增组，客观缓解率为15%，中位生存时间达到15个月，且最大剂量没有达到。剂量扩展组（剂量设定为3mg/kg）的客观缓解率达到20%。25%的患者出现3/4级不良反应，最常见的为转氨酶升高，淀粉酶、脂肪酶升高以及皮肤瘙痒，免疫相关不良反应如肝炎、肾上腺功能减退、腹泻也有出现。感染HBV或HCV的患者也安全地完成了治疗。nivolumab已在2017年被美国食品药品监督管理局批准用于晚期肝癌接受索拉非尼治疗后的二线治疗。

CheckMate040研究是一项Ⅰ/Ⅱ期研究，Nivolumab在肝癌中的疗效仍需要更高级别的证据来证实。NCT02576509是一项Ⅲ期临床研究，将晚期未接受治疗的，转移或不可切除的HCC患者随机分为2组，一组应用索拉非尼，一组应用Nivolumab，主要研究终点为进展时间和OS，目前入组已经完成，结果有待公布。

其他PD-1单克隆抗体如Pembrolizumab和Durvalumab对晚期HCC疗效也在Ⅰ/Ⅱ期研究中得到证实，durvalumab的缓解率为10.3%[26]，Pembrolizumab的缓解率达到16.3%[27]。

目前，大部分已发表免疫检查点抑制剂相关研究均为Ⅰ/Ⅱ期研究，其结论有待更进一步的研究证实。免疫检查点抑制剂是目前肿瘤治疗的研究热点。在肝癌中，仍有很多单药免疫检查点抑制剂、双药联合以及免疫检查点抑制剂联合靶向药物的研究正在进行之中，我们期待其结果能给晚期肝癌患者提供更佳的选择。

2.　放疗对肿瘤免疫的影响

传统上认为，由于免疫细胞对放疗敏感，放疗具有免疫抑制性，但越来越多的证据显示，局部放疗可产生"远隔效应"，促进机体产生免疫应答。放疗可以通过多种机制促进抗肿瘤免疫应答。

2.1　放疗可促进肿瘤细胞形成"肿瘤疫苗"

放疗可导致肿瘤细胞出现免疫原性死亡[28]，即肿瘤细胞凋亡时，由非免疫原性细胞转变为具有免疫原性的细胞，即"肿瘤疫苗"，并激活T细胞，对放疗野内外的肿瘤细胞特异性识别并杀伤，从而产生远隔效应。这种免疫原性死亡是由多种信号分子及细胞因子参与的复杂过程，放疗可以通过促进这些细胞因子的释放，诱导树突状细胞（DC）成熟，促进其对凋亡的肿瘤细胞的识别、吞噬并将抗原提呈给T淋巴细胞，从而发挥抗肿瘤的作用[29-32]。

2.2　放疗可影响肿瘤免疫抑制的微环境

放疗可影响邻近肿瘤微环境的组成部分，对肿瘤细胞的影响往往超出射线本身的直接影响。例如，放疗可激活异常血管的内皮细胞，促进血管黏附分子的表达，从而增加肿瘤内T细胞的含量[30]。放疗还可以促进炎性细胞因子、肿瘤内MHC以及免疫共刺激分子的表达，从而增强对肿瘤细胞的免疫应答[33]。

2.3 放疗剂量对远隔效应的影响

早在2009年，就有体外研究证实[34]，在接受TSA肿瘤细胞注入的小鼠中，采用8Gy×3次的剂量分割模式联合CTLA-4抑制剂所产生的远隔效应要优于20Gy×1次或6Gy×5次的分隔模式，这可能与单次剂量过高导致DNA外切酶Trex1激活，通过降解DNA降低免疫反应有关[35]。基于目前的研究结果，有学者认为，单次剂量小于10～12Gy，共3～5次的剂量分割模式，联合免疫治疗可产生更好的疗效及远隔效应[36]。

3. 放疗联合免疫治疗的应用以及在肝癌中的前景

放射治疗具有提高机体对肿瘤免疫应答的作用，但离体实验已表明，单纯放疗很难产生远隔效应，而联合免疫检查点抑制剂则可产生更好的疗效及远隔效应[34]。在临床实践上，对于肝细胞肝癌，目前暂无免疫治疗联合放疗的相关报道，但已有多项研究探究放疗联合免疫治疗在其他肿瘤患者以及肝转移患者中的疗效[37-40]。

3.1 放疗联合CTLA-4免疫检查点抑制剂

虽然放疗可导致肿瘤细胞免疫原性死亡并产生"肿瘤疫苗"，但这种免疫增强效应常被肿瘤组织建立的抑制性的微环境所掩盖，CTLA-4免疫检查点抑制剂可增强放疗所产生的"肿瘤疫苗"效应，促进远隔效应的出现[41]。CTLA-4抑制剂与放疗的联合治疗主要集中在黑色素瘤的治疗上，早在2012年，在一例个案报道中[42]，一名多发转移的黑色素瘤患者在接受了2个周期的ipilimumab治疗后，用SBRT治疗了7个肝脏转移灶中的2个，结果显示，其他肝脏转移灶以及腋窝转移灶均达到了CR。其他个案报道及回顾性研究也表明了ipilimumab联合放疗治疗黑色素瘤的潜在疗效[43-47]。此外，Golden等开展的Ⅱ期临床试验中，放疗联合ipilimumab治疗NSCLC的客观缓解率达到33%[48]；ipilimumab联合放疗在激素抵抗的前列腺癌患者中也被证明是安全、有效的[49]。目前，CTLA-4抑制剂与放疗的联合治疗其他肿瘤的经验仍较少，多个Ⅰ期、Ⅱ期临床试验正在进行之中。

3.2 放疗联合PD-1/PD-L1免疫检查点抑制剂

放疗可以上调肿瘤细胞PD-L1的表达以及T细胞PD-1的表达，PD-1通路可抑制放疗介导的远隔效应的产生，而PD-1/PD-L1免疫检查点抑制剂可抑制PD-1通路，从而增强抗肿瘤的能力[39]。

在一项晚期黑色素瘤的回顾性研究中[50]，放疗联合PD-1抑制剂的治疗模式显现了较好的远隔效应。这项研究中的25例晚期黑色素瘤患者在接受抗PD-1治疗后接单一病灶的放疗，对于放疗病灶，CR、PR、SD和PD率分别为24%、12%、24%和32%；对于未放疗病灶，CR、PR、SD和PD率分别为20%、19%、12%和40%。放疗病灶与未放疗病灶的反应具有相关性（Pearson相关系数$r = 0.89$，$P < 0.0001$），提示出现了远隔效应。一项回顾性分析KEYNOTE-001临床试验的研究显示[51]，晚期NSCLC在接受pembrolizumab治疗前有无接受放疗对预后有影响，接受放疗的患者中位PFS为4.4个月，中位OS为10.7个月，未接受放疗的患者中位PFS为2.1个月，中位OS为5.3个月，两者之间存在统计学差异，且放疗产生的毒性反应在可接受范围内。目前，唯一的一项放疗联合PD-1的Ⅲ期临床研究[52]共纳入709局部晚期不可手术切除的非小细胞肺癌患者，作者将接受标准同步放化疗后的患者以2∶1随机分组，在同步放化疗后1～42天时分别接受durvalumab 10mg/kg或安慰剂。试验

组及安慰剂组的中位无进展生存时间分别为16.8个月和5.6个月（$P < 0.001$），有效率方面两组分别为28.4%和16.0%（$P < 0.001$），毒性反应方面两组相似。

3.3　放疗联合免疫治疗在肝细胞肝癌中的治疗前景

目前，放疗在肝细胞肝癌治疗中所扮演的角色越来越重要，可刺激免疫应答、产生远隔效应的SBRT已被证明是HCC的一种有效且安全地局部治疗手段[53-54]。而近年来，虽然免疫治疗在肝癌中的研究逐渐升温，但其总体有效率仅为10% ～ 20%[23-27]，仍有很大的提升空间。在其他实体瘤，尤其是NSCLC中，放疗联合免疫检查点抑制剂的治疗已显示出良好的协同效应。

那么，这样的联合疗法是否也适用于HCC呢？迄今为止，仍没有在HCC患者中放疗联合免疫检查点抑制剂治疗的相关报道，但是，动物实验中已取得了令人期待的结果。Kim等[55]让HCC小鼠模型局部接受放疗并监测其PD-L1的表达水平。试验分为四组：对照组、抗PD-L1组、放疗组、放疗联合抗PD-L1组。结果显示，放疗可通过IFN-γ/STAT3信号通路上调肿瘤细胞的PD-L1的表达，从而提高抗PD-L1药物的疗效。联合治疗组相较于其他组显著抑制了肿瘤生长，联合治疗组、抗PD-L1组、放疗组7周的生存率分别为90%、0以及30%（$P < 0.001$）。

当前，放疗联合免疫治疗的这种治疗模式尚处于起步阶段，对于放疗方案、免疫治疗的剂量、介入时机、药物种类以及目标人群尚未达成一致。而在肝癌的治疗中，这种治疗模式尚未起步，但结合这两种治疗模式单独应用的经验以及联合应用的理论依据，其在肝癌治疗中的价值值得进一步地探究，如何选择合适治疗人群开展临床试验，如何权衡副作用与疗效、放疗模式与药物选择，如何用这种治疗模式为肝癌患者带来最大的获益，需要我们深思。

［原载于：肝癌电子杂志，2019，6（4）：5-8］

参 考 文 献（略）

原发性肝癌术后辅助治疗的研究进展

程书蕙　陈　波　李晔雄

（国家癌症中心/国家肿瘤临床医学研究中心/
中国医学科学院北京协和医学院肿瘤医院放疗科）

【摘要】　原发性肝细胞癌（肝癌）是高发病率高死亡率的恶性肿瘤，手术切除是其最主要的根治性治疗，但术后5年生存率仅约50%，5年复发率可达60% ~ 70%。对于预后不良的患者，明确最佳的辅助治疗手段是降低术后复发和转移率进而提高术后患者生存的关键。然而，目前尚未明确术后标准治疗模式，多种术后治疗手段包括经导管动脉化疗栓塞术、放疗、靶向治疗等均在研究和探讨中。本文就肝癌术后辅助治疗的研究进展进行综述，以指导临床进一步研究和应用。

【关键词】　肝肿瘤/外科学；肝肿瘤/介入疗法；肝肿瘤/放射疗法；肝肿瘤/靶向疗法；研究进展

1.　概述

肝癌是世界范围内发病率及死亡率长期居于前五位的恶性肿瘤，其中约50%的新发和死亡病例发生在中国[1-2]。肝癌的恶性程度高，侵袭性强，由于临床表现隐匿，初诊时约50%的患者已经是局部晚期或肝外转移[3]。手术是肝癌最主要的根治性治疗手段，但术后5年总生存率（OS）仅约为50%[4-5]，5年复发率可达60% ~ 70%乃至更高[5-7]。因此，如何降低术后复发和转移，提高术后患者生存，成为目前重要的临床研究热点。本文对术后预后不良肝癌是世界范围内发病率及死亡率长期居于前五位的因素及辅助治疗研究进展进行综述，以指导临床应用。

2.　肝癌术后预后不良因素

目前文献报道肝癌术后不良预后因素包括切缘阳性或近切缘、微血管侵犯、多发结节、肿瘤>5cm、甲胎蛋白（AFP）高、乙肝病毒高负荷等。明确预后不良因素是术后辅助治疗的前提和基础。

首先，切缘阳性或近切缘是所有恶性肿瘤术后复发最主要的预后不良因素，对肝癌术后的复发率与生存有重要影响。多项研究指出切缘阳性和窄切缘增加肝内复发率，而切缘>1cm是影响肝癌患者无复发生存（recurrence free survival，RFS）率的独立预后因素[8-12]。既往研究的预后结果显示在一定范围内，切缘距离越宽者OS和RFS越高，其中切缘≤1cm或切缘阳性的复发率最高、预后最差[8-12]。

其次，肝癌术后病理所示的微血管侵犯是肝癌术后另一个非常重要的预后指标，是目前术后辅助治疗研究的重点。微血管侵犯（microvascular invasion，MVI），也称微血管癌栓，主要是指在显微镜下于内皮细胞衬覆的血管腔内见到癌细胞巢团。Meta分析结果显示HCC术后病理MVI的阳性率为17.0%～57.1%，术后MVI阳性者3年及5年无瘤生存（disease free survival，DFS）显著低于MVI阴性者[13]。Roayaie等[14]分析131例肝癌术后MVI的预后，单因素分析的结果显示MVI发生血管壁肌层侵犯，MVI发生距原发灶边缘＞1cm，MVI数量＞5个是复发的高危因素，前2个因素同时也是影响OS的高危因素；多因素分析结果同样显示上述2个因素是OS的影响因素，以及MVI发生血管壁肌层侵犯是影响复发的因素。基于该文献的结果，《原发性肝癌规范化病理诊断指南》将MVI进行风险分级。M0级：未发现MVI；M1（低危组）：≤5个MVI，且发生于近癌旁区域（≤1cm）；M2（高危组）：＞5个MVI或MVI发生于远癌旁区域（＞1cm）。

再者，多发结节和肿瘤＞5cm也是影响肝癌术后复发与转移的重要因素。Chen等[15]对623例肝癌术后患者的预后因素进行分析，结果显示多发结节是术后复发的独立预后因素。Li等[16]多中心研究对1 066例肝癌术后患者的预后进行分析，将结节≥3个定义为多发结节组，结果显示多发结节组的5年OS、RFS均显著低于对照组。Ikai等[12]12 118例肝癌术后患者的预后进行分析，将患者按肿瘤直径（对）分为≤2.0、2.1～5.0、5.1～10.0、＞10.0cm组，结果显示3、5年OS随肿瘤直径增大显著降低。Cho等[17]对184例肝癌术后患者的预后分析显示肿瘤≥5cm患者的复发率高于肿瘤＜5cm者，而中位生存期则低于后者（36个月 vs 117个月，$P = 0.002$）。

此外，AFP是预测所有肝癌患者的预后指标，肝癌疗前AFP水平是肝癌术后复发的独立预后因素[12, 17-19]。意大利肝癌协作组提出将CLIP评分作为肝癌伴肝硬化患者的预后指标，其中AFP＜400ng/ml或≥400ng/ml分别得0分或1分，其他指标还包括Child-Pugh分级、肿瘤形态、是否有门脉瘤栓，并前瞻性地入组分析196例肝癌患者的预后，结果显示得分0、1、2、3、4～6分的患者中位生存期分别为36、22、9、7、3个月（$P ＜ 0.001$）。多因素分析显示CLIP评分比Okuda分期的预测性更佳，表明该评分是有效的分层和预后指标[19]。Hosaka等[20]推荐用AFP与肿瘤直径比值（α-fetoprotein-size ratio index，ASRI）预测肝癌术后患者的复发风险，研究结果表明术前ASRI＞20是预测早期肝内复发的有效指标。Furihata等[21]的关于AFP与肿瘤体积比值的预后价值的研究也得出了类似的结论。

除了肿瘤局部因素外，乙肝病毒高负荷也是影响术后复发和生存的危险因素，其可能机制包括损害肝功能影响治疗耐受性以及多中心肝癌的发生等[22-23]。Hung等[22]对72例肝癌术后患者多因素分析结果显示围手术期HBV病毒载量＞2000IU/ml、AFP＞1000ng/ml、肿瘤＞5cm、年龄＞60岁是术后复发的危险因素。Qu等[24]分析192例低病毒载量（血清HBsAg水平＜2000IU/ml）肝癌患者根治性术后的预后，结果显示HBV高负荷患者（HBsAg＞250IU/ml）显著降低OS，HBsAg＞250IU/ml与肝癌早期复发无关，但是晚期复发（＞2年）的危险因素。

肝癌术后的预后不良因素是指导辅助治疗的关键，目前尚未有文献对上述这些因素的主次关系进行比较分析，多数研究的分析与结论认为需要多种因素共同考虑，这也成为辅助治疗选择的难点之一。

3. 肝癌术后辅助治疗

从复发模式角度，术后复发转移包括单中心（单克隆）来源的肝癌，虽经"根治性切除"，因微小原发灶的残留在肝内播散，再通过门、体循环播散至重要隐匿部位，伺机形成肝内外转移，此外还包括多中心（多克隆）来源的肝癌，同时或先后发生[6]。DNA指纹技术和HBV DNA整合位点分析表明这两种机制可能都参与了肝癌的复发[25-26]。无论何种机制，目前尚无术后标准治疗模式，多种术后治疗手段包括经导管动脉化疗栓塞术、放疗、靶向治疗、抗病毒治疗等均在研究和探讨中。

3.1 术后介入治疗

介入治疗是最常用于不可手术肝癌的局部治疗方法，最主要的介入治疗方案是经导管动脉化疗栓塞术（transcatheter arterial chemoembolization，TACE），是指将化疗药物和栓塞剂经肝动脉灌注肿瘤局部，通过栓塞微血管和提高局部化疗药物的浓度，从而发挥抗肿瘤作用。目前较大样本量的研究结果显示，总体来看预防性TACE治疗对有高危因素（如MVI阳性或肿瘤体积大）的患者的DFS有潜在受益可能，对于无高危因素，尤其是符合Milan标准（肝癌肝移植受者选择的参考基准）的患者术后TACE受益不大[27-33]。此外，一项Meta分析显示根治术后多次TACE治疗较单次TACE并不能改善预后[33]。还有文献报道TACE不仅不能预防肿瘤复发，相反引起肝功能损害或免疫功能低下。Lai等[34]的研究结果显示肝癌术后TACE联合全身化疗降低DFS，且更容易导致肝外复发。Kohno等[35]的前瞻性随机对照研究表明肝癌术后口服优福定联合TACE不改善OS和DFS。而Ono等[36]的前瞻性随机对照研究也显示肝癌根治术后TACE序贯口服卡莫氟未能提高5年OS。奚韬等[37]顾性分析823例肝癌术后患者，其中126例（15.3%）术后预防性TACE，以肿瘤特征的不同将患者进行分组，评价预防性TACE对具有不同肿瘤特征的肝癌患者的作用；研究结果显示于肿瘤直径≤3cm的患者，术后实施TACE未见获益，反而可能损害肝功能；而对同时伴有AFP≥25μg/L、切缘<1cm、存在子灶和血管侵犯的患者，如肿瘤直径为>3～10cm，术后TACE可提高中位DFS；如肿瘤直径≥10cm，术后TACE则显著提高术后中位DFS。

总之，对于肝癌术后患者行预防性TACE是否可提高患者生存目前仍存在争议。考虑TACE治疗理论和解剖基础，对于根治性术后患者，由于手术已破坏了原发肿瘤的主要动脉供血，术后预防TACE如何术后瘤床区域发挥作用是没有解剖学基础的。从理论上来说，术后预防TACE可能更多的作用在于采用数字减影血管造影观察潜在的子灶以及对潜在子灶的预防作用，这也是TACE在MVI阳性或肿瘤体积大的高危患者根治性术后起一定作用的可能原因。当然，该理论需进一步相关的临床试验证实。

3.2 术后调强放疗（intensity-modulated radiotherapy，IMRT）

随着IMRT技术在临床的广泛应用，其在肝癌治疗各领域包括肝癌术后放疗中发挥重要作用[38]。从已报道的总体数据来看，结论比较一致，对于肝癌伴切缘阳性或近切缘或MVI阳性等高危因素患者，术后放疗可提高DFS、OS[39-43]。Wang等[39]回顾性分析181例中央型肝癌术后患者，将其中术后病理示切缘<1cm的患者定义为窄切缘，切缘≥1cm定义为宽切缘，根据切缘、手术及术后放疗情况，分为窄切缘术后放疗组（33例）、窄切缘单纯

手术组（83例）、宽切缘手术组（65例），窄切缘术后放疗组接受IMRT，结果显示窄切缘术后放疗组较窄切缘单纯手术组显著降低了局部复发率，而同时也降低肝内转移率和肝外转移率，提高OS和DFS，达到了与宽切缘相当的控制率和生存率，此外术后放疗未出现放射性肝病，患者耐受性好。该单位另一项回顾性研究分析136例肝癌术后MVI阳性的患者，根据术后接受的辅助治疗分为术后放疗组（44例）、术后TACE组（42例）和术后保守治疗组（50例），保守治疗定义为营养支持，结果显示肝癌术后MVI阳性者术后放疗组较术后TACE组和术后保守治疗组提高中位RFS和OS，尤其对MVI阳性同时伴切缘＜1cm者受益最显著[40]。

总体来说，正如术后切缘阳性或近切缘是所有肿瘤术后复发的高危因素一样，对于该类患者术后放疗从理论上同样应该是标准治疗。对于肝癌术后切缘阳性残存或近切缘的潜在残存而言，或者MVI阳性的潜在瘤栓残存而言，直接采用射线对该区域的亚临床病灶进行治疗是最直接而有效的治疗策略。因此，虽然目前的文献报道不多，但至少对于术后切缘阳性的患者，术后放疗应为标准治疗。当然，放疗对于潜在远离局部手术切缘的子灶而言是不起作用的，从某种角度而言术后放疗与介入治疗在这两方面上有一定优势互补。

3.3 术后靶向治疗

索拉非尼、仑伐替尼、瑞戈非尼是目前已经批准用于不可手术切除肝癌的靶向治疗药物，其可提高不可手术切除肝癌的生存率[44-47]，但是其在肝癌根治术后辅助治疗中的作用尚存在争议。2015年随机双盲Ⅲ期随机对照研究STORM研究并没有获得阳性结果，该研究对1 114例根治术后患者随机分为索拉非尼治疗组（558例）和安慰剂组（556例），结果显示两组的主要研究终点中位RFS分别为33.3个月和33.7个月（$P = 0.26$）[48]。然而，对于高危组患者，术后索拉非尼治疗仍有可能使患者的生存受益。Zhang等[49]回顾性分析78例肝癌术后MVI阳性患者索拉非尼治疗组（32例）与观察组（46例）的预后，结果显示索拉非尼虽然并没有显著延长中位RFS，但显著延长了中位OS，分别为32.4个月和25个月（$P = 0.046$）。对于高危患者的索拉非尼治疗是否能够获益，尚需进一步研究证实。

3.4 术后化疗

绝大多数研究结果显示肝癌术后化疗并未使患者生存受益。Huang等[50]的前瞻性随机对照研究入组49例肝癌根治术后患者，治疗组（24例）给予表柔比星加丝裂霉素的化疗方案，对照组（25例）为单纯手术患者，治疗组给予表柔比星加丝裂霉素的化疗方案，对照组为单纯手术患者，结果显示两组5年OS（72% vs 51%，$P = 0.075$）和5年DFS（63% vs 32%，$P = 0.058$）均相近。Meta分析结果显示肝癌术后化疗未能提高OS和DFS，且亚组分析显示伴肝硬化者接受术后化疗后长期预后更差[51]。

3.5 其他治疗

肝癌的其他术后治疗包括抗病毒治疗[52]、干扰素（interferon，IFN）、过继细胞免疫治疗、维甲酸、中药等，其中最明确有作用的是抗病毒治疗。Wong等[52]对抗HBV治疗在预防肝细胞癌复发的作用进行Meta分析，9个研究551例患者纳入分析，入组患者在进行治愈性治疗（包括根治性手术与TACE等治疗）后分为抗病毒组（204例）与未抗病毒组（347例）；结果显示抗病毒治疗可降低HBV相关肝癌治愈性治疗后复发率（55%：58%，$P = 0.04$）、肝病相关死亡率（0% vs 8%，$P = 0.02$）以及总死亡率（38% vs 42%，$P < 0.001$）。日本的

随机对照研究分析30例合并丙型肝炎的患者，治疗组（15例）给予为期2年的小剂量IFN-α治疗，结果显示干扰素治疗显著提高3年DFS（67% vs 20%，$P < 0.05$）[53]。希腊的随机对照研究表明术前门静脉化疗栓塞和术后TACE加IL-2和IFN的化疗显著提高肝癌手术患者的OS（40% vs 14%，$P < 0.004$）[54]。

4. 小结

肝癌术后复发率较高，与多种预后不良因素显著相关，最重要的预后不良因素包括切缘阳性或近切缘、微血管侵犯肿瘤 > 5cm等。目前统一的共识是对于无高危因素的患者，尤其是符合Milan标准，术后治疗相对受益不大；对于有高危因素患者，应考虑行术后辅助治疗，但尚无明确的标准治疗推荐。对于HBV相关肝癌，抗HBV治疗目前是标准推荐。在抗HBV治疗的同时，多种辅助治疗方法包括介入治疗、放疗、靶向治疗等均可能使患者受益。从理论上来说，对于切缘阳性或近切缘患者，局部放疗是最有效而直接的治疗策略，而对于MVI阳性及肿瘤 > 5cm患者，靶向治疗和介入治疗可能有一定受益。但总体看来，术后辅助标准治疗尚未确定，需要进一步的临床研究以获取更多的证据。

［原载于：中华放射肿瘤学杂志，2019，28（3）：233-237］

参 考 文 献（略）

❖ 血液肿瘤领域 ❖

槲皮素对K562和K562R细胞 Wnt/β-catenin信号通路的影响

李 蔚[1] 赵 瑛[2] 邱 林[1] 马 军[1]

（1.哈尔滨市第一医院哈尔滨血液病肿瘤研究所；2.哈尔滨商业大学药学院）

【摘要】 目的　观察槲皮素（Qu）对伊马替尼（IM）敏感细胞K562及耐药细胞K562R的增殖、凋亡、细胞周期的影响，探讨凋亡及细胞周期调控因子、Wnt/β-catenin信号通路及BCR-ABL的表达变化，为Qu的临床应用提供实验室依据。方法　应用台盼蓝染色法检测K562和K562R细胞的增殖水平；流式细胞术检测细胞凋亡及细胞周期的分布；荧光定量PCR及Westernblot法分别检测Wnt/β-catenin信号通路成员、细胞凋亡及细胞周期相关因子的mRNA及蛋白的表达。结果　经Qu5、10、20、40、80、160、320μmol/L作用于K562细胞后，K562细胞抑制率分别为5.07%、5.98%、11.09%、31.88%、56.89%、70.44%、86.63%；K562R细胞抑制率分别为4.99%、9.75%、10.54%、8.93%、25.13%、46.89%、68.60%。K562、K562R的IC50分别为76.4μmol/L和230.2μmol/L。Qu50、100μmol/L和200μmol/L可诱导K562和K562R细胞凋亡（$r = 0.9914$），使细胞周期阻滞于G1期（$r = 0.9871$），且呈剂量依赖趋势。与对照组比较，Qu作用于K562后，Caspase-3、Caspase-8、Caspase-9及p21、p27mRNA及蛋白（Caspase-9除外）表达均有升高（$P < 0.05$），K562R细胞除p27外，其他mRNA和蛋白（Caspase-3除外）均表达增加。Wnt/β-catenin信号通路成员GSK-3β、β-catenin、Lef-1，下游靶向PPAR-δ、CyclinD1mRNA及蛋白表达水平均降低（$P < 0.05$）。BCR-ABLmRNA表达降低，但BCR-ABL及p-BCR-ABL蛋白表达无明显变化。结论　Qu能够抑制K562及K562R细胞的增殖，降低其耐药性，增加敏感性，这与Qu抑制Wnt/β-catenin信号通路、激活凋亡途径及细胞周期因子相关。

【关键词】 槲皮素；Wnt/β-catenin信号通路；K562和K562R；BCL-ABL蛋白

慢性髓系白血病（chronic myelogenous leukmia，CML）是最早发现的一种发病机制与染色体改变直接相关的人类恶性肿瘤。目前主要应用酪氨酸激酶抑制剂伊马替尼（IM）等进行治疗，但不能彻底根除白血病干细胞，且还会出现细胞耐药现象[1]。因此，寻找高效、低毒、经济的药物治疗CML，克服对酪氨酸激酶抑制剂的耐药。槲皮素（quercetin，Qu）是一种天然黄酮类化合物[2]，广泛存在于蔬菜、水果及中草药中。研究发现，Qu具有抗炎、抗氧化、抗增殖等多种生理活性，并具有抗癌、促进肿瘤细胞分化及凋亡的药理作用。本研究以IM敏感和耐药细胞株（K562、K562R）为研究对象，观察Qu对细胞增殖、凋亡及细胞周期的影响，探讨Wnt/β-catenin信号通路的作用机制。

1. 材料和方法

1.1 试剂与仪器

流式细胞仪（FACS Canto Ⅱ，美国Becton Dickinson公司）；PCR扩增仪（EDC-810，北京东胜创新生物科技有限公司）；Real-time PCR仪（7500，美国ABI公司）；Qu（≥95%，HPLC，美国Sigma公司）；反转录试剂盒（哈尔滨海基生物科技有限公司）；2×Taqmanuniversal PCR Mastermix（美国ABI公司）；抗体：Caspase-3、Caspase-8、Caspase-9（美国Biovision公司）；β-actin（哈尔滨海基生物科技有限公司）；p21、p27、GSK-3β、p-GSK-3β、β-catenin、p-β-catenin、Lef-1、CyclinD1（美国Santa Cruz公司）；PPAR-δ（美国Millipore公司）。

1.2 细胞培养

K562、K562R（小剂量IM反复诱导而得）置于含10%FBS、100U/ml青霉素、100μg/ml链霉素的IMDM中，于37℃、5%CO2培养箱中培养，取对数生长期的细胞用于实验。

1.3 台盼蓝拒染实验

调整细胞浓度为$2×10^4$/ml，接种于96孔板。加入IM至终浓度为0.0625、0.125、0.25、0.5、1、2、4μmol/L，加入Qu至终浓度为5、10、20、40、80、160、320μmol/L，DMSO组终浓度为1.6%。每个剂量设3复孔，培养48h。室温下，0.4%台盼蓝对细胞悬液染色5min，镜下计数活细胞数目，计算3个平行孔的平均值。抑制率（%）=［（对照孔未染色细胞平均值−加药孔未染色细胞平均值）/对照孔未染色细胞平均值］×100%。实验重复3次。通过GraphPadPrism软件计算IC50。耐药倍数=IC50（K562R）/IC50（K562）。

1.4 细胞凋亡和细胞周期的流式细胞术检测

收集Qu作用48h后的细胞，调整细胞浓度为$1×10^6$/ml，加入5μl AnnexinV及10μl PI（50μg/ml），轻轻混悬细胞，4℃避光染色15min，应用流式细胞仪检测细胞凋亡情况。按下列公式计算细胞凋亡率：凋亡率（%）=右上象限凋亡率+右下象限凋亡率。细胞周期实验处理同细胞凋亡实验，加入预冷的70%乙醇4℃固定、洗涤，加入400μl PI工作液（50μg/ml），室温避光孵育30min，用流式细胞仪检测。

1.5 mRNA基因表达的荧光定量PCR检测

TRIzol法抽提细胞总RNA，测定纯度及浓度。逆转录后行实时定量PCR检测。使用ΔCt法对数据进行相对定量分析，fold = $2^{-ΔΔCt}$。引物序列见表1。使用7500SDSv2.0软件进行数据处理和分析BCR-ABL绝对定量PCR结果[3]。实验重复3次。

表1 引物序列

基因	正向引物	反向引物
β-actin	5′-TTGCGTTACACCCTTTCTT-3′	5′-CACCTTCACCGTTCCAGT-3′
Caspase-3	5′-GAGGCCGACTTCTTGTATGC-3′	5′-CATGGAAACAATACATGGAA-3′
Caspase-8	5′-GATGAGGCTGACTTTCTGCT-3′	5′-CATAGTTCACTTCAGTCAGGAT-3′

（续 表）

基因	正向引物	反向引物
Caspase-9	5'-GTTTGAGGACCTTCGACCAG-3'	5'-CAAAGATGTCGTCCAGGGTC-3'
p21	5'-GCGGCAGACCAGCATGA-3'	5'-ATTAGGGCTTCCTCTTGGAGAAG-3'
p27	5'-GCAACCGACGATTCTTCTACT-3'	5'-TTCTTAATTCGAGCTGTTTACG-3'
GSK-3β	5'-GTGATACCATACTCAGGAGTGG-3'	5'-CTGGTGCTACACTAAGTCCCT-3'
β-catenin	5'-GTGTGGCGACATATGCAGCT-3'	5'-CAAGATCAGCAGTCTCATTC-3'
Lef-1	5'-GCCACGGACGAGATGATCC-3'	5'-TGTCTGGCCACCTCGTGTC-3'
PPAR-δ	5'-GTGATACCATACTCAGGAGTGG-3'	5'-CTGGTGCTACACTAAGTCCCT-3'
Cyclin DI	5'-GATGCCAACCTCCTCAACGAC-3'	5'-CTCCTCGCACTTCTGTTCCTC-3'

1.6 蛋白表达的Westernblot检测

Qu处理细胞后提取总蛋白，Bradford法测定蛋白浓度，β-actin为内参。取50μg总蛋白进行电泳、转膜、封闭，加入抗体，4℃孵育过夜，洗涤后加入二抗室温孵育2h。洗涤后ECL显色，暗室压片，曝光。应用ImageJ软件对条带进行灰度扫描，并计算比值。

1.7 统计学分析

用SPSS16.0统计软件进行方差分析，数据用（$\bar{x} \pm s$）表示，$P < 0.05$示差异有统计学意义。

2. 结果

2.1 Qu对K562和K562R细胞的增殖抑制作用

经不同浓度IM作用细胞48h后，K562和K562R细胞抑制率逐渐增加，但IM对K562R的抑制程度不及K562。IM对K562的IC50为0.45μmol/L，对K562R的IC50为22.3μmol/L，K562R细胞对IM的耐药倍数约为K562的49.5倍。这一结果表明，K562R对IM耐药，可以作为IM耐药细胞模型。经不同浓度Qu作用48h后，K562和K562R的抑制率增加，但对K562R的抑制程度不及K562细胞。DMSO（1.6%）对K562和K562R细胞的抑制率分别为13.45%和12.13%，与对照组比较无显著性差异（$P > 0.05$）。Qu对K562的IC50为76.4μmol/L，对K562R的IC50为230.2μmol/L，K562R对Qu的耐药倍数约为K562的3倍。

2.2 Qu对K562和K562R细胞凋亡的影响

Qu对K562和K562R细胞均有诱导凋亡的作用，并呈剂量依赖趋势（$r = 0.9914$）。经Qu（100μmol/L）作用48h后，K562、K562R细胞Caspase-3、Caspase-8、Caspase-9mRNA表达均有升高，与对照比较有显著性差异（$P < 0.01$）。同时K562细胞Caspase-3、8蛋白，K562R细胞Caspase-8、9蛋白表达也有升高。

2.3 Qu对细胞周期G1期的影响

经Qu作用48h后，K562和K562R细胞周期被阻滞于G1期，并呈剂量依赖趋势（$r = 0.9871$）。K562和K562R细胞p21mRNA与蛋白表达均有升高，与对照比较有显著性差异（$P < 0.01$），K562细胞p27mRNA与蛋白表达升高，但K562R细胞p27表达无变化（$P < 0.01$）。

2.4　Wnt/β-catenin信号通路成员及靶向基因表达变化

经Qu（100μmol/L）作用48h后，K562和K562R细胞GSK-3β、β-catenin、Lef-1、PPAR-δ及CyclinD1mRNA表达均有所降低，与对照比较有显著性差异（$P < 0.01$），蛋白表达同时降低。

2.5　Qu对BCR-ABL基因表达的影响

K562和K562R细胞经100μmol/LQu作用48h后，BCR-ABLmRNA表达降低，但BCR-ABL、p-BCR-ABL蛋白无明显变化。

3.　讨论

Gupta等[4]研究表明，Qu具有抑制肿瘤增殖、促进细胞凋亡的作用。本研究也证实了Qu在抑制CMLK562增殖的同时，也能够抑制IM耐药细胞Qu能够降低耐药倍数，增加耐药细胞的敏感性，同时也具有促进细胞凋亡，阻滞细胞周期的作用。

白血病的发生与异常的细胞凋亡密切相关，凋亡的核心成员Caspase家族在凋亡中具有重要作用。本研究结果显示，Qu不但可以作用于启动型Caspase-8、-9，还可以激活执行Caspases-3。这表明，Qu通过Caspase介导的外源性和内源性途径诱导K562和K562R细胞凋亡。同时，Qu使细胞阻滞于G1期，G1和S期是细胞周期中最重要的限速步骤，细胞分裂和分化的主要调节事件均发生于G1期。p21家族（包括p21、p27和p57）是细胞周期的内源性负调节因子，其中p21蛋白是目前已知具有最广泛激酶抑制活性的周期抑制蛋白，可通过p53依赖或非依赖两种途径对细胞的生长、发育、分化、衰老及DNA损伤修复等进行调节。本研究在证实Qu使细胞阻滞于G1期后，应用荧光定量PCR及Westernblot方法证实p21mRNA、蛋白表达升高。这表明，Qu抑制细胞周期与上调p21mRNA及蛋白水平密切相关。p21家族另一个重要的成员p27基因，是一种抑癌基因[5]，其高表达可抑制细胞周期的进程，阻止细胞通过G1和S期细胞周期限制点，从而抑制细胞增殖。有研究表明，IM能够以时间及剂量依赖方式上调p27表达[6]。在K562细胞中，p27mRNA、蛋白表达升高，但在K562R细胞中无显著变化，这可能与K562R细胞对IM耐药有关。

Nuses等[7]发现，异常激活的int基因可致小鼠肿瘤，开启了学者们对Wnt/β-catenin信号通路的探寻研究。在Wnt信号或其他配体的作用下，Wnt与Frizzled胞外区结合，GSK-3β磷酸化，导致β-catenin不能被降解，从而进入到胞核中，与核内转录因子TCF/LEF联接形成TCF/LEF/β-catenin复合体，特异地激活下游靶基因，进而调节细胞的增殖、分化、迁移和死亡，决定细胞的命运。研究表明，多种恶性肿瘤及血液病等与该通路异常激活有关，在CML干细胞的自我更新及CML的急变中也起着重要的作用[8]。此外，研究发现，CML急变期中β-catenin的表达明显升高，并与BCR-ABL表达水平相关。这提示，其为CML急变的一个特异调节基因，可能是急变的重要机制。也有报道表明，β-catenin信号通路能够调节P-gp及其他多药转运蛋白[9]。同时研究发现，CML患者及CML细胞株K562未发现有β-catenin突变[10]。因此，针对Wnt/β-catenin信号传导途径的治疗有可能成为CML治疗的新靶点，从而为CML的治疗提供新的思路。Qu是Wnt/β-catenin信号通路抑制剂[11-12]。本研究结果显示，Qu能够降低K562和K562R细胞GSK-3β、β-catenin、Lef-1的mRNA和蛋白表达，同时抑制其下游靶向CyclinD1、PPAR-δ等。CyclinD1是一种细胞周期调控因子，对肿瘤的生长至关重要；PPAR-δ也是Wnt/β-catenin信号通路下游靶向基因，在肿瘤发生及增殖起着重要的作用[13]，提示Qu抑制增殖，阻滞周期与Wnt/β-catenin信号通路及下游靶向受抑密切相关。

综上所述，Qu抑制CMLK562和K562R增殖及周期并诱导凋亡，与IM比较，Qu能够显著降低耐药倍数，增加耐药细胞的敏感性。这与Qu抑制Wnt/β-catenin信号通路、激活Caspase-3、8、9介导的外源性和内源性凋亡途径及细胞周期因子p21及p27相关。同时Qu能够抑制BCR-ABL基因表达进而抑制增殖，不依赖于CML细胞是否处于耐药状态。

［原载于：中国实验血液学杂志，2019，27（5）：1409-1415］

参　考　文　献（略）

急性髓系白血病患者预后不良相关基因的多组学分析

陈熙勐[1]　张皓旻[1]　杨　波[2]　卢学春[1, 2]　贺培凤[1]

（1. 山西省山西医科大学管理学院；2. 解放军总医院第二医学中心血液科，
国家老年疾病临床医学研究中心）

【摘要】 **目的**　利用 GEO 数据库和 TCGA 数据库的数据，通过多组学分析方法分析与急性髓系白血病（acutemyeloidleukemia，AML）发生、发展及不良预后相关的分子标志物。**方法**　从 GEO 数据库下载符合要求的转录组数据，运用 R 语言 Limma 程序包进行差异表达基因的筛选，并对差异表达基因进行 GO 功能富集分析和 KEGG 通路富集分析，同时使用 STRING 数据库数据，利用 Cytoscape 软件构建蛋白质相互作用网络，筛选出 hubgene，结合 TCGA 数据库附带的临床信息对 hubgene 进行预后分析。**结果**　共筛选出 620 个差异基因，上调的差异表达基因 162 个，下调的差异表达基因 458 个。综合 GO 功能富集、KEGG 通路富集分析及蛋白相互作用网络结果，筛选出 CXCL4、CXCR4、CXCR1、CXCR2、CCL5、JUN 为 hubgene。生存分析显示，CXCL4、CXCR1、CCL5 高表达是患者预后不良的危险因素。**结论**　CXCL4、CXCR1、CCL5 可以作为 AML 发生、发展的相关生物标志物，且与不良预后相关，这可以为进一步研究提供依据。

【关键词】 急性髓系白血病；多组学分析方法；生物信息学

急性髓系白血病（acute myeloid leukemia，AML）是由前体细胞或造血干细胞发生遗传突变，以幼稚髓系细胞异常增生、骨髓和外周血正常造血细胞被抑制为特征的一种常见血液系统恶性肿瘤[1]。该病约占小儿白血病的 30% 和成人急性白血病的 80%，具有发病快、病情发展迅速、控制难、易复发、预后差和发病率随着年龄的增加而上升等特征[2]，严重威胁人类健康。AML 发病机制复杂，有研究发现 AML 与融合基因、信号通路及电子辐射导致的造血干细胞遗传学改变等因素有关[3-4]。目前，AML 通过规范的联合化疗、造血干细胞移植及生物治疗等手段，治愈率为 30% ～ 50%，但是仍有 30% 的患者无法完全缓解，生存期不足半年，预后较差。因此，寻找对 AML 发生、发展、预后有影响的分子标志物，在临床治疗中具有现实的指导意义。随着高通量测序技术的发展，基因芯片凭借其高通量、检测快速的优点在疾病发生机制的研究上具有广泛应用前景，也是当前疾病研究领域的热点之一。本研究基于对基因表达谱数据分析，运用多组学分析手段，发现与 AML 患者不良预后相关的生物标志物。

1. 材料和方法

1.1 数据的筛选与获取

首先，通过基因表达汇编（gene expression omnibus，GEO）数据库以"acute myeloid leukemia"为关键词进行检索。在结果中筛选包含全基因组RNA表达芯片和AML疾病组与正常组对照实验数据的数据集。最终选择并下载符合本次实验要求的GSE9476数据集。该数据集来源于GPL96平台（Affymetrix Human Genome U133A Array），由Fred Hutchinson肿瘤研究中心临床研究部Stirewalt实验室于2007年12月30日提交，包含38例健康捐献者样本和26例AML患者样本。38例健康捐献者样本包含18例CD34＋细胞样本、10例骨髓样本、10例外周血样本。26例AML患者样本包括7例骨髓样本和19例外周血样本。为使实验更加严谨，排除其他细胞可能造成的干扰，本研究仅选取10例正常捐献者外周血样本和19例AML患者外周血样本进行分析。

1.2 数据预处理和差异表达基因识别

利用R语言Limma程序包对GSE9476数据集进行背景矫正和归一化处理，并形成标准化数据矩阵。芯片数据经过标准log2转换，以$|logFC| > 2$，adjust $P < 0.05$作为筛选条件，鉴别差异表达基因（Differentially Expressed Genes，DEGs）。

1.3 GO功能富集分析与通路富集分析

使用DAVID6.8数据库，对差异表达基因的GO功能富集和KEGG通路富集情况进行分析。采用Fisher精确检验方法，以FDR < 0.05，$P < 0.05$作为筛选条件，以获得差异表达基因富集的生物学进程（biological processes，BP）、细胞组分（cellular component，CC）、分子功能（molecular function，MF）和富集通路。

1.4 蛋白互作网络构建及核心基因筛选

使用STRING蛋白质相互作用数据库对已知或预测的蛋白质相互作用构建网络，以可信度打分 > 0.9作为截断值并将数据下载。随后将数据导入Cytoscape可视化分析软件对蛋白质互作用网络（protein-protein interaction，PPI）进行可视化，去除游离节点，按照degree进行降序排列，选取degree值前十位且与生物功能富集和通路富集显著相关的基因作为核心基因（hub gene）。

1.5 核心基因预后分析

从人类癌基因图谱（The Cancer Genome Atlas，TCGA）数据库中下载151例AML样本数据及患者完整临床生存数据。使用R语言Survival程序包分析hubgene对AML患者预后情况。以中位数为界，分成高表达组和低表达组，采用Kaplan-Meier法分析，并使用log-rank检验对生存差异进行检验，$P < 0.05$为差异具有统计学意义。

2. 结果

2.1 数据标准化及差异表达基因识别

通过使用R语言Limma包对数据进行标准化归一化处理。将标准化后数据进行差异基因识别，以校正$P < 0.05$，$|logFC| > 2$作为筛选标准，结果共发现620个差异表达基因。其中，上调的差异表达基因162个，下调的差异表达基因458个。

2.2　GO功能富集分析和通路富集分析

将差异表达基因上传至DAVID数据库当中，获得差异表达基因的GO功能富集和通路富集情况。以FDR＜0.05，P＜0.05作为截断条件，共发现31条BP、7条CC、3条MF、13条通路。BP主要与信号转导、免疫应答、炎性应答、凋亡过程有关（表1）。CC主要与浆膜、胞液、胞外体等有关。MF与受体激活、蛋白结合、跨膜信号受体激活有关。通路富集主要与细胞因子及其受体相互作用、趋化因子信号通路、破骨细胞分化有关。

表1　DEGS通路分析

术　语	数量	基　　因	P
hsa4060：Cytokine-cytokine receptor interaction	36	IL1R2, CCR1, IL18, CXCR1, TNFSF14, CXCR2, CXCLA, KIT, IL7R, CCL5, IL17RA, TNFRSF1A, TNFRSF1B, CXCR4, IL10RA, ILAR, CSF3R, CSF2RB, FAS, IL13RA1, LTB, IF-NGR2, IFNGR1, CD27, IL18R1, IL2RB, IL18RAP, FLT3, TGFBR2, IL6R, CCR7, TNFSF10, PPBP, CCR3, CCR2, CX3CR1	5.43E-11
hsa04380：Osteoelast differenti-ation	26	TNFRSF1A, LILRA1, LILRA2, LILRA3, LILRA6, PIK3R5 IFNGR2, FCGR3B, IFNGR1, TYRORP, NCF2, NCF1, NCF4, PIK3CD, TGFBR2, FOSB, STAT1, SIRP A, LILRB1, LIURB2, FCGR2B, FCGR2C, LILRB3, JUN, LCK, FCGR2A	2.77E-10
hsa04062：Chemokine signaling pathway	30	CXCL1, FGR, CCR1, CXCL3, CXCL2, CXCR1, CXCR2, GNG11, CXCLA, CCL5, PXN, CXCR4, TIAM1, PIK3R5, PAK1, ITK, NCF1, HCK, PIK3CD, RAF1, STAT1, PRKCD, CCR7, ARRB2, PPBP, CCR3, CCR2, CX3CR1, GRK5, CRK	1.52E-09
hsa04640：Hematopoietic cell lineage	18	IL1R2, CD8A, CD3D, CD3E, FLT3, MME, ANPEP, IL6R, KIT, IL7R, CD1D, TFRC, CD34, IL4R, MS4A1, CD2, CS-F3R, CD14	1.06E-07
hsa05152：Tuberculosis	26	IL18, TLR1, TLR2, TLR4, TLR6, TNFRSFIA, NOD2, ITGAX, CLEC4E, IL10RA, IFNGR2, FCGR3B, IFNGR1, TCIRG1CEB-PB, CAMP, RAF1, CTSS, STAT1, ISP1, FCGR2B, FCGR2C, FCGR2, HSPD1, CLEC7A, CD14	1.61E-07
Hsa04145：Phagosome	23	TCIRG1, NCF2, NCF1, TUBB2A, NCF4, TLR2, TLR4, CTSS, ATP6V1B2, HLA-E, TLR6, FCGR2B, TFRC, FCGR2C, TAP1, TUBB6, MPO, TUBA4A, FCGR2A, CLEC7A, TUBBI, FCGR3B, CD14	6.70E-07
hsa05321：Inflammatory bowel disease（IBD）	14	IL18R1, IL18RAP, TBX2I, IL18, TLR2, TLR4, TIR5, STAT1, NOD2, STAT4, JUN, IL4R, IFNGR2, IFNGRI	2.88E-06
hsa05162：Measles	20	IL2RB, CD3D, CD3E, PIK3CD, TLR2, OAS1, TIR4, CDK4 STAT1, DDX58, TNFRSFI0C, TNFSF10, FCGR2B, CD46, HSPA6, PIK3R5, FAS, MX1, IFNGR2, IFNGRI	4.36E-06

（续　表）

术　语	数量	基　因	P
hsa05142: Chagas disease （American trypanosomiasis）	17	GNA15, CD3D, CD3E, TGFBR2, CD247, PIK3CD, MAP2K4, TLR2, TLR4, TLR6, CCL5, TNFSF1A, JUN, PIK3R5, FAS, IFNGR2, IFNGR1	9.64E-06
Hsa04668: Signaling pathway	17	CXCL1, IL18R1, CEBPB, PTGS2, MMP9, CXCL3, CXC12, PIK3CD, MAP2K4, CCL5, RPS6KA5, TNFRSF1A, TNFRSF1B, NOD2, JUN, PIK3R5, FAS	1.24E-05
hsa05134: Legionellosis	12	CXCL1, IL18, CXCL3, CXCL2, HSPA6, TLR2, NAIP, TLR4, HSPD1, TL., CASP1, CD14	1.65E-05
Hsa04650: Natural killer cell mediated cytotoxicity	18	PRF1, CD247, PIK3CD, RAFI, GZMB, CD48, TNFRSF10C, TNFRSF10, LCK, ZAP70, PIK3R5, FAS, PAK1, FCGR3B, KLRD1, IFNGR2, IFNGR1, TYROBP	1.96E-05
hsa05164: Influenza A	22	IL18, PIK3CD, MAP2K4, RAF1, RSAD2, OAS1, TLR4, STAT1, TNFSF10, JUN, HSPA6, PIK3RS, FAS, MX1, CASP1, IFNGR2, IFNGR1	2.02E-05

2.3　蛋白质互作用网络分析及核心基因筛选

将识别的差异表达基因提交至STRING数据库构建蛋白质互作用网络，以可信度＞0.9作为截断标准，利用Cytoscape可视化分析软件分析。结果显示，PPI网络中共有274个节点，最大Degree为31，最小Degree为1。以Degree排序前10并结合GO富集及通路富集结果，确定CXCL4、CXCR4、CXCR1、CXCR2、CCL5、JUN为hub gene。

2.4　核心基因的患者预后分析

从TCGA数据库中下载151例AML样本数据集，使用R语言Survival包对hubgene进行患者总生存期分析。结果显示，CXCL4（＝0.02543）、CXCR1（＝0.01081）、CCL5（＝0.00747）的不同表达情况对患者生存具有明显影响，差异具有统计学意义。CXCR4（＝0.22141）、CXCR2（＝0.05018）、JUN（＝0.13852）高表达组与低表达组之间差异不具有统计学意义。

3.　讨论

急性髓系白血病（AML）是一种具有高度异质性疾病，不同患者对治疗有不同的反应[5]。在之前的研究中，研究人员发现了一些影响AML预后的因素，如P53基因[6]、FLT3基因突变[7]等，这些都为深入研究AML的机制提供了依据。然而，在过去近40年里，AML的标准治疗几乎没有进展。特别是对于占绝大多数的60岁以上的老年患者，5年生存率只有10%～20%[8]。为了更好地分析和预测AML相对准确的预后标志物，尽可能帮助医药人员开发更精准的针对AML的治疗方法，本研究以AML为研究对象，利用GEO数据库和TCGA数据库开放数据进行多组学分析。通过分析，筛选出CXCL4、CXCR4、CCL5作为潜在的hub gene。为急性髓系白血病的进一步治疗和研究提供了新的思路。

趋化因子具有趋化白细胞、免疫调节、参与炎症过程等功能，但在趋化白细胞和免疫调节功能异常时极易导致感染或诱发肿瘤。趋化因子与肿瘤的发生、生长、转移及患者预后有着密切的关系。有研究表明，大多数肿瘤细胞自身能产生趋化因子，通过自分泌或旁分泌的表达方式来维持细胞的增殖[9]。本研究结果显示，CXCL4、CXCR1、CXCR2、CXCR4、CCL5均出现在hub gene中。这提示：趋化因子与AML的发生、发展及不良预后有着密切联系。

CXC趋化因子配体4（chemokine（C-X-C motif）ligand 4，CXCL4）又称血小板因子4（platelet factor 4，PF4），是CXC趋化因子家族中的成员之一。CXCL4是内源性血管生成抑制因子，肝素对血管内皮细胞生长因子（Vascular endothelial Growth Factor，VEGF）与血管内皮细胞生长因子受体（VEGF receptor，VEGFR）结合起到了重要作用。CXCL4通过与肝素竞争性的结合，从而减少VEGF与VEGFR结合，起到抑制肿瘤血管内皮细胞增殖的作用[10]。有研究表明，VEGF在AML患者血清中呈高表达，可能与AML的发生、发展及患者的预后相关[11]。这提示，VEGF高表达可能与CXCL4低表达有关，从而诱导了AML的发生。在早期的研究中发现，完全缓解的AML患者的CXCL4在血清中的水平明显高于正常水平，而在耐药患者中的CXCL4表达水平则没有明显改变，甚至低于正常水平[12]，这提示，CXCL4可以作为AML诊断和疗效的外周血指标。有研究发现，在恶性肿瘤患者中，血清中的CXCL4水平下调，若有肿瘤发生转移则下降更加显著[13]。本研究中CXCL4表达水平下调，这提示，CXCL4可能是AML诊断的指标和预防肿瘤转移的监测因素。

CXC趋化因子受体1（C-X-C motif chemokine receptor 1，CXCR1）与刺激肿瘤生长、增殖和转移关系密切，可以趋化并活化中性粒细胞，诱导炎症反应或诱导血管生成从而趋化肿瘤细胞。有研究发现，CXCR1在恶性黑色素瘤、乳腺癌、胰腺癌、结肠癌、胃癌中发挥了重要的调控作用[14-17]。虽然目前尚无研究证实CXCR1与AML发生发展有直接关系，但本研究提示CXCR1的异常表达可能对AML的发生发挥了作用。

CXC趋化因子受体4（C-X-C motif chemokine receptor 4，CXCR4）是CXC趋化因子家族基质细胞衍生因子1（stroma l cell derived factor-1，SDF-1）的高度特异性受体，二者结合后形成CXCL12/CXCR4生物学轴，启动细胞内信号转导系统，参与造血干细胞的增殖、粘附、迁移和归巢，同时与恶性造血细胞抵抗凋亡、迁移以及髓外浸润密切相关[18]。有研究发现，白血病细胞通过CXCL12/CXCR4信号通路改变正常骨髓造血微环境，导致正常造血功能紊乱，"劫持"了归巢的造血干细胞[19]。另有研究表明，CXCL12/CXCR4信号轴在骨髓微环境参与白血病细胞逃逸过程中发挥着重要作用，通过减少CXCR4表达，抑制该信号轴，则可抑制白血病细胞增殖，促进其凋亡[20]。以上研究表明，CXCR4在白血病的发生发展过程中起到了扰乱造血功能，逃避免疫破坏的作用。虽然CXCR4在生存分析中高表达与低表达的生存期差异不具有统计学意义，但其潜在的致病机制仍值得注意。

趋化因子配体5（C-C motif chemokine ligand 5，CCL5）是CC类趋化因子家族成员之一，在肿瘤和炎性疾病中发挥着重要作用。有研究表明，CCL5对肿瘤的生长、转移、血管生成及免疫逃逸有着明显的促进作用，特别是在宫颈癌、卵巢癌、前列腺癌、胰腺癌、肺癌和黑色素瘤患者的组织和血清中CCL5的表达与疾病进展具有相关性[21-23]。Ergen等[24]发现年老的小鼠造血干细胞微环境中会分泌更多的CCL5，促使造血干细胞偏向髓系分化。这表明，年老的造血干细胞龛不仅会影响到造血干细胞的自我更新能力，同时也会影响造血干细胞的分化潜能，增加促白血病干细胞数目，从而增加白血病的发生概率。目前，虽无证据表明CCL5的异常表达与AML的发生有直接关系，但在本研究中CCL5被识别为Hubgene，且CCL5的高表达患者生存情况明显低于低表达患者，差异具有统计学意义。因而我们推测，CCL5的异常表达可能会对AML的发生及患者不良预后起一定作用。

综上所述，本研究基于基因表达谱分析，结合TCGA临床生存数据研究发现，CXCL4、CXCR1、CCL5可以作为AML发生、发展、转移及不良预后的生物标志物，在临床治疗方面具有一定的指导意义。然而，本研究仅通过生物信息学角度分析了急性髓系白血病可能的生物学靶点，仍需进一步实验验证。

〔原载于：中国实验血液学杂志，2019，27（2）：331-338〕

参　考　文　献（略）

❖ **妇科肿瘤领域** ❖

宫颈癌微创手术的中国专家共识

中华医学会妇科肿瘤学分会

参与名单（按姓氏笔画排序）：

万小平　上海市第一妇婴保健院

马　丁　华中科技大学同济医学院附属同济医院

王丹波　辽宁省肿瘤医院

王世宣　华中科技大学同济医学院附属同济医院

王建六　北京大学人民医院

孔北华　山东大学齐鲁医院

曲芃芃　天津市中心妇产科医院

向　阳　中国医学科学院北京协和医院

刘继红　中山大学附属肿瘤医院

杨佳欣　中国医学科学院北京协和医院

吴小华　复旦大学附属肿瘤医院

吴令英　中国医学科学院肿瘤医院

张国楠　四川省肿瘤医院

赵　霞　四川大学华西第二医院

哈春芳　宁夏医科大学总医院

徐丛剑　复旦大学附属妇产科医院

高雨农　北京大学肿瘤医院

郭瑞霞　郑州大学第一附属医院

崔　恒　北京大学人民医院

康　山　河北医科大学第四医院

梁志清　陆军军医大学第一附属医院

程文俊　南京医科大学第一附属医院

谢　幸　浙江大学医学院附属妇产科医院

宫颈癌微创手术与传统的宫颈癌根治术相比，具有创伤小、出血量少、术后感染率低等优点，且既往回顾性研究表明两种术式的复发率和死亡率无明显差异。然而，2018年发表的两项独立研究的高级别循证医学证据显示，早期宫颈癌患者施行开腹手术组的预后显著优于施行微创手术组，引起了学界的震动和争议。为此，中华医学会妇科肿瘤学分会组织中国妇科肿瘤专家进行讨论，就目前宫颈癌微创手术存在的问题和解决方案提出共识。

1. 关于宫颈癌手术的发展

经腹宫颈癌根治术迄今已有120余年的历史，手术方式已十分成熟。20世纪50年代，宫颈癌根治术被引入中国，经历代中国妇科专家的不断改进，以Wertheim手术为基础，汲取冈林氏、Meigs等术式的优点，逐步形成了我国宫颈癌根治术和盆腔淋巴结切除术式。

宫颈癌微创手术包括腹腔镜下和人工智能辅助（以下简称"机器人"）的腹腔镜下宫颈癌根治术。相比开腹手术，其发展历史较短。1989年，国外报道了世界上第1例腹腔镜下全子宫切除术[1]，嗣后，腹腔镜手术在妇科领域逐渐普及。1992年和2006年，国外分别报道了首例腹腔镜下[2]和达芬奇外科手术系统辅助的腹腔镜下宫颈癌根治术[3]。2001年，我国实施了首例腹腔镜下宫颈癌根治术，近几年来机器人辅助的腹腔镜下宫颈癌根治术逐渐开展。与传统的开腹宫颈癌根治术相比，宫颈癌微创手术有着独特的优点，如腹壁创伤小、疼痛轻、视野清晰、出血量少、对肠道干扰少、术后感染率低等。这些优点使得宫颈癌微创手术在较短时间内被医生和患者广泛接受。2014年，美国国立综合癌症网络（National Comprehensive Cancer Net work，NCCN）指南推荐腹腔镜入路施行宫颈癌根治术。在中国，无论是腹腔镜下还是机器人辅助的腹腔镜下宫颈癌根治术都在迅速发展，手术数量上甚至已超过传统的开腹宫颈癌根治术。

2. 关于宫颈癌微创手术的研究

开展宫颈癌微创手术的近30年间，国内外陆续发表了有关微创手术的回顾性观察研究、开腹手术和微创手术的回顾性对照研究和荟萃分析等[4-6]。研究结果均表明，腹腔镜下宫颈癌根治术与传统的开腹宫颈癌根治术相比，两种术式的复发率和死亡率均无明显差异，而腹腔镜手术住院时间更短，出血量和并发症更少。然而，回顾性研究存在病例不匹配的偏倚，因为在临床实践中，手术医生会选择分期较早、宫颈病灶较小的病例实施微创手术，而对较困难的病例则选择开腹手术。因此，开展前瞻性随机对照临床研究，以更客观准确地比较两种术式的肿瘤治疗结局十分必要。2018年11月，《新英格兰医学杂志》同期刊登了两篇关于比较开腹和微创宫颈癌根治术的研究报道。一项是多中心、前瞻性、随机对照临床试验（LACC）[7]，另一项是回顾性的流行病学研究[8]。这两项研究比较了早期宫颈癌患者实施开腹和微创手术后的复发和生存结果，发现开腹手术组患者的预后显著优于微创手术组。由于其研究结果与既往发表的回顾性研究结果不同，在国际上引起了很大的震动和争议。

LACC研究是一项由美国MD安德森癌症中心牵头的国际多中心临床试验，全球共有33家医疗机构参与，中国有3家医院参与。入组时间为2008年6月至2017年6月，共入组631例早期宫颈癌患者，患者被随机分配至微创手术组（包括腹腔镜手术和机器人辅助的腹腔镜手术）或开腹手术组，两组患者术前肿瘤情况和术后辅助治疗情况均衡。研究期间因独立评估委员会发现微创手术组患者的肿瘤复发率显著高于开腹手术组而提前终止了研究。该研究结果发现，微创手术组患者4.5年无病生存率和3年总生存率均显著低于开腹手术组（86%：96.5%，93.8%：99.0%）。

另一项研究[8]由美国哈佛医学院联合哥伦比亚大学和美国西北大学开展，统计了美国国家癌症数据库（National Cancer Database，NCDB）和美国国立癌症研究所"监测、流行病学和结果数据库"（Surveil-lance Epidemiology and End Results，SEER）的早期宫颈癌病例，重点分析了微创手术与开腹手术患者的长期生存情况。结果发现，接受微创手术的患者中有更多的白色人种、拥有私人保险者和经济地位较高的女性，她们的宫颈肿瘤相对较小、期别更低，但在45个月的中位随访期间，接受微创手术的患者4年死亡率为9.1%，而接受开腹手术的患者4年死亡率为5.3%（$HR = 1.65$，$95\%CI$：$1.22 \sim 2.22$）。并且发现，从2006年开始采用微创手术后的4年间，宫颈癌患者相对生存率每年下降0.8%。

3. 中国妇科肿瘤专家关于宫颈癌微创手术的观点

《新英格兰医学杂志》发表的这两项独立研究的高级别循证医学证据已经改变了美国MD安德森癌症中心和国际上部分权威肿瘤中心对早期宫颈癌手术方式的选择，即不再推荐早期宫颈癌患者采用微创手术方式。NCCN指南也很快根据这两项研究结果做出了更新指引：应告知患者这两项研究的结果，并且尊重患者的选择。这使得宫颈癌微创手术受到前所未有的质疑和挑战。为此，中华医学会妇科肿瘤学分会组织中国妇科肿瘤专家，回顾了宫颈癌手术的历史，复习了已发表的回顾性和前瞻性临床研究证据，结合中国国情和专家经验，提出以下共识：

第一，各级医疗机构的妇科医生均要正视和重视这两项研究的结果，我们不能否认其研究方法的科学性、研究结果的真实性和研究结论的严谨性，应理性看待和面对这两项研究反映的客观事实。

第二，不能因此而否定腹腔镜手术治疗宫颈癌的价值。正如其他临床研究一样，LACC研究也有其局限性，如LACC研究的初衷是想证明微创手术优于或不劣于开腹手术，在原有试验设计的框架下，并不能说明微创手术的肿瘤治疗结局劣于开腹手术的原因。虽然，文章中对微创手术组复发率和死亡率高的可能原因进行了分析，但正如文中所指出的，要明确其原因还需进一步研究。中国是宫颈癌的高发国家，微创手术已在全国各地医院广泛应用和被熟练掌握，有条件开展更深入的研究。我们可以针对微创手术导致不良结局的潜在危险因素，设计新的临床研究，并进行严格的过程质控和独立的第三方审核，从而获得科学且令人信服的结果。

第三，开展前瞻性临床研究需要较长的周期，因此，在获得新的高级别证据之前，有必要根据已有的证据和临床经验，在临床上采取一些切实可行的措施，以最大限度地保障患者安全，减少或避免微创手术可能给医患双方带来的风险。①应让患者了解目前最新的研究进展，告知微创手术和开腹手术的利与弊，说明开腹手术仍是目前最安全的选择。要充分知情同意，尊重患者的选择。②加强对妇科肿瘤医生的培训。实施妇科恶性肿瘤微创手术，应该有严格的准入要求，严禁由尚在培训期间或培训不合格的医生实施妇科恶性肿瘤微创手术。③需要界定和掌握宫颈癌微创手术的适应证：①在目前缺乏足够证据明确影响微创手术肿瘤治疗结局的危险因素的情况下，可选择低危病例实施微创手术，如宫颈病灶小、分化好、无深层间质浸润等。②对于高危病例，如宫颈病灶大、特殊组织类型、术前宫颈活检病理已提示有脉管受累等，推荐行开腹手术。③强调"无瘤操作"原则。建议：改进举宫方法，推荐"提吊举宫法"；阴道离断前闭锁肿瘤下方的阴道，或经会阴离断阴道；淋巴结切除后立即放入标本袋；子宫标本取出后用注射用水冲洗盆腹腔。

　　总之，微创手术是外科发展的一个里程碑。共识专家组认为，目前尚缺乏足够的证据完全禁止施行宫颈癌微创手术。但是，也必须正视存在的问题和事实，采取积极认真的改进措施，并开展研究寻找问题的根源和解决问题的方法。

　　　　　　　　　　[原载于：中国医学前沿杂志（电子版），2019，11（11）：27-29]

参 考 文 献（略）

人工智能电子阴道镜辅助诊断系统对宫颈癌筛查的现实挑战和未来机遇

薛 鹏[1] 唐 朝[2] 乔友林[3] 江 宇[1]

（1. 中国医学科学院北京协和医学院公共卫生学院；2. 大连医科大学公共卫生学院；
3. 国家癌症中心 / 国家肿瘤临床医学研究中心 / 中国医学科学院
北京协和医学院肿瘤医院）

【摘要】 我国基层较差的阴道镜诊断水平一直是宫颈癌筛查中存在的难点和痛点。目前，随着人工智能在医学诊断学领域的发展，人工智能电子阴道镜辅助诊断系统的出现将解决我国基层阴道镜医生资源不足和能力提升问题，有助于提高宫颈癌筛查质量。该研究介绍了人工智能的概念和发展状况、人工智能电子阴道镜辅助诊断系统的研究意义以及研究进展，探讨其对宫颈癌筛查的现实挑战和未来机遇。

【关键词】 人工智能；宫颈癌；筛查；阴道镜

目前，我国宫颈癌筛查策略采取"三阶梯"模式，无论初筛方法选择醋酸或碘染色法（VIA/VILI）、细胞学、乳头状瘤病毒（HPV）检测或其他筛查方法，阴道镜检查始终处于无法逾越的桥梁地位，阴道镜检查的准确性直接影响宫颈癌筛查质量[1-3]。而在中低资源地区，基层阴道镜医生的诊断水平参差不齐，同时在短时间内很难掌握阴道镜检查技能，提升我国阴道镜诊断的整体水平一直是宫颈癌筛查中的难点和痛点。

随着人工智能技术的发展，其在医学诊断学领域中的应用已得到广泛开展[4-8]。基于深度学习的人工智能技术与电子阴道镜相结合，为宫颈癌筛查带来了巨大的发展机遇。本研究介绍人工智能的概念和发展状况、人工智能电子阴道镜辅助诊断系统的研究意义以及研究进展#探讨其对宫颈癌筛查的现实挑战和未来机遇。

1. 人工智能的概念和发展状况

人工智能是一门基于计算机科学、生物学、心理学、神经科学、数学和哲学等涉及多领域的交叉学科，即用人工的方法和技术研发智能机器或系统来模拟、延伸和扩增人的智能、实现智能行为。

人工智能分为弱人工智能、强人工智能和超人工智能。弱人工智能指的是专注于且智能解决特定领域问题的人工智能，即其在总体上只是一种技术工具。强人工智能指的是可以胜任人类所有工作的人工智能，一般认为可以称得上强人工智能的程序，需要具备6种能力；即存在不确定因素时的推理，使用策略，解决问题和制定决策的能力；知识表达能力；

规划能力；学习能力；自然语言沟通能力和实现既定目标能力。超人工智能是指在科学创造力、智力和社交能力等所有领域远超于人类最高水平的智慧。目前，科研上所使用的人工智能算法均属于弱人工智能的范畴内，而强人工智能仍处于发展阶段。

到目前为止，美国食品药品监督管理局（Food and Drug Administration，FDA）已批准16款与人工智能相关的医疗科技，而人工智能在医疗辅助诊断中的应用较为广泛[9]，包括糖尿病视网膜病变辅助诊断，脑部CT（computer tomography）辅助诊断，心血管疾病监测，骨折辅助诊断等。2019年3月，人工智能在肿瘤诊断领域中的应用被 CA：Cancer Journal for Clinicians 期刊所报道[10]，可实现肿瘤病变位置预测、肿瘤分期、临床疗效预测等功能，从而辅助临床医生的诊治。目前人工智能正在以惊人的速度发展，为人类世界提供了新的发展机遇。

2. 人工智能电子阴道镜辅助诊断系统的研究意义

尽管我国宫颈癌筛查已开展了几十年，但宫颈癌初筛方法无论选择哪种筛查方式，总体筛查水平仍不满意，究其原因，并非由于初筛技术的客观缺陷，主要是由于我国基层阴道镜诊断水平较差，中国医学科学院肿瘤医院既往在我国开展的17项宫颈癌人群筛查研究数据表明[11]，不明确意义的非典型鳞状上皮细胞（atypical squamous cell of undetermined significance，aSCUS）且HPV阳性人群中，有1/3的CIN3＋（cervical intraepithelial neoplasia grade 3 or worse lesions）漏诊，而我国基层阴道镜医生诊断能力相对更差，漏诊情况更为严重。虽然有研究表明[12]，阴道镜下诊断正常者采取随机活检可提高宫颈病变检出率，但大量盲目的随机活检将极大增加基层医生的工作负担，结果造成阴道镜检查质量进一步下降，这不能从本质上解决实际问题。人员培训是提高阴道镜检查质量的关键，虽然国内很多流行病学专家都早已意识到这些问题，正积极开展阴道镜规范化相关培训班，试图提高我国阴道镜整体诊断水平，但训练一名合格的阴道镜医生需要10年以上之久，所以这种现实的差距，难以在短时间内迅速缩减。因此中国宫颈癌筛查迫切需要创新和研发新的阴道镜检查技术，以提高宫颈癌筛查质量。

3. 人工智能电子阴道镜辅助诊断系统的研发过程

研发人工智能电子阴道镜辅助诊断系统模型包括4个阶段，即图像采集和区分，图像预处理，图像分割，特征提取和分类。第一阶段，高清电子阴道镜宫颈图像采集，以病理学诊断结果为金标准，对图像中的宫颈病变进行划分，分为正常和异常病变，再对异常宫颈病变细致区分成不同级别的宫颈病变，即CIN1、CIN2、CIN3和宫颈癌，此阶段严格由病理专家进行质控。第二阶段，将已收集的电子阴道镜图像输入图像标注平台中进行人工标识，对图像的非目标区域可进行模糊处理，对病变位置进行图像增强处理，此阶段严格由阴道镜专家进行质控。第三阶段，图像分割有助于人工智能对图像中目标区域进行学习。在宫颈病变图像中，人工智能集中在宫颈上皮的薄厚，边界是否清晰，隆起程度，镶嵌和点状血管等诸多图像特征进行识别。第四阶段，基于Fast-CNN卷积神经网络与VGG16架构的深度学习神经元数学模型，对已标识的宫颈图像进行特征提取和分类，通过大量训练数据集的学习，深度挖掘电子阴道镜图像和病理诊断结果之间的关联，调试参数并不断优化算法模型，以达到预期的诊断水准。

4. 人工智能电子阴道镜辅助诊断系统的研究进展

目前，人工智能电子阴道镜辅助诊断系统在国外已取得一定的进展。Masakazu[13]早期进行了一次试点研究，基于485张病理证实的宫颈图像数据集，包括142张宫颈重度异常增生图像，257张原位癌图像，86张浸润癌图像，验证了宫颈病变的准确性达到50%，反映了其潜在的可行性。Xu等[14]利用卷积神经网络训练了1000张宫颈图像，模型识别癌前病变的准确性为88.91%，敏感性为87.83%，特异性为90.0%；Mercy等[15]从200例临床数据集中研发出一种基于深度学习的便携电子阴道镜，对正常和异常病变的区别其敏感性为81.3%，特异性为78.6%，准确性达到了80.0%，之后人类阴道镜医生与机器医生进行了宫颈病变的诊断对抗，最终机器打败了人类医生。该研究表明人工智能电子阴道镜辅助诊断系统有望作为一种辅助诊断，提高医生的诊断能力。最近，由美国国立癌症研究院Mark等[16]使用哥斯达黎加地区长达7年随访的宫颈癌筛查基线人群的队列研究9406病例，99843张宫颈图像作为训练数据集以供人工智能进行学习，以病理结果为金标准，其识别正常、CIN2和CIN3在ROC（receiver operating characteristic curve）曲线下的面积分别为0.80、0.70和0.69。以例病例作为测试数据表明人工智能电子阴道镜辅助诊断系统识别CIN2＋的ROC曲线下的面积为0.91，传统宫颈照相技术为0.69，传统细胞学为0.79，HPV检测技术为0.82，与人工智能电子阴道镜辅助诊断系统相比差异均有统计学意义（$P < 0.001$），尽管存在CIN2＋训练集数量过少（279）例，但研究结果预示着人工智能电子阴道镜辅助诊断系统具有潜在的临床应用前景和趋势。在国内，乔友林教授团队[17]正在积极研发人工智能电子阴道镜辅助诊断系统，与国外研究相比，最大的优势在于拥有大量的高质量且经过质控的训练集数据和阴道镜图像动态时序分析，因此其预测宫颈病变的能力更准确，更稳定，且提供辅助医生预测宫颈病变的结果和做出该结果的具体解释。

5. 人工智能电子阴道镜辅助诊断系统存在的优势和挑战

人工智能电子阴道镜辅助诊断系统具备很多优势：从技术层面看，第一，影响阴道镜诊断的主观因素众多，包括溶液品质、涂抹方式、观察角度和光源质量等因素。医生只能通过主观经验和阴道镜检查技能对结果进行判断，而人工智能技术可对宫颈病变图像进行动态时序分析，可避免主观因素的影响。第二，人工智能电子阴道镜辅助诊断系统可对其诊断结果提供科学的解释依据，告知医生给出这个诊断的具体原因，提示医生是否需要活检以及活检数量和活检位置的确定！极大地提高医生的诊断能力。第三，人工智能不受环境条件和疲劳程度的影响，可重复性好，诊断效率高！把医生从大量简单，重复烦琐的工作中解放出来，不仅减轻了医生的工作负担，而且缓解了患者的就诊压力，解决了优质医疗资源分配不均等问题。

从筛查层面看，我国妇科医生80万，妇幼保健机构注册医师36万，但懂得阴道镜检查和诊断的医生不足1/20，且此类人才的培养周期漫长；随着大规模宫颈癌筛查的持续开展，我国有大量初筛结果异常的患者需转诊阴道镜[18]，人工智能电子阴道镜辅助诊断系统的出现将解决基层妇科医师资源不足和能力提升问题，最大限度地提高是否取活检，活检点数量和位置判断正确的概率！避免误诊和漏诊，从而提高宫颈癌筛查质量。

目前，人工智能电子阴道镜辅助诊断系统的研发过程仍面临着许多瓶颈和挑战：第一，周期较长，费用高。宫颈病变的标注和病理诊断结果的质控是需要消耗阴道镜和病理医生大量的精力，也需要细胞学专家、阴道镜专家、病理学专家、流行病专家、产品工程师、人工智能工程师一起跨学科合作。第二，宫颈数据质量问题。阴道镜图像和病理诊断结果是人工智能模型学习的教科书，宫颈病变的标注质量和病理诊断结果的准确性直接决定人工智能电子阴道镜辅助诊断系统的学习成绩，获得高质量的数据是研发的关键。尽管我国有大量的阴道镜图像数据，但绝大多数据是未按照宫颈癌筛查与癌前病变临床处理的标准规范操作的，因此需要对其进行质控。第三，阴道镜图像的兼容性问题。不同地区，不同医疗机构采购阴道镜仪器的差异和阴道镜设定的分辨率等参数的差异，这势必会对训练人工智能模型造成噪声效应从而影响诊断的准确性，因此有必要对阴道镜设备实行统一化和标准化。第四，人工智能对诊断结果的可解释性及医患关系的责任。人工智能对宫颈疾病的解释涉及医学伦理和法律法规等多个领域，诊断结果的责任界定需要更加明确。

6. 人工智能电子阴道镜辅助诊断系统的未来机遇

基于我国人工智能电子阴道镜辅助诊断系统，打造宫颈癌筛查新模式，建立我国宫颈癌筛查示范基地，用人工智能技术在医疗机构终端采集阴道镜图像和完成大数据智能诊断，构建一个不受地域限制的人工智能云诊断系统平台，通过网络技术提高我国基层医院的诊断效率，即使在偏远的农村地区，均可通过云端实时获得高质量的宫颈癌筛查服务。不久的将来，人工智能电子阴道镜辅助诊断系统将从中国走向世界，旨在推动和加强我国与"一带一路"沿线国家和地区开展消除宫颈癌的宫颈癌筛查计划，为其提供方法平台，促进我国高质量人工智能新技术"走出去"，以提升周边国家阴道镜检查的整体水平和宫颈癌筛查效率，有望让更多非洲、东南亚等发展中国家、资源匮乏地区人群获益，为实现WHO提出的2030年全球消除宫颈癌这一目标贡献中国智慧[19]，发出中国声音，提供中国健康产品，为世界健康发展作出积极贡献。

［原载于：中国肿瘤，2019，28（7）：483-486］

参　考　文　献（略）

优化卵巢癌Ⅰ期临床研究管理中国专家经验

吴小华[1]　张　剑[2]　尹如铁[3]　娄　阁[4]　高雨农[5]

（1. 复旦大学附属肿瘤医院妇瘤科 / 复旦大学上海医学院肿瘤学系；
2. 复旦大学附属肿瘤医院肿瘤内科 / 复旦大学上海医学院肿瘤学系；
3. 四川大学华西第二医院妇产科；4. 哈尔滨医科大学附属肿瘤医院妇科；
5. 北京肿瘤医院妇瘤科）

【摘要】　卵巢癌是中国妇科恶性肿瘤主要的死亡原因之一。随着国际上抗肿瘤治疗的迅速发展，国内的抗肿瘤新药也不断涌现，高效地开展相关临床研究将为患者带来极大的获益。基于中国尼拉帕尼的卵巢癌Ⅰ期临床研究（编号为ZL-2306-002），中国专家从患者知情同意、入排审核、临床用药随访、数据管理、不良反应处理和患者关爱等维度进行了总结和讨论，并对国内开展的卵巢癌Ⅰ期临床研究进行了分析，旨在为国内抗肿瘤新药临床研究的开展提供参考与经验。

【关键词】　卵巢癌；Ⅰ期临床研究管理；中国专家经验

卵巢癌是女性生殖器官常见的恶性肿瘤之一，也是中国妇科恶性肿瘤主要死亡原因之一。国际上抗肿瘤治疗迅速发展，而国内的各类抗肿瘤新药也不断涌现，陆续进入临床试验阶段。然而，国内针对卵巢癌的Ⅰ期临床研究数量明显少于其他瘤种。近年来，随着新药的研发，尤其是多聚腺苷二磷酸核糖聚合酶（PARP）抑制剂在卵巢癌中的突破性疗效，国内逐步开展了一系列卵巢癌Ⅰ期临床研究。Ⅰ期临床研究需要妇科肿瘤医师、Ⅰ期临床试验病房、肿瘤内科医师与护士的共同参与和紧密协作。如何在保证受试者自愿参与试验、保护受试者权益的基础上，确保新药临床试验顺利进行，获取高质量的临床数据，成为各临床研究中心工作的重中之重。基于一项研究编号为ZL-2306-002的Ⅰ期临床研究，中国专家进行了深入的总结与讨论，旨在优化Ⅰ期临床试验的流程，为国内抗肿瘤新药临床研究的开展提供参考与经验。

1. 卵巢癌治疗现状与进展

卵巢癌是世界范围内常见的妇科癌症死亡原因之一。在美国，每年约有 22 000 名妇女被诊断患有此病，每年死亡例数达 14 000 例[1]。而在中国，2011 年新发卵巢癌达 45 224 例，死亡病例为 18 430 例[2]。卵巢癌在早期阶段存在治愈的可能，但约 70% 的患者在诊断时已处于晚期[3]。目前主要治疗手段包括手术切除（肿瘤细胞减灭术），以及紫杉醇和铂类药物的联合化疗。虽然 60%～80% 的卵巢癌患者在积极的一线治疗后可获得完全的临床缓解，但 80% 的晚期患者在接受铂类药物化疗后复发[4]。卵巢癌一旦复发后，将难以治愈，同时患者对含铂类药物的化疗逐渐产生耐药，对化疗所致不良反应的耐受性越来越低，后续有效的治疗手段越来越少，有远处转移的卵巢癌患者5年的生存率仅为29%[5]。

靶向治疗药物的出现为复发性卵巢癌的治疗带来了新的曙光，如血管生成抑制剂和PARP抑制剂等。贝伐珠单抗为人源化靶向血管内皮细胞生长因子的单克隆抗体，于2014年经美国食品药品管理局（Food and Drug Administration，FDA）批准上市，联合化疗用于治疗对含铂类药物化疗耐药的复发性卵巢癌患者，经之后的相关研究表明，贝伐珠单抗的应用同样可使铂类敏感的卵巢癌患者总生存获益，因此在2016年该药的适应证拓展至维持治疗铂类敏感患者，这也是第1个在美国批准的用于卵巢癌患者维持治疗的药物[6]。

近年来免疫疗法成为备受关注的一种新的肿瘤治疗措施，其中程序性死亡［蛋白］-1（programmed death-1，PD-1）抗体、程序性死亡［蛋白］配体-1（programmed death ligand-1，PD-L1）抗体尤其引人瞩目。多个抗PD-L1及抗PD-1抗体的临床试验结果表明它们对包括恶性黑色素瘤在内的一些恶性肿瘤具有明显的抗肿瘤效应。同样，抗PD-L1和抗PD-1抗体（如纳武单抗、帕博丽珠单抗等）被认为可在卵巢癌的辅助治疗中起到显著效果[7-8]。

PARP抑制剂是迅速崛起的复发性卵巢癌患者治疗的新选择，它们通过抑制DNA的损伤修复而抑制癌细胞的增殖。现有的PARP抑制剂有奥拉帕尼、尼拉帕尼、芦卡帕尼和他拉唑帕尼，为对铂类药物化疗敏感的复发性卵巢癌患者提供了更好的治疗选择。

以PARP为靶点的靶向治疗在卵巢癌患者中具有坚实的科学基础。PARP-1和PARP-2是DNA结合酶，其功能为检测DNA单链损伤并促进修复。PARP发现DNA损伤后，可将损伤转换成细胞内信号，然后再激活碱基切除修复通路。这条通路对于存在同源重组缺陷（homologous recombination deficiency，HRD）的细胞尤为重要[9]。在DNA双链修复出现缺陷的背景下，细胞DNA损伤修复会更多地依赖于单链损伤修复通路；因此，当PARP抑制剂用于BRCA基因异常等原因导致HRD广泛存在的卵巢癌患者时，它可引起的DNA单链损伤修复被阻断、结合HRD等引起的DNA双链修复缺陷双重打击能够产生彼此协同效应和增强诱导细胞凋亡的效应，同时PARP抑制剂本身具有的诱导细胞凋亡的作用机制也提示其应用于非BRCA基因异常的卵巢癌患者时亦会产生抗肿瘤效应。临床前体外及体内研究均证实了该靶点的有效性[10-11]。

尼拉帕利是一种强效且具有高度选择性的PARP-1和PARP-2抑制剂。一项Ⅲ期、随机、安慰剂对照的全球多中心临床试验结果显示，尼拉帕利在铂类药物化疗敏感的复发性卵巢癌受试者中作为维持治疗药物显著地延长了受试者的无进展生存期，证实了PARP抑制剂在复发性卵巢癌受试者中的临床有效性[12]。更为重要的是，尼拉帕利在携带gBRCA突变的卵巢癌受试者及未携带gBRCA突变的卵巢癌受试者中都表现出显著的有效性。基于在该临床Ⅲ期研究中获得的强大的临床支持性数据，2017年3月，尼拉帕利获得美国FDA快速批准上市，用于铂类药物化疗敏感的复发性卵巢癌的维持治疗[13]。再鼎医药（上海）有限公司于2016年9月获得了尼拉帕利在中国（包括中国香港和中国澳门）的独家研发、生产和销售的权利，将其编号为ZL-2306，并于2017年申办了ZL-2306-002研究：一项评价尼拉帕利在卵巢癌、输卵管癌、原发性腹膜癌（统称卵巢癌）患者中的药代动力学、安全性、耐受性的开放、单臂、Ⅰ期临床试验。

自2017年12月，由复旦大学附属肿瘤医院、四川大学华西第二医院、哈尔滨医科大学附属肿瘤医院与北京肿瘤医院开展了尼拉帕利的Ⅰ期临床试验（ZL-2306-002）。该试验共入组36例卵巢癌患者，并随机分配至不同剂量组（100、200和300mg），目的在于评估尼拉帕利不同剂量组患者的药物动力学参数和安全性数据，进而摸索该新型抗肿瘤药物最适合中国患者的剂量。该研究于2018年7月顺利完成入组患者的随访，初步研究结果于2018年在中国临床肿瘤学会年会上发布。ZL-2306-002研究获取的数据质量高，患者跟踪情况良好，为尼拉帕利在中国人群中的应用（剂量、安全性）提供了更有价值的参考。

2. 优化Ⅰ期临床试验流程

2.1 患者来源和知情同意，提高入组效率

Ⅰ期临床试验虽入组患者例数不多，但由于其评估指标的特殊性，入组标准更为严苛，对入组患者的一致性也具有更高的要求，因此高效的患者入组是临床试验成功开展的重要一环。对外宣传临床试验是加快患者入组的方法之一，有研究中心将临床试验患者招募信息推广至省、市、县所有医院，确保所有相关的患者群体可获得招募信息；全科临床医师对临床试验入组和排除标准的熟知可使医师快速识别出目标患者，从而保证符合标准的门诊患者或住院患者不被遗漏，因此各个研究中心均在临床试验启动会召开时要求每个相关科室的医师参与学习，掌握临床试验的入组和排除标准；合理利用医院现有的患者数据库也是筛选患者的有效方法，除筛查就诊患者的数据资料外，有研究中心设有以病种为分类单位的出院患者登记簿，记有患者出入院日期、主治医师、手术类型、术后病理学检查结果、住院号、详细家庭住址、身份证号及联系方式。若经筛选出现符合标准的患者，项目负责人可通过电话联系该患者，并通知其主治医师，进行进一步的沟通。值得一提的是，有研究中心因加入临床试验时间较晚，从试验启动到试验入组通道关闭，院方仅给予10小时，因此该中心在确定研究后即开始进行准备工作，熟悉入组和排除标准，收集相关的患者信息。试验启动后，项目组迅速从门诊、住院部和医院的体检中心筛查出目标患者，非项目医师也可根据先前了解到的试验入组和排除标准，将接收的患者推荐至项目医师，之后专人接待、沟通，主要研究者根据临床经验初步判断目标患者入选的可能性，在这10小时内入组了足够数量的患者。

2.2 入组和排除审核，减少方案异质性

多中心的Ⅰ期临床研究需要确保入组患者的统一性，特别是肿瘤患者，因患者的病情复杂，先前的干预治疗手段多种多样，在患者入组时，需严格把控入组标准，以确保试验结果的准确性。在该Ⅰ期临床试验过程中，各个中心在患者入组阶段保持与申办方、招募公司的密切联系，患者既往治疗史的判定或出现任何有争议的病例，均进行三方探讨，继而确定该患者是否入组，中心还设有临床研究管理专员，掌握所有申办方和临床研究协调员（clinical research coordinator，CRC）的联系方式，在入组过程中出现任何问题，均可与其他机构进行及时沟通。除此之外，保证科室之间的密切合作，这对筛选出适合临床研究的患者非常有利。例如，肿瘤科保持与外科的紧密联系，可更清楚患者的系统性治疗方案（减瘤术），对患者的实验室检查、影像学检查等方面也会有更进一步的认知，从而保证患

者诊疗流程的规范化，减少方案的异质性。

2.3 临床用药和随访，提高患者依从性

一个成功的临床试验离不开患者的高度依从，而这一点则需要从患者对临床试验的认知与信任做起。关于患者对临床试验的认知，除了在入组初期对患者进行充分的宣教与获得知情同意之外，有的中心于医院走廊张贴临床试验介绍海报，患者与患者家属等候时，不经意间就获知了临床试验基本信息，加深了对临床试验的理解，于是当医师对患者进行临床试验项目的介绍时，患者就不会觉得陌生，更易接受入组，这也让部分患者在了解临床试验后，主动联系医师，询问是否有可参与的临床研究项目，为后续工作带来了极大的便利；患者对临床试验的信任，需要临床试验相关工作人员自始至终的努力，明确以患者为中心的工作原则，坚守赫尔辛基宣言——公正、尊重人格、力求使受试者最大限度地获益和尽可能避免伤害。为此，有中心负责人建立了微信群，将所有的临床试验工作人员纳入群中，可及时了解到患者的病情变化和随访情况，也可在问题出现的第一时间给予工作人员反馈。在临床试验进行过程中，保持患者的依从也需要医师较强的医患沟通能力。患者可能因为各种各样的问题（不良事件、费用等）产生负面情绪。此时，良好的沟通技巧可安抚患者，化解此类矛盾，有研究中心保证了所有参与项目的护士与医师持有临床试验规范标准（good clinical practice，GCP）证书，同时经过系统的临床试验患者沟通培训，有效地提高了医师对于项目整体的医患沟通能力。

2.4 完善数据管理

临床试验的最终结果需要完整而系统的患者数据。在肿瘤领域药物相关的 I 期临床试验过程中，因涉及药物动力学分析，需要密集地对患者进行采血，以得到完整的药物动力学参数，同时还需要获得准确的安全性数据，对患者的不良事件进行评估和归纳，完善的患者数据管理显得尤为重要。系统地分配各个临床试验相关工作，专人、专职、专区，形成独立的工作小组，是各个临床中心高效管理患者、准确记录患者数据的基础，例如，有研究中心以科主任负责制统筹管理临床试验的进行。一线医师分管临床试验的申报、伦理答辩、申办方沟通、患者筛选、入组期间的管理、不良事件的上报处理和试验结束后的总结等，而临床试验管理专员则负责制定临床试验汇总表，每月科会向临床医师汇报近1个月签署知情同意书、随机入组人数、已完成入组人数、合同签署入组人数等情况；有研究中心每月组织全科回顾入组情况，形成一个分析、总结、改进、分析的闭环，提高试验后续工作效率，弥补不足之处，并为CRC专门设立研究接待工作场所，进行患者管理工作，系统地分配临床试验的工作任务，如医疗组中的影像学医师进行疗效评估，下级医师收治患者、完善记录、管理随访，护理团队领取发放药物、采集样本、观察记录不良事件，项目管理团队（CRC与研究护士）则协助其他研究者的工作，并监督、稽查申办者，药事管理协助进行临床研究用药的接收、储存、发放和回收等。在系统合理的工作分配制度、高效的运营流程、明确的责任制度之上再搭建完善的患者数据管理与保存系统，每日项目医师集体查房、开展病例讨论与该领域最新进展讨论，更进一步地保证患者数据的完整和科学合理性。

2.5 有效的不良反应处理

肿瘤药物引起的不良反应往往较大，同时肿瘤患者身体虚弱，不良事件的发生较为频繁，及时对出现不良事件的患者进行相应的治疗与心理疏导，也是临床试验开展过程中的

重要一环。患者需要严密的跟踪随访，对出现严重不良事件的患者，更需要保持监测，直至症状完全缓解。例如，在该尼拉帕利的Ⅰ期临床试验过程中，患者常见的不良事件集中在消化系统和血液系统，患者需不良事件管理建议，必要时考虑减量治疗，无法耐受时考虑中断用药，例如，3～4级的血小板减少，需要患者中断用药，对症支持治疗，后续持续观察患者血小板计数情况，直至血小板计数回升至可接受范围内，再考虑患者是否继续接受该方案治疗或更换新方案治疗。在整个过程中，医师与护理团队需保持高度的警觉，预防任何严重不良事件的再次进展，同时加强对患者的心理辅导，使其正确认识用药过程中产生的不良事件，避免患者因轻微的不良事件而退出研究。

2.6　细致的患者关爱

患者关爱始终是临床研究工作中值得探讨的内容。重症患者在生理和心理上备受折磨，让他们感受到医务工作者的体贴与关爱，树立疾病缓解和治愈的信心，给予他们生活下去的希望，是临床试验工作者应尽的责任。在开展尼拉帕利Ⅰ期临床试验的过程中，有研究中心专门为进行采血的患者开设等候室，保证患者与其家属在等待采血的过程中拥有足够的休息空间，还设有专员对这些患者进行耐心细致的沟通，及时帮助患者和家属；也有中心组建患者家属沟通微信群，随时随地掌握患者情况，只要患者或其家属反馈治疗过程中产生的问题，不论何时何地，医师均会及时解答，给予相应的支持。

3. 卵巢癌Ⅰ期临床研究现状分析

国内卵巢癌Ⅰ期临床研究现状见表1。

表1　国内卵巢癌Ⅰ期临床研究

注册编码	药物名称	主要终点	靶向/实际纳入患者	研究状态
CTR20181729	重组人抗表皮生长因子受体抗体注射液	客观应答率	90-175	正在进行（尚未招募）
CTR20171659	6B11-OCIK注射液	剂量限制毒性，最大耐受剂量	10	正在进行（尚未招募）
CTR20171512	人抗血管内皮生长因子单克隆抗体注射液	剂量限制毒性，最大耐受剂量	48	正在进行（尚未招募）
CTR20171308	贝伐珠单抗注射液	药物代谢动力学（PK）参数：曲线下面积和Cmax	100/98	已经完成
CTR20170836	ZL-2306胶囊	PK参数	30/36	已经完成
CTR20170767	Theoroni胶囊（5mg）	客观应答率	30/25	正在进行（招募中）
CTR20170271	IMP4297胶囊（1mg）	剂量限制毒性，不良事件	30	正在进行（招募中）
CTR20170154	氟唑帕利胶囊	Ⅱ期临床试验推荐剂量	76	正在进行（招募中）
CTR20132581	多西他赛脂质微球注射液	剂量限制毒性，最大耐受剂量	27/20	Completed
CTR20132363	紫杉醇脂质体注射液	剂量限制毒性，最大耐受剂量	12	正在进行（招募中）
CTR20131194	长春新碱脂质体注射液	生命体征，相关实验室检测，不良事件	—	已经完成

目前国内PARP抑制剂的相关Ⅰ期临床试验共有11项，其中3项已完成，剩余8项仍在进行中。设定的主要临床终点有客观缓解率（objective response rate，ORR）、剂量限制性毒性（dose-limiting toxicity，DLT）、最大耐受剂量（maximum tolerated dose，MTD）、PK参数和不良事件等，主要评估药品的药物代谢动力学参数与最合适的用药剂量。对应的适应证主要为晚期卵巢癌等恶性实体瘤。值得一提的是，仅一项Ⅰ期临床试验为国外制药公司申办，由此可见国内研发PARP抑制剂的制药公司和学术机构众多，不少药物已进入临床试验阶段。虽然各类PARP抑制剂在作用机制上有一定区别，疗效可能也会有所不同，但无论如何，国内PARP抑制剂的研发热潮必将使卵巢癌等实体瘤患者获益。

近年的国内卵巢癌Ⅰ期临床研究更是覆盖了各种作用机制的新型药物，既有生物制剂类靶向药物，也有小分子靶向类药物。这些药物具有不同的机制，针对不同亚型与突变体的卵巢癌患者，为卵巢癌患者带来了更多的选择。

4. 结论

总体而言，卵巢癌Ⅰ期临床试验的顺利开展离不开医务工作者丰富的临床经验、强大的科研能力和细致入微的患者管理，临床试验中心也需配备相应的工作小组与数据管理系统，保证临床试验合理高效的运行与临床数据的完整和科学性。当然，我们依然需要探索更为全面的不良事件处理方案、多中心合作与资源共享模式，加强患者关爱，使更多的重症患者从临床试验中获益。

〔原载于：中国癌症杂志，2019，29（5）：321-327〕

参 考 文 献（略）

66例晚期黑色素瘤患者组织中磷酸化成视网膜细胞瘤蛋白表达水平分析及其临床意义评价

邓园欣[1] 孔 燕[2] 毛丽丽[2] 斯 璐[2] 郭 军[2]

（1.北京大学肿瘤医院暨北京市肿瘤防治研究所重症医学科；2.肾癌黑色素瘤内科/恶性肿瘤发病机制及转化研究教育部重点实验室）

【摘要】 目的 分析晚期黑色素瘤组织中磷酸化成视网膜细胞瘤蛋白（phosphorylatedretinoblastoma，p-Rb）的表达情况，并探讨其与临床病理特征及预后之间的相关性。方法 收集2011至2014年在北京大学肿瘤医院肾癌黑色素瘤科住院治疗并符合纳入和排除标准的66例晚期黑色素瘤患者的临床资料及其石蜡包埋组织切片，采用免疫组化方法检测患者原发灶肿瘤组织中p-Rb的表达情况，结合患者临床病理特征、总生存期等临床数据进行相关性分析。结果 晚期黑色素瘤组织中p-Rb的阳性表达率为57.6%（38/66）。非肢端的皮肤型、肢端型及黏膜型的p-Rb阳性率分别为73.7%（14/19）、63.0%（17/27）和35.0%（7/20），差异有统计学意义（$P = 0.039$）。p-Rb在不同基因突变亚组中的阳性率亦不同，BRAF突变组为83.3%（5/6），C-KIT突变组为100.0%（2/2），N-RAS突变组为100.0%（9/9），PDGFRA突变组为50.0%（1/2），2个基因突变组为50.0%（1/2），基因野生型为44.4%（20/45），差异有统计学意义（$P = 0.004$）。p-Rb表达水平与年龄、性别、分期、溃疡、血清LDH水平无相关性（$P > 0.05$）。p-Rb阳性患者的中位总生存期（OS）较阴性患者略短（30.0vs 39.2个月），但差异无统计学意义（$P = 0.555$）。结论 超过半数的晚期黑色素瘤组织中有p-Rb的阳性表达，非肢端的皮肤型中p-Rb阳性率高于肢端型、黏膜型，且携带c-KIT和N-RAS突变的患者黑色素瘤组织中p-Rb阳性率较高。

【关键词】 恶性黑色素瘤；成视网膜细胞瘤蛋白；磷酸化；预后

恶性黑色素瘤（malignant melanoma，MM）是恶性程度最高的肿瘤之一，其发病率逐年上升[1]。尽管近年来靶向治疗和免疫治疗在黑色素瘤中取得突破性进展，然而，获益的人群有限，晚期黑色素瘤仍面临治疗难题。

靶向p16[INK4A]：cyclinD-CDK4/6：Rb通路（CDK通路）的研究成为当前研究的热点之一，黑色素瘤中存在CDK通路的基因变异，发生率75%～90%[2]。中国肢端型黑色素瘤中CDK通路的基因变异率高达82.7%[3]。细胞周期在多个肿瘤的发病机制中发挥重要作用[4-5]。视网膜细胞瘤蛋白（retinoblastoma，Rb）与E2F转录因子家族结合，阻止由G1期进入S期；受到有丝分裂原的刺激后，cyclinD-CDK4/6复合物使磷酸化Rb（p-Rb），进而失去活性；p-Rb同E2F分离，解除对基因的转录抑制，允许细胞从G1期进入S期[6-11]。

目前CDK抑制剂palbociclib已被FDA批准用于治疗ER阳性的晚期乳腺癌。在黑色素瘤中，CDK4/6抑制剂还处于临床研究阶段。CDK4/6抑制剂通过阻止细胞周期进程发挥抗肿瘤作用，Rb是CDK4/6下游的作用靶点，有功能的Rb对于CDK4/6抑制剂发挥作用是必不可少的。在临床前期试验中，Rb缺失预示对CDK4/6抑制剂耐药[12-18]。在卵巢癌细胞系中，Rb高表达且p16^{INK4A}低水平，对CDK4/6抑制剂最敏感[19]。然而现在仍不能确定Rb高表达或p16^{INK4A}缺失能否作为单独的生物标志物，用以筛选CDK4/6抑制剂治疗中最大获益的患者人群。此外，有中国学者[3]在黑色素瘤的体外试验中发现，p-Rb表达或许能预测CDK4/6抑制剂的疗效。迄今，p-Rb表达水平与黑色素瘤预后及治疗疗效的相关性，国内外均无报道。中国人黑色素瘤的细胞周期通路中p-Rb状态亦无报道。本研究通过免疫组化的方法，检测66例晚期黑色素瘤患者肿瘤组织标本中p-Rb的表达水平，并分析其临床意义，希望能为以细胞周期为靶点的黑色素瘤治疗策略提供实验依据，为筛选CDK抑制剂治疗的潜在获益人群奠定基础。

1. 资料与方法

1.1 临床资料

收集了2011至2014年在北京肿瘤医院肾癌黑色素瘤科住院治疗的符合以下标准的66名晚期黑色素瘤患者资料：①经组织学确诊为恶性黑色素瘤；②临床分期为Ⅳ期；ECOG≤2分；既往未接受过；③ECOG≤2分；④既往未接受过放、化疗及靶向治疗；⑤入院后接受达卡巴嗪或替莫唑胺为主的联合化疗；⑥可提供石蜡包埋肿瘤组织切片。所有患者均签署了知情同意书。

1.2 免疫组织化学检测黑色素瘤组织中p-Rb的表达

对66名患者治疗前的肿瘤组织标本切片进行免疫组化检测（每人检测1张切片）。一抗为兔抗人p-Rb抗体（Ser807/811）购自美国CellSignalingTechnol-ogy公司（稀释比1∶50），即用型二抗购自Dako公司，抗体稀释液、EDTA、封闭用山羊血清、DAB显影液、改良苏木精购自北京中杉金桥生物技术有限公司。用PBS替代一抗作为阴性对照，DAB显色。光学显微镜下观察结果，每张切片选择5～8个视野。结果判定：细胞核有棕黄色染色的细胞为阳性细胞，阳性细胞所占比例≥25%为阳性表达，＜25%为阴性表达[20]。

1.3 基因测序检测黑色素瘤组织细胞中的基因突变

收集66例患者石蜡包埋的肿瘤组织标本切片，分离并提取肿瘤组织DNA。针对C-KIT基因第9、11、13、17和18号外显子，BRAF基因第11号和15号外显子，N-RAS基因第1号和第2号外显子，PDG-FRA基因的第12、14和18号外显子的PCR引物，采用巢式PCR法扩增目的片段，目的片段的产物经纯化后进行序列检测，分析这些基因的突变情况。

1.4 临床数据来源和随访

回顾整理患者资料，采集患者年龄、性别、溃疡情况、TNM分期、类型、LDH水平等临床病理特征。随访方式主要为电话随访，随访率为84.8%。随访截止日期2018-12-31，中位随访时间为29.9个月（范围：2.8～100.4个月）。总生存期（OS）是指从病理确诊时间至患者死亡时间。如随访结束时患者仍存活，则OS计算终点为随访截止日期。

1.5　统计学处理

应用SPSS17.0统计学软件对所有数据进行统计学分析。采用Pearson卡方检验或Fisher精确检验来检测p-Rb表达水平与性别、分期、分型、溃疡、LDH、基因突变的相关性。按照p-Rb表达水平进行分组，采用Kaplan-Meier法和Log-rank检验来比较各组之间的OS差异。采用COX比例风险回归模型进行多因素分析。P值为双侧检验，以$P < 0.05$或$P < 0.01$表示差异有统计学意义。

2.　结果

2.1　患者基本临床病理特征

66例患者临床病理特征分析（表1）显示，患者中位年龄为53岁（范围：18～76岁）；男36例（54.5%），女30例（45.5%）；采用AJCC第7版临床分期：M_{1a}期11例（16.7%），M_{1b}期13例（19.7%），M_{1c}期42例（63.6%）；原发灶溃疡状态：有溃疡37例（56.1%），无溃疡15例（22.7%），不详14例（21.2%）；原发灶类型：肢端型27例（40.9%），黏膜型20例（30.3%），非肢端的皮肤型19例（28.8%）；LDH水平：正常47例（71.2%），升高19例（28.8%）。

基因测序结果（表1）显示，本组患者中BRAF V600E基因突变者6例（9.09%），C-KIT基因突变者2例（3.03%）；N-RAS基因突变者9例（13.63%）；PDG-FRA基因突变者2例（3.03%）；同时2种基因突变者2例（3.03%），其中1例为BRAF和PDGFRA同时突变，另1例为BRAF和NRAS同时突变；基因野生型45例（68.18%）。

表1　66例晚期黑色素瘤患者的基本临床病理特征

Characteristic	n（%）	Characteristic	n（%）
Age（t/a）	53（18～76）	Subtype	
Median age		Acral	27（40.91）
≤65	34（51.52）	Mucosal	20（30.30）
>65	32（48.48）	Cutaneous without acral	19（28.79）
Gender		LDH level	
Male	36（54.55）	Elevated	19（28.79）
Female	30（45.45）	Normal	47（71.21）
Ulcer		Gene mutation	
Yes	37（56.06）	BRAF	6（9.09）
No	15（22.73）	C-KIT	2（3.03）
Unknown	14（21.21）	N-RAS	9（13.63）
Stage		PDGFRA	2（3.03）
M_{1a}	11（16.67）	Two genes mutation	2（3.03）
M_{1b}	13（19.70）	Wildtype	45（68.18）
M_{1c}	42（63.63）		

2.2 黑色素瘤组织中p-Rb的表达

免疫组织化学检测结果（见书后彩插图15）显示，66例晚期黑色素瘤组织中，38例为p-Rb阳性，阳性率为57.6%。

2.3 p-Rb表达水平与临床病理特征的相关性

66例晚期黑色素瘤患者中，有38例为p-Rb阳性表达（57.6%）。非肢端的皮肤型、肢端型、黏膜型的p-Rb阳性率分别为73.7%（14/19）、63%（17/27）、35%（7/20），差异有统计学意义（$P = 0.039$）。p-Rb在不同基因突变中的阳性率各有不同，BRAF突变组为83.3%（5/6），C-KIT突变组为100.0%（2/2），N-RAS突变组为100.0%（9/9），PDGFRA突变组为50.0%（1/2），2个基因突变组为50.0%（1/2），基因野生型组为44.4%（20/45），差异有统计学意义（$P = 0.004$）。p-Rb的阳性表达率同患者的年龄（$\chi^2 = 0.082$，$P = 0.774$）、性别（$\chi^2 = 0.132$，$P = 0.716$）、分期（$\chi^2 = 2.432$，$P = 0.296$）、溃疡（$\chi^2 = 0.847$，$P = 0.655$）、血清LDH水平（$\chi^2 = 0.34$，$P = 0.56$）的差异均无统计学意义，详见表2。

表2　p-Rb表达水平与晚期黑色素瘤患者临床病理特征之间的关系 [n（%）]

Characteristic	P-Rb positive expression	P
Age（t/a）		0.774
≤65	19（55.9）	
>65	19（59.4）	
Gender		0.716
Male	20（55.6）	
Female	18（60.0）	
Ulcer		0.655
Yes	21（56.8）	
No	10（66.7）	
Unknown	7（50.0）	
Stage		0.296
M_{1a}	4（36.4）	
M_{1b}	8（61.5）	
M_{1c}	26（61.9）	
Subtype		0.039
Acral	17（63.0）	
Mucosal	7（35.0）	
Cutaneous without acral	14（73.7）	
LDH level		0.560
Elevated	12（63.2）	
Normal	26（55.3）	

（续　表）

Characteristic	P-Rb positive expression	P
Genemutation		0.004
BRAF	5（83.3）	
C-KIT	2（100.0）	
N-RAS	9（100.0）	
PDGFRA	1（50.0）	
Twogenesmutation	1（50.0）	
Wildtype	20（44.4）	

2.4　p-Rb表达水平与患者OS之间的相关性

对66例患者进行Kaplan-Meier生存曲线分析，中位随访时间为29.9个月（随访截止日期2018-12-31），p-Rb阳性患者的中位总生存期为30.0个月（95%CI: 17.965 ～ 42.035），p-Rb阴性患者的中位总生存期为39.2个月（95%CI: 31.893 ～ 46.507），差异无统计学意义，（$\chi^2 = 0.348$，$P = 0.555$）。

根据患者的分型和基因突变情况进行分组，各组间p-Rb表达对OS的影响，差异均无统计学意义。

纳入了年龄、性别、分期、分型、LDH水平、有无溃疡、基因突变情况、p-Rb表达情况进行COX回归多因素分析，p-Rb阳性表达者有OS缩短的趋势，但差异无统计学意义（HR = 1.233，95%CI: 0.630 ～ 2.414，$P = 0.541$）。

3.　讨论

Rb定位于染色体带13q14[5]，参与调控细胞周期、衰老、组织内平衡等过程[21]。Rb通过使细胞停留在细胞周期的G1期来抑制细胞增殖。在人类黑色素瘤细胞中，Rb呈现过度磷酸化状态[22-24]。曾有报道[25]称，Rb在葡萄膜黑色素瘤中失活率较高，主要是通过在第807位丝氨酸（serine-807）和第811位丝氨酸（serine-811）位点磷酸化而失活。但中国人黑色素瘤的细胞周期通路中p-Rb表达状态尚无报道，p-Rb与临床病理特征及预后的相关性亦无报道。

关于p-Rb的免疫组织化学检测方法至今尚未统一，一抗的应用及阳性判断方法在各研究中都有一定的差异。在本研究中，选用了石蜡切片中应用较多、染色结果较好的兔抗人p-Rb抗体[25]。在阳性判断方法上，本研究将阳性判断界值定为25%（即染色细胞所占的比例≥25%者定义为阳性），与多数的研究所采用的方法相同[20, 26-27]。

根据临床特征和分子表型，黑色素瘤分为4种类型：①肢端型；②黏膜型；③慢性阳光损伤型；④非慢性阳光损伤型（包括原发灶不明型）[28]。后两者合并为非肢端的皮肤型。在高加索人中，黑色素瘤的主要类型是非肢端的皮肤型，肢端型和黏膜型仅分别占黑色素瘤中的5%和1%[29-30]。亚洲人群中，肢端和黏膜黑色素瘤是主要类型，所占比例高于70%[32]。中国学者孔燕等[3]发现，肢端黑色素瘤中CDK通路的基因变异率高达82.7%。而本研究中非肢端的皮肤型中的p-Rb阳性表达率显著高于其他两型，提示细胞周期可能在非肢端的皮肤型黑色素瘤中更活跃，这与既往研究结果存在差异。主要原因可能存在以下几点：①不同研究中黑色素瘤的亚型构成比存在差异；②肿瘤的生长、发展还受到肿瘤微环境、信号通路变化等多种因素的综合影响；③本研究样本量有限。未来还需进一步扩大样本量进行验证，同时加强基础研究，深入探讨肿瘤发展机制。

已有临床前期研究[32]证实，CDK4抑制剂palboci-clib在NRAS突变的黑色素瘤中具有抗肿瘤作用。也有人[33]发现，在同时存在BRAF和NRAS突变的黑色素瘤细胞中，联合使用CDK4/6抑制剂和MEK抑制剂，会导致细胞死亡增加。BRAF和NRAS突变通常会激活MEK-ERK1/2通路，这会上调cyclinD[34]。受到有丝分裂原的刺激后，cyclinD-CDK4/6复合物使Rb磷酸化，进而失去活性，允许细胞周期的进程。本研究中，p-Rb在不同的基因突变状态中，阳性率不同，差异有统计学意义。p-Rb作为cyclinD的下游产物，它与基因突变的深层次关系，以及能否作为筛选出对CDK抑制剂治疗获益人群的标志物，还需要进一步的探索。

本研究中首次分析了晚期黑色素瘤中p-Rb表达水平同患者预后的关系，发现p-Rb阳性患者的中位总生存期略短于阴性者，但结果无统计学意义。

综上所述，本课题初步研究了中国人晚期黑色素瘤p-Rb表达情况，发现超过半数的晚期黑色素瘤中有p-Rb的阳性表达，非肢端的皮肤型中p-Rb阳性率高于肢端型、黏膜型，提示p-Rb可能在非肢端的皮肤型黑色素瘤的发生及进展中发挥更重要的作用。C-KIT突变和N-RAS突变黑色素瘤患者中p-Rb阳性率高，未来还需要扩大样本量并结合相关机制研究，以证实在具有上述两种基因突变患者中使用CDK4/6抑制剂治疗能否获益。

［原载于：中国肿瘤生物治疗杂志，2019，26（8）：882-887］

参 考 文 献 （略）

特瑞普利单抗治疗黑色素瘤的适应证分析

唐碧霞　斯　璐　郭　军

（北京大学肿瘤医院暨北京市肿瘤防治研究所肾癌黑色素瘤内科/
恶性肿瘤发病机制及转移研究教育部重点实验室）

【摘要】　中国首个原发研制抗程序性死亡受体1（PD-1）抗体特瑞普利单抗（toripalimab）于2018年12月27日获得中国国家食品药品监督管理总局（CFDA）审批，用于标准治疗失败的晚期黑色素瘤的治疗。从Ⅰ期临床试验开展到最终上市，前后历经3年的时间。这是中国生物制药领域的突破，为中国医药自主研发在肿瘤免疫治疗领域奠定了基础。本文对特瑞普利单抗在黑色素瘤治疗领域的相关临床研究予以总结，并结合国际上抗PD-1抗体在黑色素瘤研发领域的发展，分析特瑞普利单抗的研发前景，以期指导中国黑色素瘤的诊治。

【关键词】　特瑞普利单抗；抗PD-1抗体；黑色素瘤

2014年，程序性死亡受体1（programmed cell death protein 1，PD-1）抗体纳武利尤单抗（nivolumab）、帕博利珠单抗（pembrolizumab）相继获得美国食品药品监督管理局（FDA）批准上市，上述两种药物均以黑色素瘤作为首个适应证上市，黑色素瘤也因此广受重视，成为肿瘤免疫研发新药的"试金石"。迄今为止，美国上市的6个抗PD-1/程序性死亡受体1配体（PD-L1）单抗已在20多个瘤种中取得了30多个治疗适应证。2018年12月27日，中国首个原发研制抗PD-1抗体特瑞普利单抗（toripalimab）获得中国国家食品药品监督管理总局（CFDA）审批，用于标准治疗失败的晚期黑色素瘤的治疗。从2015年12月获得国家临床试验同意批件进入Ⅰ期临床试验，随即开展针对晚期黑色素瘤的Ⅱ期临床试验，至2018年12月成功获批，特瑞普利单抗的临床研发历经3年时间[1]。本文拟对特瑞普利单抗在黑色素瘤治疗领域的研发现状及前景予以分析及阐述。

1. 晚期黑色素瘤

1.1　Ⅰ期研究

2016年3月启动的特瑞普利单抗在晚期肿瘤患者中的耐受性和药代动力学的开放、单中心、剂量递增的Ⅰ期临床研究（NCT02836795）共纳入22例晚期黑色素瘤患者，分别接受1、3、5mg/kg，q2w的规律输注治疗。结果显示，1例（肢端型）患者达到完全缓解（complete response，CR），3例（2例肢端型，1例黏膜型）部分缓解（partial response，PR），6例疾病稳定（stable disease，SD），客观缓解率（overall response rate，ORR）为18.2%，疾病控制率（disease control rate，DCR）为45.5%，患者耐受性良好[1]。

1.2　Ⅱ期研究

基于Ⅰ期研究结果，2016年12月进一步开展了针对标准治疗失败后的晚期黑色素瘤患者的多中心、单臂、Ⅱ期临床研究（NCT03013101）。入组患者接受3mg/kg，q2w规律输液治疗，主要终点为独立数据委员会根据RECIST 1.1评估的ORR。该项研究共纳入128例患者，截至2018年09月15日，ORR为17.3%，DCR为57.5%，中位无进展生存期（median progression-free survival，mPFS）为3.5个月，中位总生存时间（median overall survival，mOS）尚未达到。中位缓解时间为3.5个月，表现出该药物可持续的抗肿瘤活性。其中PD-L1阳性患者的ORR高于PD-L1阴性患者（45.8% vs 15.0%）但在PD-L1阴性患者中，DCR达51.25%。因此，无论PD-L1的表达情况，特瑞普利单抗均有可能带来临床获益[2]。另外，根据Ⅰ期研究结果，除PD-L1可作为疗效预测指标以外，肿瘤浸润性淋巴细胞（tumor infiltrating lymphocytes，TILs）也可作为另一项预测指标。TILs阳性患者（≥1%）的ORR较阴性患者明显增高（31.8% vs 0）。但该结论能否在Ⅱ期研究中被证实，还有待于最终实验室数据的公布。然而，对比国外报道的有关帕博利珠单抗及纳武利尤单抗在晚期黑色素瘤中的疗效ORR为（26.0%～31.7%）[3-4]，特瑞普利单抗的疗效似乎有所不及，ORR仅为17.3但若再进一步分析其研究人群的病理亚型，则会发现国内外研究中的重要区别。不同于西方高加索人种黑色素瘤以慢性日光损伤型（70%）和非慢性日光损伤型（26%）为主，中国黑色素瘤以肢端型（49.4%）和黏膜型（22.6%）为主[5]。特瑞普利单抗的Ⅱ期研究中慢性日光损伤型、非慢性日光损伤型、肢端型和黏膜型4大亚型分别占14.1%、29.7%、39.8%和16.4%，结果显示慢性日光损伤型的ORR和DCR分别为35.3%和64.2%，非慢性日光损伤型为33.3%和77.8%，而肢端型的ORR和DCR分别为14.3%和53.1%，黏膜型为0和42.1%，肢端型和黏膜型黑色素瘤的缓解率明显低于慢性日光损伤型和非慢性日光损伤型两大类，而其中慢性日光损伤型和非慢性日光损伤型的ORR和DCR数据与高加索人群则基本一致。既往文献报道指出，肢端型和黏膜型预后较慢性日光损伤型和非慢性日光损伤型差，部分回顾性研究发现抗PD-1抗体在黏膜黑色素瘤中的疗效远低于皮肤来源的黑色素瘤[5-7]。此项前瞻性研究结果证实了上述观点。而同期开展的帕博利珠单抗在中国上市前用于二线治疗晚期黑色素瘤的研究数据结果显示，帕博利珠单抗的ORR达16.7%，DCR为38.2%，mPFS为2.8个月，OS为12.1个月[8]。特瑞普利单抗和帕博利珠单抗在中国晚期黑色素瘤人群中的疗效基本一致，更进一步证实病理亚型对抗PD-1抗体疗效的影响。

2.　特殊病理亚型的研究

根据上述研究结果，本文针对中国黑色素瘤中高发的肢端和黏膜两种病理亚型，相继开展下述研究。①在2018年12月启动开展的特瑞普利单抗一线治疗晚期黑色素瘤的多中心、随机、对照Ⅲ期临床研究（NCT03430297）中，纳入非黏膜原发，而以肢端原发为主的晚期黑色素瘤，与目前中国晚期黑色素瘤标准一线治疗方案达卡巴嗪进行对比，计划于2021年3月得到分析结果。尽管国外纳武利尤单抗和帕博利珠单抗用于一线治疗的研究已获得阳性结果，但鉴于人种及病理亚型的不同，该Ⅲ期结果尚未明确[9-10]。②前期研究工作发现，80%肢端型黑色素瘤存在CDK4通路拷贝数变异，在体外和人源化肿瘤异种移植模型中证实CDK4通路抑制剂对携带特定CDK4通路拷贝数变异的肢端型黑色素瘤细胞增殖的抑制作用[11]。因此，CDK通路可能为亚洲肢端型黑色素瘤的一个潜在治疗靶点。利用全外显子组测序和转录组测序技术对使用特瑞普利单抗治疗的晚期黑色素瘤患者的肿瘤样本进行分析，发现和获益人群相比，疾病进展组患者存在显著Cdk4基因拷贝数扩增，并进一步验证Cdk4和/或Ccnd1的扩增与PD-1抑制剂原发耐药可能密切相关。在肢端型黑色素瘤的原代细胞系及人源化肿瘤异种移植模型中，发现应用CDK4/6抑制剂可显著提高PD-L1蛋白的表达水平。此外，敲入PD-1的转基因小鼠及人源化肿瘤异种移植模型的肿瘤生长曲线提示，联合CDK4/6抑制剂可显著提高PD-1阻断剂的疗效。故特瑞普利单抗联合CDK4抑制剂为晚期肢端黑色素瘤的重要研究方向[12]。③鉴于抗PD-1抗体单药在晚期黏膜型黑色素瘤患者中效果不佳，北京大学肿瘤医院于2017年4月开展了特瑞普利单抗联合阿昔替尼用于晚期黏膜黑色素瘤的Ⅰb期临床研究（NCT03086174）。截至2018年5月20日，入组的33例患者全部进行了肿瘤评估，其中29例初治患者中有14例达到客观缓解，ORR为48.3%（14/29）DCR为86.2%（25/29），平均中位起效时间为2.1个月mPFS和mOS均未达到[13]。基于该联合治疗方案疗效显著，该项目的国际多中心Ⅲ期临床研究正在筹备中。有可能会进一步扩大特瑞普利单抗的治疗适应证。

抗PD-1抗体联合其他方法治疗晚期黑色素瘤的研究正在开展。①其他免疫治疗：抗CTLA-4抗体、病毒注射药物[14]、免疫调节制剂[15]；②其他靶向治疗药物：包括小分子靶向药物（络氨酸激酶抑制剂，如国产小分子靶向治疗药物安罗替尼、阿帕替尼以及cm082，BRAF抑制剂，MEK抑制剂等）和大分子靶向药物（贝伐珠单抗）[16-19]；③化疗、放疗等[20-22]。但在探索联合治疗方案的过程中，关注疗效的同时，需要警惕不良反应的发生。如抗CTLA-4抗体伊匹单抗联合抗PD-1抗体的研究中，尽管ORR、PFS、OS较抗PD-1抗体单药显著改善，但3～4级不良反应的发生率也显著提高，超过50%，严重阻碍了该治疗方案的临床应用[23-24]。而抗PD-1抗体联合BRAF抑制剂达拉菲尼＋曲美替尼（KeyNote022）的研究数据显示，联合组和单纯靶向治疗组相比，疗效并无显著性差异，但3～4级不良反应的发生率上升了30%。因此，在尝试扩大特瑞普利单抗治疗黑色素瘤的适应证探索过程中，研究者亟需熟悉掌握联合治疗中各治疗药物/方法的作用机制及不良反应，才能在联合治疗时有的放矢，增效不增毒。

3. BRAF突变人群的治疗

对于既往未接受过BRAF抑制剂治疗的患者，抗PD-1抗体和BRAF抑制剂治疗的流程顺序尚未明确。靶向治疗在≥50%BRAF突变的患者中可达到迅速缩瘤的效果，但在13个月内部分患者会因为耐药导致疾病"爆发式"进展。目前，尚缺乏两者头对头的临床研究，因此尚未明确该问题。但根据国内外黑色素瘤研究领域的专家意见，对于预后因素良好（如M1a/b、LDH水平正常）的BRAF突变患者，可选择抗PD-1抗体单药治疗或BRAF抑制剂治疗；对于预后不良（如M1c、脑/肝转移但基线LDH水平正常者），可选择双免疫抗体药物联合或BRAF靶向治疗，对于广泛转移、肿瘤进展迅速且基线LDH水平高于正常值的患者，建议BRAF抑制剂治疗。但在治疗过程中，亟需根据患者的状态、治疗效果以及肿瘤PD-L1表达和免疫细胞浸润等状态，及时进行治疗策略的调整[25-28]。

4. 术后辅助及新辅助治疗

CheckMate238和KeyNote054研究均证实抗PD-1抗体在Ⅲa～Ⅳ期根治术后的黑色素瘤患者中，较伊匹单抗或安慰剂相比，可明显提高患者无复发生存率（relapse free survival, RFS）（1年RFS率为75.4% vs 61%，$HR = 0.57$）[29-30]。故美国FDA先后于2017年12月和2019年2月分别批准纳武利尤单抗和帕博利珠单抗用于Ⅲb～Ⅳ期和Ⅲa～Ⅲc期黑色素瘤根治术后高危患者的辅助治疗。目前，特瑞普利单抗在黑色素瘤术后辅助治疗中的作用尚未证实。但如上所述，特瑞普利单抗可能给中国高发黑色素瘤亚型肢端黑色素瘤以及黏膜黑色素瘤患者带来生存获益。北京大学肿瘤医院正在开展的黏膜黑色素瘤术后使用抗PD-1抗体对照大剂量IFN辅助治疗的临床研究（NCT03178123），拟纳入220例患者，今年已完成患者入组。此外，抗PD-1抗体联合阿昔替尼用于黏膜黑色素瘤术前新辅助治疗以及抗PD-1抗体联合瘤体注射疫苗用于肢端黑色素瘤的术前新辅助治疗等系列研究在国内已相继开展。

5. 结语

当前，中国的医药研发事业正在逐步与全球接轨，加大研发投入，提高自主研发能力，国家也先后推出多项利好政策，支持创新药物的研发。中国新药研发已从跟踪仿制阶段发展至模仿创新阶段，并向原始创新阶段迈进。特瑞普利单抗作为中国首个自主研发上市的抗PD-1抗体，为中国黑色素瘤免疫治疗领域的药品研发奠定了基础。希望其联合治疗模式能够助力中国黑色素瘤的治疗并进一步开拓其适应证。

[原载于：中国肿瘤临床，2019，46（16）：857-860]

参 考 文 献（略）

❖ 肿瘤放疗领域 ❖

中国放射肿瘤学33年发展回顾与展望

黄　伟[1]　张延可[2]　朱　健[3]　李宝生[1]　于金明[1]

[1. 山东省肿瘤防治研究院（山东省肿瘤医院）放疗科山东第一医科大学（山东省医学科学院）；2. 山东省济宁市邹城市人民医院放疗科；3. 山东省肿瘤防治研究院（山东省肿瘤医院）放射物理技术科山东第一医科大学（山东省医学科学院）]

【摘要】　中华医学会放射肿瘤治疗学分会成立33年以来，中国放射肿瘤学发展迅速。现结合历次信息调查数据，从放疗单位、相关专业人员、设备、技术和学科发展几个方面，以11年为一个阶段，对中国（不包括香港、澳门、台湾地区）肿瘤放疗发展历程进行总结回顾，并展望放疗未来发展方向，提出新的"精准放疗"理念。

【关键词】　放射肿瘤学；中国

1978年改革开放以来，中国放射肿瘤学科发展迅速。尤其是1986年11月中华医学会放射肿瘤治疗学分会（Chinese Society for Therapeutic Radiation Oncology，CSTRO）在西安止园成立以来，在谷铣之、刘泰福、杨天恩3位教授的带领下，中国放射肿瘤学步入发展快车道[1]。1987年1月，《中华放射肿瘤学杂志》的前身《中国放射肿瘤学》创刊，张去病教授以"我国放射肿瘤学简史及现状"代为发刊词，同时开启中国（不包括香港、澳门、台湾地区）平均5年一次的放疗设备和人员信息调查活动，截至2019年共进行了8次调查。现结合历次信息调查数据，对CSTRO成立33年来中国（不包括香港、澳门、台湾地区，以下同）肿瘤放疗发展历程进行总结回顾，以飨读者。

1.　第一阶段：1986～1997年

CSTRO成立后的第1个11年（1986～1997年），完成了3次中国肿瘤放疗相关信息调查，首次展示了肿瘤放疗学科各方面的进步，逐步与国际标准接轨。

1.1　放疗单位

1986～1997年全国放疗单位从264个增至453个，增加70%，但全国分布不均衡，几乎全部分布在以北京市、上海市、山东省为首的一线城市或东部经济发达地区[2]。

1.2　放疗从业人员

从事放疗的总人数从1986年的4 579人增加到1997年的9 937人，增长110%，其中护理人员增长最快；放疗物理师增速次之，但总人数仅为423人，且52%由技师兼任，说明尽管物理师增长速度很快，但离满足临床需求差距仍然很大[3]。1986和1997年放疗人员变化情况见图1。

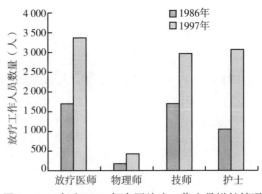

图1　1986年和1997年全国放疗工作人员增长情况

1.3　放疗设备

1986～1997年，得益于改革开放政策，高效率驻波电子直线加速器、高通量^{60}Co治疗机、程控步进马达驱动高活度（10Ci）微型铱-192源的高剂量率后装治疗机、模拟定位机、放疗计划系统、剂量监测仪等相继引进，逐渐改变了国产放疗设备为主的局面。1986～1997年，国产放疗设备由于性价比高、维修服务及时，受到基层肿瘤放疗单位的欢迎，而省级肿瘤医院比较青睐进口高档放疗设备，故20世纪90年代形成了国产、进口大型设备各占50%的市场状况。北京市、山东省相继建成大型放疗设备生产基地，放疗设备的质量、性能也逐渐提高[4]。

20世纪90年代，三维适形放射治疗（three-dimensional conformal radiotherapy，3D-CRT）、X刀、伽马刀（γ刀）等精确放疗技术进入中国，治疗计划系统应用越来越广泛，与上述技术配套的装备如热塑膜与碳纤维定位床、适形铅模制作系统、多叶光栅系统以及放疗剂量仪、三维剂量场分析系统等越来越完善。随着深部X线治疗机在发达国家的淘汰，该设备在我国也逐渐减少[2]。1986～1997年，全国各类放疗设备构成更趋向于合理）（见书后彩插图16）。

1986～1997年，放疗设备严重不足仍然是行业面临的主要问题。按当年我国肿瘤患者240万例中60%需放疗估算[5]，约144万例需要放疗，而1997年所有放疗设备仅能治疗33万余例，不足25%。按世界卫生组织的要求，每百万人拥有2～3台加速器，我国把^{60}Co及加速器计算在内也仅平均0.24台；且设备分布极不平衡，青海省、宁夏回族自治区、贵州省等仅有1台或没有加速器，北京市每百万人口拥有加速器为3.02台，上海市为1.84台[3]。

1.4　放疗技术发展

20世纪70年代以后，随着科技的发展，国际上依靠深部X线机和^{60}Co机γ射线的治疗技术逐步被淘汰，放疗进入以直线加速器为代表的高能射线治疗阶段[6]。国内1984年开始使用进口直线加速器开展常规二维放疗；1989年引进后装机，开展了远程遥控后装近距离放疗技术，拓展了肿瘤放疗种类[7]。20世纪90年代以后，随着计算机技术在放疗中的应用，使得以"精确定位、精确计划、精确治疗"为核心的精确三维放疗技术逐步取代传统经验式的常规二维治疗技术，在国内成为一种新的"常规"[8]。这一阶段的精确放疗技术包括立体定向放射外科（stereotatic radiosurgery，SRS）、立体定向放疗（stereotatic radiotherapy，SRT）、3D-CRT、调强放疗（intensity modulated radiation therapy，IMRT）4种方式。

1.4.1 SRS和SRT

1992年，上海华山医院引进瑞典一种利用201颗钴源对头部肿瘤进行半球面聚焦的立体定向放疗设备，称为γ刀。1994年中国工程技术人员使用30颗钴源做旋转扇形扫描就能达到数百颗固定钴源的治疗效果，研制出世界上首台旋转式头部γ刀，SRS技术便在国内迅速推广。此技术特点是限光筒小，有创头环固定，照射时高剂量集中于靶区，靶区外剂量递减十分陡峭，正常组织和要害器官得以保护，治疗时采用单次大剂量或少分次大剂量照射。SRS是神经外科手术的延伸，也是神经外科与放疗科之间跨学科的治疗技术，是适形放疗用于小靶区的一个特例。SRT是以直线加速器X线作为放射源，采用先进的立体定向定位技术、三维重建和放疗计划系统，以多个小野或旋转等中心照射技术，使靶区得到最大的照射剂量。与γ刀不同的是，X刀采用无创定位系统，可用于少分次大剂量治疗模式，不但适用于规则的小体积病变，也适用于较大体积恶性肿瘤的治疗[6]。1995年，山东省肿瘤医院率先引进该系统，并与有关科技公司合作研发了国内首台全身γ刀放疗系统，拓展了治疗的适应证。

1.4.2 3D-CRT

1950年初，日本学者Takahashi首次提出3D-CRT的概念及其实施方法，并在1965年提出采用多叶准直器（multi-leaf collimator，MLC）实现适形放疗技术[9]。20世纪80年代末，中日友好医院引进日本带有MLC的直线加速器，最早在国内开展了3D-CRT技术，其技术特征是利用三维治疗计划系统设计多个非共面不规则野进行分次照射，野的形状在束轴视角方向上与病变投影形状一致，边缘剂量梯度变化较快，各层面剂量分布适形度好，剂量分布均匀度大多可控制在（100±10）%或更好。3D-CRT具有很大的优越性，可用来治疗颅内病变，也可用来治疗体部病变，用途较广[10]。

1.4.3 IMRT

IMRT的概念早在1977年就由Bjamgard提出，1987年瑞典的Brahme[11]进一步完善使剂量场调制在实践上成为可能。其主要实现方式包括二维物理补偿器、断层治疗技术、MLC静态调强、MLC动态调强等。与3D-CRT相比，IMRT的优势包括优化配置照射野内各线束的权重，使高剂量区的等剂量分布在三维方向上与靶区的实际形状一致，并可使计划靶区内的剂量分布更均匀，同时在计划靶区边缘形成较陡的剂量梯度。IMRT还可在一个计划内同时实现多个剂量水平，满足不同靶区对放疗剂量的要求，从而更符合肿瘤的放射生物学原则[12]。这一阶段国内可以实现IMRT技术的医院寥寥无几，开展的技术大多处于尝试研究阶段。

1.4.4 定位技术

这一阶段后期快速发展的精确放疗技术以CT模拟定位为基础，CT在我国基层医院已经普及，但CT放疗模拟应用尚未铺开，X线二维模拟定位机是当时国内广大基层医院的主要设备，远不能满足精确定位要求[4]。定位技术的落后，再加上不少技师未掌握放射物理和放疗临床的基本理论和知识，成为制约放疗质量保证和质量控制（quality assurance/quality control，QA/QC）的重要因素。

1.5 放疗学科发展

据不完全统计，1986～1997年，在国内培养1年的专业放疗医生已超过1 100人，有

34名医师到法国学习并取得学位。我国所采用的1年进修、硕士及博士培养制度，与国际上经过4年培养并通过考试的专业医师制度在培养质量上有一定差距。放疗队伍人员构成中，医生与物理师的比例为8.1∶1，若不计算技师，则为16∶1。由于急需由综合大学理工科与医科大学联合培养临床放射物理的本科生和硕士生，国内曾有白求恩医科大学和苏州医学院建立放疗专业本科教育，但其培养质量和数量都不能满足放疗学科发展的需求[3]。

CSTRO在1986～1997年共举办3届全国会议，举办多次国际学术会议。谷铣之教授主编出版《肿瘤放射治疗学》第1版和第2版，成为国内放疗从业人员学习参考的专业书籍。

2. 第二阶段：1997～2008年

CSTRO成立后的第2个11年（1997～2008年），完成了两次中国的肿瘤放疗相关信息调查，分别是2001年和2006年，显示出放射肿瘤学科的全面快速发展过程。

2.1 放疗单位

2006年全国放疗单位增至952个（图2）。全国放疗床位由2001年的23 571张增至2006年的35 503张，全国每年收治新患者也从282 937例增长至409 440例，考虑到2006年有30多个科室未提供详细数字，截至2008年此数据估算应该更高[13-14]。

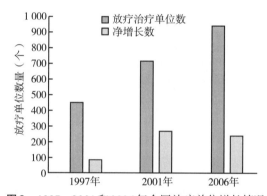

图2　1997、2001和2006年全国放疗单位增长情况

2.2 放疗从业人员

2006年全国放疗从业人员近2万人，截至2008年，本阶段共增加约1万多人，人员增长情况见书后彩插图17，全国放疗从业人员中护士数量增长最多，可能与200余个放疗单位属于肿瘤科有关。可喜的是，物理师增加2.8倍，技师增加2倍，医生与物理师的比例从1997年的8∶1降至2006年的4∶1。且物理师中本科学历以上人员所占比例不断增加，由1997年的48.0%增加到2006年的68.1%。这说明经过多年努力，物理师数量和技能水平都有较大改善，但2006年115家开展IMRT的单位仍有8家无物理师[13-14]。

2.3 放疗设备

该阶段我国已能生产两种能量的加速器、远距离^{60}Co治疗机、遥控后装近距离治疗机、剂量仪、模拟定位机、治疗计划系统等。1996年，深圳成功研制生产头部和体部旋转γ刀，并在全国多家医院配备使用。1997～2008年，除深部X线机逐渐被淘汰外，其他放疗设备均有所增长，其中加速器和治疗计划系统增长最快，与1997年相比分别增长3.2倍和4.8倍，

而 ^{60}Co治疗机增长很少，处于淘汰的边缘（见书后彩插图18）。2006年全国拥有X刀等立体定向放疗设备616台，此外，剂量仪、CT模拟机等配套设备进一步改善。

尽管该阶段我国放疗设备拥有量增长迅速，但仍明显不能满足临床需要。2006年我国每百万人口拥有加速器0.70台，加上 ^{60}Co机也仅为1.06台。且设备分布不合理也未得到改善，每百万人口拥有加速器的数量仅北京市、上海市、山东省超过2台。

2.4　放疗技术发展

从该阶段开展γ刀、X刀、3D-CRT和IMRT治疗技术的科室情况可以看出精确放疗技术发展迅速[14]，其中基于电子直线加速器的3D-CRT和X刀立体定向放疗技术发展最快，成为精确放疗的主流模式，同时IMRT技术发展也开始突飞猛进（图3）。

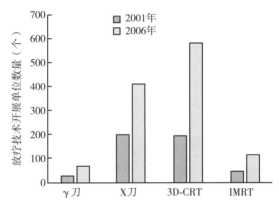

图3 2001年和2006年全国开展各种放疗技术单位的情况

注：3D-CRT为三维适行放射治疗；IMRT为调强放射治疗。

2.4.1　IMRT相关技术

逆向调强是该阶段IMRT的主流技术[6]，同时整体推量IMRT（simultaneous integrated boost intensity-modulated radiation therapy，SIB-IMRT）技术并利用IMRT射束内剂量可调的特点，可同时实现肿瘤放疗中不同靶区对放疗剂量的不同要求。SIB-IMRT不仅可缩短总治疗时间，还具有潜在的放射生物学优势，已被用于头颈部肿瘤、颅脑肿瘤、乳腺癌保乳术后、肺癌等多种肿瘤的放疗，肿瘤的局部控制率和远期生存率均较满意。呼吸门控技术与IMRT的结合是解决呼吸运动的重要方法，特别是设备门控技术，是这一时期的研究热点[12]。

2.4.2　图像引导放疗技术

图像引导放射治疗（image-guided radiotherapy，IGRT）可分为利用影像设备实现的IGRT和利用呼吸技术管理实现的IGRT。前者采用的影像设备主要包括电子射野影像系统、kV级X线摄影和透视、kV级CT-on-rail、锥形束CT等。后者采用的技术包括屏气技术、呼吸门控技术、实时跟踪技术和自适应放疗等[15-16]。

2.4.3　生物靶区引导的IMRT技术

由于肿瘤内部以及正常组织不同部分放射敏感性的差异，在做到理想物理适形的基础上需要进一步达到生物适形，而随着单光子发射计算机断层（single photone mission computed tomography，SPECT）、正电子断层扫描（positron emission to mography，PET）、核磁波谱（magnetic resonance spectroscopy，MRS）等技术的发展，可以更全面地了解肿瘤和正常组织的功能状态，从而产生了放疗"生物靶区"的概念[17]。从2002年起，山东省肿瘤医院等先后将MRS、PET、SPECT等功能性影像通过图像融合技术应用于肿瘤放疗模拟定位，使得放疗靶区与手术、病理检查的一致性和精确性明显提高，开展了头颈部、纵隔、肺脏和盆腔肿瘤的相关研究，取得了良好的近期效果[8, 12, 17]。但由于PET检查费用高等因素，该技术发展缓慢。

2.4.4　放射性粒子植入技术

2001年北京大学第三医院王俊杰教授团队成功完成国内首例经会阴超声引导放射性碘125粒子植入治疗前列腺癌，2003年天津医科大学柴树德教授发明CT引导下固定架结合单平面模板指导粒子植入治疗肺癌技术。国内学者在头颈部、胸部、腹部、盆腔、四肢和脊柱等部位各种复发和转移性肿瘤的治疗上做了大量的工作[7]。

2.4.5　质子和重离子放疗技术

质子和重离子同属于粒子线，在生物效应方面，重离子相对生物效应高，对肿瘤微环境氧含量和细胞生长周期依赖较小。在物理方面，质子、重离子束通过介质时会形成明显的电离吸收峰（Bragg峰）。碳离子束对放射线不敏感的肿瘤细胞及乏氧肿瘤细胞也具有很好的治疗效果[15, 18]。这些技术2004年之前仅在德国、日本和美国等少数国家开展，中国山东省淄博万杰医院于2004年10月在中国首次开展质子放疗技术。

2.5　放疗学科发展

1997～2008年，我国放射肿瘤学科有了实质性的进展。首先是1998年原卫生部实施了直线加速器和^{60}Co治疗机的上岗考试，这个考试的人员包括放射肿瘤学医师、物理师及技师。其次，不少省份规定了放疗单位在人员、设备方面的要求，制定了各种审批制度（如广东省、浙江省、上海市、四川省等），促进了放疗单位的合理布局及放疗质量的提高[13]。2000年以来，国家医师注册制度不断完善，放疗医生的水平不断提高，十几所医学院校可以培养放射肿瘤学硕士及博士研究生。物理师、技术人员的上岗考核和认证工作也在全国普及，对提高广大物理技术人员的整体水平起到一定的促进作用[8]。

1997～2008年，我国放疗技术、放射生物学、放疗综合治疗模式等基础和临床研究逐年增多，基础研究方面如放疗增敏药物、基因治疗、低氧放疗等领域取得了一些成果[19-21]，开展了鼻咽癌、食管癌和非小细胞肺癌等的加速超分割、后程加速超分割等非常规分割临床研究[22]，并发现这些非常规分割放疗在提高疗效的同时，也可引起明显的急性反应[8]，这些研究几乎与国际研究同步。随着IGRT等技术的发展，对于高分次剂量分割模式和SIB-IMRT的研究也开始呈现增长趋势[23]。

CSTRO在本阶段共举办3届会议，并成功主办了多次国际学术会议，业内著名的专家学者相继出版肿瘤放疗专业专著和教材，丰富了放疗专业教育资源。

3.　第三阶段：2008～2019年

在CSTRO成立后的第3个11年（2008～2019年），中国肿瘤放疗学科获得飞速发展，在放疗设备、人员、技术水平和科研教育等方面的进步都令世界瞩目。2008～2019年期间完成了两次全国放疗信息调查，该述评撰写期间，最新的信息调查尚未发表，故只能援引至2016年公布的数据。

3.1　放疗单位

截至2015年，全国放疗单位达到1 413家，保持加速上升的趋势[24-25]（图4）。

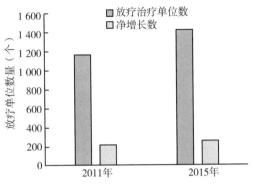

图4　2011年和2015年全国放疗单位增长情况

与2011年相比，2015年全国放疗床位数、每天治疗人次和年收治患者数分别增长79.7%、31.9%、61.6%（表1）。其中每天治疗人次是由年收治患者数推算得来，包括所有类型的放疗患者，所得数据为总体估算值，到2019年年收治患者数预计会突破百万[24-25]。

表1　2011年和2015年全国放疗床位数、每天治疗人次和年收治患者数

年份	放疗床位数 （万张）	每天治疗人次 （万人次）	年收治患者数 （万例）
2011年	5.687	5.807	56.906
2015年	10.217	7.661	91.934

3.2　放疗从业人员

截至2015年，全国放疗从业人员总数达到50 736人，结合近4年的增长速度，本阶段内放疗从业人员增加人数远超过前2个阶段增加人数之和，医生和护士增长最快（图5）。这可能与很多单位放、化疗科室未分开，故而造成医生、护士数量明显增多。全国放疗医师与物理师的比例由2011年的5.24∶1降至2015年的4.81∶1，物理师增长速度仍然相对较慢[24-26]。根据掌握的最新数据显示，2019年全国放疗医师与物理师的比例约为3.51∶1。

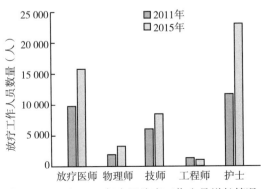

图5　2011和2015年全国放疗工作人员增长情况

3.3　放疗设备

截至2015年，全国放疗设备中除深部X线机和^{60}Co机逐渐被淘汰外，其他均有所增长。其中电子直线加速器、放射剂量仪、模拟机、CT模拟机、治疗计划系统及X刀

明显增加，拥有质子重离子治疗设备的医院增加至2家，中国人民解放军总医院等4家医院引进螺旋断层治疗设备（tomotherapy，TOMO），而后装机同期则在减少（图6）。2011年调查结果显示，中国每百万人口拥有加速器仅为0.97台，2015年达到1.42台，且北京市、上海市、山东省每百万人口拥有加速器超过2台，但少数区域如西藏自治区仅为0.33台，放疗设备分布的区域差异仍然明显。

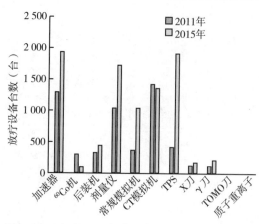

图6 2011年和2015年全国各类放疗设备增长情况
注：TPS为治疗计划系统；TOMO为螺旋断层治疗。

3.4 放疗技术发展

2008年以来，随着放疗设备的更新，精确放疗技术中IMRT已经成为主流模式，新技术如IGRT、体部立体定向放疗（stereotactic body radiation therapy，SBRT）、容积旋转调强放疗（volumetric modulated arctherapy，VMAT）和TOMO技术也迅速发展壮大起来（图7）。

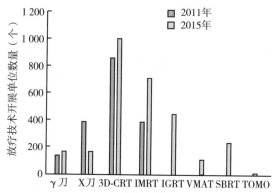

图7 2011年和2015年全国开展各种放疗技术单位的情况
注：IMRT为调强放射治疗；IGRT为图像引导的放射治疗；VMAT为容积旋转调强放疗；SBRT为体部立体定向放疗；TOMO为螺旋断层治疗。

3.4.1 SBRT技术

具有精度高、单次剂量大、治疗时间短（2～3周）、生物效应高、治疗效果好和正常组织损伤小等特点，将放疗从常规分割放疗引领进入大分割放疗时代[27]。2015年，Chang等[28]在《柳叶刀》杂志发表文章显示，对Ⅰ期可手术非小细胞肺癌采用SBRT可达到与手术相当的疗效，并具有更少的治疗相关不良反应，在世界上引起巨大反响和争论。

3.4.2 VMAT技术

Yu[29]在1995年提出了一种MLC动态调强方式——旋转调强治疗，通过多个动态适形弧叠加实现计划所需的强度分布。Otto[30]提出单弧旋转调强放疗的算法，可在原有旋转调强治疗技术的基础上实现VMAT。由于不同部位肿瘤靶区复杂程度不同，单弧和多弧容积调强技术的选择目前仍有争议。Guckenberger等[31]的研究结果表明，容积调强计划质量的优劣与靶区的复杂程度和容积调强拉弧的数量有关。目前，容积调强的剂量分布优势能否提高肿瘤放疗疗效、能否延长患者的生存期，仍需临床试验进一步证实。

3.4.3　TOMO技术

此概念由Mackie等[32]1993年提出，2005年该技术应用于临床，2007年中国人民解放军总医院引进国内第1台Hi-ARTTOMO系统。TOMO优势在于机架旋转每周对应有51个投射角度，射野方向多，靶区的适形度更好，靶区内的剂量分布更均匀。TOMO应用范围广泛，适用于解剖结构复杂的头颈部肿瘤、毗邻重要器官的体部肿瘤、全中枢神经系统照射以及全身多部位肿瘤同时放疗[33]。

3.4.4　自适应放疗技术

自适应放疗技术（adaptive radiotherapy，ART）是将整个放疗过程从诊断、计划设计、治疗实施和验证方面作为一个可自我响应、自我修正的动态闭环系统，需要考虑肿瘤位置、形状、呼吸运动等多种因素，逐步调整，从而实现精准放疗的过程。ART是一个反馈调整的过程，其发展的基础是误差的校正和器官运动的补偿，可有效解决组织变化和器官运动等问题[33]，目前在国内应用越发广泛。

3.4.5　近距离放疗相关技术

①术中放疗技术，是指在手术过程中使用放疗设备对原发肿瘤瘤床、残存灶和淋巴引流区等部位施行近距离单次大剂量照射，包括术中电子束技术和高剂量率腔内照射。国内于2008年应用于临床，在乳腺癌、胰腺癌、直肠癌、软组织肉瘤和宫颈癌等开展相关研究[34]。②放射性粒子植入技术，2012年王俊杰教授与北京航空航天大学合作将术中计算机治疗计划系统与CT模拟机成功实现对接，解决了放射粒子植入治疗术中剂量优化的技术难题；2014年北京大学口腔医院张建国教授发表3D打印模板引导放射粒子治疗儿童软组织肿瘤和腮腺癌的研究结果；2015年北京大学第三医院将3D打印技术与CT引导技术结合，将3D打印个体化模板技术全面应用到胸腹部和盆腔肿瘤，大幅度提高粒子治疗精度。放射性粒子植入治疗对头颈部、腹腔、盆腔肿瘤术后或放疗后复发及术中无法完全切除的肿瘤是有效的治疗手段之一[7]。

3.4.6　MRI引导ART技术

2008年12月10日第1幅MRI引导ART（MRIgART）图像在加拿大问世，由荷兰Utrecht大学、Elekta和Philips公司共同研发的Utrecht模型，在第36届欧洲放疗与肿瘤学（European Society for Therapeutic Radiotherapy and Oncology，ESTRO）大会首次亮相。2019年5月，国内第1台Utrecht系统在山东省肿瘤医院投入临床研究，可通过实时获取肿瘤体内运动图像并自适应地给予施照，极大地提高了治疗准确性[35]。该系统也有劣势，因为磁共振本身存在几何畸变，对整个机器的精准度要求很高，而且磁场的存在可对散射电子产生干扰，剂量分布相对难控制[36]。

3.4.7　生命/影像组学和VR/AR技术引导的精准放疗

生命/影像组学和VR/AR技术引导的精准放疗简称智能组学放疗。相关研究提出基于基因的放射敏感性指数，通过对10个基因的表达水平检测计算得到一个值，代表肿瘤对放疗的敏感性。利用放射敏感性指数、线性二次数学模型以及标准放疗参数推导出以基因组为基础的放疗剂量调整模型，可以预测放疗的疗效，放疗剂量调整值越高，放疗的疗效则越好[37]。应用于放疗的人工智能技术正在快速发展，国内外多家研究机构致力于研发基于深度卷积神经网络的靶区和危及器官自动勾画，瓦里安基于知识库的放疗计划系统Rapid Plan可实现放疗计划自动设计，效率及计划标准化程度明显优于人工[38]。

3.5　放疗学科发展

3.5.1　人员培训和教育

2008年以来，随着医疗资源投入力度加大和新技术的快速普及，通过在高校本科生中探索性开设放射肿瘤学专业，放射肿瘤学硕士或博士研究生培养规模扩大，辅以继续教育项目如专业学术会议、培训班、大型设备上岗证培训等形式，培养了大批放疗专业技术人员，放疗从业人员尤其是医师队伍不断壮大。2016年以来，中国医师协会毕业后教育委员会开启全国放射肿瘤住院医师规范化培训工作，标志着我国放射肿瘤医师人才的培养步入正轨。2011年山东省肿瘤医院于金明研究员当选中国工程院院士，成为国内肿瘤放疗领域的第一位院士，标志着放射肿瘤学科得到学术界的广泛认可。Chen等[39]的研究报道指出我国2015年肿瘤新发病例为429万例。按世界卫生组织和国际原子能机构相关文件的要求测算，到2020年我国应拥有医用直线加速器4 200台，需要放射物理师10 000名。最新全国放疗信息统计数据尚未出来，预计加速器和物理师的数目到2020年仅能达到测算标准的50%左右，缺口依然巨大。为适应放疗事业发展，需加大放疗物理师培养力度，设立专业培训机构[25]。在CSTRO的支持下，"Best of ASTRO""ESTRO放射生物中国巡讲班"等先后成功举办；2015年CSTRO成立放疗技术学组，为广大技师提供了更宽广的学术交流平台；舒缓医学和放疗护理研究的发展也得到CSTRO的重视，越来越多的护理工作者致力于减少患者放射性不良反应、改善患者生命质量的研究，有力地提升了护理队伍的整体素质；2015年，CSTRO开设青年论坛，并设立青年论文奖，鼓励全国的年轻工作者参与到学术交流中来，给青年工作者提供了广阔的平台[40]。

3.5.2　学术研究和学术活动

2008年以来，国内放射肿瘤学科的基础、转化和临床研究均快速发展。国内放疗学者在同步放化疗、新辅助放化疗、术中放疗、高分次剂量分割模式等方面做了大量临床研究，优化各种放疗技术和多种肿瘤治疗手段的综合治疗模式，提高了头颈部肿瘤、肺癌、食管鳞状细胞癌、宫颈癌、前列腺癌的局部控制率和长期生存率，改善了患者生命质量。这些成果让更多的肿瘤防治工作者和公众了解了放疗进展，改变了传统的肿瘤治疗观念和模式，为建立以现代放疗为主的肿瘤综合治疗模式、构建多学科协作治疗模式打下了坚实的基础[23]。

SBRT等放疗新技术的出现，肿瘤放射生物学正面临新挑战，传统的线性二次模型公式是否适用受到广泛质疑。朱健等[41]分析研究了5种改进后的线性二次模型公式模型及其推导出的生物效应剂量模型，为进一步研究放疗中细胞生存和剂量之间的关系提供了有益的启示。2015年以来，以免疫检查点抑制剂细胞毒T淋巴细胞相关抗原-4抗体、程序性死亡受体-1/程序性死亡受体配体-1抗体为代表的肿瘤免疫治疗方兴未艾。由于放疗尤其是SBRT联合免疫治疗有协同效应，特别是PACIFIC研究的成功，使二者结合成为学术界研究的热点。国内也有多个放疗联合免疫的临床研究正在进行中，但如何优化联合免疫的抗肿瘤模式仍然需要不断的尝试和探索[42]。

近年来，国内越来越多的临床研究得到国际认可，诸多学者登上了国际重要学术会议如美国放射治疗与肿瘤学大会（American Society for Therapeutic Radiation Oncology, ASTRO）及ESTRO的舞台，2015年的ASTRO年会由MD安德森癌症中心的廖仲星教授牵头创建了中文国际论坛，为中国学者搭建了国际学术交流平台；2016年"Best of ASTRO"中国巡讲班开始举办；《新英格兰医学杂志》等一流学术期刊也开始有我国放疗学者的身影。近10年中，全国形成多个区域性学术交流合作组织，包括泛珠江区域放射治疗协作组、西部放射治疗协会、中国北方肿瘤放射治疗协作组、东部肿瘤放射治疗协作组、华人肿瘤医师放射治疗协作组等，加上国内多学科协作的建立，全国的学术活动空前活跃[40]。

3.5.3　国内放疗的规范化和标准化

2008年以来，肿瘤的治疗向规范化、标准化迈进。临床实践发现许多肿瘤在我国有其自身的特点，故基于循证医学的美国国立综合癌症网络指南可用于参考，但不可全部照搬。2013年以来，国内学者联合发布了10多个放疗方面的专家共识和指南。如2018年发布了中国恶性肿瘤放疗营养专家共识，2019年发布了中国食管癌放射治疗指南（2019年版）等。近几年，国内学者的研究成果也影响了国际放疗指南的制定。

QA/QC水平对肿瘤放疗成功与否影响很大，国际广泛认可的是美国医学物理学家学会、国际原子能机构、国际辐射学单位委员会等机构发布的相关报告。2018年，国家肿瘤规范化诊治质控中心放射治疗专家委员会牵头组织、编写发布了国内首部《放射治疗质量控制基本指南》，使国内放疗医师和物理师可依据国内规范开展QA/QC。近年来通过建立各省（自治区、直辖市）的放疗质量控制中心，围绕提高放疗质量控制开展了一系列卓越有效的质量控制工作，推动了我国放疗质量控制整体水平的提高。目前各地区放疗的开展如雨后春笋，质量隐患也不容忽视，推广严格的放疗全过程QA/QC仍至关重要[43]。

4. 结语

回顾33年来中国放射肿瘤学科的发展历程，令人振奋。但还应该清醒地认识到，中国仍然面临肿瘤发病率高、人才及设备不足，尤其是区域发展不平衡、放疗应用率低、放疗疗效提高不明显等亟待解决的问题。同时，随着5G网络、人工智能、多组学、大数据和云计算等前沿技术的飞速发展，对生命科学的探索会不断深入。提高肿瘤患者的生存率需要将传统仅从物理层面"看得清、打得准"的"精确放疗"发展到"兼顾物理、生物、人文等多维度信息"的"精准放疗"，即"以医学人文伦理为导向，基于对肿瘤及宿主个体生物学差异的深入认知，融合跨领域多学科发展成果，实现决策优化、多维适形、智能跟踪的个体化放疗"，以期进一步提高患者的生存率，改善患者生命质量。这一新的"精准放疗"理念，不仅关注放疗全过程是否精确，更应关注疾病和患者的个体化差异，以使患者的获益最大化作为放疗临床决策的出发点。该理念并非否定传统的精确放疗理论，而是对其进一步的丰富、发展和完善。相信通过这一新理论的践行，一定会促进中国放疗学科的飞跃发展，从而造福广大肿瘤患者。

［原载于：国际肿瘤学杂志，2020，47（1）：1-9］

参 考 文 献（略）

❖ 肿瘤流行病学 ❖

中国肿瘤相关性贫血发生率及治疗现状的流行病学调查研究

宋正波[1]　陆　舜[2]　冯继锋[3]　徐建明[4]　刘云鹏[5]　刘　巍[6]　张为民[7]
张　力[8]　黄　诚[9]　罗素霞[10]　张沂平[1]　朱　军[6]　王杰军[11]

（1. 中国科学院肿瘤与基础医学研究所，中国科学院大学附属肿瘤医院，
浙江省肿瘤医院；2. 上海交通大学附属胸科医院；3. 江苏省肿瘤医院；
4. 中国人民解放军第三〇七医院；5. 中国医科大学附属第一医院；
6. 北京大学肿瘤医院；7. 广州军区总医院；8. 中山大学肿瘤医院；
9. 福建省肿瘤医院；10. 河南省肿瘤医院；11. 海军军医大学附属长征医院）

【摘要】　目的　调查中国恶性肿瘤患者的贫血发生率及贫血治疗状况。方法　对全国97家医院成年恶性肿瘤患者进行开放性、多中心、单次探访、非干预性的横断面调查。通过回顾患者病史，填写贫血调查表格，收集相关数据，如肿瘤类型、疾病分期、肿瘤治疗情况等。根据美国国立癌症研究所（NCI）的贫血分级标准将血红蛋白水平分为5级，以评估贫血的严重程度。结果　共纳入来自全国97家医院的7 324例有效病例，患者平均血红蛋白（Hb）为（114.36±19.60）g/L，贫血发生率为49.24%（3 606/7 324），其中1级贫血28.84%，2级贫血15.91%，3级贫血3.66%，4级贫血0.83%。不同肿瘤类型中，泌尿系统肿瘤伴贫血发生率最高（62.89%），其次是妇科肿瘤（60.32%）和胃肠道肿瘤（51.13%）。在贫血患者中，高达92.84%未给予任何纠正贫血的措施和治疗；接受贫血治疗的患者中，红细胞生成素（EPO）治疗的比例为44.96%，输血治疗的比例为31.39%，铁剂治疗的比例为6.59%。结论　目前国内肿瘤相关性贫血发生率较高，但相应的贫血治疗率极低，应加强肿瘤患者的贫血管理。

【关键词】　肿瘤相关性贫血；发生率；治疗；中国

　　在全球范围内，恶性肿瘤是威胁公众健康的主要疾病之一，是我国目前死亡率较高的疾病之一[1]。肿瘤相关性贫血（cancer related anemia，CRA）是恶性肿瘤常见的伴随疾病[2]，恶性肿瘤患者发生贫血比例较高，在淋巴瘤、肺癌、妇科肿瘤以及生殖系统肿瘤中约为60%[3]。

　　肿瘤相关性贫血是指患者在肿瘤发展及治疗过程中发生的贫血。肿瘤相关性贫血可引起多种临床症状，严重降低患者生活质量，并影响患者对放化疗的耐受性，使肿瘤组织对放化疗的敏感性下降[4]。肿瘤相关性贫血不仅影响生活质量，而且降低患者的生存时间，是独立于放化疗之外的肿瘤患者生存的危险因素[5]。肿瘤相关性贫血已逐步成为影响恶性

肿瘤患者重要的临床问题，逐步引起了临床关注。

引起肿瘤相关性贫血的原因是多方面的，包括肿瘤本身、营养状况以及肿瘤患者接受的抗肿瘤治疗等。骨髓抑制是肿瘤放化疗常见不良反应，细胞毒性药物尤其是铂类药物的广泛使用是肿瘤相关性贫血的一个重要因素。从病理生理学的角度来看，肿瘤相关性贫血可以由红细胞生成减少、红细胞破坏过多、失血等综合因素导致，以及其他复杂原因如进食量少、铁剂摄入不足等导致。

目前，国际上已有一些针对肿瘤相关性贫血的流行病学调查[6-7]，但国内尚缺乏全国性调查数据。尽管国外相关临床治疗指南可供参考，但由于地域、种族差异，了解中国肿瘤患者的调查数据，才能有效地指导临床实践。基于上述原因，本研究在全国各省市具有肿瘤诊疗资质的各级医院通过横断面调查的方式，了解中国肿瘤患者肿瘤相关性贫血的基本情况，旨在为今后肿瘤相关性贫血的临床实践和用药策略提供有力佐证，同时为建立我国肿瘤相关性贫血资料数据库及系列前瞻性研究的开展做准备。

1. 资料与方法

1.1 研究设计

本研究为开放性、多中心、单次探访、非干预性的横断面调查，于2012年4月至2012年7月底进行，分析恶性实体瘤患者的贫血发生率及治疗情况。

1.2 病例收集

数据及资料采集在全国97家具有肿瘤诊疗资质各级医院完成。纳入患者均为实体肿瘤患者，在经培训过的研究人员协助下，完成问卷调查。问卷调查包含以下资料：人口学资料（如年龄、民族、婚姻、文化程度等）、肿瘤类型、疾病分期、抗肿瘤治疗措施、纠正贫血治疗方式等。在调查前，对参与研究人员进行方案介绍和操作培训。所有标本检测均在各研究中心的实验室独立完成，检测项目包括血常规、肝肾功能等指标。所有进行检测的实验室均提前完成了检测指标的标准化。

1.3 贫血分级

根据美国国立癌症研究所（National Cancer Institute，NCI）及我国血液学专业制定的贫血分级标准[3]，将男性血红蛋白（hemoglobin，Hb）值＜120.0g/L、女性Hb值＜110.0g/L定义为贫血。依据NCI标准，根据Hb值将贫血严重程度分为5级：0级，Hb在正常范围；1级（轻度贫血），100g/L～正常值；2级（中度贫血），80～100g/L；3级（重度贫血），65～80g/L；4级（极重度贫血），＜65g/L。

1.4 统计学处理

应用SPSS16.0统计软件分析肿瘤患者贫血发生率以及不同性别、肿瘤类型、抗肿瘤治疗、纠正贫血治疗对中国实体瘤相关性贫血发生率的影响。计量资料以（$\bar{x}\pm s$）表示，两组间均数比较采用t检验；计数资料采用χ^2检验。$P＜0.05$为差异有统计学意义。

2. 结果

2.1 一般特征

本研究共纳入7 324例恶性实体瘤患者。男女比例、年龄分布、肿瘤类型、肿瘤分期、抗肿瘤治疗等一般特征详见表1。

表1 研究人群的人口统计学特征

参数	数量（%）
性别	
男	4 139（56.51）
女	3 185（4349）
年龄（岁）	
＞60	3 217（4392）
≤60	4 107（56.08）
肿瘤类型	
肺	1 949（26.61）
乳腺	834（11.39）
胃	2 613（35.68）
头颈	606（8.27）
妇科	310（4.23）
泌尿生殖	97（1.32）
中枢神经系统	176（240）
其他	739（10.09）
肿瘤分期*	
Ⅰ期	182（3.70）
Ⅱ期	463（942）
Ⅲ期	787（16.01）
Ⅳ期	3 485（70.87）
调查时的治疗	
化疗	5 413（73.91）
放疗	637（8.70）
联合治疗	119（1.62）
不治疗	1 155（15.78）

注：*调查时4 917例患者有分期信息。

2.2 贫血发生率

所有患者的平均Hb为（114.36±19.60）g/L，贫血总体发生率为49.24%（3 606/7 324），其中轻度贫血28.84%，中度贫血15.91%，重度贫血3.66%，极重度贫血0.83%（表2）。

表2　研究中癌症相关贫血频率

级别	Hb（xs, g/L）*	数量	比例
0	128.75±12.00	3 718	-
1	108.67±5.58	2 112	28.84
2	91.62±5.27	1 165	15.91
3	73.50±3.96	268	3.66
4	48.00±18.68	61	0.83
Total	114.36±19.60	7 324	49.23

注：*有显著差异。

2.3　不同肿瘤分期的贫血分布

无论哪一期肿瘤，各级贫血的分布情况均是递减的。Ⅰ～Ⅳ期均以1级贫血为主，其中Ⅳ期肿瘤患者，2级和3级贫血比例较其他更高。在4级贫血的分布上，各分期的肿瘤患者比例较为平均（表3）。

表3　不同癌症分期癌症相关贫血频率［n（%）］

肿瘤分期	贫血等级				
	0	1	2	3	4
Ⅰ期	130（7143）	43（23.63）	8（4.40）	1（0.55）	0（0）
Ⅱ期	275（59.40）	123（26.57）	60（12.96）	3（0.65）	2（0.43）
Ⅲ	416（52.86）	223（28.34）	124（15.76）	21（2.67）	3（0.38）
Ⅳ期	1 685（48.35）	1 061（30.44）	555（15.93）	152（4.36）	32（0.92）

2.4　不同类型肿瘤的贫血分布

不同原发部位肿瘤贫血发生有差异，其中泌尿系统肿瘤伴贫血发生率最高（62.89%），其次是女性生殖系统肿瘤（60.32%）、胃肠道肿瘤（51.13%）和肺癌（50.69%）。总体而言，1级和2级贫血在各种肿瘤中发生率所占比重最大（表4）。

表4　不同癌症类型癌症相关贫血频率［n（%）］

肿瘤类型	贫血等级				
	0	1	2	3	4
肺	961（49.31）	623（31.97）	283（14.5）	75（3.85）	7（0.36）
乳腺	520（62.35）	171（20.50）	121（14.51）	18（2.16）	4（0.48）
胃	1 277（48.87）	799（30.58）	427（1634）	91（3.48）	19（0.73）
头颈	313（51.65）	178（29.37）	85（14.0）	22（3.63）	8（1.32）
妇科	123（39.68）	81（26.13）	79（25.48）	22（7.10）	5（1.61）
泌尿生殖	36（37.11）	32（32.99）	20（20.62）	8（8.25）	1（1.03）
中枢神经系统	54（68.35）	14（17.72）	10（12.66）	1（1.27）	0（0）
其他	434（51.91）	214（25.60）	140（16.75）	31（3.71）	17（2.03）

2.5　不同抗肿瘤疗法患者的贫血分布

化疗患者贫血比例（50.71%）略低于放疗患者（51.65%），接受联合治疗的患者贫血发生率最高（63.03%）。而未接受治疗的患者，贫血发生率最低（39.40%）（表5）。

表5　癌症相关分级别贫血的治疗方法 [n（%）]

治疗方法	贫血等级				
	0	1	2	3	4
放疗	308（48.35）	201（31.55）	90（14.12）	26（4.08）	12（1.88）
化疗	2 677（49.29）	1 623（29.88）	900（16.7）	193（3.53）	38（0.70）
联合治疗	44（36.97）	36（30.25）	32（26.89）	6（5.04）	1（0.84）
不治疗	689（60.60）	252（22.16）	143（1258）	43（3.78）	10（0.88）

2.6　贫血治疗情况

在3 606例贫血患者中，高达3 348例患者未给予任何纠正贫血的措施和治疗，接受治疗的比例仅为7.16%。其中，1级贫血98.20%无治疗，≥2级贫血87.62%无治疗。

在258例接受治疗的贫血患者中，采用红细胞生成素（EPO）治疗的比例最高，达到44.96%（部分患者联用铁剂），输血比例为31.93%，铁剂治疗的比例为6.59%（部分患者联用EPO）。在2～3级贫血中，EPO是最主要治疗方式；在4级贫血中，输血是主要治疗方式；铁剂是整个贫血治疗中重要的辅助手段（表6）。

表6　癌症相关贫血患者的治疗方法 [n（%）]

等级	治疗方法							
	EPO	输血	铁	输血＋EPO	输血＋铁	EPO＋Iron	输血＋EPO＋铁	不治疗
0	4（0.11）	10（0.27）	3（0.08）	0	0	0	0	3 701（99.54）
1	15（0.71）	14（0.66）	7（0.33）	1（0.05）	0	1（0.05）	0	2 074（98.20）
2	59（5.06）	23（1.97）	9（0.77）	8（0.69）	1（0.09）	11（0.94）	0	1 054（90.47）
3	36（13.43）	26（9.70）	1（0.37）	5（1.87）	1（0.37）	9（3.36）	4（1.49）	186（69.40）
4	6（9.84）	18（29.51）	0	1（1.64）	1（1.64）	1（1.64）	0	34（55.74）

3.　讨论

研究发现中国实体肿瘤相关性贫血发生率为49.24%，高于国外研究[8]，而国内对肿瘤相关性贫血的治疗重视不够，总体的治疗率仅为7.16%。

肿瘤相关性贫血的发生率，存在地区和人种之间的差异。本研究显示，恶性肿瘤患者贫血发生率高达49.24%；高于欧洲肿瘤贫血调查（39.3%；轻度贫血29.3%、中度贫血8.7%、重度贫血1.3%）[9]和澳大利亚贫血调查结果（35%；轻度贫血27.3%、中重度贫血7.7%）[10]；与比利时贫血调查结果相近（55.7%；轻度贫血35.9%、中度贫血17.8%、重度贫血2.1%）[7]。此外，本研究仅纳入实体瘤患者，而国外研究还包含有血液系统肿瘤患者的数据，而血液系统肿瘤由于治疗模式的不同，贫血发生率更高，由此可见，中国贫血发生率远高于国外研究，除地域、人种差异原因外，可能还与国外的规范和及时的贫血治疗相关。

对肿瘤类型的分析发现，不同肿瘤类型的贫血发生率不同。研究显示泌尿系统肿瘤和女性生殖系统肿瘤患者较其他肿瘤患者更易发生贫血，提示贫血发生率与肿瘤类型相关，这与ECAS研究结论一致[9]。原因可能和这部分患者容易出现显性或隐性失血有一定关系。

本研究显示，化疗患者的贫血和放疗患者的差别不大。而联合治疗的贫血比例最高，可能的原因是肾毒性较大的铂类药物能够影响EPO生成，而放疗，特别是造血相关骨骼的放疗破坏造血功能有关。肿瘤患者贫血的严重程度与化疗强度和频度有关。Coiffier等[4]在法国24个中心纳入结肠癌、乳腺癌、肺癌、卵巢癌、霍奇金淋巴瘤、非霍奇金淋巴瘤等1 064例患者，进行了为期2年的回顾调查，接受非铂类化疗方案之前贫血（Hb＜120g/L）基线发生率为37.1%；经过3个周期化疗，贫血发生率升至54.1%。ACAS结果表明[10]，在入组时并未伴贫血的肿瘤患者，23%在接受放化疗后2个月内出现贫血，同时接受放化疗的患者比单独接受化疗者贫血发生率高。因此，放化疗等治疗引起的贫血也应该引起足够的重视。

贫血是肿瘤患者重要的预后不良因素，因此及时发现贫血、合理纠正贫血状况，对于提高患者生活质量，延长生存期有重要意义。本研究显示，92.84%贫血患者未给予任何治疗，贫血治疗率远低于西方国家贫血调查研究的结果[8-11]。由此可见，与西方发达国家相比，我国肿瘤相关性贫血的治疗情况不容乐观。这与我国国情有一定关系，但是肿瘤相关性贫血诊断和治疗的教育推广不足是一个重要原因。

根据肿瘤相关性贫血病因有多种方法针对性治疗，常用的方法包括EPO注射、铁剂补充、输血及对症支持治疗等。本研究中，采用EPO进行纠正贫血治疗的比例最高，其次为输血治疗，铁剂治疗比例较低。这与国外其他调查研究的结果接近；治疗特征均是轻中度贫血以EPO治疗为主，重度贫血以输血治疗为主。输注全血或红细胞多年来也广泛用于治疗肿瘤相关性贫血。目前由于血源日趋紧张、临床用血的逐步规范以及输血治疗肿瘤相关性贫血往往弊大于利[5]，因此原则上不主张输血作为纠正肿瘤相关性贫血的首选治疗手段，仅当Hb<70g/L临床急需纠正缺氧状态或恶性肿瘤发生大出血造成的休克需要快速输血治疗抢救生命时才作为推荐[11]。对于明确有缺铁者，给予补充铁剂治疗，但由于恶性肿瘤贫血中有相当部分是铁利用障碍所致，此类贫血不能以输血或补铁的方式进行，可注射重组红细胞生成素（rhEPO）纠正贫血。

EORTC关于红细胞生成刺激剂（ESA）治疗贫血的指南建议[8]，有贫血症状的肿瘤放化疗患者，其Hb在90～110g/L时，可开始ESA治疗；无明显贫血症状化疗患者，可在其Hb110～119g/L时开始ESA治疗，以预防化疗骨髓抑制所致使的Hb水平下降。ESA治疗的目标Hb值为120g/L。ESA治疗的主要优点是可明显改善患者生活质量、减少输血需求、符合正常生理、可用于门诊患者且耐受性较好。Bohlius等[12]报道了一项Meta分析，42项RCT共计6510例患者显示，依泊汀或达依泊汀可显著降低输血需求（$RR = 0.64$, $95\%CI$:

0.60～0.68）；22项RCT共计4 307例患者分析显示，依泊汀或达依泊汀可显著改善血液学反应，提高Hb水平。另外2项Meta分析显示ESAs治疗与肿瘤患者死亡率并无必然关联，且对疾病进程也无显著影响[8, 12]。亦有随机对照研究数据表明，若按规范使用ESAs，对于贫血患者，尤其对于正在接受化疗的小细胞肺癌患者，不会增加死亡率[13-14]。这些研究均强调了ESAs规范用药的重要性。

　　本研究也存在一些不足。第一，检测结果分别来自不同医院的实验室，因此可能存在实验室间差异。为了减少影响，我们对各实验室进行了标准化规范。第二，Hb水平基于单次检测，没有进一步的确认，但总体上应该对于贫血发生率的影响不大。

　　总之，本研究显示目前国内具有较高的肿瘤相关性贫血发病率，与患者性别、肿瘤类型、肿瘤分期、抗肿瘤疗法等相关，已成为威胁恶性肿瘤患者健康的重要问题。目前国内肿瘤相关性贫血的治疗方法主要有EPO、输血、补充铁剂等，然而接受贫血治疗的患者比例较低，大多数中重度贫血患者无治疗，贫血治疗极不乐观，提示今后应加强肿瘤患者的贫血管理，尽早给予规范贫血治疗。

〔原载于：中国肿瘤，2019，28（9）：718-722〕

参　考　文　献（略）

中国恶性肿瘤流行情况及防控现状

曹毛毛　陈万青

（国家癌症中心/国家肿瘤临床医学研究中心/
中国医学科学院北京协和医学院肿瘤医院）

【摘要】　癌症是危害中国居民健康的疾病之一。其每年发病数和死亡数分别占全球的23.7%和30%。由于人口老龄化、工业化、城市化进程的加剧，生活方式的改变等原因，中国癌症的发病数和死亡数仍持续增加，癌症负担已不容忽视。癌症的发生发展是遗传和环境相互作用的结果，除年龄因素外，感染、不良生活方式等与癌症的发病密切相关。目前，国内癌症防控形势严峻，面临极大的挑战，如何实施系统的预防措施，有效降低癌症发病率和死亡率是亟待解决的问题。

【关键词】　恶性肿瘤；流行病学；预防；控制；中国

恶性肿瘤已成为危害中国居民健康的主要原因。根据GLOBOCAN2018显示，全球恶性肿瘤新发病例约1 808万例，死亡病例约956万例，中国分别约占23.7%和30%[1]，发病率和死亡率均高于全球平均水平。由于人口老龄化、工业化、城市化进程的加剧，生活方式的改变等原因，中国癌症负担仍会增加。此外，危险因素的多样性和不明确性使癌症防控十分困难。本文就目前中国肿瘤流行病学及其防控现状以及亟待解决的问题予以分析。

1. 中国恶性肿瘤流行病学特征

1.1 发病率

据全国肿瘤登记中心最新数据显示，2014年中国恶性肿瘤新发病例数380.4万例（男性211.4万例，女性169.0万例）平均每天约有10 400人诊断为癌症。其中城市地发病例数为226.4万例，农村地区为154.0万例。2014年全国恶性肿瘤发病率为278.1/10万（男性301.7/10万，女性253.3/10万）。城市和农村（248.9/10万）相比，城市发病率较高，为302.1/10万。调整年龄结构后，发病率显著下降，且二者差异缩小，但趋势并未改变（城市vs农村为197.0/10万 vs 182.6/10万）[2]。不同地区相比，华南地区发病率最高，其次是东北和华东地区，西南地区发病率最低[3]。

根据2014年恶性肿瘤发病数得出发病前十位的恶性肿瘤依次是肺癌、胃癌、结直肠癌、肝癌、乳腺癌、食管癌、甲状腺癌、子宫颈癌、脑瘤、胰腺癌，占全部恶性肿瘤发病的77%。其中男女性最常见的肿瘤分别是肺癌和乳腺癌。2014年肺癌和女性乳腺癌新发例数分别为78.1万和27.9万[2]。2000年至2014年间，农村地区肺癌总体发病率呈上升趋势，且上升幅度大于城市地区[4]，但其发病率仍小于城市地区。与肺癌不同，乳腺癌发病呈发达地区较高，欠发达地区较低，城市发病率显著高于农村的特点[5]。

1.2　死亡率

2014年由癌症导致的死亡数为229.6万例（男性145.2万例，女性84.4万例）。农村低于城市，为99.0万例。2014年全国恶性肿瘤死亡率为168.0/10万（男性207.2/10万，女性126.5/10万）。城市和农村相比，城市的死亡率较高（174.3/10万 vs 160.1/10万）调整年龄结构后，城市死亡率低于农村（103.5/10万 vs 111.6/10万）[2]。不同地区死亡率相比，华东地区死亡率最高，东北和中部地区次之，华北地区最低[3]。

根据2014年恶性肿瘤死亡数得出死亡前十位恶性肿瘤依次是肺癌、肝癌、胃癌、食管癌、结直肠癌、胰腺癌、乳腺癌、脑肿瘤、白血病、淋巴瘤，占全部恶性肿瘤死亡的83.4%[2]。肺癌是男性和女性最常见的死亡原因，居同期恶性肿瘤死亡原因第一位。

1.3　年龄别发病率及死亡率

恶性肿瘤发病率在0～39岁组较低，40岁后人群发病率显著增加，75～80岁年龄组达到最高水平，之后有所下降，男女性年龄别发病率变化趋势相同。低年龄组中（20～50岁）女性发病率略高于男性，而随着年龄增加（50岁以群）男性的发病率显著大于女性。60～64岁组的人群数最高[3]。

恶性肿瘤死亡率随年龄的变化趋势与发病率相似，均在40岁以上人群中显著增加，80岁年龄组出现折点，随后增长趋势逐渐平缓。不同年龄组相比，男性死亡率均大于女性，男性在65～69岁组死亡数最高，女性晚于男性，75～79岁年龄组死亡数最高[3]。

1.4　生存率

2003～2005年、2012～2015年，癌症生存率呈现明显增加趋势，由30.9%增加至40.5%。子宫颈癌、甲状腺癌、骨肿瘤的5年生存率均呈现不同程度的增加。在所有癌症中，生存率最低的癌症是胰腺癌（7.2%）最高的是甲状腺癌（84.3%）。长期占据中国癌症发死亡第1位的肺癌生存率也呈现增加趋势，由16.1%增加至19.7%。不同地区相比，城市生存率大于农村，但农村生存率增加幅度显著大于城市，每年平均增加3.9%。其次，相对生存率与年龄呈负相关趋势，年龄越大，生存率越低，45岁以下人群的相对生存率比75岁及以上人群高43.3%[6]。

1.5　发病率及死亡率的时间变化趋势

2000～2011年，男性癌症发病率平稳，但女性发病率明显增加。其中男性胰腺癌、结直肠癌、脑瘤、前列腺癌、膀胱癌和白血病的发病率增加。女性结直肠癌、肺癌、乳腺癌、宫颈癌、子宫体癌、甲状腺癌发病率逐渐攀升。男女性胃癌、食管癌、肝癌发病率均呈下降趋势[7]。

2004～2005年第3次中国居民死因回顾性调查结果显示，中国恶性肿瘤死亡率居世界较高水平。比20世纪70年代第1次死因调查死亡率增加了83.1%，比90年代第2次死因调查增加了22.5%[8]。近年来，标准化死亡率虽呈下降趋势，粗死亡率仍呈增加趋势，实际死亡数从2000年的51 090人增加至2011年的88 800人[7]。

2. 主要危险因素

2.1 年龄

年龄是导致恶性肿瘤发生最常见的危险因素，随着年龄的增加，致癌因素的累积效应、机体修复功能消退，基因突变风险增大以及免疫系统功能减弱，癌症的发生风险显著增加[9]。近年来中国恶性肿瘤的发病率呈持续上升趋势，但调整年龄后变化不大，表明人口老龄化和预期寿命增加是中国恶性肿瘤发病率上升的主要原因。从发病平均年龄看，2000年至2014年的恶性肿瘤发病平均年龄呈增加趋势，平均每年增加约0.11岁，调整年龄结构后，却呈现下降趋势，表明这主要由人口老龄化所致[10]。预计到2050年，中国65岁及以上人口达4亿，占总人口的26.9%，其中80岁及以上人口为1.5亿[11]。因此，年龄因素是中国未来癌症发病率升高最主要的原因。

2.2 不良生活方式

据估计2013年，52%的男性和35%的女性癌症死亡病例与不良生活方式有关[12]。不良生活方式包含吸烟、饮酒、不规律饮食、缺乏体育锻炼等。其中吸烟是导致癌症发生的主要危险因素，20%30%的癌症发病与吸烟有关，其次是饮酒与肥胖[13]。近年来，关于缺少体力活动与癌症危险性之间的联系逐渐被国际重视，研究表明常规的体育锻炼可以降低胃癌发病风险[14]。另外，中国癌症呈现明显地理分布特点，主要与不同地区饮食习惯有关，例如胃癌集中于西北和沿海各省[15]，主要是与该地区有吃虾油、腌制鱼干等习惯有关[16]。而湖南长沙以食槟榔著称，口腔癌居多[17]。现今，随着膳食结构的改变，高脂、高蛋白、高糖饮食以及缺乏蔬菜水果摄入等极大增加了中国大肠癌发生风险[18-19]。

2.3 感染

感染是癌症发生发展的主要因素。2012年全球约有210万的病例与感染有关，中国（74万）占35.2%。Epstein-Barr virus、Helicobacter pylori、Human papillomavirus以及肝炎病毒分别与鼻咽癌、胃癌、宫颈癌、肝癌的病因有关。当机体感染微生物之后，产生慢性炎症导致高水平的DNA甲基化，从而使表观遗传学发生改变[20]。虽然肿瘤和微生物之间的关系尚不明确，但通过疫苗的引入可以很大程度的降低癌症的发生风险[12]。如中国在2002年，将乙型肝炎疫苗纳入常规计划免疫，这使得肝癌的发生率显著下降[21]。随着中国HPV疫苗上市和普遍应用，宫颈癌疾病负担有望下降。

2.4 家族史

正常细胞在物理、化学、生物等致癌因子的作用下，导致原癌基因和抑癌基因突变失去其正常的监控和调节能力，而转变为癌细胞，或者是由于自身癌基因存在癌症的发病风险高于一般人群。家族性结肠腺瘤性息肉是由APC基因突变导致的一种常染色体显性遗传性疾病，具有很高的癌变倾向，50%的患者15岁开始出现腺瘤，35岁后这一数量可增加至95%，癌变概率为100%[22]。但这种癌变可以通过合适的预防措施而避免。此外，有研究表明，乳腺癌、胃癌等也与遗传具有一定相关关系[23-24]，并呈现出明显家族聚集性，这也可能是由于彼此生活紧密，暴露于某些共同危险因素概率较大导致[25-26]。总体而言，癌症虽与遗传有关，具有一定的遗传倾向，但个体是否发病还取决于环境、生活方式等外界因素的综合作用。

2.5 其他

癌症的发生发展是多因素综合作用的结果。除以上提及的危险因素外，空气污染、职业暴露、社会地位等也与癌症的发生有关。工业化的发展导致近年来空气污染逐渐加重，长期暴露于这种环境明显增加肺癌的发病风险。研究表明周围环境中PM2.5（fine particulate matter ≤ 2.5μm）每增加 10μg/m³，肺癌的发病风险则增加 1.43 倍[27]。此外，职业暴露等如接触石棉、灰尘也会增加肺癌发病风险[28]。面对环境与职业等可调节因素，政府需积极采取干预措施降低危险因素暴露水平以降低其危害。

3. 中国恶性肿瘤防控现状

3.1 癌症防治政策

癌症是严重危害中国居民健康的主要疾病之一，也是重大公共卫生问题。为做好癌症防控，降低恶性肿瘤疾病负担，中国出台了一系列文件推动癌症防控工作。"七五"期间推出的《全国肿瘤防治规划纲要（1986 ～ 2000）》，是全国开展肿瘤防治工作的第一个纲领性文件。随后，卫生部颁布了《中国癌症预防与控制规划纲要（2004 ～ 2010年）》指导恶性肿瘤防控工作，明确表示以"预防为主"，"农村为防治重点"的指导原则，并逐步完善恶性肿瘤登记系统。随着医疗水平的不断进步，癌症不再是不治之症，经过有效治疗，5年生存率得到大幅度提升，目前癌症已归类为慢性病范畴。2012年，原国家卫生部等15个部门联合推出《中国慢病防治工作规划（2012 ～ 2015年）》及紧随其后的《中国癌症防治三年行动计划（2015 ～ 2017年）》极大地推动了中国恶性肿瘤防控工作。2016年10月25日印发并实施的《"健康中国2030"规划纲要》其强调到2030年，总体癌症5年生存率需提高15%，这一目标的实现依赖于早诊早治项目的实施、人群早诊早治意识的培养以及人群对常见慢性病的防控理念等，因此，实现这一目标还有一定的差距。2017年初，依据《"健康中国2030"规划纲要》制定的《中国防治慢性病中长期规划2017 ～ 2025》强化慢性病早期筛查和早期发现，推动由疾病治疗向健康管理转变。中国在恶性肿瘤防控的不同阶段颁发不同性质的文件以指导工作，设定目标，期望未来中国的癌症防控会做得更好。

制定癌症防控相关的政策、规划，必须全面了解中国癌症负担。加强疾病监测亦是中国癌症防控的工作重点。至今，全国共成立21个省级癌症中心，574个以人群为基础的肿瘤登记点，覆盖人口约4.3亿，并定期发布中国肿瘤登记年报数据，长期监测恶性肿瘤疾病负担及其变化趋势，为健康医疗提供数据支撑。

3.2 恶性肿瘤的三级预防

3.2.1 一级预防

从根本上降低癌症的发病率必须从病因出发，这是最具备成本效益的长期战略。研究表明，40%的癌症患者通过合理的预防措施可以避免罹患癌症[29]。中国针对目前已知的危险因素，开展人群干预措施，有效控制了癌症危害及其危险因素暴露水平。如吸烟，是导致癌症的主要可控的危险因素。2006年自《烟草控制框架公约》正式在中国实施后，各地也陆续出台一些控烟政策，通过立法、提高烟草税率等措施，中国公共场所的吸烟率大幅度下降，但中国疾病预防控制中心发布的《2015中国成人烟草调查报告》中指出，中国的烟草消费流行，人群对烟草危害认识仍需提高。这将是未来慢性病防控的主要难题。此外，疫苗接种对降低和感染因素直接相关的癌症（肝癌、宫颈癌等）负担是最经济有效的办法。中国于2002年将新生儿乙型肝炎疫苗纳入国家免疫规划，2007年，将甲型肝炎疫苗等纳入国家免疫规划，推广新生儿乙肝疫苗接种后，5岁以下儿童乙肝病毒表面抗原携带率从1992年的9.67%降至2014年的0.32%，降幅达97%[30]。在个人层面，通过倡导健康生活方式，普及健康知识，提高人群的知、信、行，以督促居民做好个人健康管理。

3.2.2　二级预防

中国癌症患者存在临床晚期居多，预后不良等显著特点。以胃癌为例，中国胃癌90%属于进展期，诊治率低于10%，远低于日本（70%）和韩国（50%）[31]。因此，癌症早发现、早诊断是治疗癌症、延长生存率的关键。根据相关研究，自2005年中国陆续开展了一系列癌症筛查计划，有效提高了癌症早诊率和生存率。2005年启动的农村癌症早诊早治项目到2017年已有252个筛查点，其中上消化道癌188个、结直肠癌33个、肝癌13个、鼻咽癌7个、肺癌11个。上消化道癌早诊早治适宜技术正在大范围推广，且效益明显，86%的患者得到有效治疗。针对城市高发的肺癌、乳腺癌、结直肠癌、上消化道癌（食管癌和胃癌）、肝癌五大癌症，2012年启动的城市癌症早诊早治项目，至2018年已扩大到20个省份，完成了300万人高危风险评估，其中130万人群为高危人群，占比43%。过去十多年中，淮河流域内的河南、江苏、安徽、山东四省水污染备受关注，引起党中央高度重视，并于2007年启动淮河流域癌症早诊早治项目。针对于污染相关，对当地负担较重的食管癌、胃癌、肝癌开展人群筛查和早诊早治工作。目前该项目已覆盖32个县（区）。除此之外，各地方财政也积极投身到恶性肿瘤防控，支持癌症防控工作，同时结合新农合、城镇医疗保险等大病保险，有效缓解贫困地区经济负担。

研究表明开展以人群为基础的癌症筛查项目可以有效降低疾病负担，但并不是所有癌症均适用。例如在人群中实行基于PAS的前列腺癌筛查和甲状腺癌筛查，易导致过高的假阳性、过度诊断和过度治疗，增加人群心理负担和资源浪费[32-33]。因此，开展人群筛查项目需要在考虑本国国情的前提下，依托于前期工作基础，充分考虑筛查利与弊，从而制定出全面、可行、稳健的筛查策略，力求将筛查的效益最大化。

尽管目前恶性肿瘤筛查取得了显著成效，但仍存在许多问题，比如筛查效果评价标准不一、缺乏有效筛查技术以及如何选择新型分子标志物。如何处理筛查导致的心理负担和过度治疗[34-35]。进一步优化筛查技术和方案将是下一步需要解决的问题。

3.2.3　三级预防

根据195个国家和地区全球医疗质量和可及性排名显示，中国Healthcare Access and Quality Index（HAQ）指数排名从2015年的全球第60位[36]，提高到2016年的第48位[37]。这一成就展现了中国在持续提升医疗质量水平和医疗技术能力等方面做出的不懈努力。截至目前中国已成立36个国家级医疗质控中心、28家省级肿瘤医院，市级、区级、县级肿瘤医院也正在快速发展，并制定了一系列诊治指南，例如，中华人民共和国国家卫生和计划生育委员会印发的宫颈癌、结直癌等五种恶性肿瘤规范化诊疗指南，医疗质量逐渐走向规范化、精准化。"单病种、多学科"诊疗模式也逐步兴起，不同学科专家可为患者制定更加准确、有效的个体化诊疗方案，最大限度地减少误诊、误治，从而提高患者诊治质量。另外，心理治疗也是癌症治疗的主要辅助手段，有助于提高治疗效果和促进康复。医护人员通过关心和鼓励患者，帮助患者重新建立自信心。

4. 结语

降低发病率、死亡率，提高生存率、早诊率仍是目前中国肿瘤防控的突破点。此外，中国的"重医疗而轻预防"医疗机制亟待改变。应当将更多的经费用到基本公共卫生服务上，建立行之有效的公共卫生服务体系，改善疾病监测系统，而不是一味投资在医疗体系上。控制癌症的发生发展，必须做到防治结合，如何实施系统的预防措施，有效降低癌症发病率和死亡率是目前亟待解决的问题。

〔原载于：中国肿瘤临床，2019，46（3）：145-149〕

参　考　文　献（略）

尿液HPV检测的研究进展

徐慧芳　乔友林

（国家癌症中心/国家肿瘤临床医学研究中心/
中国医学科学院北京协和医学院肿瘤医院）

【摘要】 有组织的宫颈癌筛查可以显著降低疾病负担。现有筛查方法主要基于宫颈或阴道脱落细胞学标本，但其采样过程具有侵入性而且依赖妇科医生。尿液自我取样可以弥补现有不足，有望成为现有取样方法的补充方案，应用于宫颈癌的防控实践。该文将从尿液中的HPV感染细胞来源以及尿液的收集、保存、检测以及应用等方面进行综述。

【关键词】 宫颈肿瘤；筛查；尿液；HPV

宫颈癌是全世界女性第四大恶性肿瘤。世界卫生组织（World Health Organization，WHO）最新统计数据显示，在2018年，全球有57万宫颈癌新发病例及31.1万的死亡病例，其中高达86%的宫颈癌病例来自中低收入国家和地区[1]。高危型人乳头状瘤病毒（high risk human papillomavirus，hrHPV）持续性感染是其必要病因[2]。

现有筛查方法主要包括巴氏涂片（Papanicolaou Smear，Pap smear）、液基细胞学检测（liquid-based cytology，LBC）和HPV检测等，主要采用宫颈/阴道脱落细胞学标本，其采集依赖妇科医生，而且具有侵入性。除此之外，有研究显示部分妇女会受宗教信仰、社会风俗或恐惧做妇科检查等因素影响不愿意参加筛查[3-4]。同时，超过50%的宫颈癌新发病例发生在未充分筛查的妇女中[5]。尿液自我取样具有简单、方便、无侵入性的优势，而且不会影响机体的HPV感染状态。尿液标本不仅临床工作中有很多用途[6-7]，而且尿液标本用于HPV检测也是目前的研究热点之一。本研究将从尿液中HPV感染细胞来源、尿液HPV检测相关方法（标本收集、保存、扩增及HPV测技术）、效果评价和实际应用等方面进行综述。

1. 尿液中HPV感染细胞的来源

目前，关于尿液中HPV感染细胞来源有以下三种推断：①局限性尿道感染产生的脱落细胞；②下生殖道和尿道发生共感染；③下生殖道HPV感染产生的脱落细胞污染尿液[8]。第一种来源的HPV感染细胞的检测结果难以真实反映出宫颈部位的HPV感染状态；后两种推断可以在一定程度上体现宫颈部位有无HPV感染及其严重程度。Sehgal等[8]的研究提到尿道的解剖位置距离外阴%阴道及宫颈非常近，据此推测尿道上皮可能像宫颈/阴道上皮类似对HPV病毒易感，其研究发现支持第二种细胞来源。

值得注意的是，现有研究大多提示尿液中HPV感染细胞很可能来自宫颈/阴道部位的脱落上皮细胞。有报道指出晨尿或首段尿中HPV DNA含量高于中段尿或整段尿，推测可能的原因是女性尿道和下生殖道相距很近，来源于宫颈、阴道、外阴、尿道的脱落上皮细胞比较容易污染尿液＆尤其是首段尿[9]。尿液中HPV DNA的含量也受到排尿时间间隔的影响[10]。此外，有研究数据显示宫颈细胞学标本和尿液标本的病毒载量以及型别有良好的一致性[11]。的阳性率在宫颈细胞学标本、阴道细胞学标本、尿液标本之间也呈降低趋势[12]。由以上研究可以看出，尿液中的HPV感染细胞很可能来源于宫颈或阴道部位的脱落细胞。

2. 方法学

2.1　尿液的收集

尿液标本在临床上可以分为晨尿、非晨尿，头段尿、中段尿等、不同部分尿液可满足不同临床检测需求。而在尿液HPV检测中，关于不同类型尿液用于HPV检测效果的研究之间异质性较大，研究结论的解释及应用需要谨慎。目前，有三项研究为同一人群，两项研究结果显示晨尿与非晨尿的HPV检测结果或临床效果无统计学差异[12-13]，而另一项研究则表明晨尿的HPV检出率高于非晨尿[14]。而且，晨尿与非晨尿HPV DNA的拷贝数量也无统计学差别[9]。由此可知，虽然各研究的结论不甚相同，但是晨尿或首段尿用于HPV检测的效果均不劣于其他尿液标本。在尿液标本的收集耗材方面，尿杯较为常见，现在有一款简单易用的首段尿液采集器，可以收集13ml尿液[9]，相匹配的有7ml的保存液。

2.2　尿液的保存

目前已经有研究表明不同的尿液保存条件会影响HPV的检测效果。对不同保存条件下的尿液标本的扩增情况进行比较分析发现保存于4℃的尿液标本的扩增效果最好（β-globin蛋白阳性率为62%；HPV阳性率为17%），优于收集标本后立即处理和冷冻24小时以上再处理时的PCR扩增效果[15]。

另外，在保存尿液标本时应该尽量避免DNA降解。有研究指出在尿液中加入保存液可以有效避免DNA降解的发生[11]。例如，乙二胺四乙酸（ethylenediamine tetraacetic acid, EDTA）[14]。此外，尿液中的一些其他物质也可能对检测结果产生影响，有研究发现尿液中的蛋白质可以增强PCR扩增效果，而亚硝酸盐类则会抑制PCR的扩增[16]。所以尿液标本的保存条件及固有物质会对HPV检测结果产生影响。

2.3　HPV DNA扩增及检测

前面已经提到，尿液标本中HPV DNA的含量低于宫颈细胞学标本，因此获得足量的DNA拷贝数量及灵敏的检测方法非常必要。现在应用于宫颈细胞学标本检测的HPV检测技术大多基于PCR原理，灵敏度比较理想。现有研究也多尝试将这些技术应用于尿液标本的HPV DNA检测中，并对配对尿液标本和宫颈细胞学标本的检测结果进行评估以评价尿液标本筛查宫颈癌的效果。目前有文献报道的扩增或检测技术包括cobas4800[17-19]、Aptima HPV检测技术[20-21]、SPF10-LiPA25检测技术[12, 22]以及基于毛细管电泳原理的Trovagene HPV检测技术[23]等，也有针对尿液标本的其他高效DNA提取、检测技术[24]。

虽然已经有多项研究对基于尿液标本开展HPV检测的应用效果进行评价，但是各研究间的结果差异较大，技术原理自身的特点可能是重要的影响因素之一。

3. 效果评价

现有研究主要通过比较尿液和阴道脱落细胞标本或宫颈脱落细胞标本的HPV检测结果和筛查效果评价基于尿液标本进行HPV检测筛查宫颈癌的效果。根据研究对象的不同可以分为以下几种：①筛查人群；②异常人群；③特殊人群，如人类免疫缺陷病毒（human immunodeficiency virus，HIV）阳性人群、器官移植患者、妊娠妇女等。

3.1　筛查人群

目前在筛查人群中开展的相关研究较少。在苏格兰地区开展的一项纳入5 318名20至60岁妇女的研究表明宫颈细胞学标本、阴道细胞学标本、尿液标本的高危型HPV阳性率分别为14.7%、16.6%和11.6%，而基于三种标本检出CIN 2＋的灵敏度和特异性分别为97.7%、87.3%、94.6%、85.4%和63.1%/89.8%[25]。该研究的结果显示，与宫颈细胞学标本和阴道细胞学标本相比，尿液标本的HPV感染率和CIN2＋的检出效果均不甚理想。同时，在雅浦群岛开展的随机对照研究显示尿液标本的HPV感染率显著低于宫颈细胞学标本[26]。在164名参加宫颈癌筛查的泰国妇女中研究发现尿液标本和宫颈刮片的HPV检测结果的一致性为65.2%[27]。尽管如此，在基层医疗保健中心开展的研究结果显示，尿液和宫颈细胞学标本的HPV检测结果总一致性可以达到高度水平（86.2%，Kappa＝0.72），同时，HPV16（Kappa＝0.82）和HPV16（Kappa＝0.77）的结果一致性水平也比较理想[4]，而在宫颈癌筛查妇女中也发现尿液标本和阴道细胞学标本的检测结果一致性良好[17]。从以上研究中可以看出，各项研究的结果不甚相同，这可能与各研究的研究对象、HPV检测技术、尿液标本类型等不一致有关，因此，研究结论仍需要进一步验证。

3.2　异常人群

转诊人群的HPV感染率较高，能够检出较多的临床终点病变，在此人群中开展的基于尿液标本进行HPV检测的效果评价研究也比较多。现有多项研究表明虽然尿液标本的高危型HPV的阳性率低于宫颈细胞学标本或阴道细胞学标本，但是差异无统计学意义，而且尿液标本和宫颈细胞学标本及阴道细胞学标本的一致性在中等及以上水平[3,12,20,28]，尿液标本检出CIN2＋病变的效果与宫颈细胞学标本也有一定可比性[23,28]。在比利时开展的研究发现虽然晨尿的HPV阳性率高于宫颈细胞学标本，但是尿液标本和宫颈细胞学标本的检测结果一致性良好。同时，尿液标本和宫颈细胞学标本中的HPV16、HPV18、HPV31等型别的病毒载量存在相关性[11]。

在病理确诊的妇女中，宫颈细胞学标本的HPV阳性率以及检出CIN2＋病变的灵敏度比尿液标本略高[30]。一项纳入101名患者的研究数据表明尿液标本、阴道细胞学标本和宫颈细胞学标本的HPV检测结果一致可以达到中度及以上水平[31]。而在治疗人群中，尿液标本与宫颈细胞学标本的高危HPV检测结果一致率可以高达96.6%[32]。在韩国国家癌症中心开展的项目中，尿液标本HPV的感染率虽然低于宫颈细胞学标本，但是Roche和Abbott的HPV检测技术在尿液标本中的检测结果呈高度的一致性，而且这两种HPV检测技术主要用于宫颈细胞学标本的检测，因此采用相同的检测阈值会降低尿液标本的检测效果[33]。这与瑞典地区的研究结论相似[34]。

3.3　特殊人群

HPV阳性人群由于免疫功能下降，对HPV的易感性高于普通人群。在131名日本男性HPV阳性人群中，尿液标本和肛周拭子的高危HPV检测结果呈现一致性[35]。在女性HPV感染者中，宫颈细胞学标本和尿液标本HPV结果的一致性也较高[36-37]。在妊娠妇女中，尿液标本和阴道细胞学标本HPV检测一致性也比较理想[38]，提示尿液有望应用于妊娠妇女的HPV检测。在器官移植患者中，有文献报道肾移植患者发生，相关的恶性肿瘤的发病率会升高，而尿液标本可以用于男性患者的HPV感染状态检测[39]。

4.　实际应用

尽管现有研究关于利用尿液标本进行HPV检测应用于宫颈癌筛查或临床的效果尚缺乏一致的结论，尿液取样的简单"方便"接受度高的优势使其在以下领域均有良好的应用前景。

4.1　流行病学研究

目前，预防性HPV疫苗已经在全球各国家和地区陆续上市，尿液标本可用于青少年或年轻妇女的HPV检测，了解HPV的感染情况，以监测HPV疫苗的人群保护效果，而且尿液标本也适用于男性人群[29, 40-42]。此外，HPV感染患者也可以采用尿液标本进行HPV检测[35, 43]。基于尿液的HPV检测也可用于流动妇女中的性传播疾病监测[40]。

4.2　宫颈癌筛查

尿液自我取样具有诸多优势，能够克服宫颈医师取样或阴道自我取样的局限性，而且尿液自我取样在人群中的接受度也较高[3, 11, 45]，为不愿意参加常规宫颈癌筛查的妇女提供多种选择，提高筛查的覆盖率和依从性。有研究显示，通过信件的形式邀请不愿意参加宫颈癌筛查的妇女收集尿液标本进行HPV检测时，约1/7的妇女能够完成采样并寄回，该研究成功地将尿液标本应用于宫颈癌的筛查，再次证实尿液HPV检测在宫颈癌筛查中的重要作用[46]。

5.　总结与展望

尿液自我取样过程简单、快捷、无创，基于尿液标本进行HPV检测有诸多的优势！可以弥补现有筛查策略与实际需求之间的缺憾。虽然目前在尿液的取样、保存、扩增和检测等方便仍然缺乏规范、准确的流程或方法，但是，国内外已有相关的研究正在开展。现有研究提示基于尿液标本进行HPV检测有望应用于宫颈癌筛查。与现有筛查策略互相补充，提高宫颈癌筛查的覆盖率及可及性，或者应用于流行病学和HPV疫苗效果监测研究工作。

[原载于：中国肿瘤，2019，28（9）：705-709]

参 考 文 献 （略）

中国大陆女性体检人群中人乳头瘤病毒型别感染率及九价疫苗中HPV各型别分布的系统评价

余艳琴[1,2]　富诗岚[1]　徐慧芳[1]　韦梦娜[1]　陈　琦[1,3]　胡尚英[1]　赵方辉[1]　乔友林[1]

（1. 国家癌症中心 / 国家肿瘤临床医学研究中心 / 中国医学科学院北京协和医学院肿瘤医院流行病学室；2. 包头医学院公共卫生与预防医学系流行病学教研室；3. 大连医科大学公共卫生学院）

【摘要】　目的　探讨人乳头瘤病毒（human papilloma virus，HPV）在我国大陆女性体检人群中感染及型别分布特征，为体检人群接种九价HPV疫苗提供科学依据。方法　采用系统评价法综合检索评价1995年1月1日～2016年12月31日在Pubmed、Medline、知网、维普和万方数据库收录的所有关于中国正常女性人群HPV感染及型别分布的研究。由2位研究者独立筛选文献、提取数据资料和评价纳入研究的文献质量，采用Stata 12.0软件进行分析。结果　研究共纳入19篇文献，总人数为83 561人；随机效应模型结果显示，我国正常体检女性人群中HPV的感染率为16.18%［95%CI（14.16，18.20）%］，高危型、低危型的感染率分别为12.95%和3.28%，九价疫苗中高危型和低危型的感染率为10.59%和1.56%，而九价疫苗中所有型的感染率是12.15%［95%CI（10.18，14.13）%］，其中大陆体检女性人群中比较常见的型别是HPV16/52/58/33/18/68。七大区的HPV感染率及型别均不同，正常体检人群女性中总HPV、高危型以及低危型的感染率最高的是华东地区，分别为17.54%［95%CI（16.82，18.27）%］、14.17%［95%CI（13.50，14.83）%］和3.75%［95%CI（2.11，6.11）%］，总HPV感染率最低的是西北地区［8.79%，95%CI（7.47，10.26）%］，高危型感染率最低的是西南地区［3.04%，95%CI（2.22，4.04）%］，低危型感染率最低的是西南地区［0.14%，95%CI（0.02，0.49）%］；九价HPV疫苗中高危型的感染率最高的华中和华东地区分别为11.36%［95%CI（9.33，13.40）%］和11.36%［95%CI（10.75，11.97）%］，最低的是东北地区，为7.83%［95%CI（7.18，8.51）%］；九价HPV疫苗中低危型的感染率最高的华北地区为3.50%［95%CI（1.93，5.80）%］，感染率最低的是华中地区，为0.30%［95%CI（0.06，0.87）%］；九价HPV疫苗中所有型的感染率最高的华北地区为12.75%［95%CI（9.64，16.42）%］，最低是东北地区，为8.34%［95%CI（7.67，9.03）%］。正常体检女性人群中HPV总的感染率、高危型和低危型感染率均是南方高于北方，差异有统计学意义；九价疫苗的低危型感染率则相反，南北方感染的HPV型别以及感染率均不同，而九价疫苗中高危型及全部型别的南北方感染率差异无统计学意义。经非条件logistic回归分析，使用GP5＋/6＋引物系统检测出的HPV调整感染率显著高于其他引物系统（$P < 0.001$）；总HPV调整感染率随发表年限增加而增加（$P < 0.001$）。**结论**　中国大陆地区健康体检的女性人群中HPV的感染率较高，常见的型别为HPV16/52/58/33/18/68，不同地区型别分布及感染率不同，其中华中地区最高，西北地区最低，且南北方存在差异。因此，预计在体检人群中接种九价HPV疫苗防治效果明显，但还是需要进行宫颈癌的筛查。受纳入研究的文献检测方法多样性和质量的限制，上述结论尚需要更多研究予以证实。

【关键词】　正常人群；HPV型别；Meta分析

　　宫颈癌是全球女性生殖系统最常见的恶性肿瘤。据报道，全球2012年约有52.7万新发病例和26.5万的死亡病例，中国新发病例占18.8%，死亡病例9.4%，2015年宫颈癌的治疗费用达到11.5亿万元，给社会和经济带来严重负担[1-3]。大量病因学和流行病学研究证明，HPV感染是宫颈癌的病因之一，尤其是高危型HPV持续感染，而国际癌症研究署（International Agency for Research on Cancer，IARC）对全球HPV感染情况的研究提示，HPV型别分布存在地域差异、人群差异及致癌性差异[4-5]。相较于因病就诊的妇女而言，在健康体检妇女中筛查能更早地发现宫颈癌前病变，但以健康体检人群为研究对象的报道不多。现有研究表明，我国门诊妇女的HPV感染率最高，其次是农村妇女。然而，对于健康意识较强、学历层次相对较高、经济条件相对较好且能够按时进行健康体检的城市或者企事业单位女性，HPV的感染情况和感染型别目前仍不是很清楚，缺乏相关研究数据。自2016年来，国内HPV疫苗相继上市。疫苗的防治效果虽有报道，但是九价疫苗的防治效果等尚不清楚。为了解中国体检人群中HPV感染率、型别分布情况，本研究拟通过检索国内外文献，对中国体检人群中女性宫颈HPV感染率、主要型别以及目前国内接种九价HPV疫苗的型别分布情况进行系统综述和Meta分析，从而了解中国体检女性HPV感染率、主要型别及九价HPV疫苗的型别分布，以期为制定中国大陆地区有效防治妇女宫颈癌策略和措施等提供科学的依据和研究的基础数据。

1.　资料与方法

1.1　文献检索策略

　　在PubMed、中国知网（China National Knowledge Internet，CNKI）和万方数据（Wanfang Data）检索平台，以健康体检人群、人乳头瘤病毒、宫颈、感染率/患病率、中国、PCR等词汇对已发表文献进行检索。检索时限为1995年1月1日～2016年12月31日。PubMed采用主题词结合自由词检索，例如"human papilloma virus（HPV），cervix neoplasms（epidemiology OR virology OR prevention and control），prevalence，Chinese，polymerase chain reaction and population"。CNKI和万方采用专业检索模块进行检索。按照PRISMA的原则进行检索，P：体检人群，I：人乳头瘤病毒，O：感染率或现患率。

　　以CNKI为例，其检索式为："SU＝（'体检人群'）＊（'人乳头瘤病毒'＋'人乳头状病毒'＋'HPV'）＊（'感染率'＋'现患率'＋'患病率'）"。

1.2　纳入排除标准

　　HPV感染率的文献纳入标准为：①发表、收录在SCI/SCIE的英文文章或中文核心期刊文章；②满足检索条件，即：讨论中国大陆体检女性宫颈的HPV感染情况；③非综述的原始文献；④研究人群为来自中国各省市地区的健康体检人群；⑤研究例数≥100；如果同一研究人群或研究数据在不同刊物上发表，样本量最大的文献将被纳入。如果文章中缺少具体所需信息，则直接与作者联系得到具体详细的HPV分型数据；⑥用PCR方法检测宫颈脱落细胞样品，除HPV6、11、16和18型外，至少包含1种其他型别的HPV；⑦提供了完整、正确、充分的数据，可得到或用于计算HPV的感染率及95%可信区间；⑧文献质量评分大于≥5。

文献排除标准为：①不满足上述8条纳入标准中某一条或几条情况的需排除；②重复发表的研究数据只纳入一次；③排除病人、妊娠、住院等特殊疾病患者及人群；④排除中国香港、澳门、台湾等地区。

1.3 文献筛选与资料提取

由2位研究者独立筛选文献和提取资料，若意见不一致则讨论解决，讨论后还是不一致请第三人判断。提取内容包括：①纳入研究的基本信息，包括作者、发表时间、地区、研究类型、对照来源和样本量；②研究对象的基本特征，包括年龄等；③结局指标，包括研究因素（HPV阳性例数及阳性率）、种类及统计指标类型等；④偏倚风险评价的相关信息。

由于文献纳入排除标准较为严格，本研究采用的文献质量评价是NCBI Agency for Healthcare Research and Quality。

1.4 统计学分析

采用excel软件提取和记录文献资料，采用Stata 12.0软件进行Meta分析。通过卡方检验确定研究间是否存在异质性，通过计算I^2对异质性进行分析，I^2介于1%～100%，各研究结果间I^2在25%～50%之间时无异质性，采用固定效应模型；各研究结果间$I^2 > 50\%$之间时存在异质性，采用随机效应模型，并逐一剔除纳入文献，进行敏感性分析，若异质性显著降低，说明该文献为异质性主要来源。有异质性的文献，首先寻找原因，如果没有合适的原因解释，则采用随机效应模型对数据进行合并分析，并绘制森林图。采用漏斗图或者Begg检验评价发表偏倚，$P > 0.05$提示不存在发表偏倚。HPV型别感染率在不同地区、PCR引物系统及发表年限中差别的显著性检验通过非条件logistic回归模型获得。九价HPV疫苗是指HPV6型、11型、16型、18型、31型、33型、45型、52型、58型，其中九价HPV疫苗高危型别是指HPV16型、18型、31型、33型、45型、52型、58型，九价HPV疫苗低危型别是指HPV6型、11型。粗阳性率是通过纳入研究的文献中阳性数与总人数之比，将所有可能影响HPV感染率有显著性意义的变量引入模型，得到总的调整感染率和95%可信区间。

2. 结果

2.1 筛选文献检索及筛选结果

根据检索式，初检得4 686篇文献，剔重后共3 135篇，经逐层筛选最终纳入19篇文献，17篇为中文文献，2篇为英文文献。

2.2 纳入研究的基本特征

纳入高危型、低危型HPV的19项研究[6-24]来自中国大陆18个省/自治区/直辖市的体检女性HPV感染，共83 561例被检测妇女，纳入研究的基本特征见表1。

表 1　HPV 及高危型 HPV 纳入研究的基本特征

Author, Year	Study time	Site	Age (Year)	Number (n)	HPV positive (n)	Research type	Method	HPV primer
Wu XR, 2009[6]	—	Beijing	17～64	400	68	Cross-sectional study	PCR + gene chip	GP5 +/6 +
Yu S, 2013[7]	2010.3～2012.3	Guangdong	21～66	1 321	162	Cross-sectional study	PCR + gene chip	GP5 +/6 +
Zheng HS, 2011[8]	2009.3～2010.5	Guangdong	22～59	2 663	244	Screening	Flow hybridization + gene chip	MY09/11
Zhu DL, 2016[9]	2014.9～2015.9	Guangdong	20～70	7 588	938	Cross-sectional study	high-throughput sequencing	L1
He JL, 2016[10]	2013.7～2016.8	Hainan	19～86	4 037	894	Cross-sectional study	PCR + gene chip	GP 5 +/6 +
Zhao Q, 2016[11]	2013.1～2013.12	Hunan	18～70	9 487	1 576	Cross-sectional study	PCR + gene chip	—
Li XL, 2015[12]	2014.8～2014.10	Hubei	23～78	1 008	313	Screening	HPV typing kit	—
Zhu ZQ, 2011[13]	2009.1～2010.9	Jiangsu	18～69	744	157	Cross-sectional study	PCR + HPV typing kit	—
Hui X, 2015[14]	2011.1～2013.7	Liaoning	20～83	6 479	666	Cross-sectional study	Flow hybridization + gene chip	MY09/11
Zhu XX, 2013[15]	2011.1～2012.3	Shandong	25～58	5 334	953	Screening	Flow hybridization + gene chip	MY09/11
Hui LY, 2012[16]	2009.4～2011.10	Shanxi	25～65	1 650	145	Cross-sectional study	PCR blot hybridization	—
Liu YP, 2015[17]	2012.10～2013.9	Sichuan	21～77	1 482	197	Cross-sectional study	Flow hybridization gene chip	MY09/11
Hu HY, 2014[18]	2013.1～2013.12	Zhejiang	27～79	1 140	292	Cross-sectional study	PCR + gene chip	GP 5 +/6 +
Hu HX, 2013[19]	2010.1～2012.12	Zhejiang	25～59	21 977	—	Cross-sectional study	RT-PCR	—
Qiu YC, 2013[20]	2008.1～2012.10	Zhejiang	13～74	5 521	754	Cross-sectional study	Flow hybridization gene chip	MY09/11
Zhong R, 2015[21]	—	Zhejiang	21～85	2 240	311	Cross-sectional study	PCR gene chip	GP 5 +/6 +
Zhou P, 2015[22]	2013.4～2014.2	Zhejiang	19～85	6 845	1 172	Cross-sectional study	PCR + HPV typing kit	—
Li HM, 2013[23]	2012.5～2013.4	Shangdong	21～60	963	207	Cross-sectional study	PCR + gene chip	GP 5 +/6 +
Wei J, 2012[24]	2011.4～10	Jiangsu	23～56	2 682	278	Cross-sectional study	PCR + gene chip	GP 5 +/6 +

2.3　体检人群女性HPV及各型别感染率

本研究中共有19篇文献纳入研究，总人数为83 561人。随机效应模型Meta分析结果显示：我国正常体检女性人群中HPV的调整感染率是16.18%［95%CI（14.16，18.20）%］，高危型感染率是12.95%［95%CI（10.85，15.06）%］，低危型的感染率是3.28%［95%CI（2.33，4.22）%］，九价疫苗中高危型的感染率是9.66%［95%CI（8.29，9.04）%］，九价疫苗中低危型的感染率是1.56%［95%CI（0.82,1.33）%］，九价疫苗中所有型的感染率是11.64%［95%CI（10.41,12.87）%］，其中比较常见的高危型HPV16的感染率是2.66%［95%CI（2.28,3.04）%］，HPV58的感染率是1.94%［95%CI（1.65，2.22）%］，HPV52的感染率是2.66%［95%CI（1.94，3.37）%］,HPV33的感染率是0.87%［95%CI（0.72,1.03）%］,HPV18的感染率是0.87%［95%CI（0.73，1.01）%］，低危型中HPV6和HPV11的感染率分别是0.46%［95%CI（0.33，0.58）%］和0.51%［95%CI（0.37,0.66）%］，总人群中比较常见的型别是HPV16/52/58/33/18/68（表2）。

表2　体检女性人群HPV及型别的感染情况分析

Faetor	Study（n）18	Number（n）61,584	Positive number（n）9 327	HPV prevalence（95%CI）% 16.34（13.32，19.35）	adjusted HPV prevalence（95%CI）%16.18（14.16，18.20）
HrHPV	11	34 853	4 390	12.05（8.75，15.32）	12.95（10.85，15.06）
LrHPV	11	37 535	945	3.31（0.65，5.98）	3.28（2.33，4.22）
Hr in 9V HPV types	19	83 561	8 876	10.59（8.96，12.22）	9.66（8.29，9.04）
HPV6/11	17	52 097	655	1.56（0.81，2.31）	1.07（0.82，1.33）
9V HPV types	19	80 879	9 361	12.15（10.18，14.13）	11.64（10.41，12.87）
HPV16	19	83 561	2 076	2.84（1.98，3.69）	2.66（2.28，3.04）
HPV58	19	83 561	1 727	1.97（1.35，2.58）	1.94（1.65，2.22）
HPV33	19	83 561	751	0.88（0.53，1.23）	0.87（0.72，1.03）
HPV18	19	83 561	765	1.03（0.69，1.36）	0.87（0.73，1.01）
HPV66	17	52 097	300	0.64（0.32，0.96）	0.56（0.42，0.69）
HPV56	18	80 898	510	0.73（0.28，1.19）	0.67（0.51，0.84）
HPV31	19	83 561	575	0.58（0.34，0.82）	0.61（0.50，0.71）
HPV35	17	82 417	216	0.38（0.06，0.71）	0.22（0.16，0.29）
HPV45	18	81 911	230	0.17（0.07，0.25）	0.21（0.14，0.27）
HPV59	18	61 584	249	0.51（0.25，0.76）	0.38（0.27，0.49）
HPV51	16	79 016	414	0.74（0.06，1.54）	0.54（0.38，0.70）
HPV39	17	80 498	623	0.49（0.22，0.77）	0.62（0.43，0.81）
HPV52	19	83 561	2 860	3.11（1.62，4.59）	2.66（1.94，3.37）
HPV6	17	52 097	249	0.66（0.04，1.33）	0.46（0.33，0.58）
HPV11	16	51 089	278	0.61（0.11，0.55）	0.51（0.37，0.66）
HPV42	15	42 859	148	0.56（0.05，1.07）	0.32（0.21，0.42）
HPV68	18	81 911	671	0.84（0.37，1.31）	0.73（0.56，0.90）

2.4 地区亚组分析

按七大区分析显示正常体检人群女性中HPV感染率及HPV型别不同，其中HPV总的感染率最高的是华中地区 [17.54%，95%CI（16.82，18.27）%]，最低的是西北 [8.79%，95%CI（7.47，10.26）%]。体检人群中高危型感染率高的是华东地区 [14.17%，95%CI（13.50，14.83）%]，最低的是西南地区 [3.04%，95%CI（2.22，4.04）%]，低危型感染率最高的是华东地区 [3.75%，95%CI（2.11，6.11）%]，最低的是西南地区 [0.14%，95%CI（0.02，0.49）%]。九价HPV疫苗中高危型的感染率最高的华中和华东地区分别为11.36% [95%CI（9.33，13.40）%] 和11.36% [95%CI（10.75，11.97）%]，最低的东北地区为7.83% [95%CI（7.18，8.51）%]；九价HPV疫苗中低危型的感染率最高的华北地区为3.50% [95%CI（1.93，5.80）%]，感染率最低的华中地区为0.30% [95%CI（0.06，0.87）%]；九价HPV疫苗中所有型的感染率最高的华北地区为12.75% [95%CI（9.64，16.42）%]，最低的东北地区为8.34% [95%CI（7.67，9.03）%]。华北地区最常见的HPV感染型别是HPV-16/6/56/66/33/11，东北地区最常见的HPV感染型别是HPV-16/52/58/33/18/31，华东地区最常见的HPV感染型别是HPV-16/52/58/18/33/68，华南地区最常见的HPV感染型别是HPV-52/16/58/51/56/18，华中地区最常见的HPV感染型别是HPV-52/58/16/66/33/68，西南地区最常见的HPV感染型别是HPV-52/58/16/68/56/66，西北地区最常见的HPV感染型别是HPV-16/58/35/18/6/39。按南北方分区，正常体检女性人群中HPV总的感染率、高危型和低危型感染率均高的是南方地区，分别为16.65% [95%CI（14.30，19.00）%]，13.59% [95%CI（10.77，16.41）%] 和4.01% [95%CI（2.57，5.45）%]，南方高于北方，差异有统计学意义，九价疫苗低危型感染率则相反，而九价疫苗中高危型及全部型别的感染率南北方差异无统计学意义，其中南方最常见的HPV感染型别是HPV-52/16/58/18/33/56，北方最常见的HPV感染型别是HPV-16/52/58/33/18/11，南北方地区均以HPV16/58/52/33/18高发，低危型以6、11为主（表3）。

表3　体检女性人群宫颈细胞HPV及型别的地区分布

Factor	South（95%CI）%	North（95%CI）%	Factor	South（95%CI）%	North（95%CI）%
HPV prevalence	16.65（14.30，19.00）	14.97（10.49，19.45）	HPV35	0.21（0.15，0.26）	0.44（0.16，0.71）
HrHPV	13.59（10.77，16.41）	11.35（7.50，15.20）	HPV66	0.57（0.40，0.74）	0.52（0.34，0.71）
LrHPV	4.01（2.57，5.45）	0.85（0.34，1.35）	HPV31	0.57（0.45，0.69）	0.74（0.53，0.94）
Hr in 9V HPV types	10.50（9.00，12.00）	10.13（7.96，12.30）	HPV6/11	0.97（0.68，1.25）	1.59（0.93，2.26）
9V HPV types	11.48（10.01，12.94）	12.19（9.50，14.87）	HPV68	0.75（0.54，0.96）	0.66（0.42，0.91）
HPV16	2.33（1.96，2.70）	3.65（2.67，4.63）	HPV59	0.39（0.26，0.52）	0.37（0.18，0.56）
HPV58	2.05（1.70，2.39）	1.63（1.25，2.00）	HPV51	0.68（0.46，0.91）	0.18（0.07，0.30）
HPV33	0.84（0.66，1.03）	0.96（0.69，1.24）	HPV56	0.70（0.53，0.88）	0.59（0.23，0.95）
HPV18	0.86（0.69，1.03）	0.87（0.72，1.02）	HPV52	3.01（2.17，3.85）	1.67（0.69，2.66）
HPV39	0.66（0.41，0.90）	0.45（0.28，0.62）	HPV6	0.45（0.30，0.60）	0.52（0.24，0.81）
HPV42	0.44（0.27，0.61）	0.07（0.00，0.18）	HPV 11	0.48（0.32，0.64）	0.74（0.35，1.14）
HPV45	0.22（0.15，0.30）	0.12（0.06，0.18）			

2.5　HPV总感染率的亚组分析

经非条件logistic回归分析，HPV型别感染率PCR引物系统及发表年限中差别的被引入最终模型。调整以上变量使用GP5＋/6＋引物系统检测出的HPV调整感染率显著高于其他引物系统（$P < 0.001$）；总HPV调整感染率随发表年限增加而增加（$P < 0.001$）（见表4）。

表4　HPV总感染率的亚组分析

Factor	Study（n）	Number（n）	Ration	Adjusted HPV prevalence（95%CI）%	HPV prevalence
HPV primers					
MY09/11	7	21 479	25.55	14.76（11.38，18.13）	14.86（9.72，20.01）
GP 5＋/6＋	7	12 873	15.31	16.93（10.87，22.99）	17.13（12.92，22.62）
not mention	5	49 812	59.25	17.43（14.00，20.86）	20.28（14.49，27.44）
Publication period					
2009～2012	5	8 139	9.68	12.88（9.79，15.96）	13.08（9.16，17.00）
2013～2016	14	75 935	90.32	17.27（15.05，19.49）	17.41（13.82，21.16）

3.　讨论

人乳头瘤病毒（human papilloma virus，HPV）是一种具有嗜皮肤性和黏膜性的双链环状DNA病毒，目前证实的HPV的型别有200多种，其中与女性生殖道感染相关的约40余种[25-26]，并且HR-HPV持续感染是宫颈癌发生的必要病因。目前宫颈癌的预防措施主要是HPV疫苗接种和宫颈癌筛查，二价和四价HPV疫苗可以预防70.0%～84.5%的宫颈癌。由于疫苗普及性不高，很难形成有效的免疫屏障，故现阶段宫颈癌最佳的预防措施是疫苗接种与宫颈癌筛查相结合。WHO和美国FDA均提出用HPV分型检测作为宫颈癌筛查的方法。然而，由于人体免疫系统能自动清除HPV，故80%女性的HPV感染为一过性，仅有很少的患者会持续感染HPV，从而形成病变。在我国，目前仍缺少成规模的HPV分子流行病学调查，尤其是针对体检人群中HPV感染型别以及感染率的数据缺乏，但是IARC研究证实HPV感染率及型别分布存在地域性的差异。本研究针对以上情况，分析体检女性人群中HPV及各型别感染情况、地域分布。与之前的meta分析研究相比[27-28]，本研究中更具有地域性与人群特征，更能反映中国体检女性人群的实际状况。

我国正常体检女性人群中HPV总的感染率为16.34%，经调整后总的HPV调整感染率为16.18%，与李霓等[29]学者的研究结果相近。说明我国体检女性人群HPV感染率处于稳定状态，加强宫颈癌疫苗接种、宫颈癌的筛查以及防治知识宣教意义重大。同时，本研究中并未区分HPV的单重与多重感染的情况，故得到的结果可能会高于某些地区的研究报道。目前关于我国大陆地区健康体检女性高危型和低危型感染率的meta报道不多，本研究得到的结果分别为12.95%和3.28%，可以看出大陆地区体检女性中高危型、低危型的感染较重，其危害性不容忽视。本研究证实，不同型别的HPV感染率不同，其中高危型主要以HPV16、HPV52、HPV58、HPV18及HPV33为主，这与岑尧等[30]的研究报道一致，可见以上HPV型别是大陆女性体检人群中比较常见的感染类型，进一步证实HPV16、HPV52、HPV58是中国女性人群优势感染型别，其对中国女性宫颈致癌作用不容忽视。本研究中低危型主要以HPV6、HPV11及HPV42为主，提示大陆女性体检人群中尖锐湿疣的潜在发病风险不容小觑，可能会存在低估的问题。在本研究中可以看出九价疫苗中高危型、低危型以及所有型别的感染率低于总的HPV高危型、低危型以及总的感染率，提示体检人群接种九价HPV或可防治绝大多数的HPV感染，即大幅度降低宫颈癌的发病率，但是并不能完全防治，还需要进行宫颈癌筛查。

本研究发现大陆健康体检女性人群中HPV型别的分布在我国大陆地区存在一定地域差别，其中总HPV、高危型与低危型感染率最高的地区是华东地区，感染率最低的是西北和西南地区，7大区中HPV感染率及型别不同，九价HPV疫苗中高危型、低危型以及总的感染率存在地区性，但是各个地区均有感染，若在各个地区接种九价HPV疫苗防治效果较好，尤其是在华中、华东地区更为明显。目前我国大陆关于HPV感染率及型别分布的地区差异，可能与中国大陆地区对HPV检测方法不同，各地区经济、医疗卫生状况以及人群自我保健意识等有关。本研究中证实，正常体检人群女性中HPV总的感染率、高危型和低危型感染率南方高于北方差异有统计学意义，与研究报道不一致[30]，可能与本研究中选取的是健康体检人群有关，另一方面与不同的基因型之间复杂的相互作用、宿主的免疫遗传因素、研究对象的生活习惯等有关。九价HPV疫苗中低危型感染率北方高于南方，而九价HPV疫苗中高危型及全部型别的感染率南北方差异无统计学意义，提示对南北方接种九价HPV疫苗防治效果显著。其中南方最常见的HPV感染型别是HPV-52/16/58/18/33/56，北方最常见的HPV感染型别是HPV-16/52/58/33/18/11，可见中国大陆健康体检人群中HPV感染型别具有一定地域性，这可为个体化宫颈癌防治、接种类型等提供参考依据。

经非条件Logistic回归分析，证实使用GP5＋/6＋引物以及未做报道的系统检测出的HPV调整感染率显著高于其他引物系统，与文献报道一致，证实GP5＋/6是目前世界上实验室最常采用的HPV检测通用引物系统，同时引物联合使用提高检测的灵敏度[29]。而总HPV调整感染率随发表年限增加而增加，与文献报道一致，可能与不断完善的实验室检测手段和高质量的标本取材等有关。

虽然本研究样本量相对较大，但是地区亚组分析样本量相对不足。因此，进行体检女性人群HPV及型别分布的研究，存在一定的局限性：①样本的代表性；②实验室的技术、操作水平以及规范化的程度等，对HPV感染率均有一定的影响；③由于文献中所采用的引物系统多样性以及来源不同等造成HPV型别及感染率等有差异。

总之，HPV16、HPV52、HPV58、HPV18及HPV33在我国大陆地区体检女性人群中具有潜在危害，同时提示不同地区（七大区、南北方）HPV感染的型别以及感染率存在差异，为宫颈癌的个体化防治以及疫苗接种提供了参考依据；对九价HPV疫苗所包含的HPV型别的研究证实，我国体检女性人群接种HPV疫苗具有重要作用。为消除宫颈癌对中国妇女的危害，目前的最佳防治措施是HPV疫苗接种与宫颈癌的筛查相结合[31]，这在我国具有重要的意义。

［原载于：肿瘤预防与治疗，2019，32（2）：103-113］

参　考　文　献　（略）

❖ 肿瘤中西医领域 ❖

基于中医肿瘤临床与基础研究证据探讨中医肿瘤疗效评价体系的构建

王应天　张　英　王学谦　林洪生

（中国中医科学院广安门医院，北京 100053）

【摘要】　中医肿瘤治疗的推广与发展遭遇瓶颈，现有的疗效评价标准无法满足中医发展的需求，建立适应中医肿瘤治疗自身发展的疗效评价体系势在必行。在临床和基础研究证据的基础上，多学科整合，探讨构建中医恶性肿瘤疗效评价体系的思路和其中存在的问题。以建立更加全面、客观同时能够展现中医治疗恶性肿瘤的特色和优势的评价体系。

【关键词】　中医药；肿瘤；基础研究；评价体系；疗效

中医药在治疗肿瘤方面具有独特的优势，其抗肿瘤作用日益受到人们的关注。近年来的临床循证医学研究证据在一定程度上证明了中医药治疗肿瘤的确切疗效。然而，在世界范围内，中药制剂并未获得认可或批准作为癌症治疗的标准治疗或辅助治疗，中医药在肿瘤领域的发展遭遇瓶颈。目前中医药肿瘤治疗的临床研究主要存在两大问题：一是目前临床广泛使用的国际公认疗效评价标准不能较好地体现中医药作用的特点和效果；二是国内中医药学者制订的疗效评价标准不一，大多缺少大样本科学论证，难以被广泛应用。建立适应中医药作用特点并能获得广泛认可的疗效评价标准是中医药肿瘤研究走向世界的关键。因此，本文基于目前中医肿瘤临床与基础研究证据，参考现代医学日趋多样化的疗效评价标准，针对中医治疗肿瘤的作用特点，探讨建立适应中医肿瘤临床需求的疗效评价体系的必要性及方法。

1. 中医肿瘤疗效评价体系的研究现状

目前学术界尚未形成统一的中医肿瘤治疗疗效评价体系，近年来，中医肿瘤学者对于构建中医肿瘤疗效评价体系提出了许多创造性的建议，并进行了针对性的研究，得出一些具有参考价值的研究结果。周岱翰等[1]拟定的《实体瘤的中医肿瘤疗效评定（草案）》将中晚期肺癌中医疗效评价以总疗效（100%）＝瘤体变化（30%）＋临床症状（15%）＋体力状况（15%）＋生存期（40%）进行计量，并以此疗效评价标准比较 RECIST 疗效评价标准，对191例中晚期 NSCLC 患者予以评价，发现综合指标评定方法能够更好地体现中医药治疗的疗效。杨宇飞等[2]将瘤体大小、Karnofsky 评分、体质量及主症变化4项综合评定177例晚期结直肠癌患者疗效，发现中医综合评价方法较 RECIST 评价标准能够更好地反映晚期患者的远期生存。王海波等[3]在评估中西医结合手段治疗进展期胃癌患者的近期疗效时也观察到同样的现象。越来越多的临床证据显示，单纯应用现代医学疗效评价标准并不能很好地体现中医肿瘤治疗的作用特色，限制了中医肿瘤临床研究的发展。

1.1　中医肿瘤治疗用药的疗效评价标准

RICIST疗效评价标准仍然是目前临床广泛应用的评价标准，是中医肿瘤治疗用药的主要评价标准，但其开发主要为适用于反映细胞毒药物抗肿瘤活性的强弱。细胞毒性药物发挥抗肿瘤作用的机制以阻断DNA复制；阻滞细胞分裂；抑制肿瘤细胞生长过程中的关键蛋白，从而阻断肿瘤生长的关键通路为主[4]。提高细胞毒性药物抗肿瘤的疗效主要有3个途径：①提高药物在肿瘤组织局部的浓度，尤其是剂量依赖性的细胞周期非特异性药物；②提高抗癌药物在肿瘤组织局部作用的时间，这种方式以时间依赖性的细胞周期特异性药物为主；③通过结合载体减少细胞毒性药物对正常组织的损伤，从而提高耐受剂量。

比较而言，近年来的中药抗肿瘤新药研究可以分为2类，一类是从经过实验研究具有抗癌作用的中药中提取的有效成分，作用机制遵循细胞毒性药物的规律，已经不是传统意义上的中药，成为化疗药物中的植物药，如南方红豆杉等，这类药物在进行临床研究时可以依照细胞毒性药物研究规范执行。另一类则是在中医传统理论指导下的复方制剂，并不针对性地作用于肿瘤组织或细胞，而是依据证型特点作用于相应的病机、证候，对患癌宿主的各个层面都有影响。基础研究证据显示，中医药治疗具有调节荷瘤机体免疫功能[5]，干预癌症炎性微环境[6]，调节肿瘤免疫抑制微环境[7]，逆转肿瘤细胞药物抵抗[8]，调节肿瘤干细胞生物学行为，抑制肿瘤干细胞生长等多种作用[9]。还包括对癌细胞在一定程度上的抑制，对机体不适症状的缓解及其他各方面功能的调整和恢复等。与细胞毒性药物单一成分和靶点不同，中药作用成分多、靶点多，其疗效差异不单体现在用药剂量或持续时间方面，依据中医传统辨证论治理论的指导，中医药作用的疗效取决于用药与患者证候的吻合程度。很明显，RICIST疗效评价标准并不能较好地反映在中医药基础理论指导下的中医肿瘤治疗用药的作用效果。

1.2　中医证候疗效评价标准

中医证候的疗效是突出中医治疗优势的主要疗效指标，中医证候的疗效评价则是构建中医肿瘤疗效评价体系的关键环节。然而目前中医证候疗效评价尚未形成统一标准。关于证候的诊断、内涵、评价的内容及方法等问题仍旧存在争议。在诊断方面，尽管《中药新药临床研究指导原则》中提出了明确的证候诊断标准，目前临床应用的中医证候辨证标准仍不统一。经过文献检索，除《中药新药临床研究指导原则》临床应用还包括《中医临床诊疗术语·证候部分》《中医虚证辨证参考标准》《肿瘤中医诊断指南》《现代中医肿瘤学》《上海市中医病证诊疗常规》《临床中医肿瘤学》《中医病证诊断疗效标准》《中医诊断学》《血瘀证诊断标准》《中医内科学》等。对于证候疗效的评价，指导原则推荐在病症结合模式下，主症次症结合，中医症状积分分级半定量的方法，提高了证候疗效评价的客观性和实用性，然而实际临床应用仍然存在许多问题。现阶段的临床研究对"证候"的关注度不够，缺少对"证候"的确切、统一的定义和量化方法，不同理论指导、不同作用机制的评价体系混用，实际研究结果差异性较大，这也是导致中医药的作用难以被广泛了解和认可的原因之一。近年来已有学者做过多方面的尝试，陆小左等[10]提出建立中医四诊指标与临床理化指标的相关性，进而量化中医四诊信息；王永炎等[11]强调制定中医证候疗效评价标准时需要突出中医"个体化"和"动态变化"的特点；王阶等[12]提出研制病证结合模式下的中医证候疗效评价量表与单一证候模式下的中医PRO量表结合，对中医证候进行综合评价；谢雁鸣等[13]利用信息挖掘技术构建中医软指标疗效评价模式等对完善证候疗效的评价标准都具有一定的参考价值，中医证候疗效评价标准有待多方面的完善。

1.3 中医肿瘤临床研究的主要终点指标

中医证候疗效评价指标是中医肿瘤临床研究中比较敏感的终点指标，既往的临床研究还曾将瘤体客观缓解率、化疗完成率作为抗肿瘤中药和放化疗增效药的主要评价指标，但实际临床研究中阳性率不高，并未获得满意的结果。近年来，中医肿瘤学者开展的循证医学研究证据显示，中医药治疗对于远期生存指标具有较好的作用效果，胃癌[14-15]、肠癌[16-17]、乳腺癌[18]、肺癌[19-20]等病种的大样本临床研究证据显示，规范得使用中医药治疗能够改善患者远期生存、降低术后复发、转移率。修订版中药新药治疗恶性肿瘤临床研究技术指导原则[21]已经将生存期延长和/或生命质量的改善同时瘤灶缩小或持续稳定作为肿瘤治疗用药的主要疗效指标。

临床研究中对生命质量的评价因其作用优势在中医肿瘤疗效评价中的地位逐渐上升，现代医学也越来越重视心-身健康模式下患者生命质量的变化。无论是肿瘤疾病还是相应的治疗手段都会对患者的社会生活、家庭生活等产生全方位的影响，而这正是中医"整体观"指导下辨证论治的作用优势。对于生命质量的评价，早期多采用KPS评分变化来评价药物疗效，评价方法相对简单，阳性率较高。随着中医药治疗改善生命质量疗效证据的不断积累，越来越多的临床研究中引入国际公认的生命质量量表如EORCT，FACT等进行整体或分病种的详细、客观评估。重视生命质量疗效指标将是未来肿瘤新药临床研究的趋势。

在选择临床研究的终点指标时，应该在考虑指标的重要性的同时选择能够体现中医药作用优势的指标纳入主要终点指标。细胞毒药物的作用优势是缩小瘤体，但同时会产生一系列不良反应。因而在一段时间内现代医学临床研究曾将客观缓解率、疾病稳定率作为主要疗效指标，生命质量仅作为次要疗效指标，而如何定义中医肿瘤临床研究的主要终点指标，使其能够充分体现中医治疗的作用特色同样是我们需要认真思考的问题。

1.4 中医肿瘤症状疗效评价的标准化

对于多组临床症状（症状群）的改善作用始终是中医治疗的特色，如何进行多症状的综合判定一直是我们的困惑。在辅助现代医学治疗手段时，中医药能够治疗和缓解包括皮疹[22]、骨髓抑制[23]、药物性肝损伤[24]、手足综合征[25]等多种不良反应。临床研究中多以WHO抗癌药物毒性反应标准、美国国家癌症研究所常规毒性判定标准（NCI CTC）进行分级，判断治疗后的消失率/复常率。在改善癌症相关症状方面，如癌因性疲乏[26]、癌症相关痛觉敏感[27]等中医药治疗同样有较好的作用效果。临床常以国际公认的Piper疲乏量表、数字评分法（Numericalratingscale，NRS）、视觉模拟量表（VAS）等进行量化和评估。然而症状和/或改善多种不良反应的评价仍然存在很多问题。中医药治疗并非单一作用于一个症状或不良反应，我们使用各种相关量表进行量化评估，仍旧无法体现中医药对多症状改善的作用特色，分散的评估方法使得中医药治疗疗效被低估。

2. 关于建立中医肿瘤疗效评价体系的几点思考

2.1　借鉴免疫治疗疗效评价标准建立具有中医作用特色的肿瘤治疗用药评价标准

近年来，以PD-1/PD-L1为代表的免疫制剂被FDA批准用于多个癌肿的治疗，并作为标准治疗方案写入肺癌NCCN指南[28]。与此同时，临床工作者发现了用药期间一些非常规的疾病缓解模式，包括延迟有效、混合缓解、假性进展、疾病超进展等。为了更好地评估免疫制剂的治疗效果，指导临床决策，近期RECIST工作组及其免疫治疗小组委员会发表了《实体瘤免疫疗效评价标准（iRECIST）》[29]，引入了待证实的疾病进展（Unconfirmed Progressive Disease，iUPD）的概念。使用irRC比较传统RECIST评价标准评价655例接受Pembrolizumab治疗的患者时解决了约15%的患者疗效被低估的情况[30]，另一方面，生物统计学家指出，在设计免疫制剂的临床试验方案时，沿用传统的统计方法、随访时间可能会影响结果的准确性[31]。影像学家则推测，免疫治疗的非常规缓解模式可能有一定的物质基础存在[32]（图1）。

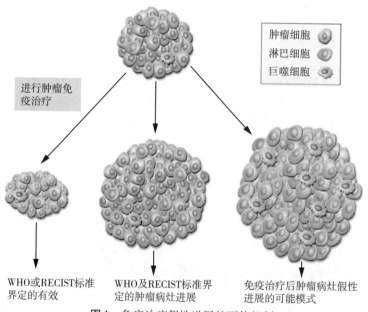

图1　免疫治疗假性进展的可能机制

从免疫制剂疗效评价标准的演变过程中可以看出，不同作用机制的抗肿瘤药物应该有不同的疗效评价标准，而适宜的疗效评价标准是基于临床和基础研究证据逐步形成和不断完善的。中医药治疗肿瘤的作用机制既不同于传统化药，与免疫抑制剂的作用机制也不完全相同，但现代医学对于免疫疗法疗效评价体系的构建方法和内容对于中医药研究有一定的参考价值。中医药治疗肿瘤的疗效评价也应该基于临床实际情况，在临床和基础研究证据的支持下，经过证据的长期积累和不断的讨论、验证逐步达成共识。

2.2　引入PRO量表优化中医肿瘤辅助用药/改善症状用药的评价方法

在评估症状时，患者本人的感受是最直接和真实的，在临床研究中，通过测评患者对自身症状及其对日常生活所造成的影响作为评价疗效的工具日益受到重视。其中应用最广泛的测评工具为PRO量表。基于患者报告的临床结局（Patient Reported Outcome，PRO）是指直接来自患者对自身健康状况、功能状态以及治疗感受的报告，其中不包括医护人员及其他任何人员的解释。2006年2月美国FDA发布了关于PRO应用于新药研制和疗效评价的指南草案。意味着PRO正成为评价疗效和药物安全性的重要组成部分。PRO数据是通过一系列标准化的问卷收集而来的，这些问卷作为测评工具，涵盖了包括症状、功能、健康形态/生命质量及患者期望4个层面的内容，分为普适性量表和特异性量表两类。制定具有中医特色的PRO量表能够更为直接和客观地反映患者主观症状的疗效，同时应用PRO量表采集在自然环境下（不用药干预）患者临床症状之间的相关性及随时间变化的规律，建立数据库，通过数据的关联、比对设立相应阈值，能够更为客观地评价中医药治疗对于临床症状的疗效。

2.3 多学科协作完善中医肿瘤综合疗效评价体系的内容与结构

肿瘤疾病的复杂性及中医治疗的复杂干预使得建立综合评价体系成为必须，虽然在综合体系的建立以及多维指标的选择上学界已经达成共识，但在关键指标的选择、权重的设定，证候的标准化，症状变化的动态性等问题上仍存在较多分歧。随着信息时代的来临，大数据及数学分析技术极大方便了人们的生活，在健康领域也有很大的应用前景，通过信息技术将患者临床信息数据进行积累、分析和挖掘，将是解决这些问题的扎实基础。在证据基础上通过多种数据建模方法的研究，也许能够为解决中医复杂干预疗效评价体系构建寻找科学有效的方法。建立一个规范的中医肿瘤疗效评价体系需要临床工作者、生物统计学家、基础研究工作者甚至数学、计算机等学科专家的沟通协作，在临床和基础研究证据的基础上构建评价体系的具体内容与结构。

3. 结语与展望

为了建立能够更为充分地体现中医药治疗特色的疗效评价体系，目前亟需解决3个关键问题：①如何优化与生存获益相关的终点指标，使其更为合理地反映中医药的抗肿瘤作用效果；②在中医理论的指导下寻找提高中医药疗效的途径，实现"方证对应"的具体方法；③寻找能够被广泛认可并且适宜中医药研究的症状评估方法。这些关键问题需要中医肿瘤临床工作者在基础与临床实践中不断总结，小心求证，从实际情况出发，在临床与基础研究证据的基础上，寻求解决的方法。总之，中医治疗在肿瘤领域有其独特的作用，在进行大规模临床试验之前，必须从临床实际出发，以临床与基础研究证据为依据，在中医理论的指导下，参考或应用国际上的最新成果和技术，建立和完善适宜中医药肿瘤研究的疗效评价体系，以提高中医药在癌症治疗中的应用。

［原载于：世界中医药，2019，14（5）：1325-1329］

参 考 文 献（略）

第四章

年 度 指 南

2019 CSCO指南大会各指南专场内容及指南更新要点

1. 《2019 CSCO肝癌诊疗指南》

本指南于2018年8月4日在首届CSCO肝胆胰肿瘤大会上公布。在遵循原国家卫生计生委2017版《原发性肝癌诊疗规范》（以下简称《规范》）原则的基础上，同时参考了最新美国肝脏病学会、欧洲肝脏病学会、亚太肝脏病学会以及NCCN指南等，特别强调根据中国的国情来指导临床实践，同时根据证据级别和专家推荐级别对各种治疗进行不同推荐，充分考虑了药物的可及性和药物经济学。

本指南具有4个鲜明特点：即充分考虑国情、涵盖最新进展、注重实用和可及性及强调全程管理。相比较前述提到的《规范》，本版指南的内容更新、更快、更细，是《规范》的最好演绎。（秦叔逵　刘秀峰）

2. 《2019 CSCO头颈部肿瘤诊疗指南》

头颈部肿瘤具有分类复杂和治疗手段争议较多的特点，因此多学科联合诊疗（MDT）具有重要的意义。本次指南更新，有利于规范整体治疗原则、推进多学科协作。本指南的特点在于突出重点和加强实用性，聚焦于头颈部肿瘤的5大好发部位（口腔、口咽、喉、下咽和鼻咽），分别进行简明扼要的表格式治疗推荐，并在关键点加以注释。

与国际上其他指南的重要区别，体现在充分考虑到国内治疗水平的不均衡性，采用分级专家推荐的形式，既能够保证基本的治疗标准，同时也提倡根据实际情况进行更高水平的治疗介入。（郭　晔）

3. 《2019CSCO持续／复发及转移性甲状腺癌诊疗指南》

本指南主要侧重于临床上比较棘手的持续／复发及转移性分化型甲状腺癌（prm-DTC），强调超声、放射、病理及外科、核医学、内分泌、放疗等多学科团队（MDT）在prmDTC的诊断及治疗中的作用及意义，并通过整合上述MDT专家意见对prmDTC多学科处置进行解读和推荐。本次更新纳入最新统计学数据，阐述prmDTC的可能机制，在引用了国际最新包括著名华裔甲状腺领域专家邢明照教授等研究证据同时，也纳入了我国专家的最新研究证据。

最后，甲状腺癌专委会针对相关问题条款，进行了国内不同区域相关领域专家的意见征询及投票表决，以确定指南相关推荐在我国的普适性及可及性。本指南的更新将有助于我国prmDTC的规范化诊治，并进一步改善这部分患者的生存质量及生存率。（林岩松）

4.《2019 CSCO 乳腺癌诊疗指南》

本次更新体现在术前新辅助治疗、术后辅助治疗、晚期乳腺癌的解救治疗等几方面。

乳腺癌术前新辅助治疗，强调仅以 HER2 阳性或三阴性作为术前新辅助药物治疗选择的标准时，肿瘤应＞2cm；或参加严格设计的临床研究；经足疗程新辅助治疗后仍未达到 pCR 者，术后可考虑强化治疗。

术后辅助治疗新增基因检测对决策的重要作用。

晚期乳腺癌解救治疗，重申曲妥珠单抗和紫杉类再使用的获益人群；指出帕妥珠单抗在晚期 HER2 阳性患者中的重要作用；增加吡咯替尼联合卡培他滨作为抗 HER2 二线治疗的推荐方案，突出国产新药在乳腺癌治疗领域的地位和作用；同时还提高了氟维司群在激素受体阳性患者中的治疗地位，强调了 CDK4/6 抑制剂联合内分泌治疗的作用。

指南不仅紧跟国际最新的科学进展，把类似吡咯替尼、CDK4/6 等纳入指南外，还增加了循环肿瘤标志物、人工智能等章节，涵盖了液体活检、二代测序、智能影像、智能病理和智能决策等领域。此外，除外纸质版指南，今年还开发了具有中国自主知识产权的智能决策系统，及未来适合患者及家属的科普版，共同助力我国乳腺癌诊疗事业的发展。

（江泽飞　李健斌）

5.《2019 CSCO 黑色素瘤诊疗指南》

本指南更加注重遵循 NCCN 指南与中国研究结果相结合的理念，将成为全球第一个按照黑色素瘤亚型（皮肤、肢端、黏膜、眼）来制定的指南。我国黑色素瘤患者的临床特点不同于西方人群，肢端、黏膜来源的患者占有相当的比例，而 NCCN 指南只针对皮肤来源黑色素瘤患者的诊治，因此针对非皮肤来源患者，急需符合中国特色的诊治指南。

在新一届 CSCO 黑色素瘤专家委员会的倡导下，具有全新理念的指南应运而生。目前备受关注的问题，例如 NGS 热点突变检测、淋巴结清扫术的选择，皮肤/肢端/黏膜黑色素瘤辅助治疗的选择，晚期黑色素瘤患者免疫/靶向治疗选择等，都在新版指南一一呈现。

（郭　军　斯　璐）

6.《2019 CSCO 淋巴瘤诊疗指南》

本指南在 2018 年淋巴瘤指南基础上，紧跟国内外近一年的最新研究进展，同时结合我国实际情况，进行了更贴近我国临床工作的更新。例如，将我国最新批准的新药，特别是我国自主研发、具有自主知识产权的新药纳入指南，推荐给临床医生。这样，既能为临床医生提供合理用药的依据，又能促进我国创新药物的研发，此举将产生深远的意义。

希望新版的淋巴瘤诊疗指南能够帮助淋巴瘤专业医生更深入地了解淋巴瘤，更好地规范淋巴瘤的诊断和治疗，进一步提高我国淋巴瘤的治愈率，有效地延长患者的生存期。

（马　军　张　岩）

7.《2019 CSCO 胰腺癌诊疗指南》

2018 年胰腺癌诊疗研究取得了重要进展，本指南在 2018 版基础上进行了更新辅助治疗方面，将PRODIGE 24/CCTG PA.6临床研究（2018，《新英格兰医学杂志》）中的mFOLFIRINOX方案增添为体能状态良好患者的Ⅰ级推荐；

新辅助治疗方面，根据2018年ASCO年会报道的Ⅲ期临床研究结果，将吉西他滨为基础的同步放化疗增添为体能状态良好患者的Ⅱ级推荐；

另外，随着免疫治疗和靶向药物篮式研究的进展，新版指南将MSI、TMB、NTRK等的检测作为Ⅲ级推荐，根据检测结果，可考虑使用免疫检查点或NTRK抑制剂。但免疫检查点抑制剂在胰腺癌中的应用，目前尚无充分循证医学依据，亦缺乏相应的生物标志物，期待着后续临床研究。

本指南与国际其他指南的重要区别在于，《2019 CSCO胰腺癌诊疗指南》较NCCN指南和ESMO指南及时更新了最新的循证医学证据，并根据我国国情进行专家推荐，且加入了部分具有中国特色的内容，更加本土化，也更易在地方医院普及。（王理伟　崔玖洁）

8.《2019 CSCO恶性肿瘤患者营养治疗指南》

本指南从2011版专家共识更新而来，更新内容超过70%，总结如下：

肿瘤患者的营养风险筛查和评估部分，分别增加综合、动态和门诊评估内容的2A类，Ⅱ级推荐。

围手术期营养治疗，在营养干预指征中，增加营养筛查和评估、术前及术后营养干预指征，和出院后营养治疗的1A类，Ⅰ级推荐；免疫营养素中，增加了危重患者参照成人危重症患者营养治疗指南等推荐。

化疗期间营养治疗，更新了营养干预的指征、保持体力活动、吞咽功能的评估及营养素、免疫营养素方面的内容。

放疗期间营养治疗，在营养干预指征、营养治疗路径选择、吞咽功能评估和免疫营养素五方面进行了更新。

终末期营养治疗，以对症支持治疗为主，可适当放宽饮食限制，对患者和家属进行充分的宣教和沟通，在膳食指导的基础上，首选肠内营养，无法达到最低营养需求时，考虑肠外营养。

家庭营养治疗及随访部分，更新了营养干预指征和病情稳定患者的随访时间。

本指南参考当今国际主要营养指南，如欧洲ESPEN营养指南，美国ASPEN营养指南等，结合我国恶性肿瘤诊疗国情，融入我国当前临床研究数据和临床治疗经验。本指南在编写格式和内容上，都有利于指导肿瘤领域相关医生的临床实践。（潘宏铭　潘　勤）

9.《2019 CSCO免疫检查点抑制剂相关毒性管理指南》

本指南是继ESMO、SITC、NCCN和ASCO四大国际组织发布免疫检查点抑制剂毒性管理共识/指南后发布的全球第五个指南，更是我国首部关于免疫检查点抑制剂治疗的临床管理指南，填补了我国免疫治疗缺乏中国元素的毒副反应管理指南的空白；同时也是首部针对泛瘤种编写的CSCO指南。在目前免疫治疗备受关注和广泛应用的情况下，本指南的发布，对医护人员乃至患者在了解、发现、及时处理和预防免疫治疗毒副反应等方面都具有重大意义。

本指南是CSCO免疫治疗专家在参考国外共识/指南的基础上，结合中国免疫检查点抑制剂的实际情况编写而成，充分考虑了进口免疫检查点抑制剂在我国获批数量较少、适应证过窄的实际，具有中国特色。

首次提出毒性全程管理4阶梯概念（治疗前筛查和检查、鉴别、分级管理、重启免疫治疗）；首次对免疫检查点抑制剂毒性进行定义；加入进口 PD-1/PD-L1 抑制剂中国人群毒性数据；首次展示部分国产 PD-1 抑制剂毒性数据并进行汇总；首次纳入皮肤毛细血管内皮增生症（CCEP）管理建议；指南第一部分对特殊人群使用免疫检查点抑制剂毒性风险进行说明；对重启免疫治疗注意事项进行特别说明；解决了国外共识/指南部分内容不完全一致的问题，有望为进口和国产免疫检查点抑制剂在临床上安全使用和超适应证使用提供科学依据。（王宝成　王　俊）

综上所述，2019 CSCO 系列指南将进一步促进我国恶性肿瘤诊疗的规范化和精准化，基于证据、兼顾可及、结合意见的指南，既体现了最新的国内外肿瘤领域学术进展，又紧密联系我国的临床实际，必将推动抗击肿瘤之舟破浪前行，驶向胜利的彼岸！

最新CSCO肝癌指南要点

中国临床肿瘤学会（CSCO）指南大会于4月26日在南京盛大召开，2018版CSCO原发性肝癌诊疗指南于2018年9月发布，指南未进行明显更新。来自复旦大学附属中山医院的周俭教授、中山大学肿瘤防治中心的赵明教授和解放军东部战区总医院的秦叔逵教授对指南进行重新解读及最新研究数据展示。

一、肝癌外科治疗指南要点

1. 术前安全性的评估

1.1 手术切除的必要条件

肝功能储备。肝实质功能的评估：Child-Pugh A 级，ICG15 < 20% ～ 30%；余肝体积的测定：无硬化肝脏 > 30%，硬化肝脏 > 40%。

1.2 术前三维重建模拟手术方案

2. 术中新技术的应用

2.1 微创（腹腔镜、机器人辅助）肝癌切除术数量激增，但预后仍需进一步验证。

2.2 腹腔镜肝癌切除手术适应证扩大：病变位于 Couinaud Ⅱ、Ⅲ、Ⅳb、Ⅴ、Ⅵ段；病变大小以不影响第一和第二肝门的解剖为准，一般不超过10cm；有丰富经验的饮食可逐步开展腹腔镜半肝切除、肝3叶切除、Couinaud Ⅰ、Ⅶ、Ⅷ段切除。

2.3 目前暂无证据表明机器人辅助肝癌切除优于腹腔镜肝癌切除。

2.4 联合肝脏分隔和门静脉结扎的二步肝切除（ALPPS）临床开展数目稳步增加，来自中山的数据显示，经匹配后，ALPPS生存优于经肝动脉化疗栓塞（TACE），与一期肝切除类似。

3. 肝癌新的指南指导外科治疗

3.1 中国Ⅱa、Ⅱb期（BCLC B）：手术切除、TACE、全身治疗、肝移植。回顾性证据显示（BCLC B/C）手术切除优于TACE，分层分析后仍然支持该结论；随机对照试验（RCT）

研究显示（BCLC B）手术切除优于TACE；肝癌（≥4个）：部分可考虑手术切除（图1）。

3.2 中国Ⅲa期（BCLC C）：TACE、全身治疗、手术切除、放疗。回顾性证据显示部分合并门脉癌栓（PVTT）手术切除联合序贯治疗优于单纯TACE（图1）。

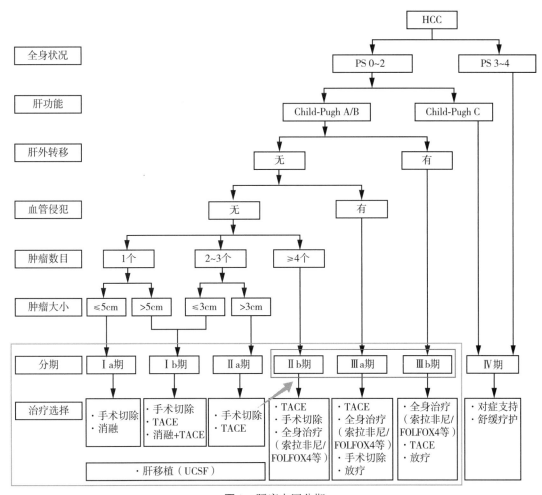

图1 肝癌中国分期

3.3 合理选择病例提高肝癌肝移植疗效（尝试Milan标准的扩大）

4. 术后复发转移防治

4.1 预防介入对多发肿瘤、单发大于5cm、微血管癌栓阳性患者有效；

4.2 干扰素仅推荐应用于合并慢性乙肝背景的肝癌术后患者；

4.3 现代中药槐耳颗粒具有一定作用；

4.4 免疫检查点阻断剂（CTLA-4、PD-1/PD-L1阻断剂）值得期待。

5. 中国肝癌指南分期及外科治疗特点

5.1 提出了基于肿瘤及预后的中国肝癌分期；

5.2 适当扩大了肝切除的手术适应证；

5.3 提高了肝癌伴血管侵犯治疗方法选择的多样性。

二、肝癌局部治疗指南要点

1. TACE

1.1　TACE覆盖阶段广泛，首选我国Ⅱb、Ⅲa期以及不能手术的Ⅰb、Ⅱa期患者，中期肝癌患者（BCLC B）首选TACE。

1.2　TACE最常用药物：蒽环类＋顺铂＋丝裂霉素。

1.3　传统TACE（C-TACE）与药物释放粒子TACE（DEB-TACE）：DEB-TACE同C-TACE疗效相当，由于系统化疗药物暴露减少，因此具有更好的安全性；根据mRECIST标准，首次TACE后的疗效同生存相关；首次选择及再次TACE治疗是以提高生存为目的。

1.4　钇90选择性内照射（SIRT）与索拉非尼在局部进展期或TACE治疗失败患者中生存获益接近。

1.5　TACE联合靶向治疗及免疫治疗仍在研究中，存在争议。

2. 原发性肝癌的消融治疗

2.1　原发性肝癌的消融包括非癌性组织力求1cm，至少0.5cm。

2.2　对于直径≤5cm的病灶，手术为首选，局部消融作为重要方法。对于2～3个病灶位于不同区域，或者肝脏深部或中央型≤3cm的肝癌，局部消融可作为一线治疗。

2.3　直径大于5cm不建议消融治疗。

三、肝癌全身治疗指南要点

1. 晚期肝细胞癌（HCC）一线治疗选择（表1）

1.1　FOLFOX4延长晚期HCC总生存（OS）（EACH研究），中国患者群OS与无进展生存（PFS）显著获益。

1.2　仑伐替尼较索拉非尼显著延长中国患者OS与PFS（REFLECT研究）。

表1　晚期HCC一线治疗策略选择

分层	Ⅰ级专家推荐	Ⅱ级专家推荐	Ⅲ级专家推荐
肝功能Child-Pugh A级或较好的B级（≤7分）	瑞戈非尼（1A类）；PD-1单抗（包括纳武单抗、派姆单抗等）（2A类）	索拉非尼（如果既往未使用过）（2B类）；奥沙利铂为主的系统化疗（如果既往未使用过）（2B类） 卡博替尼（1B类） 雷莫卢单抗（限于AFP≥400 mg/L的HCC）（1A类）	索拉非尼联合奥沙利铂为主的系统化疗（如果既往未使用过）（2B类）
肝功能Child-Pugh B级（>7分）和C级	具有肝癌治疗适应证的现代中药制剂；传统中医辨证论治；最佳支持治疗（BSC）；姑息治疗（2A类）		

2. 晚期HCC二线治疗选择（表2）

2.1　索拉非尼-瑞格非尼序贯治疗，患者OS可达26个月。

2.2　C-MET抑制剂卡博替尼二线治疗晚期HCC可提高患者OS 2.2个月（CELESTIAL研究）。

2.3　纳武利尤单抗疾病控制率超过50%，无论接受过索拉非尼与否（CheckMate-040研究），对于接受过索拉非尼治疗的患者中位OS可达15.6个月，亚洲人群与全球无差异。

2.4　纳武利尤单抗对比索拉非尼的一线治疗晚期HCC（CheckMate-459）正在进行。

2.5　帕博利珠单抗二线治疗晚期HCC的Ⅲ期临床试验（KEYNOTE-240）因未达到OS及PFS预期结果而宣告失败。比较亚洲人群中的研究（KEYNOTE-394）尚在进行。

2.6　雷莫芦单抗二线治疗晚期HCC可提高患者OS 1.2个月（REACH-2），限于患者AFP≥400mg/L。尚未获得批准。

表2　晚期HCC二线治疗策略选择

分层	Ⅰ级专家推荐	Ⅱ级专家推荐	Ⅲ级专家推荐
肝功能Child-Pugh A级或较好的B级（≤7分）	瑞戈非尼（1A类）；PD-1单抗（包括纳武单抗、派姆单抗等）（2A类）	索拉非尼（如果既往未使用过）（2B类）；奥沙利铂为主的系统化疗（如果既往未使用过）（2B类） 卡博替尼（1B类） 雷莫卢单抗（限于AFP≥400mg/L的HCC）（1A类）	索拉非尼联合奥沙利铂为主的系统化疗（如果既往未使用过）（2B类）
肝功能Child-Pugh B级（＞7分）和C级	具有肝癌治疗适应证的现代中药制剂；传统中医辨证论治；最佳支持治疗（BSC）；姑息治疗（2A类）		

3. 基础肝病的治疗

1. 高度重视基础肝病，全面考虑，全程管理。

2. 基础肝病治疗包括抗病毒治疗、保护肝功能（异甘草酸镁、还原型谷胱甘肽、多烯磷脂酰胆碱）、利胆（腺苷蛋氨酸）。

3. 注意监测病毒载量以及肝炎活动；[乙型肝炎病毒（HBV）-DNA、丙型肝炎病毒（HCV）-RNA]。

4. HBV病毒复制阴性者同样推荐加用抗病毒治疗，优先使用恩替卡韦或替诺福韦（1A类）。

5. HCV相关HCC优先推荐干扰素联合利巴韦林（1B类）。

结直肠癌指南的更新内容

　　2019年9月18日～22日，第二十二届全国临床肿瘤学大会暨2019年CSCO年会在厦门顺利召开，来自全国各个肿瘤领域的专家和学者共聚一堂，讨论和分享前沿研究成果。会议期间，CSCO结直肠癌专家委员会主任委员、浙江大学医学院附属第二医院肿瘤中心的张苏展教授对2019版结直肠癌诊疗指南（以下简称2019版指南）的更新进行了详细的解读。

　　2019版指南是基于我国地区发展的不平衡、资源的可及性以及肿瘤治疗的价值来制定的、具有中国特色的指南。张苏展教授强调，CSCO指南指导原则的基本策略有三点，首先是"必须做到的最低要求"，即县级及县级以上医院能做到也应该做到的最基本要求；其次是高级别的证据；以及良好的可及性。CSCO诊疗指南证据类别及推荐等级标准如表1、表2所示。

表1　CSCO诊疗指南证据类别（2019）

类别	证据特征		CSCO专家共识度
	水平	来源	
1A	高	严谨的Meta分析，大型随机对照临床研究	一致共识（支持意见≥80%）
1B	高	严谨的Meta分析，大型随机对照临床研究	基本一致共识，但争议小（支持意见60%～80%）
2A	稍低	一般质量的Meta分析，小型随机对照研究、设计良好的大型回顾性研究、病例对照研究	一致共识（支持意见≥80%）
2B	稍低	一般质量的Meta分析，小型随机对照研究、设计良好的大型回顾性研究、病例对照研究	基本一致共识，但争议小（支持意见60%～80%）
3	低	非对照的单臂临床研究、病例报告、专家观点	无共识，且争议大（支持意见＜60%）

表2　CSCO诊疗指南推荐等级（2019）

推荐等级	标　准
Ⅰ级推荐	1A类证据和部分2A类证据 一般情况下，CSCO指南将1A类证据和部分专家共识度高且在中国可及性好的2A类证据作为Ⅰ级推荐。具体来说，CSCO指南Ⅰ级推荐具有如下特征：可及性好的普适性诊疗措施（包括适应证明确），肿瘤治疗价值相对稳定，基本为国家医保所收录；Ⅰ级推荐的确定，不因商业医疗保险而改变，主要考虑的因素是患者的明确获益性
Ⅱ级推荐	1B类证据和部分2A类证据 一般情况下，CSCO指南将1B类证据和部分专家共识度稍低或在中国可及性不太好的2A类证据作为Ⅱ级推荐。具体来说，CSCO指南推荐具有如下特征：在国际或国内已有随机对照的多中心研究提供的高级别证据，但是可及性差或者效价比低，已超出平民经济承受能力的药物或治疗措施；对于获益明显但价格昂贵的措施，以肿瘤治疗价值为主要考虑因素，也可以作为Ⅱ级推荐
Ⅲ级推荐	2B类证据和3类证据 对于正在探索的诊疗手段，虽然缺乏强有力的循证医学证据，但是专家组具有一致共识的，可以作为Ⅲ级推荐供医疗人员参考
不推荐/反对	对于已有充分证据证明不能使患者获益的，甚至导致患者伤害的药物或者医疗技术，专家组具有一致共识的，应写明"专家不推荐"或者在必要时"反对"（可以是任何类别等级的证据）

与2018版指南相比，2019版指南更新的内容有20余处，张苏展教授对更新要点进行了详细的阐述。

1. 影像学更新

2019版指南新增了直肠癌影像诊断报告模板，试图用结构化的报告模式来指导临床治疗，通过影像诊断报告模板，临床医生能够一目了然的掌握患者影像学的各种特点，对下一步诊疗有指导意义。报告的内容建议包括：直肠癌位置；肿瘤浸润深度及肿瘤与周围结构及器官的相对关系（临床肿瘤分期）；区域淋巴结转移（临床淋巴结分期）；周围血管肿瘤侵犯，特别是侵犯壁外血管情况；环周切缘；非区域淋巴结转移、肝脏转移、腹腔种植转移、肺转移等远处转移状况；相关血管及肠管解剖变异等。

2. 病理部分更新

2019版指南对基因突变检测进行了进一步的说明：基因突变检测可采用DNA直接测序法或ARMS法；目前，高通量测序技术（high-throughput sequencing）、二代测序技术（"next-generation" sequencing technology，NGS）也逐步运用于临床基因检测；指南强调使用获得认证的NGS技术平台和检测产品，只有经过严格的质量控制，执行规范的操作流程，才能确保检测结果的准确性。

3. 非转移性患者的更新

对于非转移性结肠癌患者，2019版指南对病理分型 II 期的低位、普危、高危患者分层做了说明，这也是指南首次对 II 期结肠癌进行分层（表3）。

表3　术后辅助化疗

病理分型	分层	I 类推荐	II 类推荐	III 类推荐
I 期	$T_{1\sim2}N_0M_0$	观察（1A类证据）		
II 期	低危（$T_3N_0M_0$，dMMR）	观察（1A类证据）		
	普危（$T_3N_0M_0$，pMMR且无高危因素）	单药氟尿嘧啶化疗（1A类证据）	观察	
	高危（$T_3N_0M_0$/pMMR伴高危因素，或 $T_4N_0M_0$）	联合方案化疗（1A类证据）	单药氟尿嘧啶化疗（限pMMR患者）（1B类证据）	观察（3类证据）
III 期	$T_{任何}N_4M_0$	联合方案化疗（1A类证据）	单药氟尿嘧啶化疗（1B类证据）	

值得注意的是，2019版指南对非转移性患者的辅助化疗药物选择的也做了进一步说明：除临床试验外，不推荐在辅助化疗中使用如下药物：伊立替康、替吉奥、TAS-102、所有的靶向药物（包括贝伐珠单抗、西妥昔单抗、帕尼单抗、阿帕西普、呋喹替尼等）和所有的免疫检查点抑制剂（pembrolizumab 和 nivolumab 等）。

4. 转移性患者更新

2019版指南对转移性结肠癌的治疗原则做了多处更新。首先，在转移灶潜在可切除组中，对RAS/BRAF全野生型患者进行了左半结直肠和右半结肠的分层。同时，在该组中，对于RAS/BRAF野生型且原发灶位于右半结肠和RAS/BRAF突变型患者，FOLFIRI±贝伐珠单抗方案由Ⅱ级推荐改为Ⅰ级推荐（表4）。

表4　潜在可切除组治疗

分层	分层	Ⅰ级推荐	Ⅱ级推荐	Ⅲ级推荐
适合强烈治疗（RAS和BRAF均野生型）	原发灶位于左侧结直肠	FOLFOX/FOLFIRI±西妥昔单抗（2A类证据）	FOLFOX/CapeOx/FOLFIRI±贝伐珠单抗（2A类证据）；FOLFOXIRI±贝伐珠单抗（2A类证据）	其他局部治疗（2B类证据）
	原发灶位于右侧结肠	FOLFOX/CapeOx/FOLFIRI±贝伐珠单抗（2A类证据）；FOLFOXIRI±贝伐珠单抗（2A类证据）	FOLFOX/FOLFIRI±西妥昔单抗（2B类证据）	
适合强烈治疗（RAS和BRAF突变型）	无	FOLFOX/CapeOx/FOLFIRI±贝伐珠单抗（2A类证据）；FOLFOXIRI±贝伐珠单抗（2A类证据）		其他局部治疗（2B类证据）

在姑息一线治疗组中，针对RAS/BRAF全野生型进行了左半结直肠和右半结肠的分层（表5）。对不适合强烈治疗的MSI-H/dMMR一线治疗患者，以及所有MSI-H/dMMR二线及以上患者，新版指南增加了免疫检查点抑制剂作为Ⅱ级推荐（表5）。对于BRAF V600E突变的患者二线及以上治疗，2019版指南新增伊立替康＋西妥昔单抗＋维莫非尼的Ⅲ级推荐（表6）。

表5　姑息治疗组一线治疗方案

分层	分层	Ⅰ级推荐	Ⅱ级推荐	Ⅲ级推荐
适合强烈治疗（RAS和BRAF均野生型）	原发灶位于左侧结直肠	FOLFOX/FOLFIRI±西妥昔单抗（1A类证据）	FOLFOX/CapeOx/FOLFIRI±贝伐珠单抗（1A类证据）；FOLFOXIRI±贝伐珠单抗（1B类证据）	
	原发灶位于右侧结肠	FOLFOX/CapeOx/FOLFIRI±贝伐珠单抗（1A类证据）	FOLFOXIRI±贝伐珠单抗（1B类证据）；FOLFOX/FOLFIRI±西妥昔单抗（贝伐珠单抗有禁忌者）（2A类证据）	
不适合强烈治疗（RAS和BRAF均野生型）	无	氟尿嘧啶类单药±贝伐珠单抗（1A类证据）	西妥昔单抗单药（左半结直肠）（2B类证据）；减量的两药化疗（FOLFOX/FOLFIRI±西妥昔单抗）（2B类证据）；减量的两药化疗（FOLFOX/CapeOx/FOLFIRI）±贝伐珠单抗（2B类证据）；免疫检查点抑制剂（PD-1单抗）（MSI-H或dMMR）（2A类证据）	其他局部治疗（3类证据）

表6　姑息治疗组二线治疗方案

分层	Ⅰ级推荐	Ⅱ级推荐	Ⅲ级推荐
一线接受奥沙利铂治疗（RAS和BRAF均野生型）	FOLFIRI±靶向药物（西妥昔单抗或贝伐珠单抗）（2A类证据）	伊立替康±西妥昔单抗（2A类证据）； 伊立替康+雷替曲塞（氟尿嘧啶类不耐受）（2A类证据）； 伊立替康+卡培他滨±贝伐珠单抗（1B类证据）； 免疫检查点抑制剂（PD-1单抗）（MSI-H或dMMR）（2A类证据）	其他局部治疗（3类证据）
一线接受伊立替康治疗（RAS和BRAF均野生型）	FOLFOX±靶向药物（西妥昔单抗或贝伐珠单抗）（2A类证据）；CapeOx±贝伐珠单抗（1A类证据）	伊立替康±西妥昔单抗（2A类证据）； 伊立替康+雷替曲塞（氟尿嘧啶类不耐受）（2A类证据）； 免疫检查点抑制剂（PD-1单抗）（MSI-H或dMMR）（2A类证据）	其他局部治疗（3类证据）
一线接受奥沙利铂治疗（RAS或BRAF突变型）	FOLFIRI±贝伐珠单抗（1A类证据）	伊立替康±西妥昔单抗（2A类证据）； 伊立替康+雷替曲塞（氟尿嘧啶类不耐受）（2A类证据）； 伊立替康+卡培他滨±贝伐珠单抗（1B类证据）	其他局部治疗（3类证据）； 伊立替康+西妥昔单抗+维莫非尼（RAS野生/BRAF V600E突变）（2B类证据）

结合中国国情，2019版指南优化了瑞格非尼的剂量推荐，第一周期可采用剂量滴定的方法：第一周80mg/日，第二周120mg/日，第三周160mg/日。与此同时，基于FRESCO研究结果，对姑息治疗组增加了呋喹替尼的三线治疗的Ⅰ级推荐。此外，2019版指南添加了关于HER2和NGS的内容，并鼓励患者参加临床研究：标准治疗组失败后或入组临床试验前，患者可考虑HER2免疫组化检测及在有资质的检测机构行二代测序（NGS）帮助指导后续药物治疗选择。鉴于目前药物治疗疗效仍然存在不少局限性，建议鼓励患者在自愿的前提下参加与其病情相符的临床试验。

5. 直肠癌治疗更新

对于cT_1N_0分期的患者，新版指南增加了临床完全缓解（cCR）-观察等待策略的Ⅱ级推荐：如患者有强烈保肛意愿，同步放化疗后：cCR-观察等待；YcT_1-经肛门局部切除；YcT_2-直肠癌根治术（表7）。

表7　cT₁N₀分期的患者治疗

分期	分层	I 级推荐	II 级推荐	III 级推荐
cT_1N_0	保留肛门括约肌有困难	经肛门局部切除；直肠癌根治术	如患者有强烈保肛意愿，同步放化疗，然后： 临床完全缓解（cCR）－观察等待 YcT_1-经肛门局部切除 YcT_2-直肠癌根治术	
	保留肛门括约肌无困难	直肠癌根治术	1.内镜下切除 2.经肛门局部切除（含TEM）	

《2019 CSCO乳腺癌诊疗指南》重磅发布：新增NGS、液态活检、人工智能等内容

4月12日，在2019中国临床肿瘤学会（CSCO）乳腺癌年会上，CSCO乳腺癌专家委员会主任委员江泽飞教授表示，《2019 CSCO乳腺癌诊疗指南》（以下简称《指南》）在术前新辅助治疗、术后辅助治疗、晚期乳腺癌的解救治疗等方面进行了更新。同时，乳腺癌专家委员会也计划制作指南的科普版，让患者及家属能够了解目前乳腺癌的诊疗现状。

数据统计显示，每年全世界约有140万人被诊断为乳腺癌，而大约有50万人死于该病。我国仅2015年新发乳腺癌病例就已高达27.2万，死亡病例数约7.1万。其中，在新发乳腺癌病例中有3%～10%的女性在确诊时，就有远处转移。即便是在早期乳腺癌患者中，也有30%～40%可发展为晚期乳腺癌，且5年生存率仅为20%。

2019版《指南》在乳腺癌术前新辅助治疗方面，强调仅以HER2阳性或三阴性作为乳腺癌术前新辅助药物治疗选择的标准时，肿瘤应大于2cm；或参加严格设计的临床研究。对于经足疗程新辅助治疗后仍未达到病理完全缓解（pCR）的患者，术后可考虑强化治疗。

在乳腺癌的术后辅助治疗方面，新增了基因检测对辅助治疗决策的重要作用。HER2阳性乳腺癌患者中，强调了AC-TH＋P（环磷酰胺＋多柔比星序贯紫杉醇＋曲妥珠单抗＋帕妥珠单抗）的双靶向可作为高危患者推荐治疗；激素受体阳性乳腺癌的辅助内分泌治疗中，绝经前患者辅助内分泌治疗，对于已完成卵巢功能抑制（OFS）＋芳香化酶抑制剂（AI）治疗且耐受性良好的患者，若此时已绝经，可考虑使用AI延长治疗。

在晚期乳腺癌的解救治疗方面，2019版《指南》重申了曲妥珠单抗和紫杉类再使用的获益人群；指出了帕妥珠单抗在晚期HER2阳性乳腺癌患者中的重要作用；增加了吡咯替尼联合卡培他滨作为抗HER2二线治疗的推荐方案，突出了国产新药在乳腺癌治疗领域的地位和作用；同时还提高了氟维司群在激素受体阳性患者中的治疗地位，强调了CDK4/6抑制剂联合内分泌治疗的作用。

从2017年首次发布至今，CSCO乳腺癌专家委员会制定的指南紧跟国际最新的科学进

展，把吡咯替尼、CDK4/6等纳入指南，还增加了循环肿瘤标志物、人工智能等章节，涵盖了液态活检、二代测序、智能影像、智能病理和智能决策等领域。

主要更新内容如下：

一、乳腺癌的诊断及检查

替换"建议对初次检测为三阴性乳腺癌重新复核免疫组化指标"为"对初次检测为三阴性乳腺癌，应采取标准诊断方法对ER、PR、HER-2进行复核"。

二、乳腺癌的术前新辅助治疗

要点1：①删除"HER-2阳性患者无论是否达到pCR，推荐术后应继续使用曲妥珠单抗，总疗程达一年"，将相应内容调整至HER-2阳性术前治疗章节内。②将"根据术前分期、病理细胞学分级、经充分考虑后，可予术后辅助卡培他滨治疗"，更改为"根据CREAT-X研究结果，术后可基于6～8周期的卡培他滨治疗"。

要点2：①Ⅱ级推荐：删除"部分具有高危因素的患者，可考虑进入双靶向临床研究"。②TCbH（多西他赛、卡铂联合曲妥珠单抗）由Ⅰ级推荐调整为Ⅱ级推荐。

要点3：①替换"无须手术的激素受体阳性患者"为"无须即刻手术的激素依赖型患者"。②增加"部分不适合芳香化酶抑制剂的患者（如骨密度$T<-2.5$）可考虑使用氟维司群"。

三、乳腺癌的术后辅助治疗

要点1：肿瘤相关评估增加"70基因MammaPrint"。

要点2：①Ⅱ级推荐替换"双靶向治疗如帕妥珠单抗联合曲妥珠单抗"为"AC-TH＋P"。②增加"TH＋P（多西他赛＋曲妥珠单抗＋帕妥珠单抗）双靶向治疗的安全性在新辅助、辅助及一线治疗阶段都得到了验证，但TCbH＋P的安全性数据不足，因此不做推荐"。

要点3：初始治疗以OFS＋他莫昔芬（TAM）作为Ⅰ级推荐适应证删除"或有辅助化疗指征，但不愿接受化疗患者"。

要点4：延长治疗完成OFS＋AI治疗，耐受性良好者，"绝经者适应AI治疗"由Ⅱ级推荐调整为Ⅰ级推荐。

要点5：①保乳术后增加导管原位癌术后放疗。②腋窝淋巴结阴性调整为"Ⅰ级推荐"。

四、晚期乳腺癌的解救治疗

要点1：①抗HER-2一线治疗Ⅰ级推荐中，NH（长春瑞滨＋曲妥珠单抗）证据由1A调整为2A，由Ⅰ级推荐调整为Ⅱ级推荐。②抗HER-2二线治疗Ⅱ级推荐H＋更换化疗药调整为Ⅲ级推荐，T-DM1证据由1B调整为1A，增加吡咯替尼联合卡培他滨。

要点2：①未经内分泌治疗Ⅰ级推荐中氟维司群与AI顺序对调；Ⅱ级推荐中联合CDK4/6抑制剂证据级别由1B调整为1A。②TAM治疗失败Ⅰ级推荐中氟维司群与AI顺序对调；Ⅱ级推荐中联合CDK4/6抑制剂证据级别由1B调整为1A。③AI治疗失败Ⅱ级推荐中甾体类AI＋依维莫司（限非甾体AI治疗失败患者）调整为Ⅲ级推荐；Ⅱ级推荐中联合CDK4/6抑制剂证据级别由1B调整为1A。

五、乳腺癌骨转移（无要点更新）

六、乳腺癌脑转移（无要点更新）

七、乳腺癌的治疗管理

化疗急性或延迟性呕吐预防增加"针剂/口服/透明贴片（格拉司琼）"，删除甲氧氯普胺（胃复安）。

八、循环肿瘤标志物和二代测序（新增）

1. 循环肿瘤细胞（CTC）

CTC是指从恶性肿瘤原发部位脱落。通过血管或淋巴系统进入血液循环的细胞，它能够反映肿瘤组织的情况，也可以用无创方式替代组织样本进行病理诊断、疾病监测、分子测序等。不仅可以动态监测，还可以用于判断预后。随着对CTC认识的拓展，其应用已经从数目走向了分子分型和细胞测序时代。

AJCC第8版乳腺癌分期系统明确早期乳腺癌患者CTC≥1个/7.5ml提示预后不良。此外，已有研究验证了CTC HER-2状态可以预测患者靶向治疗的疗效，而随着单细胞测序技术的进步，可以让研究者利用CTC从基因组或转录组水平探究肿瘤内部机制。了解发病原因及耐药机制，甚至有机会预测耐药的发生。

2. 循环肿瘤DNA（ctDNA）

ctDNA是由肿瘤细胞、循环肿瘤细胞等凋亡、坏死后释放到血管中的游离的DNA片段组成的。这些DNA片段通常与蛋白质结合形成核小体游离于循环中。ctDNA的降解可能与肝脏和肾脏代谢相关，根据不同DNA片段大小，结构及半衰期差异较大，范围从10min至2h不等。

ctDNA能够反映短时间体内瘤负，实时动态监测药物疗效，同时在保证较高敏感性和特异性的同时能够提早预测病情变化，在早期诊断、肿瘤负荷监测、药物疗效预测、复发转移风险评估和预后分析等发挥重要作用。但由于ctDNA在血液中约只有千分之几，从大量游离DNA、血细胞中筛选出肿瘤相关DNA仍存在一定难度。与此同时，ctDNA检测技术对实验室和操作人员要求较高，检测设备昂贵，检测标准不一，目前临床应用受限。

3. 二代测序（NGS）技术

NGS是为克服第一代测序技术存在的相对弊端，经过不断的技术开发和改进，从而开发的一种可以大规模并行的高效测序方法，为我们解释肿瘤的发生与发展中发挥了重要作用，NGS与一代测序检测结果高度一致，但在检测时间和检测通量上却更有优势，能够以较少的成本进行大量的DNA/RNA测序，可以同时筛选多个样本中的多个基因，也可以快速检测肿瘤异质性和基因改变。该技术不需要通过对患者组织的侵入性活检，就可以达到帮助早期诊断、疗效监测、耐药提示以及治疗方案的选择。

但对于晚期患者，获取组织的成本较高，而肿瘤异质性的存在，也难以动态检测患者的基因突变。与此同时，NGS 在数据获得过程中会产生不同类型的错误，例如替代、插入/缺失、AT 偏差、GC 缺失等都影响了其临床应用。在未来，结合 CTC、ctDNA 及 NGS 甚至三代测序技术，将会为肿瘤患者提供更好的服务。

九、人工智能（新增）

人工智能是精准医学时代重要的发展方向，大数据的发展，医疗资源的紧缺、诊疗模式的转变为人工智能发展提供了很大的机遇，目前，人工智能已在医学影像、病理、辅助决策系统得了一定的进展。

1.　智能影像助力肿瘤诊断与治疗评价

在乳腺癌领域中，智能影像已经在病变诊断、疗效评价甚至预测分子分型中取得了一定的研究成果。有研究显示，智能在诊断良恶性病变方面。仅次于具有 20 年丰富经验的乳腺放射科医生对平扫及增强图像的综合判断结果。此外，也有研究显示临床信息结合动态增强的 3D 影像信息可以作为生物标志物来鉴别乳腺癌的分子亚型，特别是对于三阴性乳腺癌的预测。应用 AI 辅助诊断能够帮助医生更加快捷和准确地对疾病做出诊断，提高诊断效率及准确度。

2.　智能病理加速肿瘤的定性和定量判断

目前，智能病理已用于乳腺癌等多种肿瘤中，应用范围集中于细胞学初筛、良恶性鉴别、形态定量分析、组织学分类等方面。如有研究对乳腺癌切除标本进行了自动 HER-2 评分，结果显示与病理医师诊断结果有很高的符合率。在分子病理方面，在海量的基因组学信息中，应用人工智能分析技术，已成为精准医学不可或缺的发展要素。智能病理的发展应用不但能减轻病理医师负担。在一定程度上也可以弥补病理科医生主观分析的不足，提升病理的定性和定量判断，提高病理诊断的准确度，还能为患者提供个性化的治疗意见和疾病预后判断，推动精准病理的发展。

3.　智能决策丰富临床实践的决策模式

智能决策系统的研发就是能够结合人工智能的学习分析能力及专家的经验，从而得到更加准确的决策方案。CSCO BC 协作组完成了一项 2 000 份病例的人工智能决策和专业医生决策的对比研究。研究结果显示 WFO（Watson for oncology）智能决策在乳腺癌治疗中展示出较好的可行性和规范性。帮助临床医生省时省力，辅助应用可进一步提高医生决策的规范性。

同时，具有我国自主产权的智能决策系统也取得初步成果，基于 CSCO BC 大数据和 CSCO BC 指南的乳腺癌智能决策已完成 II 期试验，提示基于 CSCO 乳腺癌诊疗指南的智能决策系统在不同类别、不同阶段的乳腺癌病例中显示出良好的决策规范性。

人工智能是重要的发展方向，智能系统不仅可以帮助临床医生节省时间和精力。还有希望进一步提高肿瘤的精准诊断与治疗，因此专家组鼓励开展人工智能相关的临床研究，发展我国自主产权的人工智能系统。

《肾癌围术期药物治疗的中国专家共识》 热议点解读

近年来，肾癌辅助治疗、新辅助治疗毫无疑问是肾癌领域的热点话题。随着靶向药物、免疫抑制剂的使用，国际各指南在此方面的观点也很具争议性。中国抗癌协会泌尿男生殖系肿瘤专业委员会（CACA-GU）肾癌学组在近期编写发布了《肾癌围术期药物治疗的中国专家共识》，旨在系统梳理术前、术后的肾癌药物治疗策略。

在中国抗癌协会泌尿男生殖系肿瘤专委会2018年会暨第八届上海泌尿肿瘤国际论坛期间，《医学界》有幸邀请到中国抗癌协会泌尿男生殖系肿瘤专业委员会副主任委员、天津市肿瘤医院的姚欣教授对该指南进行了深入解读。

1. 进一步明确肾癌新辅助治疗的定义及其适用人群

据姚欣教授介绍，该共识的制定采用了"St.Gallen专家共识"的模式，即通过问卷投票、表决讨论等形式最终形成符合国内实际情况的专家共识。由于近期各大期刊发表了若干肾癌大型研究，对临床既有提示价值，也存在众多争议，因此希望该共识的发布有助于中国临床医生在面对"高危患者要不要做术后辅助治疗？哪些人适合做术后辅助治疗？"等问题时，给予一定临床建议及治疗方案的选择。

《肾癌围术期药物治疗的中国专家共识》也有助于临床医生理清新辅助治疗的概念，从而根据循证医学证据为患者提供不同的治疗建议。姚欣教授明确道，按照传统的肿瘤治疗学概念来理解，新辅助治疗是指在一个可执行的有计划性的在主要治疗之前给予的辅助性治疗，是肿瘤系统治疗的重要组成部分。而目前国内临床医生通常讲的所谓肾癌新辅助治疗严格来讲说的是术前用药，两者还是有一定区别的。

对于肾癌新辅助治疗适应证的问题，姚欣教授表示："大多数专家认为，对于一个可以手术治疗的患者，肾癌术前酪氨酸激酶抑制剂（TKI）辅助治疗暂时还没有充足的证据，并不建议作为临床的常规的使用。但是对一些无法手术或有绝对适应证需要保肾的患者，我们可以通过这种术前的TKI辅助治疗，来改变原有的治疗计划，让本不能手术的患者有机会进行肾脏切除，这是目前大家的一个基本的共识。

姚欣：教授，主任医师，教授，硕士研究生导师，天津医科大学肿瘤医院泌尿肿瘤科科主任。中国抗癌协会泌尿生殖肿瘤专业委员会副主任委员，美国癌症研究学会（AACR）执行委员，美国泌尿外科学会（AUA）会员，《中华泌尿外科杂志》编委，中华医学会会员，中国抗癌协会会员中华医学会泌尿外科学分会委员，中华医学会泌尿外科学分会委员。

2. 临床研究结果与临床经验仍存在较多争议

2.1 争议1：单纯TKI靶向治疗or减瘤性肾切除＋TKI靶向治疗？

目前转移性肾癌（mRCC）的标准一线治疗是减瘤性肾切除＋TKI靶向治疗，比较减瘤性肾切除和靶向治疗用于mRCC患者一线治疗的CARMENA研究入选了今年ASCO年会的18项突破性临床研究之一，并在大会上公布了最新研究数据。

研究结果表明，单独使用舒尼替尼治疗的患者总生存期高于减瘤性肾切除联合舒尼替尼治疗组，舒尼替尼单用治疗mRCC患者疗效并不亚于减瘤性肾切除联合舒尼替尼。法国团队的这个研究结果是对传统晚期肾癌一线治疗模式的挑战。不过CARMENA研究虽然给我们带来了颠覆性的认识，但对于这个研究，仍需要更多循证医学证据来加强其说服力，从而指导临床实践。

姚欣教授进一步强调说："在共识会上，百分之百的专家认为对于mRCC的患者减瘤性肾切除还是有生存意义的。共识也强调，并不是所有患者都适合做减瘤性肾切除。对于中低危的患者，还是能够通过减瘤性肾切除联合TKI靶向治疗得到明显的生存获益。但是对于一些高危患者，就不建议做减瘤性肾切除而推荐选择单纯TKI治疗。事实上，通过我们的专家共识，我认为是较好地解决了临床研究结果与临床经验所出现的冲突。"

2.2 争议2：应不应该把术后辅助治疗作为高危肾癌患者的常规治疗手段？

从2016年到2018年年初，陆续发表了ASSURE、S-TRAC2和PROTECT等三个有关肾癌术后TKI辅助治疗的临床研究结果。这三个研究涉及的TKI药物在mRCC一线治疗中的远期生存影响（无进展生存期、总生存期）结果都非常接近，然而研究结果却大相径庭。虽然研究结果的差异与不同的研究人群、不同的评估标准等因素密切相关，但这三个结果不同的研究也成为另一个呈现给临床医生的矛盾。

姚欣教授对此表示："在共识讨论和投票表决会上，我们的专家一致认为不应该把术后辅助治疗作为一个高危肾癌的常规治疗手段。但是在术后TKIs辅助治疗人群选择方面我们仍存在一些分歧，70%～80%的专家选择对手术时存在淋巴结转移，或伴有静脉瘤栓的高危或极高危的患者考虑向其推荐进行术后辅助治疗。"

姚欣教授在采访最后说道："《肾癌围术期药物治疗的中国专家共识》共酝酿了两年的时间，实际上就在等上述这几个临床研究的结果出来。这些研究设计的问题其实都是我们在临床上经常会遇到的，然而最后几个研究得出来的结论，要么就是自相矛盾，要么就是和我们过去的临床治疗经验有矛盾。因此，我们希望通过这次的专家共识可以在临床工作当中去指导大家遇到这些问题时该怎么去处理，给出很明确的中国肾癌专家共同的声音。"

第五章

年 度 政 策

关于印发健康中国行动——癌症防治实施方案（2019 ～ 2022年）的通知

国卫疾控发〔2019〕57号

各省、自治区、直辖市人民政府，国务院各部委、各直属机构：

　　为贯彻落实党中央、国务院决策部署，按照《国务院关于实施健康中国行动的意见》要求，实施癌症防治行动，切实维护广大人民群众健康，国家卫生健康委等10部门联合制定了《健康中国行动——癌症防治实施方案（2019 ～ 2022年）》。经国务院同意，现印发给你们，请认真贯彻执行。

国家卫生健康委　　　　　国家发展改革委

教育部　　　　　　　　　科技部

财政部　　　　　　　　　生态环境部

国家医保局　　　　　　　国家中医药局

国家药监局　　　　　　　国务院扶贫办

2019年9月20日

健康中国行动
——癌症防治实施方案（2019 ～ 2022年）

　　癌症防治工作是健康中国行动的重要组成部分。为贯彻党中央、国务院决策部署，落实《国务院关于实施健康中国行动的意见》（国发〔2019〕13号）要求，深入开展癌症防治工作，特制定本方案。

一、总体要求

　　（一）指导思想。以习近平新时代中国特色社会主义思想为指导，全面贯彻党的十九大和十九届二中、三中全会精神，坚持以人民为中心的发展思想，牢固树立大卫生、大健康的观念，坚持预防为主、防治结合、综合施策，创新体制机制和工作模式，普及健康知识，动员群众参与癌症防治，部署加强癌症预防筛查、早诊早治和科研攻关，聚焦癌症防治难点，集中优势力量在发病机制、防治技术、资源配置、政策保障等关键环节取得重点突破，有效减少癌症带来的危害，为增进群众健康福祉、共建共享健康中国奠定重要基础。

　　（二）主要目标。到2022年，癌症防治体系进一步完善，危险因素综合防控取得阶段性进展，癌症筛查、早诊早治和规范诊疗水平显著提升，癌症发病率、死亡率上升趋势得到遏制，总体癌症5年生存率比2015年提高3个百分点，患者疾病负担得到有效控制。

二、实施危险因素控制行动，降低癌症患病风险

（三）开展全民健康促进。建设权威的科普信息传播平台，组织专业机构编制发布癌症防治核心信息和知识要点。深入组织开展全国肿瘤防治宣传周等宣传活动，将癌症防治知识作为学校、医疗卫生机构、社区、养老机构等重要健康教育内容，加强对农村居民癌症防治宣传教育。到2022年，癌症防治核心知识知晓率达到70%以上。推进以"三减三健"为重点的全民健康生活方式行动，科学指导大众开展自我健康管理。加强青少年健康知识和行为方式教育。积极推进无烟环境建设，努力通过强化卷烟包装标识的健康危害警示效果、价格调节、限制烟草广告等手段减少烟草消费。（国家卫生健康委牵头，各有关部门配合）

（四）促进相关疫苗接种。鼓励有条件地区逐步开展成年乙型肝炎病毒感染高风险人群的乙肝疫苗接种工作。加强人乳头瘤病毒疫苗（HPV疫苗）接种的科学宣传，促进适龄人群接种。加快国产HPV疫苗审评审批流程，提高HPV疫苗可及性。通过价格谈判、集中采购等方式，推动HPV疫苗供应企业合理制定价格，探索多种渠道保障贫困地区适龄人群接种。（国家卫生健康委、国家药监局分别负责）

（五）加强环境与健康工作。加强水生态保护，保障饮用水安全。保障农用地和建设用地土壤环境安全。促进清洁燃料使用，严禁室内环境质量验收不合格的工程投入使用。加强与群众健康密切相关的饮用水、大气、土壤等环境健康影响监测与评价，研究建立环境与健康调查和风险评估制度，推进环境健康风险管理。深入开展爱国卫生运动，推进城乡环境卫生综合整治。（生态环境部、国家卫生健康委牵头，各有关部门配合）

（六）推进职业场所防癌抗癌工作。开展健康企业建设，创造健康、安全的工作场所环境。制订工作场所防癌抗癌指南。用人单位负责开展工作场所致癌职业危害因素的定期检测、评价和个体防护管理工作，依法依规安排接触职业病危害因素的劳动者进行职业健康检查，全面保障职业人群健康。（国家卫生健康委牵头，各有关部门配合）

三、实施癌症防治能力提升行动，完善防治服务体系

（七）推动高水平癌症防治机构均衡布局。加强国家癌症中心能力建设，充分发挥技术支撑作用。以国家癌症中心为龙头，构建全国癌症防治网络，依托区域医疗中心，在东北、华北、华中、华东、华南、西北、西南7个片区分别遴选1～2家在癌症预防、治疗、教学、科研等领域处于领先水平的机构，推进癌症区域医疗中心建设。各地依托现有资源，建设好省级癌症防治中心，推动地市级层面成立癌症专病防治机构。通过疑难病症诊治能力提升工程、重点专科建设、城乡医院对口支援等，提高中西部地区及基层能力，加强县级医院肿瘤专科建设。鼓励专业技术强的肿瘤专科医院，在癌症患者流出省份较多的地区开展分支机构或分中心建设，通过输出人才、技术、品牌、管理等，在较短时间内提高资源不足地区整体癌症防治能力。（国家卫生健康委牵头，国家发展改革委配合）

（八）强化癌症防治机构职责。区域癌症防治中心负责区域癌症防治能力建设和技术工作的统筹协调，通过技术支持、人才帮扶等形式，整体带动区域内癌症防治水平的提升。

省级癌症防治中心负责建立本省份癌症防治协作网络，探索推广适宜防治技术和服务模式，开展疑难复杂和高技术要求的癌症防治工作。具备条件的二级及以上医院设置肿瘤科，具备开展癌症筛查和常见多发癌种的一般性诊疗能力。各级疾病预防控制机构负责癌症危险因素监测、流行病学调查、人群干预、信息管理等。鼓励建立医联体等多种形式的癌症专科联合体。提高各级各类医疗卫生机构在宣传教育、健康咨询及指导、高危人群筛查、健康管理等方面的能力。（国家卫生健康委负责）

四、实施癌症信息化行动，健全肿瘤登记制度

（九）健全肿瘤登记报告制度。各级肿瘤登记中心负责辖区肿瘤登记工作的组织实施，各级各类医疗卫生机构履行肿瘤登记报告职责。到2022年，实现肿瘤登记工作在所有县区全覆盖，发布国家和省级肿瘤登记年报。（国家卫生健康委、国家中医药局分别负责）

（十）提升肿瘤登记数据质量。建成肿瘤登记报告信息系统、质量控制标准和评价体系，提高报告效率及质量。到2022年，纳入国家肿瘤登记年报的登记处数量不少于850个。（国家卫生健康委牵头，国家发展改革委配合）

（十一）促进信息资源共享利用。加强肿瘤登记信息系统与死因监测、电子病历等数据库的对接交换，逐步实现资源信息部门间共享，推进大数据应用研究，提升生存分析与发病死亡趋势预测能力。规范信息管理，保护患者隐私和信息安全。（国家卫生健康委、国家发展改革委、国家医保局、科技部分别负责）

五、实施早诊早治推广行动，强化筛查长效机制

（十二）制订重点癌症早诊早治指南。对发病率高、筛查手段和技术方案比较成熟的胃癌、食管癌、结直肠癌、宫颈癌、乳腺癌、肺癌等重点癌症，组织制订统一规范的筛查和早诊早治技术指南，在全国推广应用。（国家卫生健康委负责）

（十三）加快推进癌症早期筛查和早诊早治。各地针对本地区高发、早期治疗成本效益好、筛查手段简便易行的癌症，逐步扩大筛查和早诊早治覆盖范围。试点开展癌症早期筛查和早诊早治能力提升建设工程。支持县级医院建设"癌症筛查和早诊早治中心"，在试点地区开展食管癌、胃癌的机会性筛查。加强筛查后续诊疗的连续性，将筛查出的癌症患者及时转介到相关医疗机构，提高筛查和早诊早治效果。到2022年，高发地区重点癌种早诊率达到55%以上，农村适龄妇女"两癌"筛查县区覆盖率达到80%以上。（国家卫生健康委牵头，国家发展改革委、财政部配合）

（十四）健全癌症筛查长效机制。依托分级诊疗制度建设，优化癌症筛查管理模式。基层医疗卫生机构逐步提供癌症风险评估服务，使居民知晓自身患癌风险。引导高危人群定期接受防癌体检，加强疑似病例的随访管理，针对早期癌症或癌前病变进行早期干预。加强防癌体检的规范化管理，建设一批以癌症防治为特色的慢性病健康管理示范机构。（国家卫生健康委负责）

六、实施癌症诊疗规范化行动，提升管理服务水平

（十五）加强诊疗规范化管理。修订肿瘤疾病诊疗规范、指南、临床路径。加强抗肿瘤

药物临床应用管理，指导医疗机构做好谈判抗癌药品配备及使用工作，完善用药指南，建立处方点评和结果公示制度。做好患者康复指导、疼痛管理、长期护理和营养、心理支持。推进癌痛规范化治疗示范病房建设和安宁疗护试点工作。努力降低癌症导致过早死亡率，到2022年，总体癌症5年生存率比2015年提高3个百分点。（国家卫生健康委负责）

（十六）完善诊疗质控体系。依托肿瘤专业省级医疗质量控制中心，通过肿瘤诊疗相关质量信息的系统收集、分析及反馈，对肿瘤诊疗质量相关指标进行持续性监测，促进肿瘤诊疗质量持续改进。构建全国抗肿瘤药物临床应用监测网络，开展肿瘤用药监测与评价。（国家卫生健康委负责）

（十七）优化诊疗模式。持续推进"单病种、多学科"诊疗模式，整合相关专业技术力量，积极推动新技术新方法的临床转化应用。积极运用互联网、人工智能等技术，便捷开展远程会诊等服务，提高基层诊疗能力。探索建立规范化诊治辅助系统，利用信息化手段对医生诊治方式进行实时规范。（国家卫生健康委牵头，国家发展改革委配合）

七、实施中西医结合行动，发挥中医药独特作用

（十八）加快构建癌症中医药防治网络。依托现有资源建设国家中医肿瘤中心和区域中医诊疗中心（肿瘤），加强中医医院肿瘤科建设，支持综合医院、肿瘤专科医院提供癌症中医药诊疗服务，将癌症中医药防治纳入基层医疗机构服务范围。（国家中医药局牵头，国家卫生健康委配合）

（十九）提升癌症中医药防治能力。制订完善癌症中医药防治指南、诊疗方案和临床路径，挖掘整理并推广应用癌症中医药防治技术方法，探索创新符合中医理论的癌症诊疗模式，培养癌症中医药防治专业人才。开展癌症中西医临床协作试点，探索中西医结合防治癌症的新思路、新方法和新模式，形成并推广中西医结合诊疗方案。在肿瘤多学科诊疗工作中，规范开展中医药治疗，发挥中医药的独特作用和优势。（国家中医药局牵头，国家卫生健康委配合）

（二十）强化癌症中医药预防及早期干预。发挥中医"治未病"作用，研究梳理中医药防癌知识并纳入国家基本公共卫生健康教育服务项目内容。综合运用现代诊疗技术和中医体质辨识等中医检测方法，早期发现高危人群，积极开展癌前病变人群的中西医综合干预，逐步提高癌症患者中医药干预率。（国家中医药局牵头，国家卫生健康委配合）

八、实施保障救助救治行动，减轻群众就医负担

（二十一）采取综合医疗保障措施。落实医疗保障制度政策，保障癌症患者医疗保障待遇。鼓励有资质的商业保险机构开发癌症防治相关商业健康保险产品，引导基金会等公益慈善组织积极开展癌症患者医疗扶助。（国家医保局及有关部门负责）

（二十二）提高抗癌药物可及性。建立完善抗癌药物临床综合评价体系。加快境内外抗癌新药注册审批，促进境外新药在境内同步上市，畅通临床急需抗癌药临时进口渠道，推动将临床急需、必需且金额占比大、用药负担重的抗癌药实现仿制药替代。完善医保药品目录动态调整机制，将符合条件的抗癌药物按程序纳入医保药品目录，适时开展药品集中采购，保障临床用药需求，降低患者用药负担。（国家药监局、国家医保局、国家卫生健康

委分别负责）

（二十三）加大贫困地区癌症防控和救治力度。推进实施健康扶贫工程，做好建档立卡、特困等农村贫困人口癌症防控和救治工作，加强癌症筛查、大病专项救治和重点癌症集中救治。（国家卫生健康委、国务院扶贫办牵头，各有关部门配合）

九、实施重大科技攻关行动，加快创新成果转化

（二十四）加强癌症相关学科建设。完善人才教育结构，健全多层次的癌症防治人才培养体系。调整优化癌症相关学科设置，重点培养多学科复合型人才和领军型人才，促进物理、化学、材料、信息科学等间接关联领域学科相互交叉融合。完善癌症相关学科专业学位授权点布局，要求高校存量计划倾斜安排癌症攻关等重点领域博士培养，新增计划安排予以优先考虑。依托"双一流"高校布局建设国家癌症攻关产教融合创新平台，适当增加癌症放化疗、影像、病理、护理、康复、安宁疗护以及儿童肿瘤等薄弱领域的专业招生计划和专业人才培养。探索癌症专科医师规范化培训，加强妇女和儿童肿瘤、影像、病理、肿瘤心理等薄弱领域的专业人员培养，强化公共卫生人员癌症防控知识技能的掌握。（教育部、国家发展改革委、国家卫生健康委牵头，各有关部门配合）

（二十五）集中力量加快科研攻关。聚焦高发癌症发病机制、防治技术等关键领域，在国家科技计划中针对薄弱环节加强科技创新。在科技创新2030—重大项目中强化基础前沿研究、诊治技术和应用示范的全链条部署。加强中医药防治癌症理论、临床与基础研究，组织开展中医药及中西医结合治疗癌症循证评价研究。支持癌症防治医疗机构中药制剂、中药新药及中医诊疗设备的研发及转化应用。充分发挥国家临床医学研究中心及其协同网络在临床研究、成果转化方面的引领示范带动作用，持续提升我国癌症防治的整体科技水平。（科技部、国家卫生健康委、国家中医药局分别负责）

（二十六）加强癌症防治科研成果的推广应用。打破基础研究、临床医学和公共卫生之间的屏障，加快基础前沿研究成果在临床和健康产业发展中的具体应用，力争在癌症疫苗开发、免疫治疗技术、生物治疗技术等具有产业化前景的方面取得突破。着力推动一批研究成果转化和推广平台建设，探索癌症科研成果推广和产业化有效途径，支持以知识产权、技术要素入股等方式与企业合作。（科技部、国家发展改革委、国家卫生健康委分别负责）

（二十七）打造以癌症防治为核心的健康产业集群。以产学研用融合发展为支撑，以区域癌症防治中心建设为载体，推动医疗服务、健康管理、健康保险、药品器械、保健食品、康复护理等癌症预防、诊疗涉及的多个领域的对接与融合，利用癌症防控产业链条长、关联程度高的特点，打造若干具有国际影响力的癌症医疗健康产业集群。（国家发展改革委、国家卫生健康委分别负责）

十、组织实施

（二十八）加强组织领导。各地要建立完善癌症防治工作领导协调机制，形成工作合力，精心组织实施，营造良好氛围，加强综合指导，确保各项措施落到实处。各级政府按规定落实财政投入，积极鼓励社会资本投入癌症防治，推动建立多元化的资金筹措机制，

集中各方力量推进癌症防治。（国家发展改革委、财政部、地方人民政府分别负责）

（二十九）加强督促落实。建立癌症防治工作进展情况跟踪、督导机制。各地卫生健康行政部门会同有关部门组织做好本地区防治工作目标任务的督促落实。国家卫生健康委会同有关部门针对防治工作措施落实情况进行评估，综合评价政策措施实施效果。（国家卫生健康委牵头，各有关部门配合）

国家卫生健康委疾控局关于开展2019年全国肿瘤防治宣传周活动的通知

各省、自治区、直辖市及新疆生产建设兵团卫生健康委（卫生计生委）疾控处，中国疾控中心、国家癌症中心：

2019年4月15～21日是第25个"全国肿瘤防治宣传周"。为贯彻落实党中央、国务院对癌症防治工作的总体要求，进一步提高全社会癌症防控意识，营造全民防癌抗癌的良好氛围，现就做好2019年全国肿瘤防治宣传周活动通知如下。

一、活动主题

今年宣传周主题是"科学抗癌预防先行"，旨在倡导全社会积极行动起来，加大防癌抗癌科普宣传，提高群众对癌症预防筛查和早诊早治的认知和接受度，切实降低癌症带来的社会危害和疾病负担。

二、宣传重点

为了便于各地更好地开展主题宣传活动，我委组织编制了宣传海报、癌症防治核心信息及知识要点，宣传海报源文件可在国家癌症中心官网"全国肿瘤防治宣传周"活动页面自行下载。各地可根据当地情况编印制作相关宣传材料，配合整体宣传活动的开展。

三、活动内容

（一）各地要高度重视癌症防治宣传工作，以"全国肿瘤防治宣传周"为契机，围绕活动主题，结合本地实际，广泛动员社会各界和广大群众积极参与，科学传播防癌抗癌健康知识，解读国家癌症防治政策，切实提高全社会对癌症防控工作的认识和重视程度。

（二）各地要将"全国肿瘤防治宣传周"活动与日常科普活动有效结合，将注重传播信息的专业性和规范性，将癌症防治知识纳入学校、医疗卫生机构、社区等的健康教育内容，将防癌抗癌知识融入百姓生活，实现宣传效果的最大化和最优化。

（三）国家癌症中心、中国癌症基金会、中国疾病预防控制中心等机构为宣传活动提供技术支持，各地疾控机构与肿瘤防办要建立健康教育长效机制，确保各级各类医疗卫生机构健康教育职责落到实处。

附件：癌症防治核心信息及知识要点

国家卫生健康委疾控局

2019年3月29日

癌症防治核心信息及知识要点

一、癌症是一类严重危害群众健康的慢性病

（一）癌症是一大类疾病的总称，我国每年新发癌症病例超过350万，死亡病例超过200万，防控形势严峻。

（二）我国最常见的癌症包括肺癌、乳腺癌、胃癌、肝癌、结直肠癌、食管癌、子宫颈癌、甲状腺癌等。近年来，肺癌、乳腺癌及结直肠癌等发病呈显著上升趋势，肝癌、胃癌及食管癌等发病率仍居高不下。

（三）大部分癌症是人体细胞在外界因素长期作用下，基因损伤和改变长期积累的结果，是一个多因素、多阶段、复杂渐进的过程，从正常细胞发展到癌细胞通常需要十几年到几十年的时间。

（四）致癌因素十分复杂，包括化学、物理和慢性感染等外部因素以及遗传、免疫、年龄、生活方式等自身因素。

二、癌症是可以预防的

（一）世界卫生组织提出：三分之一的癌症完全可以预防；三分之一的癌症可以通过早期发现得到根治；三分之一的癌症可以运用现有的医疗措施延长生命、减轻痛苦、改善生活质量。

（二）我们可以通过三级预防来进行癌症的防控，一级预防是病因预防，减少外界不良因素的损害；二级预防是早期发现，早期诊断，早期治疗；三级预防是改善生活质量，延长生存时间。

（三）国际先进经验表明，采取积极预防（如健康教育、控烟限酒、早期筛查等）、规范治疗等措施，对于降低癌症的发病和死亡具有显著效果。

（四）我国实施癌症综合防治策略较早的一些地区，癌症发病率和死亡率已呈现下降趋势。

三、改变不健康生活方式可以预防癌症的发生

（一）世界卫生组织认为癌症是一种生活方式疾病。

（二）吸烟、肥胖、缺少运动、不合理膳食习惯、酗酒、压力、心理紧张等都是癌症发生的危险因素。

（三）戒烟限酒、平衡膳食、适量运动、心情舒畅可以有效降低癌症的发生。

（四）癌症的发生是人全生命周期相关危险因素累积的过程。癌症防控不只是中老年人的事情，要尽早关注癌症预防，从小养成健康的生活方式，避免接触烟草、酒精等致癌因素，降低癌症的发生风险。

四、癌症不会传染，但一些致癌因素是会传染的

（一）癌症是由于自身细胞基因发生变化而产生的，是不传染的。

（二）一些与癌症发生密切相关的细菌（如幽门螺杆菌）、病毒（如人乳头状病毒、肝炎病毒、EB病毒等）是会传染的。

（三）通过保持个人卫生和健康生活方式、接种疫苗（如肝炎病毒疫苗、人乳头状病毒疫苗）可以避免感染相关的细菌和病毒，从而预防癌症的发生。

五、规范的防癌体检能够早期发现癌症

（一）防癌体检是在癌症风险评估的基础上，针对常见癌症进行的身体检查，其目的是让群众知晓自身患癌风险，发现早期癌症或癌前病变，进行早期干预。

（二）目前的技术手段可以早期发现大部分的常见癌症。使用胸部低剂量螺旋CT可以检查肺癌，超声结合钼靶可以检查乳腺癌，胃肠镜可以检查消化道癌等。

（三）要根据个体年龄、既往检查结果等选择合适的体检间隔时间。

（四）防癌体检专业性强，讲究个体化和有效性，应选择专业的体检机构进行。

六、早诊早治是提高癌症生存率的关键

（一）癌症的治疗效果和生存时间与癌症发现的早晚密切相关，发现越早，治疗效果越好，生存时间越长。

（二）关注身体出现的癌症危险信号，出现以下症状应及时到医院进行诊治。

1. 身体浅表部位出现的异常肿块。
2. 体表黑痣和疣等在短期内色泽加深或迅速增大。
3. 身体出现的异常感觉：哽噎感、疼痛等。
4. 皮肤或黏膜经久不愈的溃疡。
5. 持续性消化不良和食欲减退。
6. 大便习惯及性状改变或带血。
7. 持久性声音嘶哑，干咳，痰中带血。
8. 听力异常，鼻血，头痛。
9. 阴道异常出血，特别是接触性出血。
10. 无痛性血尿，排尿不畅。
11. 不明原因的发热、乏力、进行性体重减轻。

七、发现癌症要选择正规医院接受规范化治疗

（一）癌症的治疗方法包括手术治疗和非手术治疗两大类，非手术治疗包括放射治疗、化学治疗、靶向治疗、免疫治疗、内分泌治疗、中医治疗等。

（二）规范化治疗是长期临床治疗工作的科学总结，根据癌症种类和疾病分期来决定综合治疗方案，是治愈癌症的基本保障。

（三）癌症患者要到正规医院进行规范化治疗，不要轻信偏方或虚假广告，以免贻误治疗时机。

八、癌症康复治疗可以有效提高患者的生存时间和生活质量

（一）癌症康复治疗包括心理康复和生理康复两大部分，是临床治疗必要的延续和完善。

（二）癌症患者的康复要做到：乐观的心态、平衡的膳食、适当的锻炼、合理的用药、定期的复查。

（三）疼痛是癌症患者最常见、最主要的症状。要在医生帮助下通过科学的镇痛方法积极处理疼痛，不要忍受痛苦。

（四）要正视癌症，积极调整身体免疫力，保持良好身心状态，达到病情长期稳定，与癌症"和平共处"。

国家卫生健康委办公厅关于印发国家癌症
区域医疗中心设置标准的通知

国卫办医函〔2019〕697号

各省、自治区、直辖市及新疆生产建设兵团卫生健康委：

为贯彻落实国务院办公厅《关于推进分级诊疗制度建设的指导意见》（国办发〔2015〕70号），根据《"十三五"国家医学中心及国家区域医疗中心设置规划》（国卫医发〔2017〕3号）要求，进一步完善癌症医疗服务体系顶层设计，优化癌症医疗资源区域布局，推动提升区域癌症医疗服务保障能力，助力实现区域分开，我委组织制定了《国家癌症区域医疗中心设置标准》（可从国家卫生健康委网站下载）。现印发给你们，请认真贯彻执行。

国家卫生健康委办公厅
2019年8月27日

国家卫生健康委办公厅关于成立国家卫生
健康委儿童血液病、恶性肿瘤专家委员会
的通知

国卫办医函〔2019〕699号

各省、自治区、直辖市及新疆生产建设兵团卫生健康委：

为落实《关于开展儿童血液病、恶性肿瘤医疗救治及保障管理工作的通知》（国卫医发

〔2019〕50号）文件要求，发挥专家作用，进一步提高儿童血液病、恶性肿瘤诊疗管理和科研水平，决定成立国家卫生健康委儿童血液病专家委员会和国家卫生健康委儿童恶性肿瘤（实体肿瘤）专家委员会。

　　专家委员会主要职责包括：在国家卫生健康委领导下，组织制修订儿童血液病、恶性肿瘤诊疗规范、临床路径等技术规范；开展相关培训和技术指导，实施儿童血液病、恶性肿瘤医疗质量控制、评价和考核；对儿童血液病、恶性肿瘤病例登记信息进行技术分析，提出诊疗管理政策专家意见；开展相关诊疗技术研究和新药应用、新技术评估，促进临床转化应用；承担国家卫生健康委交办的其他任务。我委将结合工作需要，适时对专家委员会成员进行调整。

国家卫生健康委办公厅

2019年8月27日

国家卫生健康委办公厅关于印发儿童血液病、恶性肿瘤相关10个病种诊疗规范（2019年版）的通知

国卫办医函〔2019〕716号

各省、自治区、直辖市及新疆生产建设兵团卫生健康委：

　　为进一步提高儿童血液病、恶性肿瘤诊疗规范化水平，保障医疗质量与安全，我委委托国家儿童医学中心组织专家对儿童血液病、恶性肿瘤相关10个病种诊疗规范进行了制修订，形成了相关病种诊疗规范（2019年版）。现印发给你们（可在国家卫生健康委网站医政医管栏目下载），请结合临床诊疗实际参照执行。

国家卫生健康委办公厅

2019年9月4日

第六章

年度关注

美国癌症学会：2019年癌症研究大事记

近日，美国癌症学会（ACS）的研究人员总结了今年的重大研究进展。

1. 千禧一代不要等到过50岁生日时才想到癌症这件事

今年2月，美国埃默里大学的研究人员发表在《柳叶刀·公共卫生》上的研究成果显示，千禧一代（1981年至1996年间出生的人）患肾癌、胆囊癌、胰腺癌、子宫内膜癌、结（直）肠癌以及多发性骨髓瘤的风险高于在20世纪50年代出生的人。

2. 多运动有助于预防癌症

如果有办法帮助预防七种癌症，你愿意立即采取行动吗？ 11月，美国、加拿大和澳大利亚等国的研究人员发表在《体育运动医学与科学杂志》上的研究成果显示，经常运动可以帮助预防膀胱癌、乳腺癌、结肠癌、子宫内膜癌、食管癌、肾癌和胃癌。而且，从事的运动量越大，患上这些癌症的风险就越低。对于那些已经被诊断患有乳腺癌、结直肠癌或前列腺癌的人来说，经常锻炼有助于降低癌症复发的概率。

如果你不是一个那么活跃的成年人，那也无妨。5月，美国佐治亚大学的研究人员发表在《美国预防医学杂志》上的研究成果显示，即使用轻度的体力活动（如做家务、步行去购物）来代替久坐，也能帮助你活得更长。

3. 收入、教育和健康保险方面的差异影响患者的死亡风险

《2019年癌症事实和数据报告》称，美国的癌症死亡率在25年间（从1991年至2016年）下降了27%，癌症死亡的种族差距正在慢慢缩小。然而，由于患者的社会地位和经济状况存在着明显差异，他们所接受的癌症诊疗服务的不平等现象日趋严重。

4. 两位科学家获得了诺贝尔奖

10月，格雷格·塞门扎（Gregg L.Semenza）和威廉·凯林（William G.Kaelin Jr）获得了今年的诺贝尔生理学或医学奖。他们（还有一位是英国的细胞和分子生物学家彼得·拉特克利夫）开创性地发现解释了生命中最重要的氧气适应过程的机制，为人们了解氧气水平如何影响细胞代谢和生理功能奠定了基础，也为制定抗击贫血、癌症和许多其他疾病的新策略铺平了道路。

5. 更多55岁以下人群诊断结直肠癌，并不仅仅是因为越来越多的人接受结肠镜检查

ACS从2018年建议一般风险的45岁成年人开始筛查结（直）肠癌，而先前的推荐筛查年龄是50岁。

现在，更多的55岁以下的人正在接受结（直）肠癌筛查，因而这个年龄段有更多的人被诊断患上了结（直）肠癌。

然而，7月，ACS的研究人员发表在《医学筛查杂志》上的研究结果显示，结肠镜检查的趋势并不完全符合按年龄分列的结（直）肠癌发病率，因此更多的筛查并不能完全解释结直肠癌病例的增加。

6. 有些晚期转移性癌症患者可能在临终前被过度治疗

8月，ACS的研究人员发表在《美国国家癌症研究所癌谱杂志》上的研究成果显示，近30%在被确诊为无法治愈的癌症后一个月内死亡的病人接受了可能无效的积极治疗。

作者建议，需要更多的研究来更准确地识别不受益于治疗以延长生命的晚期转移性癌症患者，他们应该接受高质量的临终关怀和诊疗。

7. 癌症诊疗成本对幸存者有多重的、持续的影响

好消息是，有越来越多的癌症病人存活了下来；坏消息是，它给幸存者带来了沉重的经济负担。

1月，ACS的研究人员发表在《癌症》杂志上的研究成果显示，年轻的癌症幸存者遭受的打击最严重，疾病带给他们的物质、经济、行为和心理成本是持续不断的；因此，患者、医务工作者、雇主、保险公司和卫生政策制定者需要共同努力，找到减轻癌症幸存者经济负担的办法。

8. 吸烟引起的癌症病例减少，因为肥胖和缺乏锻炼的癌症病例增加

5月，北美癌症登记协会（NAACCR）的研究人员发表在美国《国家癌症研究所杂志》上的研究成果显示，随着越来越多的人戒烟，肺癌、膀胱癌和喉癌的发病数量正在减少。然而，绝经后妇女子宫内膜癌和乳腺癌的发病数量呈上升趋势，这可能与超重和缺乏锻炼有关。

9. 癌症研究人员推荐重大自然灾害期间的救生策略

自然灾害（如台风、地震、泥石流）会中断癌症护理。放疗对自然灾害的影响最为敏感，因为它需要可靠的电力供应支持和患者坚持治疗。对于晚期非小细胞肺癌患者，只要错过两天的放疗就会对生存产生负面影响。

ACS的研究人员7月在《美国医学协会杂志》上发表的一篇文章建议放疗设备提供商、医院和保险公司采取切实可行的策略，以防止与灾难相关的放疗中断。合理的灾害规划包括及时安排转移治疗和减免因紧急情况而在定点医院以外的医疗机构就诊的费用。

2019国家医保药品目录公布，免疫抗癌药终于可以报销了！

今天，2019国家医保目录正式公布。有70个药品通过谈判，新加入医保报销的行列中来，价格平均下降60.7%。

2020年1月1日起，新医保药品目录将在全国执行，有效期2年，未来地方医保目录也将逐年取消，这项目录关乎中国数千万患者与数百万医生的临床治疗选择。

70种药品纳入医保目录。本次一共150个谈判品种，共谈判成功97个，其中新增70个品种谈判成功（52个西药品种，18个中成药品种），续约谈判品种中27个谈判成功（22个西药品种，5个中成药品种）。

癌症、肝炎、糖尿病……不再是贵族病。此次谈判成功的药品多为近年来新上市且具有较高临床价值的药品，涉及癌症、罕见病、肝炎、糖尿病、耐多药结核、风湿免疫、心脑血管、消化等10余个临床治疗领域。

从重点领域看，5个基本药物全部谈判成功，22个抗癌药、7个罕见病用药、14个慢性病（含糖尿病、乙肝、风湿性关节炎等）用药、4个儿童用药均谈判成功。

从创新领域看，这次谈判成功的药品绝大多数都是近年来上市的新药，其中很多是2018年新上市的。12个国产重大创新药品共谈成了8个。

可以报销的免疫抗癌药，来了！国家医保局刚刚发布的新版医保目录显示：PD-1免疫抗癌新药达伯舒（学名信迪利单抗注射液）被列入《国家基本医疗保险、工伤保险和生育保险药品目录（2019年版）》乙类范围，成为唯一进入国家医保目录的PD-1抗癌药物。

这意味着，自明年1月1日起，使用达伯舒且符合医保规定医学条件的患者可以按规定进行报销，自己只需承担报销之后的费用。

目前，我国已经批准上市了5款PD-1类抗癌药，包括进口的O药（欧狄沃）、K药（可瑞达），国内自主研发的拓益、艾瑞卡，以及美国礼来与中国信达生物联合开发的达伯舒。

达伯舒于2018年完成临床试验，其Ⅱ期临床研究结果作为封面文章刊发在2019年第一期《柳叶刀·血液学》上，成为首个荣登该期刊封面的中国科研成果。

2018年12月24日，达伯舒获批上市，第一个获批的适应证是经典型霍奇金淋巴瘤。目前，该药正在进行20多项临床研究，以验证其在治疗更多实体肿瘤上的具体疗效。此外，达伯舒也已启动了在美国的临床研究。

通过常规准入和谈判准入，2019年《国家基本医疗保险、工伤保险和生育保险药品目录》共收录药品2709个。与2017年版相比，调入药品218个，调出药品154个，净增64个。

2019 CSCO指南大会隆重开幕

江南佳丽地，金陵帝王州——2019年4月26日，南京迎来了"2019中国临床肿瘤学会（CSCO）指南大会"。作为国内肿瘤诊疗事业的引领者，CSCO自2016年，每年基于各肿瘤领域国内外最新学术进展，遵循行业共识，结合专家意见，同时兼顾诊疗产品的可及性，发布CSCO系列诊疗指南。来自全国各地肿瘤领域专家、学者共聚一堂，见证指南发布。4月26日早8点，CSCO理事会举行了新闻发布会，向与会媒体介绍了2019 CSCO系列诊疗指南的更新要点及其临床意义。

4月26日，"2019中国临床肿瘤学会（CSCO）指南大会"在南京召开，来自全国各肿瘤领域的专家、学者共聚一堂，讨论分享行业进展，交流研究成果，见证指南更新。基于循证医学证据、兼顾诊疗产品的可及性、吸收精准医学新进展，制定中国常见癌症的诊断和治疗指南，是CSCO的基本任务之一。

自2016年CSCO首次发布肺癌指南以来，CSCO系列指南受到临床医生广泛的关注和好评，现已成为临床医生日常工作重要的参考书籍；与此同时，随着制定诊疗指南经验的增加，CSCO各项肿瘤诊疗指南紧随国内外研究进展，并充分结合我国地区发展不均衡这一国情，实现了指南的普适性。

因此，秉承"基于证据、兼顾可及、结合意见"这一原则，2019年，CSCO再次更新肺癌、乳腺癌、胃癌、结直肠癌、肝癌、肾癌、头颈部肿瘤、甲状腺癌、黑色素瘤、淋巴瘤、胰腺癌指南，同时首次推出软组织肉瘤、食管癌、卵巢癌、免疫检查点抑制剂相关的毒性管理及恶性肿瘤患者营养治疗指南。

4月26日早8点，CSCO召开了2019指南新闻发布会，CSCO理事长李进教授、副理事长程颖教授、梁军教授、马军教授、秦叔逵教授、徐瑞华教授、前任理事长吴一龙教授、秘书长江泽飞教授和郭军教授，以及部分指南编写组组长出席了新闻发布会。医学界、光明日报、中国科学报、健康报、北京日报、工人日报、生命时报、千龙网、新浪健康、39健康网及中国医学论坛报等媒体的记者参加了新闻发布会。

新闻发布会由江泽飞教授主持。李进教授首先简要介绍了2019年CSCO系列指南发布情况，随后回答了媒体关于指南制定的基本原则和核心指导思想的问题；秦叔逵教授就中国专家意见在指南中的作用进行了概述；马军教授介绍了2019 CSCO淋巴瘤诊疗指南的主要特点；吴一龙教授就媒体关于2019 CSCO肺癌诊疗指南的更新变化进行了解答；徐瑞华教授回答了2019 CSCO胃癌诊疗指南中根据我国胃癌患者特点制定的相关推荐这一问题；程颖教授就肺癌诊疗指南在结合分子分型方面的进展进行了简要介绍；郭军教授概述了2019 CSCO黑色素瘤诊疗指南，作为全球首个按照黑色素瘤亚型制定的指南，其临床意义；梁军教授就专委会在指南编写过程中的指导作用进行了简要概括，最后江泽飞教授简述了2019 CSCO乳腺癌诊疗指南的更新要点。通过CSCO理事会专家和媒体的积极互动，公众对2019 CSCO系列指南的临床意义有了更深的认识。

CSCO指南大会开幕式由江泽飞秘书长主持，李进理事长致开幕词，中国科学院院士、中国人民解放军军事科学院副院长贺福初将军，CSCO副理事长马军教授、秦叔逵教授、程颖教授、徐瑞华教授、梁军教授，前任理事长吴一龙教授，秘书长郭军教授及CSCO指南专家委员会组长出席。

李进教授首先代表CSCO理事会对参会的各位专家、学者表示诚挚地欢迎，同时介绍CSCO指南大会是肿瘤领域重要会议之一，自2016年首次发布CSCO指南以来，CSCO系列指南已成为临床实践重要的参考书籍，是国家卫健委常见肿瘤诊疗规范很好的补充，其更新离不开各位肿瘤领域临床工作者的支持。我国幅员辽阔，地区经济和学术发展不均衡，CSCO指南兼顾地区发展差异、药物和诊疗手段的可及性以及肿瘤治疗的社会价值三方面，因此，CSCO指南的制定，要求每一个临床问题的诊疗意见，需根据循证医学证据和专家共识度形成证据级别，同时结合产品的可及性和效价比形成推荐等级。李进教授最后寄语："春天是播种的季节，今日播种汗水，明天必将收获成功！"

4月26～27日，两天的大会包括2019 CSCO肝癌诊疗指南、头颈肿瘤诊疗指南、持续/复发及转移性甲状腺癌诊疗指南、乳腺癌诊疗指南、黑色素瘤诊疗指南、淋巴瘤诊疗指南、胰腺癌诊疗指南、肺癌诊疗指南、肾癌诊疗指南、卵巢癌诊疗指南、胃癌诊疗指南、肉瘤诊疗指南、食管癌诊疗指南和结直肠癌诊疗指南等共14个指南发布专场，肿瘤治疗管理专场，各肿瘤领域的与会专家、学者将围绕各指南更新要点进行解读和讨论。

大会首日，进行2019 CSCO肝癌诊疗指南发布专场、头颈肿瘤诊疗指南发布专场、持续/复发及转移性甲状腺癌诊疗指南发布专场和乳腺癌诊疗指南发布专场，下午将继续探讨黑色素瘤、淋巴瘤、胰腺癌诊疗指南及肿瘤治疗管理的现场专家解读。

《Ⅲ期非小细胞肺癌多学科诊疗专家共识（2019版）》发布会在杭州召开

肺癌是我国发病率和死亡率最高的癌种。2019全国癌症统计数据显示，2015年我国新发肺癌病例约73万，因肺癌死亡病例约61万。其中，非小细胞肺癌（NSCLC）占全部肺癌病例的80%～85%，约30%在就诊时已经处于Ⅲ期，大多数失去了最佳手术治疗时机。同时，Ⅲ期NSCLC还具有较高的临床和病理异质性，其临床治疗选择仍存在较多争议，亟待临床专家共同参与和制订临床诊疗方案。

2019年12月21日，《Ⅲ期非小细胞肺癌多学科诊疗专家共识（2019版）》发布会在杭州望湖宾馆隆重召开，上海交通大学附属胸科医院肿瘤科陆舜教授、浙江大学附属杭州市第一人民医院肿瘤科马胜林教授、东部战区总医院呼吸内科宋勇教授出席了此次发布会，并回答媒体提问。

1. 历时1年几易其稿，3大更新点抢先看

2002年，中国抗癌协会肺癌专业委员会发布了《局部晚期非小细胞肺癌之共识》，自此17年后无更新。此次更新由中国抗癌协会肺癌专业委员会，中华医学会肿瘤学分会肺癌学组牵头，组织专家就Ⅲ期NSCLC多学科诊疗的目标、诊疗方式、随访监测等热点问题和争议进行了深入探讨，制定本次共识，旨在能更好地指导临床医师进行肺癌多学科诊疗临床实践。

作为此次共识的执笔专家兼通信作者，陆舜教授介绍了此次共识的几大更新点：

（1）此次更新历时一年，借鉴了国际化专家共识达成的方法，充分纳入了国内外最新的研究结果并充分吸收所有编委会专家的意见，对于整个Ⅲ期NSCLC诊疗过程中的临床要点均在修订会中一一投票表决，征询专家组意见后形成共识。

（2）此次共识将Ⅲ期NSCLC分为可切除、潜在可切除、不可切除三类，明确了Ⅲ期NSCLC的治疗目的。对于可切除的Ⅲ期NSCLC，专家一致认为最佳手术目标是完全性切除并尽可能多保留未受累实质。对于不可切除患者而言，仍然存在治愈的希望，可以进行根治性放化疗后的免疫维持治疗。

（3）此次共识对手术指征进行了规范及限定，对于有争议的患者亚群也做了有指导性的推荐。同时，明确了不可切除患者的标准治疗方案以及免疫治疗在Ⅲ期中的地位，可操作性非常强。

2. 围绕实践重点，聚焦临床疑难

作为17年来首次更新的重磅共识，此次共识不仅汇集了临床最新的循证医学证据，还对许多重要的临床问题做出了推荐意见。

宋勇教授对共识中提到的诊断分期和治疗前评估方法进行了介绍。随着诊断手段的不断发展，许多有创检查［如支气管内超声（EBUS）、超声内镜（EUS）、经支气管针吸活检（TBNA）等］已在临床上得到广泛运用。本共识强调，当纵隔淋巴结是否转移影响治疗决策，而其他分期手段难以确定时，推荐采用有创手段明确纵隔淋巴结的状态；对于CT显示孤立纵隔淋巴结肿大且无远处转移，绝大多数专家认为应直接进行有创检查。对于高度怀疑纵隔淋巴结受累的患者，即使PET-CT结果为阴性，仍推荐有创纵隔分期检查。

对于可切除单站N2的Ⅲ期NSCLC患者，大部分专家推荐诱导化疗或放化疗后进行手术切除。如果术后同一肺叶内存在多个T3病灶和同侧肺不同肺叶内多个T4病灶，大部分专家推荐辅助化疗。如果行全肺切除，理论上不建议行术后辅助化疗，如果一般情况好的患者可考虑辅助化疗，推荐含铂的双药化疗为首选方案。同时，不少免疫治疗新辅助研究如NADIM、NEOSTAR等提示免疫治疗在新辅助的应用前景，但仍处于研究探索阶段，尚无充分大样本的循证医学证据证实。

在谈及术中放疗及术后放疗的指征时，马胜林教授强调，目前对于多站N2的ⅢA期患者，多数专家推荐术中放疗；对于ⅢA期（T4N0～1）患者，在完全切除的情况下，不建议术后放疗。对于多站N2的ⅢA期患者，术后是否需要放疗仍存在争议。

此外共识进一步明确，对于不可切除切除的Ⅲ期NSCLC，放化疗为其根治性治疗方

案，以同步放化疗为标准；对于高龄、$PS = 2$、有合并症或无法耐受同步放化疗者，序贯放化疗可作为替代方案。

3. 免疫治疗大放异彩，让治愈肺癌成为可能

近年来以PD-L1/PD-1抑制剂为代表的免疫治疗成为肺癌治疗的焦点，本次共识同样也囊括了免疫治疗的重要循证证据。共识推荐，对于不可切除切除Ⅲ期NSCLC患者，可使用Durvalumab（度伐利尤单抗）作为巩固治疗方案，该药物是我国首个获批上市的PD-L1抑制剂，也是唯一被NCCN指南推荐用于Ⅲ期NSCLC的免疫治疗药物。

据宋勇教授介绍，该推荐的提出是基于PACIFIC研究的主要结果。PACIFIC是一项针对不可切除切除的Ⅲ期NSCLC根治性放化疗后使用Durvalumab巩固治疗对比安慰剂的多中心、随机、双盲Ⅲ期临床试验。2019年美国临床肿瘤学会（ASCO）会议上公布了Durvalumab组患者的3年生存率为57%，降低疾病进展风险50%。此外，Durvalumab由于直接作用于肿瘤细胞，保留了PD-L2活性，因而安全性和耐受性良好，基于多项NSCLC研究的荟萃分析结果提示间质性肺炎的发生率与PD-1抑制剂相比更低。

"这是'海啸式'的变革，它将给Ⅲ期肺癌患者带来治愈的希望。"宋教授评价PACIFIC研究时说道。相信该药物的上市能够造福我国广大肺癌患者，为肺癌治疗带来新的希望。

中国首个《肿瘤免疫治疗患者教育手册》

肿瘤免疫治疗是指应用免疫学原理和方法，通过激活体内的免疫细胞和增强机体抗肿瘤免疫应答，特异性地清除肿瘤微小残留病灶、抑制肿瘤生长，打破免疫耐受的治疗方法。肿瘤免疫治疗就是要克服肿瘤免疫逃逸的机制，从而重新唤醒免疫细胞来清除癌细胞。由于其副作用小、治疗效果明显，正逐渐成为未来肿瘤治疗的发展方向，被称为继手术、放疗和化疗之后的第四大肿瘤治疗技术。

近日，中国癌症基金会、中华护理学会肿瘤护理专委会组织专家编写发布了《肿瘤免疫治疗患者教育手册》，该手册包含三部分内容，分别是肿瘤免疫治疗概述、肿瘤免疫治疗相关不良反应以及出现免疫相关不良反应应该如何自我管理。

该手册旨在帮助患者及其家属/照顾者更好地了解肿瘤免疫治疗，包括肿瘤免疫治疗的概念、种类、免疫相关不良反应的管理。所有内容均主要由专家从最新临床试验、研究和专家意见中获得的证据编写和审查通过。

一、肿瘤免疫治疗概述

1. 免疫系统与肿瘤有何关系？

2. 什么是肿瘤免疫治疗？

3. 免疫治疗与化疗/靶向治疗的作用机制有何不同？

4. 肿瘤免疫治疗包含哪些种类?

5. 免疫检查点抑制剂如何抗击肿瘤?

二、肿瘤免疫治疗相关不良反应

1. 免疫相关不良反应有哪些?

2. 免疫相关不良反应一般何时发生? 可逆转吗?

三、出现免疫相关不良反应如何自我管理

1. 皮肤不良反应。

2. 口腔黏膜不良反应。

3. 消化道不良反应。

4. 肝脏不良反应。

5. 肺部不良反应。

6. 内分泌系统不良反应。

7. 关节痛和关节炎。

8. 罕见不良反应。

9. 输液反应。

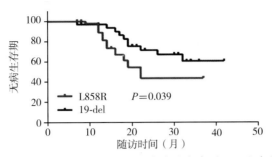

图 1　EGFR 19-del 突变与 L858R 突变患者术后 DFS 生存曲线

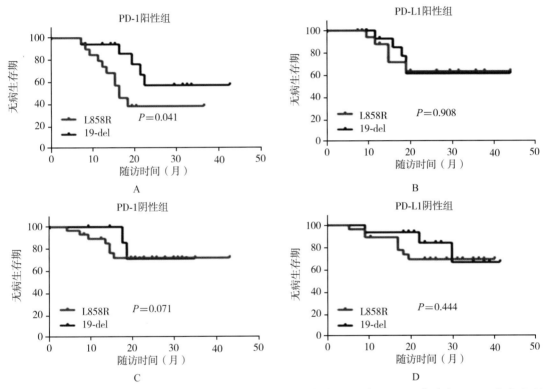

图 2　PD-1（＋）/PD-1（－）与 PD-L1（＋）/PD-L1（－）亚组中，19-del 突变与 L858R 突变患者 DFS 生存曲线

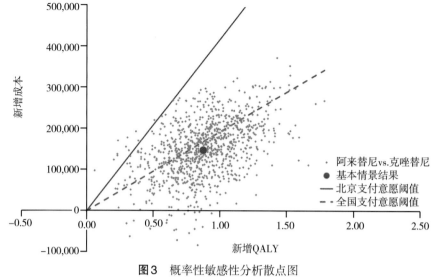

图3　概率性敏感性分析散点图

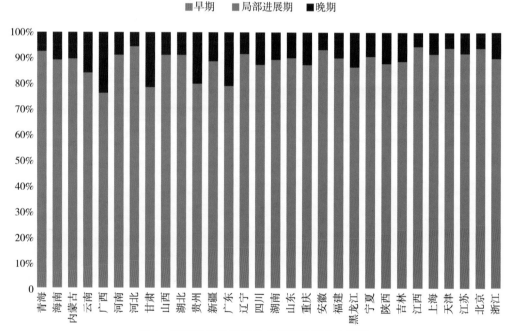

图4　不同地区的胃癌手术病例分期分布情况

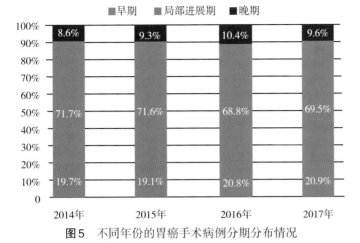

图5 不同年份的胃癌手术病例分期分布情况

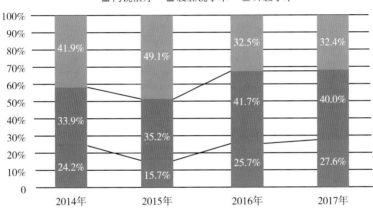

图6 不同年份的早期胃癌治疗模式分布情况

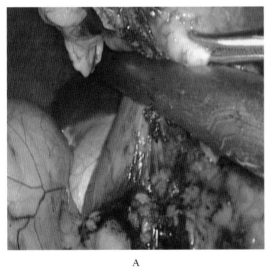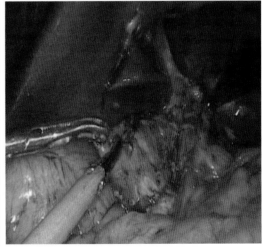

A   B

图7 三角吻合十二指肠离断及管腔开放

注：A：十二指肠离断；B：十二指肠腔开放。

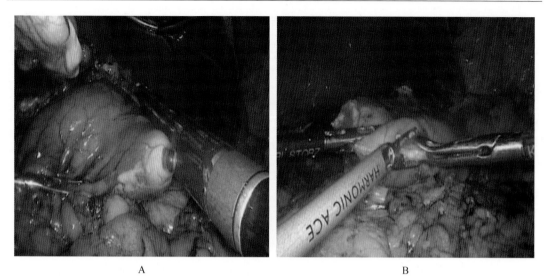

图8　三角吻合胃体离断及管腔开放

注：A：胃体离断；B：胃腔开放。

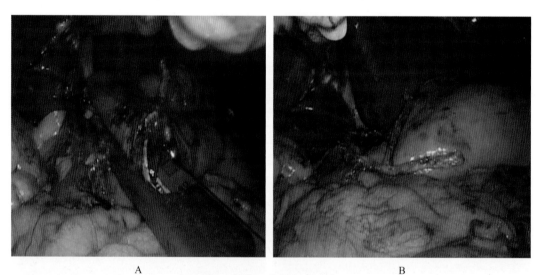

图9　胃十二指肠三角吻合

注：A：胃十二指肠侧侧吻合；B：吻合后。

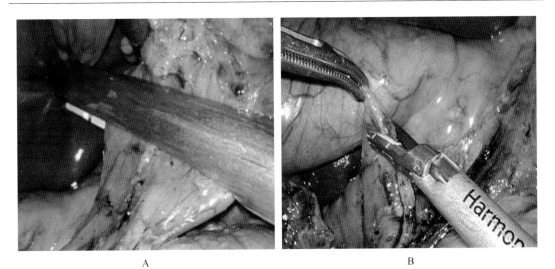

A　　　　　　　　　　　　　　　　　　　　　　B

图 10　Overlap 吻合十二指肠离断及管腔开放

注：A：十二指肠离断；B：十二指肠腔开放。

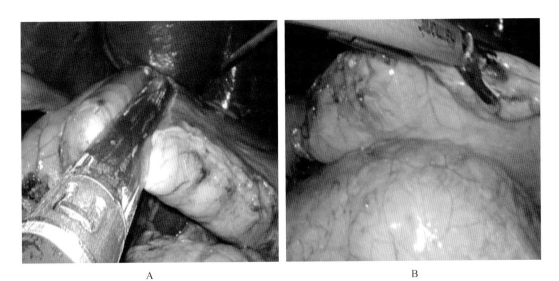

A　　　　　　　　　　　　　　　　　　　　　　B

图 11　Overlap 吻合胃体离断及管腔开放

注：A：胃体离断；B：胃腔开放。

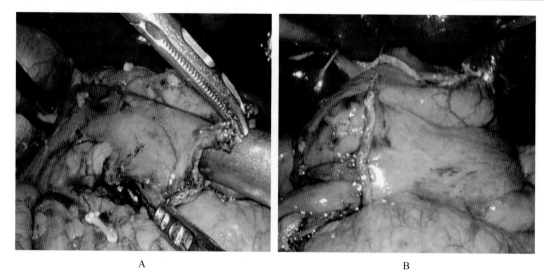

图12　胃十二指肠overlap吻合
注：A：胃十二指肠侧侧吻合；B：吻合后。

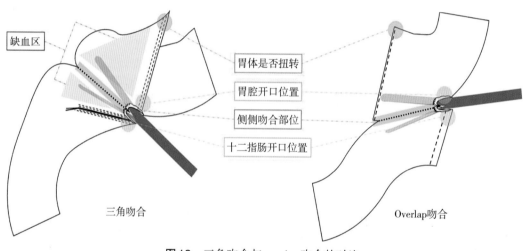

图13　三角吻合与overlap吻合的对比

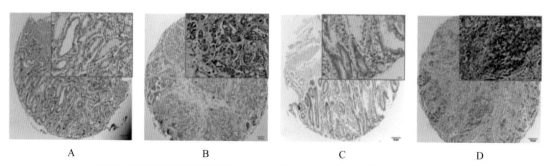

图14　胃癌组织和胃黏膜中HOXA7和HOXC8表达的免疫组化图（SP）
A．正常胃黏膜中HOXA7阴性表达；B．胃癌组织中HOXA7阳性表达；C．正常胃黏膜中HOXC8阴性表达；D．胃癌组织中HOXC8阳性表达；右上角小图（×400）为大图（×200）的局部放大。

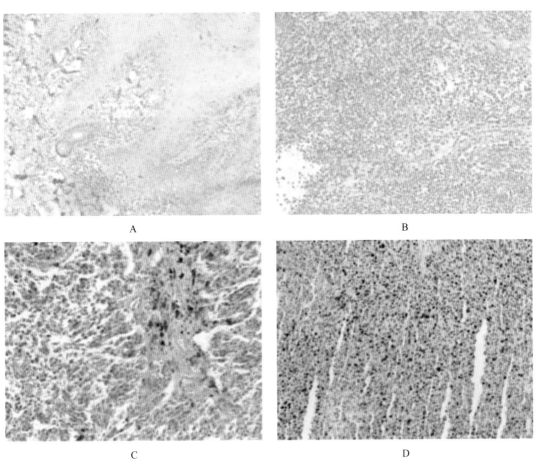

图15　免疫组织化学法检测p-Rb在黑色素瘤组织中的表达情况（DAB，×20）

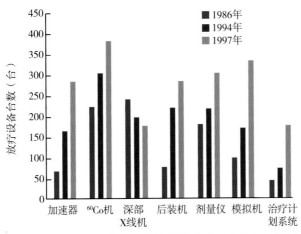

图16　1986、1994和1997年全国各类放疗设备增长情况

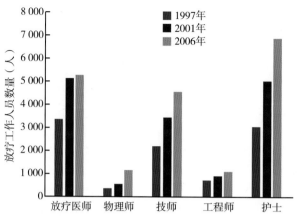

图17 1997、2001和2006年全国放疗工作人员增长情况

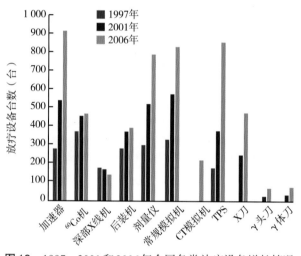

图18 1997、2001和2006年全国各类放疗设备增长情况

注：TPS为治疗计划系统。